MUSÉE VROLIK.

MUSÉE VROLIK.

CATALOGUE

DE LA

COLLECTION D'ANATOMIE

HUMAINE, COMPARÉE ET PATHOLOGIQUE.

DE

M.M. GER. ET W. VROLIK,

PROFESSEURS À L'ATHÉNÉE ILLUSTRE D'AMSTERDAM

PAR

J. L. DUSSEAU,

D. M. ET DIRECTEUR DU MUSÉE DE L'ÉCOLE CLINIQUE D'AMSTERDAM.

AMSTERDAM,
IMPRIMERIE DE W. J. DE ROEVER KRÖBER.
1865.

PRÉFACE.

Parmi les collections d'histoire naturelle, le Musée VROLIK jouit, depuis longtemps, d'une juste célébrité. M.M. VROLIK, père et fils, ses fondateurs, ont avec un zèle infatigable, consacré à sa formation leur temps, leurs aptitudes scientifiques et les ressources d'une fortune considérable. Il représente soixante années de travail assidu, puisque ses commencements datent de la jeunesse de Mr. G. VROLIK, le père, qui placé dès l'année 1799 à la tête de la Clinique d'obstétrie à l'Hôpital d'Amsterdam, se vit, grâce à cette position, à même de recueillir quantité de pièces pathologiques aussi instructives qu'intéressantes pour la science. Le nombre des objets de ce genre, rassemblés par lui, prouve combien il sut mettre à profit ces facilités. Il était tout simple en effet, que l'activité d'esprit de Mr. G. VROLIK s'exerçat de préférence dans le champ de la pathologie, où le reportait constamment son oeuvre de chaque jour. Il était loin, toutefois, de négliger les autres branches de l'étude de la nature. Dès le principe sa collection a renfermé plus d'une pièce appartenant en propre à la Zoölogie et à l'Ethnographie, et elle ne tarda pas à prendre un développement considérable sous ce double rapport.

Mais c'est spécialement à Mr. W. VROLIK, le fils, qu'est dû l'essor, que le Musée prit plus tard, du côté de l'ethnographie, de l'anatomie humaine et de l'anatomie comparée. Pendant plus de trente ans, que ce dernier a occupé les chaires d'Anatomie, de Physiologie et de Zoölogie à Amsterdam, il n'a pas cessé de travailler à enrichir, à compléter cette collection, dont la réputation commençait à s'étendre en Europe. Grâce à ses efforts, les crânes, les squélettes et une foule d'autres préparations anatomiques s'y multipliaient de jour en jour. Toutefois, sauf la subdivision tératologique, pour laquelle Mr. W. Vrolik montrait une prédilection marquée, prédilection, qui se traduit à l'oeil de l'observateur par des rapports non équivoques avec les travaux nombreux, que ce savant nous a laissés touchant l'embryogénèse et ses anomalies morbides, on peut dire que la partie du Musée, consacrée à la pathologie, resta à cette époque, à-peu-près stationaire. Quoiqu'il en soit, les soins et les sacrifices des fondateurs avaient porté leur fruit. Le Musée Vrolik prit, dès lors, rang parmi les collections les plus riches du monde et peu de naturalistes étrangers passèrent par Amsterdam sans la visiter.

On ne peut voir sans étonnement cet accroissement rapide, alors surtout, que l'on réfléchit au prix et à la rareté de beaucoup d'entre les pièces, dont se compose la collection. Voici la clef de ce mystère. Mr. W. Vrolik avait le don de se faire partout des amis. Il entretenait des relations sur tous les points du globe et bien des noms distingués, intimement liés à l'histoire de ses travaux, témoignent de l'interêt sérieux, qu'ils inspiraient jusque dans les contrées les plus lointaines.

Parmi les donateurs nous voyons figurer M.M. le Baron van der Capellen et Rochussen, anciens Gouverneurs-généraux des Indes Orientales, le Général de Steurs, les Docteurs Wassink et Swaving aux Indes, M.M. Denyssen, Procureur-Général et Horstok, Médecin au Cap de Bonne Espérance, Mr. Boomsma à la côte de Guinée, Mr. Dumontier, aux Indes Occidentales, M.M. Retzius à Stockholm et Eschricht à Copenhague, sans compter sur le sol même de la patrie, de nombreux amis, jadis élèves de Mr. Vrolik, qui pleins d'intérêt, s'empressaient d'apporter chacun leur pierre à la construction de l'édifice.

Par un juste retour et sous l'empire d'un sentiment de gratitude bien naturel, Mr. Vrolik n'a pas manqué de lier ostensiblement le nom du donateur à tout objet donné, ce qui présente l'avantage de constituer un ensemble de documents très utiles pour l'histoire de la collection.

Les fondateurs du Musée n'étaient du reste, ni avares thésauriseurs, ni hommes à tenir la lumière sous le boisseau. Ils aimèrent toujours à divulguer les résultats de leurs savantes recherches, à ouvrir leurs trésors à l'étude d'un chacun. Après avoir, dans leur collection, rassemblé les éléments de travaux d'observation importants et multiples, ils en firent largement part au public, au moyen d'écrits nombreux, de mémoires du plus grand intérêt, qui témoignent hautement de l'élévation de leurs sentiments sous ce rapport. L'empressement le plus bienveillant venait encore au devant des voeux de tous ceux qui, comme il m'est arrivé à moi-même plus d'une fois, sollicitaient de Mr. Vrolik l'admission au sein de son Musée, dans un but scientifique quelconque. Enfin, pendant plus de trente ans le Musée Vrolik a fourni le matériel nécessaire aux cours d'Anatomie comparée, matériel dont alors manquait absolument notre amphithéâtre. On ne peut donc nier que le Musée, exploité de tant de manières, n'ait véritablement servi les intérêts de la science. Combien de mes collègues, s'ils pouvaient encore avec moi, parcourir ces salles, retrouveraient mille vieilles connaissances dans les rangs nombreux d'objets si divers, qui du sein de leur silencieuse immobilité, leur rappelleraient bien vivement, et les jours de leur jeune âge et les traits à jamais empreints au fond de notre souvenir de celui qui, en nous initiant aux merveilleux secrets du chef d'oeuvre de la création, en guidant nos pas aux abords d'une étude sublime, savait si bien aviver en nous ce goût de la science, dont plût à Dieu, que nous eussions gardé intacte toute la ferveur première.

Mais toute richesse a ses soucis. Le Musée, comme il était alors, ne répondait pas encore d'une manière satisfaisante à sa destination naturelle. Mr. W. Vrolik eut voulu en rendre l'accès parfaitement facile à tous ceux, qu'y conduisait l'amour de l'étude. Mais que d'obstacles entre ce souhait généreux et son accomplissement! Le musée occupait une partie notable de la maison de Mr. VROLIK, père; mais il progressait insensiblement vers des proportions, complètement en désaccord avec les dimensions du local, qui lui était affecté. Il importait d'y rémédier. Son âge avancé ne permettait, toutefois, plus à Mr. VROLIK, père, d'affronter les embarras et les fatigues, qu'auraient entraînés la reconstruction des bâtiments. Bien à contrecoeur, il dût se résigner à subir un encombrement et des vices de disposition, peu propres à encourager le visiteur encore étranger à ce vrai labyrinthe. Ce ne fut qu'après la mort de son père, que Mr. VROLIK put se mettre sérieusement à l'oeuvre. Il ajouta une nouvelle salle à celles qui existaient déjà, et apporta le soin le plus minutieux au classement méthodique et lucide de la collection.

Pour en faciliter l'usage, pour en étendre l'utilité, il devenait nécessaire de rédiger un Catalogue, qui contînt une description succincte mais exacte des diverses préparations, qui sans dépasser de justes limites, indiquât suffisamment ce que chaque pièce présente de remarquable et d'intéressant pour la science. Il était en outre, indispensable de mettre, par l'impression, ce Catalogue à la portée du monde scientifique. C'était là une entreprise d'une certaine importance, qui exigeaient des travaux préparatoires considérables.

Mr. VROLIK commença à s'en occuper avec toute l'activité, avec tout l'esprit d'ordre, qui le caractérisaient. Plein d'un zèle infatigable, il y consacra entièrement les loisirs, que lui laissaient des fonctions, incessamment remplies avec l'exactitude la plus consciencieuse, en dépit des incommodités d'une santé déjà chancelante. Mais hélas, il ne put qu'ébaucher son oeuvre. Au moment même où il mettait la première main à son exécution définitive, il se sentit atteint de la cruelle maladie, qui nous l'a ravi, et il ne put laisser en manuscrit que la première partie du Catalogue et des données rudimentaires, propres à en faciliter la continuation.

Par suite de ce triste événement, l'avenir du Musée fut sérieusement menacé et l'on put craindre de voir se disperser des richesses si laborieusement réunies. Ce fut là pour la famille de Mr. Vrolik un motif de plus pour désirer l'achèvement et la publication du Catalogue. Je fus prié de me charger de cette tâche. Ce choix m'honorait et il me touchait profondément. Ce ne fut pourtant qu'après mûre reflexion, que je crus devoir me rendre à ces voeux. Je ne pouvais disposer que de loisirs bien restreints, peu en rapport avec les proportions de l'entreprise. D'un autre côté, mon refus l'eut peut-être fait échouer; l'attrait de ressouvenances bien chères à mon coeur me ramenait du reste au Musée; enfin et surtout, mon Ami et mon Bienfaiteur, vous dont l'illustre souvenir n'a certes pas besoin de mon faible concours, mais dont l'oeuvre inachevée ne devait pas s'éteindre dans les pages ignorées d'un manuscrit, je voyais, je sentais dans mon acquiescement un hommage à votre mémoire. — J'acceptai donc.

Mis au jour et présenté par la famille de Mr. Vrolik, cet ouvrage ne sera peut-être pas sans intérêt pour ceux, qui ont contribué à la formation du Musée, pour ceux, qui se sont trouvés en relation avec les fondateurs, pour tous ceux enfin, à qui la science est chère. J'ose même me flatter que, le Musée Vrolik étant aujourd'hui décidément sauvé et conservé aux besoins de l'enseignement dans notre Ville, le Catalogue pourra présenter une utilité réelle aux professeurs et aux élèves de nos cours de sciences médicales.

Je n'ai que peu à ajouter relativement à la manière, dont je me suis acquité de ma tâche. La voie m'était tracée. Je trouvais la partie ethnographique entièrement redigée de la main de Mr. Vrolik et la partie ostéologique à-peu-près pareillement achevée. Je me suis efforcé, sans perdre de vue la concision nécessaire, de mettre la suite d'accord avec le commencement. Dans le but de prendre, pour ainsi dire, acte de l'état actuel du Musée, tout en conservant la possibilité de classer à l'avenir de nouvelles acquisitions, je me suis arrêté à l'emploi simultané de deux numéros. L'un est affecté à chaque partie principale du Catalogue, l'autre s'applique à chaque subdivision.

En ce qui touche l'ordre de classement des matériaux, j'ai dans la deuxième et la troisième partie, suivi celui, qu'indiquait naturellement l'étude de l'anatomie comparée, à laquelle Mr. Vrolik destinait spécialement cette portion de la collection. Dans la quatrième partie l'ordre est purement anatomique et presque identique à celui, que nous avons adopté pour le Musée pathologique de l'École clinique d'Amsterdam. Dans la partie tératologique enfin, je me suis efforcé de grouper les vices de conformation par divisions catégoriques naturelles, entreprise qui ne laissait pas de présenter bien des difficultés, à raison des complications multiples, qui semblent souvent rattacher simultanément le même spécimen à plusieurs catégories.

Pour ne pas dépasser les limites, que j'ai dû me prescrire, j'ai, dans cette dernière partie, abrégé le détail de beaucoup de descriptions, en renvoyant le lecteur aux publications faites par Mr. Vrolik lui même. Sans parler ici de plusieurs mémoires, indiqués au fur et à mésure, selon l'ordre de classement des préparations, je me bornerai à mentionner, comme cités plus fréquemment, son ouvrage illustré: *De vrucht van den mensch en de zoogdieren, enz.,* ou *Tabulae ad illustrandam embryogenesin etc.* et son traité *De menschelijke vrucht: Handboek enz.* — J'ai cru pouvoir me dispenser de revenir longuement sur des descriptions déjà aux mains du public.

En finissant qu'il me soit permis d'implorer la bienveillante indulgence du monde savant, pour un travail, je le sens, bien imparfait.

Décembre 1864.

J. L. D.

INDEX.

B. PARTIE OSTÉOLOGIQUE.

C. PARTIE SPLANCHNOLOGIQUE.

D. PARTIE PATHOLOGIQUE.

E. PARTIE TÉRATOLOGIQUE.

APPENDICE.

A. PARTIE ETHNOGRAPHIQUE.

A. PARTIE ETHNOGRAPHIQUE.

La partie ethnographique du Musée comprend tous les documents anatomiques propres à démontrer les différences, qui existent entre les divers types, familles, tribus etc. du genre humain. Il n'est pas besoin de rappeler ici que la grande majorité des specimens, qui peuvent servir à cet usage sont des préparations ostéologiques, squelettes et parties de squelettes, et parmi ces dernières ce sont surtout les crânes qui occupent le premier rang. Les différences les plus essentielles, dont il s'agit ici s'expriment de préférence dans ces organes, qui se trouvent dans un rapport tout particulier avec le caractère, le genre de vie, les conditions où vivent les hommes. Par conséquent nos matériaux dans cette partie se divisent en *crânes, bassins* et *squelettes*. Ce qui rentre dans cette catégorie d'autres préparations que les ostéologiques est peu nombreux et forme une sorte d'appendice. La classification naturelle et nécessaire pour le but scientifique de cette partie est indiquée par la division du genre humain dans les types *Caucasien, Mongole, Américain, Nègre* et *Malais*, qui comprend les divers peuples et tribus de nos Indes Orientales.

Il faut pourtant en convenir que la connaissance la plus exacte des formes que présentent le crâne, le bassin, le squelette entier des individus qui constituent un peuple, une famille, un type du genre humain, ne donne pas encore une idée nette du peuple, de la famille, dans tous ses rapports ethnographiques et géographiques; les considérations générales qui précédent l'énumeration des crânes du musée et que nous avons trouvées de la main de Mr. VROLIK, ne seront pas superflues pour donner un coup d'oeil rapide sur l'ensemble plus ou moins étendu, auquel se rapporte la collection de crânes dont la description suit immédiatement.

Chacun de ces crânes, pour autant qu'il présente quelque chose de particulier, a été décrit en peu de mots; mais ce qui est plus important peut-être, chaque crâne a été mésuré soigneusement et les mésures prises et notées ici, sont indiquées par des lettres dont voici l'explication:

a. Longueur du crâne.
b. Hauteur du crâne.
c. Largeur du crâne.
d. Largeur du front à sa partie la plus étroite.
e. Largeur du front à sa partie la plus large.
f. Distance entre les deux bosses pariétales.
g. Distance entre les pommettes.
h. Circonférence horizontale, prise de la glabelle à l'entour de la partie la plus éminente de l'occiput.
i. Arc du front mésuré de la racine du nez ou de la suture nasale jusqu'à l'angle frontal des deux os pariétaux.
k. Longueur de l'arc supérieur du crâne, mésuré de la racine du nez à l'angle occipital des os pariétaux.
l. Longueur de l'arc supérieur du crâne, mésuré de la racine du nez à la crête occipitale.
m. Longueur de l'arc supérieur du crâne mésuré de la racine du nez à la marge antérieure du grand trou occipital.
n. Longueur de la base du crâne prise de la racine du nez à la marge antérieure du grand trou occipital.
o. Longueur de l'arc qui passe entre les centres des deux méats auditifs par la partie la plus éminente de l'occiput.
p. Diamètre transversal passant par les deux méats auditifs.
q. Longueur du rayon qui va du pore acoustique ext. à la glabelle.
r. Longueur du rayon qui va de ce même point à la partie la plus éminente de l'occiput.
s. Largeur de la base du nez.
t. Longueur de l'aperture pyriforme.
u. Longueur du palais.
v. Largeur du palais.
w. Angle facial.

CRÂNES.

I. TYPE CAUCASIEN.

a. FAMILLE CELTIQUE.

CONSIDÉRATIONS GÉNÉRALES.

La branche Celtique de la grande race Caucasienne occupait originairement toute la partie occidentale de l'Europe, des Pyrenées jusqu'au Rhin, et de la base des Alpes jusqu'aux îles Occidentales de la Grande Bretagne. On nommait ces peuples *Celtes* et leur territoire est la *Gallia Celtica* des Romains.

Le cours du temps et le mélange avec d'autres nations, qui ne leur ressemblaient pas, ont fait disparaître leurs caractères primitifs, qui ne se retrouvent que dans quelques parties de l'extrême Ouest de l'Europe. Par conséquent ils se montrent encore dans l'Angleterre, l'Écosse et l'Irlande, où les habitants de quelques districts conservent encore leur nom primitif de *Gaels*.

Leur physionomie est bien marquée. Leur stature est grande; leur force musculaire souvent athlétique, avec une propension légère à l'obésité. Ils ont une tête allongée, à front étroit et très peu arqué; leurs sourcils sont bas, droits et touffus; les yeux et les cheveux sont blonds; le nez et la bouche larges, et les pommettes élevées; le contour de la face est en général angulaire et l'expression rude.

Ils sont lents mais laborieux; ils endurent la fatique plus facilement que bien d'autres peuples; en général francs, généreux et reconnoissants, ils ont cependant un tempérament vif, querelleur et brave. — Les Irlandais surtout ont conservé ces mœurs primitives.

Lors de l'invasion de Césan, les Belges étaient déjà nombreux dans les parties maritimes de l'Angleterre; l'invasion des Saxons et plus tard des Normands a modifié d'une manière notable le caractère Celte, et toutes ces causes réunies ont formé ce peuple remarquable, que nous nommons Anglais ou Anglo-Saxon. — Il est inutile de parler de son courage, de ses hautes qualités intellectuelles, de ses nombreuses colonies, où se perpétue la grande famille Anglaise, et où s'est formée à la fin la famille Anglo-Américaine, héritière des vertus et des défauts de la mère-patrie.

Les Français paraissent avoir conservé une plus grande quantité du sang Celte originaire. Les Romains, des tribus Germaniques, les Goths, les Bourgondiens et les Francs, qui se sont établis successivement en France, se sont amalgamés avec la population primitive et de là s'est formée cette race Française, qui a toujours joué un si grand rôle en Europe. — Elle a conservé de ses ancêtres Celtes leur vivacité, leur courage impétueux, mais non persévérant dans l'adversité, leur inconstance, une célérité remarquable de perception, une vanité souvent puérile et un esprit léger, qui a beaucoup d'attrait et d'entrain.

ÉCOSSAIS.

1. 1. Crâne d'un Écossais, dolichocéphale, orthognathe et très regulier. Les arcs sourciliers sont très prononcés et le nez est long. Au reste il n'y a rien de bien saillant dans ce crâne, si ce n'est l'élévation du front, près de la suture coronale.

Mesures. a 0,180. b 0,135. c 0,145. d 0,102. e 0,120. f 0,130. g 0,110. h 0,520. i 0,130. k 0,250. l 0,320. m 0,370. n 0,105. o 0,280. p 0,100. q 0,115. r 0,114. s 0,010. t 0,032. u 0,054. v 0,040.

W. 61°.

ANGLAIS.

2. 2. Crâne d'un Anglais, dolichocéphale et orthognathe. — Ce qui frappe surtout dans ce crâne, c'est l'extrême finesse des lignes, l'étroitesse du front et l'élégance de la face. — Il y a là dedans l'expression d'un dandy Anglais. L'origine de ce crâne est inconnu. Il y a aussi chez lui une élévation un peu angulaire au sommet près de la suture coronale.

Mesures. a 0,180. b 0,140. c 0,138. d 0,090. e 0,108. f 0,122. g 0,098. h 0,510. i 0,130. k 0,260. l 0,380. m 0,880. n 0,100. o 0,250. p 0,095. q 0,110. r 0,104. s 0,014. t 0,082. u 0,050. v 0,033.

W. 65°.

3. 3. Crâne d'un Anglais. Il est brachycéphale et orthognathe. — Son front est large et convexe; les arcs sourciliers sont très prononcés et la crête occipitale forte. Il y a aussi une élévation angulaire là, ou la suture sagittale touche la suture coronale; les parois latérales du crâne sont bombées. Vu à vol d'oiseau, le contour du crâne est presque circulaire. En général on peut dire, que c'est une belle et forte tête.

Mesures. a 0,170. b 0,142. c 0,145. d 0,104. e 0,120. f 0,134. g 0,110.

h 0,520. i 0,130. k 0,260. l 0,320; m 0,365. n 0,100. o 0,260. p 0,105. q 0,115. r 0,105. s 0,012. t 0,035. u 0,058. v 0,038.

W. 58°.

4. 4. **Crâne d'une Anglaise. Sa forme paraît être abnormale.** — Quoique les dents n'accusent pas un âge très avancé, les sutures coronale et sagittale sont complètement oblitérées, et il n'y a qu'au côté droit un vestige de suture lambdoïde. D'après les lois, formulées par M.M. VIRCHOW et LUCAE, cette oblitération précoce semble être la cause de la déformation du crâne, qui est brachycéphale, à front étroit et déclive, à sommet élevé dans sa partie postérieure, et à ligne temporale semicirculaire presqu'élevée en crête. Le sillon en arrière des orbites est profond et les parois latérales du crâne sont bombées. Joignez à cela une singulière élévation du nez, qui se termine en pointe et le prognathisme de la mâchoire supérieure et vous pourrez facilement vous figurer que la physiomie du crâne acquiert un caractère animal très prononcé, qui fait un peu penser à celle du Singe.

MESURES. a 0,155. b 0,185. c 0,125. d 0,085. e 0,105. f 0,120. g 0,105. h 0,460. i et k n'ont pu être prises à cause de l'oblitération des sutures. l 0,305. m 0,342. n 0,095. o 0,210. p 0,089. q 0,105. r 0,105. s 0,015. t 0,034. u 0,043. v 0,031.

W. 57°.

IRLANDAIS.

5. 5. *Plâtre.* — Moule en plâtre d'un crâne exhumé d'Irlandais. — D'après une lettre, écrite le 26 Juillet 1842, par Mr. R. BALL à Dublin, le crâne lui-même fut tiré du terrain du Phoenix-park à Dublin. Il était enfoui avec les autres os du squelette, à une profondeur de quatre pieds, dans une fosse couverte de petites pierres. — Mr. BALL, qui envoya ce moule à Mr. VROLIK, assure que cette manière de sépulture est une des plus primitives de l'Irlande. — On découvrit à l'entour quelques autres fosses sépulcrales, dans lesquelles on trouva des ornements faits d'os, et des colliers de coquilles (*Littorina littorea*).

AMÉRICAIN.

6. 6. **Crâne d'un habitant de l'Amérique du Nord. On ne sait pas de quelle ville. C'est un crâne très robuste, dolichocéphale et orthognathe.** — Son occiput est proéminent; sa crête occipitale est très prononcée; les tubérosités occipitales sont fort bombées et remarquable surtout est la manière, dont la paroi inférieure du méat auditif externe se prolonge en pointe obtuse. Le front est large et convexe, et au sommet de la tête, vers la partie antérieure de la suture sagittale, il y a une élévation bien distincte; les arcs sourciliers sont saillants.

Mésures. *a* 0,175. *b* 0,155. *c* 0,184. *d* 0,100. *e* 0,115. *f* 0,118. *g* 0,114.
h 0,510. *i* 0,122. *k* 0,245. *l* 0,300. *m* 0,355. *n* 0,105. *o* 0,270. *p* 0,100.
q 0,115. *r* 0,105. *s* 0,015. *t* 0,035. *u* 0,055. *v* 0,040.

W. 64°.

7. 7. Crâne d'une femme Américaine. Il est brachycéphale, arrondi et
orthognathe. Il y a une légère élévation au sommet de la tête
à la partie antérieure de la suture sagittale. La crête occipitale
est saillante et les tubérosités occipitales sont bombées. En arrière le crâne est un peu oblique de gauche à droite. On ne sait
pas d'où ce crâne est venu au musée VROLIK.

Mésures. *a* 0,170. *b* 0,130. *c* 0,188. *d* 0,098. *e* 0,112. *f* 0,125. *g* 0,105.
h 0,500. *i* 0,130. *k* 0,250. *l* 0,315. *m* 0,350. *n* 0,098. *o* 0,260. *p* 0,100.
q 0,115. *r* 0,100. *s* 0,013. *t* 0,030. *u* 0,050. *v* 0,042.

W. 67°.

FRANÇAIS.

8. 8. Crâne d'un Français, venant de la France méridionale. — Il est
brachycéphale et fort large, surtout à sa partie postérieure ; il
s'arrondit en avant, surtout au front. — Tout ce qui se rapporte
aux attaches musculaires est peu prononcé ; les arcs sourciliers
ne sont pas saillants ; la face est orthognathe.

Mésures. *a* 0,180. *b* 0,130. *c* 0,152. *d* 0,100. *e* 0,129. *f* 0,145. *g* 0,105.
h 0,537. *i* 0,130. *k* 0,255. *l* 0,325. *m* 0,370. *n* 0,100. *o* 0,270. *p* 0,110.
q 0,118. *r* 0,115. *s* 0,011. *t* 0,032. *u* 0,037. *v* 0,040.

W. 65°.

9. 9. Crâne d'un Français, dit JACQUES SACCURI, âgé de 31 ans, né
dans Braine en lieux. Il fut pendu pour crime de meurtre. —
Le crâne est robuste, très large, dolichocéphale, un peu prognathe ; son front est déclive ; les arcs sourciliers sont saillants et du
sommet de la tête l'occiput descend en formant un plan incliné,
qui se prolonge jusqu'à la crête occipitale. Vue de profil la physionomie a une expression un peu féroce.

Mésures. *a* 0,180. *b* 0,132. *c* 0,150. *d* 0,105. *e* 0,120. *f* 0,138. *g* 0,118.
h 0,535. *i* 0,132. *k* 0,252. *l* 0,322. *m* 0,375. *n* 0,105. *o* 0,280. *p* 0,110.
q 0,120. *r* 0,119. *s* 0,011. *t* 0,035. *u* 0,055. *v* 0,040.

W. 60°.

10. 10. Crâne d'un Français, dolichocéphale, orthognathe, d'une forme
très régulière. — Le front est long et bombé ; la tête elle-même
étroite. Au milieu de la crête occipitale est une pointe osseuse
en crochet renversé.

Mésures. *a* 0,180. *b* 0,135. *c* 0,184. *d* 0,098. *e* 0,115. *f* 0,125. *g* 0,105.
h 0,510. *i* 0,125. *k* 0,250. *l* 0,330. *m* 0,375. *n* 0,100. *o* 0,250. *p* 0,095.
q 0,115. *r* 0,100. *s* 0,011. *t* 0,036. *u* 0,047. *v* 0,030.

W. 61°.

11. 11. Crâne d'un Français de la Vendée. Sa forme est singulière, brachycéphale, un peu relevée en pain de sucre. Quoique les dents n'accusent pas un âge très avancé, la suture coronale est complètement oblitérée. Le front est étroit et les pommettes sont larges, et dirigées en avant, ce qui donne à la face un peu de la physionomie d'un Singe. La paroi inférieure du méat auditif externe se prolonge en pointe, et les apophyses ptérygoïdiennes externes sont larges et se recourbent en pointe. Le nez est long et un peu relevé à sa pointe.

MESURES. a 0,165. b 0,135. c 0,145. d 0,094. e 0,112. f 0,125. g 0,115. h 0,495. i 0,130. k 0,240. l 0,305. m 0,355. n 0,092. o 0,280. p 0,105. q 0,109. r 0,100. s 0,007. t 0,030. u 0,048. v 0,040.

W. 57°.

12. 12. *Plâtre.* — Moule en plâtre du crâne d'un Duc de Bourgogne, dit JEAN SANS PEUR. Don du professeur BRULLÉ, de Dyon.

SUISSES.

13. 13. Crâne d'un caporal Suisse, venant du canton d'Argau, nommé JACOB HALLER, mort au mois de Juin en 1836. Don de Mr. le docteur VAN LIER. C'est un crâne robuste, dolichocéphale et orthognathe, avec une élévation au sommet, au commencement de la suture sagittale. L'occiput est large et plat. Les arcs sourciliers sont tellement saillants, que la racine du nez a l'air d'être enfoncée au dessous d'eux.

MESURES. a 0,179. b 0,144. c 0,145. d 0,095. e 0,110. f 0,130. g 0,110. h 0,325. i 0,130. k 0,245. l 0,320. m 0,370. n 0,105. o 0,270. p 0,110. q 0,125. r 0,110. s 0,011. t 0,034. u 0,050. v 0,040.

W. 66°.

14. 14. Crâne d'un Suisse, acheté de Mr. VAN OLDENBARNEVELDT BOUMEESTER. — C'est un crâne robuste, dolichocéphale et orthognathe. Il y a une dépression entre les protubérances frontales et une élévation au sommet du crâne dans la partie antérieure de la suture sagittale. L'occiput est très proéminent; il y a une rangée d'os Worméens dans la suture lambdoïde, et une autre dans la suture squameuse gauche. Le front est large et la suture frontale persiste.

MESURES. a 0,182. b 0,152. c 0,140. d 0,100. e 0,120. f 0,130. g 0,105. h 0,525. i 0,125. k 0,280. l 0,320. m 0,370. n 0,100. o 0,265. p 0,098. q 0,114. r 0,114. s 0,013. t 0,030. u 0,050. v 0,037.

W. 67°.

b. FAMILLE GERMANIQUE.

1. TRIBU TEUTONIQUE.

CONSIDÉRATIONS GÉNÉRALES.

La famille Germanique a occupé dans les temps anciens et modernes une grande partie de l'Europe, qui s'étend de l'Orient à l'Occident. Par là elle s'embranche avec les Celtes qui se mêlent souvent avec elle. Tous les peuples qui appartiennent à la famille Germanique ont une stature moyenne, une complexion jolie et floride, des cheveux blonds. La tête est grande et sphéroïdale, le front large et convexe, la face arrondie, les yeux bleus et le cou court. Ces peuples sont courageux, rompus à la fatigue; leurs facultés intellectuelles sont très élévées; ils excellent dans tout ce qui se rapporte aux sciences et aux arts. D'après M M. Bovy de St. Vincent et Morton on divise la famille Germanique en deux tribus; 1°. la tribu Teutonique et 2°. la tribu Slavonne.

La tribu Teutonique est tracée le long de la forêt du Hartz, des Alpes Tyroliennes et des sources de la Saal. En suivant le Danube, qui prend son origine dans leur contrée, elle s'est avancée à l'est seulement jusqu'en Autriche; mais elle n'a pas dépassé la partie méridionale des Alpes. Au contraire elle s'est étendue vers le Nord; en dédaignant les autres races Caucasiennes, elle s'est poussée jusqu'au bord de la mer, entre les bouches du Rhin et de l'Elbe. Ici elle formait les peuples, qui sous le nom de Cimbres, occupaient la péninsule de Jutland et les îles environnantes; passant de là dans la Scandinavie, ils ont été nommés les Sunones, qui s'appelaient plus tard les Goths. En s'étendant le long des côtes de la mer Baltique jusqu'au bras de mer du Niemen, ils ont formé la souche des anciens Prussiens, qui se sont perdus maintenant au milieu des races Slaves. Sous le nom de Saxons, de Danois, et de Normans ils ont ravagé les côtes Celtiques, en s'établissant à la bouche de la Seine et passant de là dans les îles Britanniques, ils ont chassé les Celtes primitifs vers les parties occidentales de la contrée. Plus tard un peuple de la tribu teutonique a peuplé, sous le nom de Norvégiens, l'île fort éloignée de l'Islande. La langue teutonique est la mère des idiomes Anglais, Hollandais, Danois et Suédois.

A la chute de l'empire Romain, les Goths provenant de la Scandinavie ont inondé l'Italie, saccagé Rome. Les Vandales, qui appartiennent à la même souche, ont occupé, pendant quelque temps, les bords du

Rhin; en ravageant une grande partie de l'Europe ils ont établi un royaume en Espagne, et ils sont passés de là dans l'Afrique, où ils ont pris possession d'une partie des provinces romaines, qui y existaient. On distingue les *Ostrogoths* (de l'est) des *Visigoths* (de l'ouest).

HOLLANDAIS.

15. 1. Crâne tiré d'un cimetière de l'île de la Zuiderzee, dite Marken. Dans cette île, ainsi que dans d'autres îles voisines: Urk et Schokland, le type Batave parait s'être le mieux conservé. Il est au moins certain, que leurs habitants sont restés pendant des siècles sans mélange, et qu'ils ont conservé leur costume inaltéré. Ils sont d'intrépides pêcheurs. Le crâne, dont je parle ici, est éminemment dolichocéphale, orthognathe et symmétrique. Son front est large, long et éminent.

Mésures. *a* 0,195. *b* 0,135. *c* 0,148. *d* 0,100. *e* 0,115. *f* 0,138. *g* 0,114. *h* 0,550. *i* 0,140. *k* 0,260. *l* 0,335. *m* 0,385. *n* 0,105. *o* 0,280. *p* 0,105. *q* 0,120. *r* 0,115. *s* 0,012. *t* 0,037. *u* 0,057. *v* 0,032.

W. 61°.

16. 2. Crâne tiré d'un cimetière de l'île de Marken. Il est d'une femme, dolichocéphale et orthognathe. En tout il est déprimé de haut en bas. Tout ce qui se rapporte à l'attache des muscles est peu prononcé, comme on le voit d'ordinaire chez les femmes.

Mésures. *a* 0,172. *b* 0,114. *c* 0,135. *d* 0,092. *e* 0,108. *f* 0,115. *g* 0,105. *h* 0,495. *i* 0,120. *k* 0,240. *l* 0,300. *m* 0,345. *n* 0,092. *o* 0,290. *p* 0,095. *q* 0,100. *r* 0,110. *s* 0,014. *t* 0,025. *u* 0,046. *v* 0,032.

W. 62°.

17. 3. Crâne sans mâchoire inférieure tiré d'un cimetière de l'île d'Urk, donné au musée par Mr. le docteur VAN REE de Zaandam. Il est dolichocéphale, orthognathe et symmétrique. Ses formes sont grêles et jolies, dénotant une jeune femme.

Mésures. *a* 0,175. *b* 0,130. *c* 0,135. *d* 0,095. *e* 0,114. *f* 0,130. *g* 0,100. *h* 0,505. *i* 0,125. *k* 0,260. *l* 0,300. *m* 0,362 *n* 0,090. *o* 0,280. *p* 0,095. *q* 0,105. *r* 0,115. *s* 0,008. *t* 0,033. *u* 0,047. *v* 0,030.

W. 66°.

18. 4. Crâne sans mâchoire inférieure, tiré d'un cimetière de l'île d'Urk, que Mr. le docteur VAN REE de Zaandam a donné au Musée. Ce crâne parait être d'un homme. Il est moins dolichocéphale que les trois crânes précédents, et beaucoup plus large en arrière, où l'occiput est un peu oblique. Les arcades sourcilières sont saillantes, et toutes les apophyses musculaires bien prononcées.

Mésures. *a* 0,184. *b* 0,128. *c* 0,145. *d* 0,098. *e* 0,115. *f* 0,132. *g* 0,105. *h* 0,535. *i* 0,125. *k* 0,260. *l* 0,325. *m* 0,370. *n* 0,090. *o* 0,300. *p* 0,100. *q* 0,112. *r* 0,118. *s* 0,011. *t* 0,035. *u* 0,043. *v* 0,037.

W. 68°.

19. 5. Crâne sans mâchoire inférieure, tiré d'un cimetière de l'île de Schokland. Il paraît être d'un homme, quoique les caractères sexuels ne soient pas très prononcés. Il est dolichocéphale et éminemment orthognathe. Son occiput est fortement poussé en arrière. Il y a une série d'os Worméens dans la suture lambdoïde.

Aucun de ces crânes ne ressemble au Cranium Batavi genuini, représenté par BLUMENBACH, Nova pentas Collecti suae craniorum. Tab. LXIII.

MÉSURES. a 0,184. b 0,130. c 0,142. d 0,098. e 0,113. f 0,125. g 0,105. h 0,525. i 0,125. k 0,240. l 0,310. m 0,352. n 0,100. o 0,280. p 0,100. q 0,115. r 0,114. s 0,012. t 0,034. u 0,045. v 0,038.
W. 68°.

20. 6. Crâne sans mâchoire inférieure d'une femme, tiré du sépulcre d'un ancien couvent, que l'on nomme maintenant *Gasthuishofje*. Il est dolichocéphale et ortognathe. Son sommet se relève en pointe obtuse, au milieu de la suture sagittale.

MÉSURES. a 0,175. b 0,130. c 0,130. d 0,098. e 0,110. f 0,110. g 0,104. h 0,505. i 0,115. k 0,250. l 0,300. m 0,352. n 0,099. o 0,280. p 0,100. q 0,112. r 0,105. s 0,010. t 0,082. u 0,050. v 0,033.
W. 67°.

21. 7. Crâne sans mâchoire inférieure d'un homme, retiré d'un sépulcre, qui s'est trouvé au dessous des fondations de l'hôpital St. Pierre à Amsterdam. Il est probablement d'un couvent du quatorzième siècle. — Ce crâne est fort et grand, dolichocéphale et orthognathe. Comme dans le crâne précédent son sommet se relève en pointe obtuse, au milieu de la suture sagittale.

MÉSURES. a 0,182. b 0,132. c 0,149. d 0,099. e 0,120. f 0,135. g 0,110. h 0,535. i, k, l, m, n n'ont pu être prises à cause de l'oblitération des sutures. o 0,300. p 0,114. q 0,125. r 0,120. s et t n'ont pu être prises à cause du dégat aux os de la face. u 0,051. v 0,040.
W. 70°.

22. 8. Crâne d'un homme Hollandais, dolichocéphale, orthognathe et très symmétrique. L'origine en est inconnue.

MÉSURES. a 0,190. b 0,138. c 0,138. d 0,100. e 0,115. f 0,130. g 0,110. h 0,537. i 0,130. k 0,250. l 0,330. m 0,372. n 0,110. o 0,300. p 0,104. q 0,115. r 0,115. s 0,012. t 0,089. u 0,052. v 0,039.
W. 61°.

23. 9. Crâne d'une femme Hollandaise, dolichocéphale et orthognathe, très symmétrique; le caractère sexuel s'y montre dans tous ses détails.

MÉSURES. a 0,180. b 0,140. c 0,140. d 0,100. e 0,118. f 0,138. g 0,100. h 0,512. i 0,120. k 0,245. l 0,320. m 0,365. n 0,105. o 0,270. p 0,092. q 0,112. r 0,105. s 0,017. t 0,024. u 0,050. v 0,037.
W. 64°.

24. 10. Crâne d'une femme Hollandaise, dolichocéphale, symmétrique, mais moins orthognathe que les crânes précédents. Les formes arrondies expriment fort bien le caractère sexuel. Il y a un os Worméen central et quelques autres dans la suture lambdoïde.

MÉSURES. a 0,185. b 0,122. c 0,140. d 0,095. e 0,115. f 0,130. g 0,105. h 0,530. i 0,125. k 0,250. l 0,330. m 0,375. n 0,095. o 0,290. p 0,100. q 0,110. r 0,110. s 0,013. t 0,026. u 0,052. v 0,036.

W. 63°

25. 11. Crâne d'une femme Hollandaise dolichocéphale, mais moins symmétrique, un peu oblique à l'occiput et en général plus arrondi que les crânes précédents.

MÉSURES. a 0,180. b 0,125. c 0,142. d 0,095. e 0,105. f 0,132. g 0,105. h 0,520. i 0,122. k 0,225. l 0,310. m 0,365. n 0,095. o 0,280. p 0,104. q 0,110. r 0,115. s 0,012. t 0,027. u 0,045. v 0,035.

W. 66°.

26. 12. Crâne d'une jeune fille Hollandaise, appartenant à une communité réligieuse (*Bagyn*). C'est un crâne dolichocéphale, un peu plus prognathe que les crânes précédents; les tubérosités frontales sont très bombées. — En général toutes les formes sont grêles, et le caractère sexuel est bien prononcé.

MÉSURES. a 0,165. b 0,128. c 0,135. d 0,092. e 0,110. f 0,125. g 0,090. h 0,490. i 0,120. k 0,240. l 0,300. m 0,350. n 0,090. o 0,270. p 0,090. q 0,098. r 0,105. s 0,010. t 0,027. u 0,046. v 0,033.

W. 62°.

27. 13. Crâne d'une jeune fille Hollandaise de 17 ans, nommée M. A. REYGWART, morte au mois de Janvier 1860, et issue de parents pauvres, appartenant aux classes les plus basses de la société. Ce crâne est dolichocéphale, à nez aplati à sa racine et à mâchoire supérieure prognathe. Il est très déprimé de haut en bas, et il s'élargit fortement en arrière, où il commence par former un plan incliné, avant que de passer dans la tubérosité occipitale.

MÉSURES. a 0,180. b 0,125. c 0,140. d 0,095. e 0,110. f 0,135. g 0,095. h 0,520. i 0,122. k 0,255. l 0,310. m 0,370. n 0,090. o 0,270. p 0,098. q 0,108. r 0,114. s 0,008. t 0,027. u 0,044. v 0,035.

W. 64°.

28. 14. Crâne d'une jeune fille, nommée JOHANNA KRUIT. Sa forme est singulière, et fait un peu penser au type Malais. — Il est brachycéphale et un peu prognathe. Déprimé de haut en bas et un peu aplati à sa surface supérieure, il s'élargit considérablement en arrière.

MÉSURES. a 0,160. b 0,110. c 0,142. d 0,095. e 0,119. f 0,128. g 0,104. h 0,490. i 0,110. k 0,225. l 0,280. m 0,332. n 0,090. o 0,260. p 0,090. q 0,100. r 0,098. s 0,011. t 0,027. u 0,050. v 0,040.

W. 61°.

BELGES.

29. 15. Crâne d'un homme Belge, reçu de Mr. le docteur JACQUEMYNS, dolichocéphale et un peu prognathe. Quoique les dents annoncent un homme encore jeune, la partie postérieure de la suture sagittale est complètement oblitérée. Le crâne est symmétrique, et l'ovale de son sommet le plus beau, qu'on puisse voir.

MESURES. a 0,180, b 0,180, c 0,183, d 0,090, e 0,115, f 0,125, g 0,100, h 0,510, i 0,130, k 0,255, l 0,325, m 0,370, n 0,009, o 0,365, p 0,095, q 0,110, r 0,105, s 0,011, t 0,032, u 0,052, v 0,036.

W. 66°,

30. 16. Crâne d'une femme Belge, reçu de Mr. le docteur JACQUEMYNS. Il est moins dolichocéphale que le crâne précédent, mais positivement orthognathe. Par ses formes arrondies il rentre tout-a-fait dans le type féminin.

MESURES. a 0,170, b 0,128, c 0,132, d 0,095, e 0,110, f 0,119, g 0,108, h 0,430, i 0,115, k 0,245, l 0,305, m 0,330, n 0,099, o 0,290, p 0,088, q 0,115, r 0,100, s 0,015, t 0,030, u 0,050, v 0,036.

W. 68°,

ALLEMANDS.

31. 1. Crâne d'un Prussien de Berlin. C'est une belle et forte tête, dolichocéphale et orthognathe. L'occiput fait une forte saillie; il y a une rangée presque continue d'os Wormẻens dans la suture lambdoïde; les arcades sourcilières sont fortement prononcées, et le front est un peu déclive. Les os zygomatiques sont forts et obliquement dirigés en dehors; par là les arcs jugaux sont très écartés. — Tout ce qui se rapporte à l'attache des muscles est fortement accusé. La cinquième molaire ou la dent de sagesse n'a pas encore poussé; les dents incisives externes de la mâchoire supérieure manquent.

Ce crâne ressemble beaucoup au cranium veteris Germani, retiré d'un sépulcre et représenté par BLUMENBACH, nova pentas Tab. LXI.

MESURES. a 0,180, b 0,145, c 0,145, d 0,100, e 0,125, f 0,135, g 0,115, h 0,545, i 0,135, k 0,260, l 0,340, m 0,320, n 0,108, o 0,280, p 0,115, q 0,120, r 0,119, s 0,011, t 0,085, u 0,050, v 0,045.

W. 66°.

32. 2. Crâne d'un habitant d'Osnabrück (Westphalie). C'est une belle et forte tête, dolichocéphale et orthognathe. Il y a un os Wormẻen central dans l'angle, que la suture sagittale fait avec la suture lambdoïde. Les arcs sourciliers sont fortement prononcés; le front est bombé; les parois latérales du crâne sont convexes, ce qui, joint à la forme de l'occiput, donne une certaine rondeur au crâne. Les attaches musculaires sont fortement prononcées.

Mésures. a 0,180. b 0,135. c 0,150. d 0,105. e 0,124. f 0,132. g 0,115.
h 0,545. i 0,135. k 0,250. l 0,342. m 0,400. n 0,090. o 0,280. p 0,105.
q 0,115. r 0,115. s 0,011. t 0,031. u 0,045. v 0,040.
W. 68°.

33. 3. Crâne d'un habitant de Leipsick (Saxe). — On serait presque tenté de nommer ce crâne brachycéphale, tellement par sa largeur il a l'air d'être court. Son front est arrondi; les arcs sourciliers ne sont pas très saillants. A cause de l'âge avancé, presque toutes les dents sont tombées; par là les bords alvéolaires se sont évanouis; le menton est carré.

Mésures. a 0,179. b 0,135. c 0,145. d 0,099. e 0,120. f 0,129. g 0,105.
h 0,528. i 0,130. k 0,235. l 0,320. m 0,365. n 0,104. o 0,280. p 0,100.
q 0,115. r 0,105. s 0,011. t 0,032. u 0,047. v 0,032.
W. 71°.

34. 4. Crâne d'un Hannovrien, habitant de Goettingue. Si l'occiput ne faisait pas une petite saillie, le crâne serait presque rond; la suture frontale y persiste; à chaque côté de l'angle pariétal de la suture lambdoïde il y a des os Wormeens; les tuberosités occipitales sont très bombées. Le crâne est d'un jeune homme; les os en sont grêles et les crêtes et apophyses musculaires faibles.

Mésures. a 0,180. b 0,130. c 0,145. d 0,100. e 0,120. f 0,129. g 0,104.
h 0,520. i 0,125. k 0,242. l 0,320. m 0,360. n 0,095. o 0,275. p 0,092.
q 0,110. r 0,110. s 0,013. t 0,032. u 0,046. v 0,037.
W. 65°.

35. 5. Crâne d'un Hannovrien, de Goettingue. Il est très fort, dolichocéphale et orthognathe. Toutes les tuberosités, crêtes et apophyses musculaires sont très prononcées. Il lui manque la dent incisive supérieure droite externe.

Mésures. a 0,190. b 0,130. c 0,142. d 0,100. e 0,110. f 0,125. g 0,115.
h 0,530. i 0,130. k 0,250. l 0,320. m 0,380. n 0,105. o 0,280. p 0,100.
q 0,120. r 0,110. s 0,009. t 0,035. u 0,058. v 0,040.
W. 65°.

36. 6. Crâne d'Allemand qui a fait part du musée, mais qui s'est perdu sans que la description a été trouvée.

37. 7. *Plâtre.* — Masque en plâtre moulé par Mr. von Launitz sur la face du célèbre physiologiste F. Tiedemann.

SUÉDOIS.

38. 1. Crâne d'un Norvégien; l'origine est inconnue. Ce crâne est très arrondi, à front et à occiput fort larges; la suture frontale y persiste. Dans le large occiput les bosses occipitales sont très prononcées. Les arcades sourcilières sont fortement dessinées, ce qui déprime tellement la racine du nez, que celle-ci à l'air de se cacher au-dessous d'elles. Le nez est au reste court et son bout se relève et s'arrondit. Il n'est pas besoin de dire, que ce crâne est dolichocéphale et orthognathe. Les arcs zygomatiques sont très convexes, ce qui rend la face fort large.

MÉSURES. *a* 0,180. *b* 0,145. *c* 0,150. *d* 0,105. *e* 0,130. *f* 0,148. *g* 0,110. *h* 0,530. *i* 0,130. *k* 0,260. *l* 0,320. *m* 0,375. *n* 0,100. *o* 0,270. *p* 0,100. *q* 0,115. *r* 0,115. *s* 0,013. *t* 0,036. *u* 0,049. *v* 0,035.
W. 84°.

39. 2. Crâne d'un Norvégien, nommé WILLEM SIEVERT, matelot, né dans la ville Mandal, mort dans l'hôpital St. Pierre à Amsterdam. C'est un crâne très fort, dolichocéphale et orthognathe. Quoique les dents n'accusent pas un âge très avancé, la suture sagittale est complètement et la suture lambdoide en partie oblitérée. Le front est moins large que dans le crâne N°. 38; il est un peu déclive; les arcs sourciliers sont prononcés, mais ils ne surmontent pas la racine du nez aussi fortement que dans le crâne précédent. Les os jugaux sont très forts et ils s'écartent obliquement en bas et en dehors, ce qui rend la face fort large.

MÉSURES. *a* 0,180. *b* 0,180. *c* 0,145. *d* 0,098. *e* 0,115. *f* 0,130. *g* 0,115. *h* 0,520. *i* 0,130. *k* 0,260. *l* 0,330. *m* 0,370. *n* 0,100. *o* 0,300. *p* 0,098. *q* 0,110. *r* 0,110. *s* 0,018. *t* 0,033. *u* 0,047. *v* 0,036.
W. 60°.

40. 3. Crâne d'un matelot Suédois, nommé LANGENVELDT, mort en 1858 à l'âge de 74 ans, à l'hôpital St. Pierre à Amsterdam. C'est un crâne dolichocéphale et orthognathe; la suture sagittale est complètement et la suture lambdoide en partie oblitérée. Les arcs sourciliers forment des saillies très fortes; par là la racine du nez et les orbites ont l'air d'être enfoncées. Les os et les arcs jugaux sont bien moins forts que dans les crânes Norvégiens. La crête occipitale est forte et se prolonge au milieu en pointe non recourbée. Les bosses occipitales sont très bombées.

MÉSURES. *a* 0,180. *b* 0,140. *c* 0,185. *d* 0,095. *e* 0,110. *f* 0,125. *g* 0,115. *h* 0,520. *i* 0,130. *k* 0,260. *l* 0,320. *m* 0,380. *n* 0,100. *o* 0,280. *p* 0,100. *q* 0,115. *r* 0,110. *s* 0,006. *t* 0,036. *u* 0,047. *v* 0,038.
W. 62°.

41. 4. Crâne, que feu RETZIUS, célèbre anatomiste à Stockholm, a donné sous l'épithète de *Gotho-Sueda*, C'est une belle tête dolichocéphale, un peu prognathe et à nez camus. Le front est élevé et convexe. La tête a l'air d'être d'un homme peu âgé; ses proportions sont belles.

MÉSURES. *a* 0,185. *b* 0,140. *c* 0,138. *d* 0,099. *e* 0,115. *f* 0,128. *g* 0,110. *h* 0,520. *i* 0,135. *k* 0,260. *l* 0,325. *m* 0,370. *n* 0,098. *o* 0,280. *p* 0,105. *q* 0,115. *r* 0,110. *s* 0,012. *t* 0,031. *u* 0,051. *v* 0,036.
W. 60°.

42. 5. Crâne sans mâchoire inférieure, tiré d'un sépulcre du douzième siècle, dont le célèbre RETZIUS a fait don au musée. Il porte l'étiquette de *Suico-Suecus Laplandia.* C'est un crâne très fort, orthognathe, dolichocéphale et large surtout en arrière. Ses os zygomatiques sont très forts; ils s'écartent obliquement en bas et en dehors. Le nez est long et large; sa racine est peu enfoncée.

MÉSURES. a 0,190. b 0,134. c 0,149. d 0,102. e 0,119. f 0,129. g 0,122. h 0,545. i 0,140. k 0,260. l 0,335. m 0,380. n 0,100. o 0,290. p 0,114. q 0,120. r 0,125. s 0,015. t 0,033. u 0,052. v 0,040.

W. 60°.

43. 6. Crâne d'un Suédois, nommé PIETER LANGREEN, mort dans la maison de force à Amsterdam au 22 Juin 1824. Pour divers crimes il a passé une partie de sa vie en prison. D'après un document transmis, sa première condamnation a été pour vol en 1791. Sortant de prison le 16 Septembre 1796, il fut repris en 1799, pour fait de piraterie sur la Zuiderzee. On lui donna sa liberté en 1817. Mais le 4 Septembre 1818 on dut l'écrouer de nouveau pour crime de vol. Relâché en 1822, il se remit à faire de tels actes de brigandage, que les portes de la prison dûrent encore s'ouvrir pour lui. — Il y entra au 4 Février 1824, et y mourut au 22 Juin de la même année. On le suspecta de quelques meutres clandestins. C'est un crâne très fort, dolichocéphale et orthognathe; la suture frontale y persiste. Les os jugaux sont très forts et les arcs zygomatiques convexes et larges. Les arcs sourciliers sont bien moins saillants que dans les crânes Norvégiens et Suédois précédents. Ce qui frappe surtout dans ce crâne, c'est l'ampleur du grand trou occipital.

Il porte deux cicatrices, l'une d'un coup de feu, l'autre d'un coup de sabre. Il y a un os Worméen central là, où la suture sagittale se réunit à la suture lambdoide.

MÉSURES. a 0,188. b 0,142. c 0,140. d 0,100. e 0,115. f 0,126. g 0,115. h 0,535. i 0,125. k 0,250. l 0,330. m 0,385. n 0,102. o 0,285. p 0,100. q 0,115. r 0,110. s 0,015. t 0,033. u 0,057. v 0,047.

W. 61°.

Plâtres.

44. 7. Moule en plâtre du crâne d'un Suédois noble, de la famille royale Folkunge, retiré d'un tumulus du douzième siècle. Don de feu RETZIUS, à Stockholm.

45. 8. Moule en plâtre du crâne d'un Suédois tiré d'un sépulcre. Don de feu RETZIUS, à Stockholm.

46. 9. Moule en plâtre du crâne d'un ancien chevalier Norman. Don de feu RETZIUS, à Stockholm.

47. 10. Moule en plâtre d'un chevalier Norman moderne. Don de feu
RETZIUS, à Stockholm.

48. 11. Masque en plâtre de la face de CHARLES XII, roi de Suède. —
Acheté de Mr. VON LAUNITZ, à Francfort a/M.

DANOIS.

49. 12. Crâne d'un Danois, habitant de Copenhague, reçu de Mr. le Professeur VAN DEEN. — C'est un crâne dolichocéphale. Les arcs
sourciliers sont tellement saillants, que la racine du nez et les
orbites en ont l'air enfoncé. — Les os zygomatiques et les arcs
du même nom sont très forts et tout ce qui se rapporte à l'attache des muscles est fortement prononcé.

MÉSURES. a 0,189. b 0,130. c 0,145. d 0,100. e 0,110. f 0,130. g 0,115.
h 0,530. i 0,140. k 0,265. l 0,330. m 0,385. n 0,095. o 0,280. p 0,107.
q 0,115. r 0,118. s 0,013. t 0,081. u 0,047. v 0,037.

W. 60°.

50. 13. *Plâtre.* — Moule en plâtre du crâne d'un Cimbre Danois tiré
d'un tumulus où il était enseveli avec des armes en bronze. —
Il a été décrit par Mr. ESCHRICHT à Copenhague, dans le Dansk
Folksblad en 1837.

ISLANDAIS.

51. 14. Crâne d'un Islandais, acheté à l'auction de feu SANDIFORT. Il
est dolichocéphale, à occiput fortement poussé en arrière, déprimé
de haut en bas. Au reste il n'a pas de physionomie tranchée, et
ses apophyses musculaires sont faibles.

MÉSURES. a 0,185. b 0,130. c 0,140. d 0,100. e 0,115. f 0,130. g 0,110.
h 0,520. i 0,120. k 0,240. l 0,325. m 0,370. n 0,100. o 0,290. p 0,100.
q 0,114. r 0,118. s 0,013. t 0,035. u 0,055. v 0,038.

W. 63°.

Plâtres.

52. 15. Moule en plâtre de la tête d'un homme d'Islande dit SKAFTE
KARTA, né en Reikiavik.

53. 16. Moule en plâtre de la tête d'une femme d'Islande dite OLAF
DATTER, née le 5 Février 1836 en Auteots Gullrin Gasysset.

54. 17. Moule en plâtre de la tête d'une femme d'Islande de 24 ans, dite
SIGRIDUN BJARNADOTTER, née en Reikiavik.

55. 18. Moule en plâtre de la tête d'une femme Islandaise de 24 ans,
dite THORCI ARNADOTTER de Reikiavik.

N. Ces quatre moules furent donnés en échange par l'administration
du musée d'histoire naturelle à Paris.

2. TRIBU SLAVE.

CONSIDÉRATIONS GÉNÉRALES.

La tribu Slave est composée de nations, venant du mont Krapack, d'où elles se sont dirigées vers le Sud, pour peupler la Hongrie, pour passer le Danube, et pousser leurs migrations jusqu'à la mer Adriatique. Vers le Nord, elles ont suivi le cours de la Vistule et du Niemen et, en descendant la Dneister vers la mer Noire, elles se sont mêlées avec des bandes de Tartares des provinces Scythiques, d'où est résulté une race mixte, nommée Scythe, nomade et célèbre par ses nombreuses migrations.

Les Russes, les Polonais, les Lithuaniens, les Bohémiens et les Hongrois en partie appartiennent à cette tribu Slave. — Ils se distinguent des Teutons par une chevelure et une peau plus foncées. La tribu Slave est brave et entreprenante, quoique souvent un peu rude et peu civilisée. La nation Russe est parmi les Slaves celle, qui s'est le plus élevée, et tend encore à se perfectionner et à jouer bientôt un grand rôle dans la civilisation Européenne.

RUSSES.

56. 1. Crâne d'un Russe, dont on ne connaît pas l'origine. C'est un crâne fort, régulier, médiocrement dolichocéphale, orthognathe et symmétrique. Son front est large et convexe; ses parois latérales sont régulièrement bombées; son occiput est large et arrondi; son nez long et aquilin.

MÉSURES. a 0,168. b 0,149. c 0,145. d 0,098. e 0,118. f 0,138. g 0,112. h 0,500. i 0,135. k 0,250. l 0,810. m 0,360. n 0,100. o 0,270. p 0,102. q 0,115. r 0,095. s 0,013. t 0,035. u 0,050. v 0,038.
W. 59°.

57. 2. Crâne d'un Russe, dont on ne connaît pas l'origine. Il est dolichocéphale, orthognathe et régulièrement arrondi, avec un menton proéminent et carré. Son front est large et convexe; ses parois latérales bombées; les orbites sont petites et profondément situées par l'élévation des arcades sourcilières; le nez est court, mais aquilin; les apophyses musculaires sont très saillantes.

MÉSURES. a 0,170. b 0,139. c 0,140. d 0,095. e 0,112. f 0,135. g 0,110. h 0,500. i 0,125. k 0,240. l 0,330. m 0,370. n 0,095. o 0,265. p 0,100. q 0,110. r 0,100. s 0,012. t 0,030. u 0,049. v 0,047.
W. 61°.

58. 3. Crâne d'un Russe d'Archangel. Il est dolichocéphale, orthognathe, à sommet relevé en pointe obtuse. Sa circonférence est arrondie,

et ses parois latérales sont très bombées; son nez est court, large et aquilin; son menton s'avance et est irrégulièrement arrondi.

Mésures. a 0,175. b 0,144. c 0,149. d 0,106. e 0,120. f 0,138. g 0,105. h 0,520. i 0,180. k 0,250. l 0,315. m 0,365. n 0,098. o 0,270. p 0,102. q 0,118. r 0,162. s 0,015. t 0,032. u 0,050. v 0,037.

W. 65°.

59. 4. Crâne très fort et grand, acheté, sous le nom d'un crâne de Russe à la vente de la collection de Mr. STIPRIAN LUISCIUS, à Delft. Il est dolichocéphale et orthognathe. Sa forme générale est un peu plus carrée que celle des trois crânes précédents; son menton s'avance et est carré. Son front est large et convexe; ses parois latérales sont moins bombées que dans les crânes précédents; les arcades sourcilières sont saillantes; le nez est large et aquilin.

Mésures. a 0,180. b 0,145. c 0,146. d 0,105. e 0,125. f 0,140. g 0,122. h 0,530. i 0,135. k 0,270. l 0,335. m 0,385. n 0,108. o 0,275. p 0,109. q 0,115. r 0,114. s 0,015. t 0,032. u 0,054. v 0,049.

W. 88°.

COSAQUE.

60. 1. Crâne d'un Cosaque du Don. Il est brachycéphale, orthognathe et très large. Son front est large et convexe; son occiput large mais aplati; son menton large et arrondi; son nez large et aquilin. Par l'expansion latérale des pommettes sa face est devenue fort large.

Mésures. a 0,165. b 0,140. c 0,145. d 0,105. e 0,120. f 0,132. g 0,116. h 0,500. i 0,125. k 0,240. l 0,300. m 0,350. n 0,104. o 0,255. p 0,109. q 0,115. r 0,105. s 0,015. t 0,037. u 0,055. v 0,040.

W. 50°.

BASKIR.

61. 1. Crâne d'un Baskir. On ne sait pas d'où et de qui le musée a reçu ce crâne. Sa forme est remarquable. Il est dolichocéphale et orthognathe, à occiput très proéminent. Il est tellement large, tant en avant qu'en arrière, que vu à vol d'oiseau, sa circonférence paraît presque carrée. Comme cela arrive chez beaucoup de fronts larges, la suture frontale y persiste. Les arcades sourciliaires s'avancent tellement au dessus et en avant des orbites, que celles-ci et la racine du nez ont l'air d'être enfoncées. Le nez est court et modérément large; il se relève un peu vers le bout; l'intervalle entre les deux orbites est fort large; les pommettes sont latéralement un peu bombées; tout ce qui se rapporte à l'attache des muscles est fortement prononcé.

Mésures. a 0,200. b 0,149. c 0,150. d 0,114. e 0,135. f 0,139. g 0,120. h 0,575. i 0,150. k 0,290. l 0,360. m 0,410. n 0,108. o 0,305. p 0,115. q 0,125. r 0,120. s 0,010. t 0,085. u 0,055. v 0,042.

W. 66°.

FINLANDAIS.

62. 1. Crâne d'un Finlandais de Helsingfors, que le musée a reçu de Mr. le professeur BENSDORF. Il est dolichocéphale et orthognathe; la disposition en plan incliné des pommettes et de la face le rapproche un peu de la forme Mongole; la partie supérieure de l'occiput est aplatie et légèrement oblique.

Mésures. a 0,180. b 0,144. c 0,140. d 0,095. e 0,115. f 0,129. g 0,119. h 0,535. i 0,130. k 0,250. l 0,310. m 0,370. n 0,105. o 0,280. p 0,104. q 0,120. r 0,105 s 0,011. t 0,035. u 0,052. v 0,035.
W. 55°.

TARTARE.

63. 1. Crâne d'un Tartare de la Crimée. Il est dolichocéphale et orthognathe. Son front déclive et la largeur des arcs zygomatiques le rapproche de la forme Mongole. Son occiput est très large.

Mésures. a 0,180. b 0,140. c 0,142. d 0,102. e 0,115. f 0,135. g 0,120. h 0,525. i 0,130. k 0,240. l 0,390. m 0,375. n 0,100. o 0,265. p 0,105. q 0,112. r 0,120. s 0,013. t 0,033. u 0,052. v 0,038.
W. 60°.

Plâtres.

64. 1. Moule en plâtre de la tête de l'Empereur NICOLAS premier, autocrate de tous les Russes. Acheté de Mr. VON LAUNITZ à Frankfort a/M.

65. 2. Moule en plâtre du crâne d'un Finlandais.

c. FAMILLE HINDOUE.

CONSIDÉRATIONS GÉNÉRALES.

Il n'y a peut-être pas de peuple au monde, qui présente plus de variété dans les caractères physiques, que la nation Hindoue. Cependant en général la face est ovale, le nez droit ou légèrement aquilin, les dents verticales et bien conformées et le menton arrondi. Les yeux sont noirs, clairs et pleins d'expression, les cils longs et les sourcils minces et arqués. Les cheveux sont longs et noirs et la barbe est grêle. La tête des Hindous est petite en proportion du corps, allongée et spécialement étroite au front, qui n'est que peu élevé. — Le Bengale présente toutes les nuances de couleur, d'un noir profond jusqu'au teint clair des brunettes; la couleur olivâtre est la plus commune, surtout dans les classes élevées; les Pariahs et les autres classes inférieures de la société

sont profondément noirs. — Les Hindous sont pour la plupart de petite stature; leurs extrémités sont longues et délicates; les mains et les
pieds sont petits et jolis.

Ils ont l'air d'être doux, mais l'histoire de la révolution dans les Indes
Anglaises a récemment prouvé à quel dégré de cruanté ils peuvent atteindre. — Ils sont très superstitieux, aimant tout ce qui est merveilleux et très sobres. On trouve chez eux beaucoup de preuves d'atta-
chement et de fidélité.

Les Hindous forment évidemment la nation la plus ancienne du monde.
Leur civilisation actuelle, avec l'institution des castes, leur religion qui
est Brahmine et leur langage qui est le sanscrit, ont leurs traces dans
une antiquité, qui date de plus de trois mille ans.

Les habitants de Ceilon ou les Singalais paraissent se distinguer d'une
manière favorable. Ils sont noirs comme les habitants de la côte de
Malabar, mais ils sont moins opprimés et par conséquent leur condition
est moins degradée. — Ils sont polis et bienveillants, mais si leurs
passions s'excitent, ils deviennent d'une cruanté atroce et implacable.
Leur religion dominante est le Budhaisme.

SINGALAIS.

66. 1. Crâne d'un habitant de Ceilon, que le musée doit à la bienveillance de feu Mr. le Professeur BERNARD. — C'est un beau crâne,
robuste, dolichocéphale et un peu prognathe; le front est long,
mais peu élevé; les parois latérales sont très comprimées; les
pommettes fortes et tout ce qui se rapporte à l'attache des muscles
fortement prononcé.

Ce crâne ressemble beaucoup au *cranium Cingalensis* de l'ouvrage
de Mr. SANDIFORT, mais ses mâchoires sont un peu moins
prognathes.

MÉSURES. *a* 0,180. *b* 0,135 *c* 0,130. *d* 0,095. *e* 0,100. *f* 0,122. *g* 0,118.
h 0,502. *i* 0,138. *k* 0,285. *l* 0,325. *m* 0,372. *n* 0,102. *o* 0,260. *p* 0,105.
q 0,120. *r* 0,115. *s* 0,012. *t* 0,030. *u* 0,058. *v* 0,042.
W. 60°.

HINDOUS.

67. 1. Crâne d'un Hindou, que le musée doit à la bienveillance de feu
Mr. BERNARD, inspecteur général du service médical de l'armée.
Ce crâne me paraît être d'une femme. — Il est brachycéphale, à
mâchoires prognathes; mais à face et nez très aplatis. Toute sa
surface est très lisse; les crêtes et apophyses pour l'attache des
muscles ne sont pas du tout prononcées; le front n'est pas très
large, mais convexe; les dents sont fortes.

MÉSURES. *a* 0,168. *b* 0,140. *c* 0,185. *d* 0,098. *e* 0,110. *f* 0,120. *g* 0,108.
h 0,495. *i* 0,125. *k* 0,255. *l* 0,320. *m* 0,360. *n* 0,095. *o* 0,250. *p* 0,100.
q 0,108. *r* 0,105. *s* 0,010. *t* 0,024. *u* 0,050. *v* 0,040.
W. 60°.

68. 2. Crâne d'un Hindou, que le musée doit aussi à Mr. BERNARD. Ce
crâne paraît être d'un homme. — Il est brachycéphale comme le
crâne 67, ses mâchoires sont prognathes, comme dans celui-là;
mais sa face et son nez sont moins aplatis et tout ce qui se rapporte à l'attache des muscles est plus fortement tranché. Ses
dents sont fortes et les incisives sont limées.

MÉSURES. a 0,170. b 0,135. c 0,140. d 0,090. e 0,110. f 0,132. g 0,108.
h 0,500. i 0,135. k 0,250. l 0,310. m 0,360. n 0,095. o 0,250. p 0,108.
q 0,115. r 0,100. s 0,010. t 0,025. u 0,051. v 0,038.
W. 63°.

BENGALAIS.

69. 1. Avec ce crâne commence une série de neuf crânes, que le musée
a reçu sous le nom de Bengalais. — Ils n'ont pas de caractère
bien tranchant. — Il y a parmi eux des crânes, qui viennent de
Calcutte, et d'autres reçus de Batavia. Ceux-ci proviennent probablement du régiment des lanciers Bengalais.

Le crâne, portant le N°. 69, a été affecté de syphilis. — Son
os frontal surtout en offre les signes non équivoques. — Il est
dolichocéphale, à mâchoires prognathes; son front est étroit; son
nez est proéminent, à pointe recourbée.

Toute la physionomie de ce crâne et aussi de ceux qui suivent
ne ressemble nullement à celle des deux Hindous, que j'ai décrits
sous les N°. 67 et 68.

Le musée l'a reçu de Mr. BERNARD. — Il y a dans la suture
lambdoïde au milieu un os Worméen très grand et symmétrique.

MÉSURES. a 0,180. b 0,140. c 0,125. d 0,092. e 0,100. f 0,120. g 0,108.
h 0,492. i 0,130. k 0,240. l 0,325. m 0,365. n 0,013. o 0,280. p 0,095.
q 0,115. r 0,110. s 0,011. t 0,032. u 0,047. v 0,037.
W. 62°.

70. 2. Crâne d'un Bengalais; il est dolichocéphale; sa face est décidément prognathe, à nez élevé et courbé à son bout; les tubérosités susorbitaires sont fortes. — Les dents sont fortes, pas limées.

MÉSURES. a 0,180. b 0,140. c 0,135. d 0,090. e 0,110. f 0,125. g 0,105.
h 0,510. i 0,125. k 0,255. l 0,340. m 0,380. n 0,095. o 0,280. p 0,095.
q 0,110. r 0,108. s 0,010. t 0,030. u 0,052. v 0,035.
W. 62°.

71. 3. Crâne de Bengalais, que le musée doit à Mr. BERNARD; il est
dolichocéphale, mais peu prognathe. Par l'élévation des arcades
susorbitaires et l'enfoncement des orbites sa physionomie est un
peu féroce; son nez est élevé, mais court. Presque toutes les
sutures sont oblitérées.

MÉSURES. a 0,185. b 0,132. c 0,130. d 0,095. e 0,109. f 0,125. g 0,112.
h 0,512. i 0,132. k 0,285. l 0,345. m 0,390. n 0,100. o 0,260. p 0,095.
q 0,115. r 0,105. s 0,012. t 0,030. u 0,053. v 0,044.
W. 65°.

72. 4. Crâne d'un homme Bengalais, reçu de Mr. Wassink, directeur en chef du service médical de l'armée aux Indes orientales. Il est dolichocéphale, quoique dans un moindre dégré que les crânes précédents; son nez est élevé et un peu courbé au bout. — Comme dans les trois crânes précédents, ses dents sont fortes, pas limées.

Mésures. a 0,170. b 0,132. c 0,130. d 0,009. e 0,105. f 0,125. g 0,108. h 0,485. i 0,125. k 0,250. l 0,310. m 0,360. n 0,095. o 0,250. p 0,095. q 0,110. r 0,100. s 0,014. t 0,032. u 0,050. v 0,040.
W. 61°.

73. 5. Crâne d'un homme Bengalais. — Il est dolichocéphale et un peu prognathe; son sommet est relévé en dos d'âne, et son front étroit; ses arcades sourcilières sont très prononcées; les dents fortes, non limées.

Mésures. a 0,178. b 0,140. c 0,130. d 0,088. e 0,108. f 0,125. g 0,115. h 0,500. i 0,125. k 0,260. l 0,320. m 0,365. n 0,105. o 0,280. p 0,108. q 0,115. r 0,108. s 0,009. t 0,035. u 0,049. v 0,040.
W. 60°.

74. 6. Crâne reçu de Mr. le docteur Swaving de Batavia sous le nom de Bengalais, portant le nom de Gerie, mort à l'hôpital de Batavia. Sa physionomie diffère en tout de celle des cinq crânes précédents; il y a en lui quelque chose de l'extérieur d'un Orang-outan. En opposition avec tout ce que nous avons dit des crânes Bengalais, il est brachycéphale; sa face est très prognathe; son nez long et aquilin; ses pommettes bombées et fortes. — Tout cela contribue à lui donner un aspect féroce. — Les apophyses musculaires sont très prononcées, surtout la crête occipitale, qui au milieu se recourbe en pointe renversée.

Mésures. a 0,165. b 0,145. c 0,148. d 0,100. e 0,120. f 0,135. g 0,125. h 0,510. i 0,125. k 0,245. l 0,315. m 0,360. n 0,110. o 0,250. p 0,110. q 0,120. r 0,108. s 0,015. t 0,028. u 0,058. v 0,043.
W. 57°.

75. 7. Crâne d'une femme Bengalaise, reçu de feu Mr. le docteur Bernard. Ce crâne est dolichocéphale; son front est modérément élevé et arrondi; sa surface est lisse; son nez est long et plutôt aplati qu'élevé. — Il a par conséquent tous les caractères d'un crâne féminin.

Mésures. a 0,180. b 0,145. c 0,135. d 0,095. e 0,105. f 0,130. g 0,110. h 0,500. i 0,120. k 0,230. l 0,320. m 0,365. n 0,100. o 0,285. p 0,100. q 0,108. r 0,115. s 0,012. t 0,025. u 0,045. v 0,036.
W. 66°.

76. 8. Crâne d'une femme dite Bengalaise; don de Mr. le docteur Vos de Calcutta. Ce crâne est presque brachycéphale. Par sa rondeur, sa surface lisse, il a tous les caractères d'un crâne féminin. Par la forme de son occiput, par le prognathisme de ses mâchoires, il ressemble beaucoup au crâne 67, que j'ai reçu sous le nom de Hindou, et qui est évidemment aussi d'une femme. Il se distingue en tous sens des crânes dits Bengalais. — Son nez est moins aplati que dans le crâne précédent.

Mesures. *a* 0,165. *b* 0,135. *c* 0,135. *d* 0,090. *e* 0,110. *f* 0,125. *g* 0,105. *h* 0,490. *i* 0,150. *k* 0,250. *l* 0,210. *m* 0,350. *n* 0,092. *o* 0,260. *p* 0,098. *q* 0,168. *r* 0,100. *s* 0,011. *t* 0,030. *u* 0,045. *v* 0,038.

W. 64°.

77. 9. Crâne d'une jeune fille, reçu sous le nom de Bengalais, de Mr. le docteur Vos, médecin à Calcutta. — Il est brachycéphale, arrondi, à surface lisse, et à nez aplati. Par tous ces caractères il rentre dans la forme des crânes dits Hindous, que j'ai décrits sous les numero's 67 et 68. Son occiput est oblique comme chez les Malais.

Mesures. *a* 0,115. *b* 0,112. *c* 0,125. *d* 0,080. *e* 0,095. *f* 0,125. *g* 0,084. *h* 0,445. *i* 0,110. *k* 0,220. *l* 0,280. *m* 0,325. *n* 0,075. *o* 0,245. *p* 0,080. *q* 0,090. *r* 0,100. *s* 0,008. *t* 0,020. *u* 0,055. *v* 0,028.

W. 75°.

78. 10. *Plâtre.* — Moule en plâtre d'une jeune fille Zigueune. Acheté de Mr. von Launitz à Francfort a/M.

---

d. FAMILLE ARABE.

CONSIDÉRATIONS GÉNÉRALES.

Les Arabes ressemblent un peu aux Circassiens, mais leurs formes sont cependant moins belles. Leur peau est de couleur sale, mais ne devient jamais complètement noire; elle s'éclaircit, lorsque les Arabes ne sont pas toujours exposés au soleil. La face Arabe est un peu allongée, ovale, à menton pointu et à front élevé. Leurs yeux sont grands, noirs et pleins de vivacité; leurs sourcils sont finement arqués; le nez est étroit et aquilin; les lèvres sont minces, et la bouche est petite et pleine d'expression. Telle au moins est la physionomie dans les classes élevées; elle devient hideuse et repoussante chez les Arabes errants dans le désert.

En général les Arabes sont de moyenne stature; quoique bien souvent maigres et ayant un air faible, ils sont d'une vigilance et d'une activité extraordinaire. Leurs mœurs sont pastorales et nomades. Leur tente est leur maison, qu'ils déplacent aussi souvent, que les circonstances l'exigent. Leur caractère est un singulier mélange d'indolence, de férocité, d'hospitalité et de brigandage. Ils ont souvent l'air humble et soumis, mais sous ce masque ils cachent une duplicité atroce. Leur principale vertu est la sobriété. Leurs mœurs nomades sont la cause de leur dispersion dans des contrées bien diverses et bien éloignées. C'est cependant surtout le nord de l'Afrique, que l'on peut nommer leur patrie. Il y en a plusieurs aux Indes Orientales.

79. 1. Crâne d'un Arabe, que le musée doit à Mr. le Professeur TILANUS. Apparemment il vient des Indes. C'est une belle et forte tête brachycéphale; le front est convexe et élevé; les pommettes sont peu saillantes et la face se rétrécit vers le bord alvéolaire de la mâchoire supérieure.

Mésures. a 0,168. b 0,138. c 0,132. d 0,095. e 0,104. f 0,120. g 0,115. h 0,490. i 0,120. k 0,240. l 0,285. m 0,340. n 0,105. o 0,250. p 0,105. q 0,115. r 0,100. s 0,011. t 0,027. u 0,053. v 0,040.
W. 61°.

80. 2. Crâne d'Arabe, reçu de Mr. WASSINK, directeur en chef de la médecine et chirurgie militaires aux Indes orientales. Ce crâne vient de Batavia; il est dolichocéphale et prognathe; son occiput est très saillant, et il y a dans la suture lambdoide une forte rangée d'os Worméens. Le front est convexe et large; les parois latérales du crâne sont peu bombées.

Mésures. a 0,182. b 0,135. c 0,130. d 0,105. e 0,120. f 0,125. g 0,115. h 0,525. i 0,130. k 0,250. l 0,305. m 0,370. n 0,100. o 0,260. p 0,098. q 0,115. r 0,102. s 0,009. t 0,031. u 0,055. v 0,042.
W. 63°.

81. 3. Crâne d'un homme, né d'un père Arabe et d'une mère Bengalaise, reçu de Mr. SWAVINO, médecin à Batavia. Il est dolichocéphale, latéralement comprimé; la suture sagittale est complètement oblitérée, et la suture lambdoide en partie. Le front est peu large, mais très élevé et bombé.

Mésures. a 0,185. b 0,140. c 0,130. d 0,100. e 0,110. f 0,120. g 0,110. h 0,515. i 0,145. k 0,280. l 0,360. m 0,390. n 0,105. o 0,260. p 0,095. q 0,115. r 0,108. s 0,013. t 0,030. u 0,051. v 0,040.
W. 66°.

Plâtres.

82. 4. Moule en plâtre d'une tête d'Arabe Bédouin. — Acheté de Mr. VON LAUNITZ à Francfort a/M.

83. 5. Moule en plâtre d'un crâne de femme d'Abyssinie.

e. FAMILLE SÉMITIQUE.

CONSIDÉRATIONS GÉNÉRALES.

Les Juifs ou les Hébreux, qui appartiennent à la famille Sémitique, étaient primitivement une race pastorale, mais par le cours du temps ils se dispersèrent dans les villes de la Palestine. Leur physionomie se distingue par l'inclinaison du front, par l'allongement de la face, et par le nez long et aquilin. Leur histoire est tellement connue, qu'il est inutile de s'y arrêter. La destruction de Jerusalem les a dispersés par tout le monde; mais malgré la diversité des nations, parmi lesquelles ils vivent, ils ont conservé leur caractère particulier, leurs moeurs patriarchales et leur physionomie.

Leur croyance à une résurrection corporelle les force à garder les cadavres de leurs morts dans une intégrité complète, et il est par conséquent très difficile d'acquérir des crânes d'Hébreux. Des circonstances fortuites en ont amenés six au Musée.

84. 1. Crâne d'un aspect fort remarquable. Il est d'un Israélite, nommé van Gelder, âgé de 25 ans, mort le 11 Mai 1839 dans l'hôpital militaire d'Utrecht. Son front est très récliné; les arcades sourcilières sont fort saillantes et ce qui le distingue surtout, c'est la forme du nez, dont le bout se relève et s'arrondit subitement, ce qui, joint à un sillon profond en arrière des orbites, pour l'attache du temporal, donne une physionomie particulière à ce crâne. Reçu de madame la Veuve de feu Mr. le Professeur Alexander.

Mésures. *a* 0,175. *b* 0,130. *c* 0,140. *d* 0,098. *e* 0,115. *f* 0,133. *g* 0,110. *h* 0,505. *i* 0,120. *k* 0,220. *l* 0,305. *m* 0,350. *n* 0,100. *o* 0,260. *p* 0,100. *q* 0,114. *r* 0,113. *s* 0,013. *t* 0,037. *u* 0,052. *v* 0,035.
W. 52°.

85. 2. Crâne d'un Israélite de 49 ans, nommé J. de Groot, mort à l'hôpital d'Amsterdam le 21 Août 1858. Il offre tous les caractères, que je viens de décrire au N°. précédent. Son nez retroussé, au-dessous des arcades sourcilières et le sillon profond en arrière des orbites lui donne une physionomie particulière.

Mésures. *a* 0,175. *b* 0,132. *c* 0,132. *d* 0,092. *e* 0,105. *f* 0,119. *g* 0,119. *h* 0,505. *i* 0,125. *k* 0,235. *l* 0,310. *m* 0,355. *n* 0,098. *o* 0,260. *p* 0,100. *q* 0,115. *r* 0,105. *s* 0,012. *t* 0,030. *u* 0,050. *v* 0,035.
W. 57°.

86. 3. Crâne d'un Israélite, nommé Arie Spoor, mort dans l'hôpital d'Amsterdam le 20 Mars 1859. Il avait embrassé la religion

Chrétienne, après avoir reçu le sacrement du baptême. La physionomie de ce crâne ressemble aux crânes N°. 84 et 85.

Mésures. *a* 0,180. *b* 0,125. *c* 0,130. *d* 0,098. *e* 0,115. *f* 0,120. *g* 0,110. *h* 0,510. *i* 0,130. *k* 0,260. *l* 0,310. *m* 0,360. *n* 0,100. *o* 0,250. *p* 0,090. *q* 0,115. *r* 0,103. *s* 0,011. *t* 0,035. *u* 0,052. *v* 0,031.

W. 60°.

87. 4. Crâne d'un homme, né Israélite, ayant embrassé plus tard la religion Chrétienne. Son nom était SALOMON GROEN. Il est mort le 9 Septembre 1856 à l'hôpital d'Amsterdam. Sa physionomie ressemble beaucoup à celle des numéros précédents; mais le crâne est un peu plus arrondi et la suture frontale y persiste.

Mésures. *a* 0,188. *b* 0,125. *c* 0,150. *d* 0,105. *e* 0,125. *f* 0,140. *g* 0,108. *h* 0,555. *i* 0,130. *k* 0,270. *l* 0,385. *m* 0,375. *n* 0,098. *o* 0,280. *p* 0,105. *q* 0,115. *r* 0,115. *s* 0,013. *t* 0,034. *u* 0,042. *v* 0,033.

W. 63°.

88. 5. Crâne d'un homme d'origine Israélite, nommé GROEN, ayant embrassé plus tard la religion Chrétienne, mort à l'hôpital d'Amsterdam en 1862. Pour la forme du nez et le sillon post-orbitaire il ressemble aux crânes précédents, mais il s'en distingue par une suture frontale persistante. Les os de ce crâne sont très épais; par là son poids est énorme.

Mésures. *a* 0,175. *b* 0,125. *c* 0,140. *d* 0,100. *e* 0,118. *f* 0,136. *g* 0,100. *h* 0,510. *i* 0,135. *k* 0,260. *l* 0,330. *m* 0,375. *n* 0,090. *o* 0,260. *p* 0,090. *q* 0,110. *r* 0,104. *s* 0,014 *t* 0,028. *u* 0,050. *v* 0,035.

W. 60°.

89. 6. Crâne d'une femme d'origine Juive, qui a embrassé plus tard la religion Chrétienne. Les formes générales sont arrondies, comme le sexe féminin le comporte; la suture frontale persiste; le nez est long et aquilin; son bout n'est que légèrement retroussé.

Tous ces crânes sont dolichocéphales, à occiput prolongé et bombé, avec une crête occipitale fort saillante.

Mésures. *a* 0,175. *b* 0,125. *c* 0,135. *d* 0,100. *e* 0,115. *f* 0,130. *g* 0,105. *h* 0,510. *i* 0,120. *k* 0,250. *l* 0,300. *m* 0,360. *n* 0,090. *o* 0,290. *p* 0,095. *q* 0,105. *r* 0,115. *s* 0,010. *t* 0,032. *u* 0,047. *v* 0,036.

W. 55°.

90. 7. *Plâtre.* — Moule en plâtre de la tête d'un Juif de la Turquie. Acheté de Mr. VON LAUNITZ, à Francfort a/M.

f. FAMILLE PELASGE.

CONSIDÉRATIONS GÉNÉRALES.

Le nom des Pelasges vient des premiers habitants de la Thessalie. Ils se sont repandus sur toute la Grèce, et en passant au nord de l'Italie, ils ont donné origine aux Etrusques. — Les anciens Grecs étaient de stature moyenne. Leur front est élevé, large, mais peu bombé. En général ils ont été des modèles de beauté physique, comme les statues de Jupiter, d'Apollon, de Venus le font voir.

Parmi les Grecs modernes, les Rouméliens sont encore ceux, qui ressemblent le plus aux Grecs anciens c. a. d. aux statues antiques.

Il n'est guère nécessaire de dire que les Grecs modernes sont bien dégénérés, ce qui se rapporte cependant plutôt au moral qu'au physique. — Les Grecs modernes ont toujours encore un corps athlétique, des épaules fort larges, et des lignes musculaires très prononcées.

91. 1. Crâne d'un Grec moderne, venant de l'île de Scio, âgé de 26 ans, nommé ELIA FRAI. — Il était matelot sur un navire marchand nommé Theodora, se trouvant dans le port d'Amsterdam. Après s'être fortement enivré, il s'est tué à coups de couteau le 18 Janvier 1846.

C'est une belle et forte tête, dont toutes les attaches musculaires sont fortement accentuées. Le front est élevé et convexe; il y a une élévation à dos d'âne au sommet; les parois latérales sont peu bombées; les arcades sourcilières très prononcées; la crête occipitale se relève en pointe aigue; les pommettes ne saillent pas en dehors; les mâchoires sont étroites; les dents fortes et l'angle de la mâchoire inférieure se contourne sous la forme d'un talon carré.

MÉSURES. *a* 0,180. *b* 0,145. *c* 0,130. *d* 0,098. *e* 0,118. *f* 0,115. *g* 0,110. *h* 0,510. *i* 0,130. *k* 0,260. *l* 0,340. *m* 0,382. *n* 0,104. *o* 0,280. *p* 0,100. *q* 0,115. *r* 0,115. *s* 0,012. *t* 0,049. *u* 0,059. *v* 0,040.

W. 58°.

92. 2. *Plâtre.* — Moule en plâtre du crâne d'un Grec du Levant. Don de feu Mr. RETZIUS.

9. FAMILLE ÉGYPTIENNE.

CONSIDÉRATIONS GÉNÉRALES.

D'après les savantes recherches de Mr. MORTON (*Crania Aegyptiaca or observations on Egyptian ethnography derived from anatomy, history and the monuments*, by S. G. MORTON, Philadelphia 1844), il faut distinguer parmi les crânes mummifiés d'Égypte deux formes principales 1°. la Caucasienne; 2°. la Nègre.

Il rapporte au type Caucasien 1°. des crânes de forme Pelasgienne; 2°. de forme Sémitique; 3°. de forme Égyptienne. — La *forme Pelasgienne* est la plus belle; le développement du crâne en raison de la face y est le plus ample, l'angle facial le plus grand, la symmétrie et l'élégance des formes les plus marquées. La *forme Sémitique* est celle des Hébreux, qui ont été nombreux en Égypte; elle se distingue par un front qui se récline, par un nez long, arqué et très éminent, par un grand intervalle entre les deux yeux, par une face basse, large, à physionomie très caracterisée. — La *forme Égyptienne* est moins noble que la forme Pelasgienne; le front est plus étroit et plus incliné; la face est plus prognathe; par conséquent l'angle facial moindre; le nez aquilin; les traits de la face angulaires, prononcés.

La forme Nègre n'exige pas de commentaire. — Quelquefois on trouve parmi les crânes Égyptiens mummifiés des caractères mixtes, moitié Caucasiens, moitié Nègres. — MORTON propose de les nommer *Négroïdes*. Ce sont peut-être des Mulâtres.

Les trois crânes mummifiés, que possède le musée, ont été achetés chez Mr. VASSEUR, marchand naturaliste à Paris; ils proviennent des catacombes situées en face du village actuel de Monfalout dans la haute Égypte. M. le Professeur LEEMANS, qui a eu la bonté d'examiner ces crânes, a témoigné qu'ils sont sans doute authentiques, mais qu'ils lui paraissent être d'hommes de bas étage. — L'embaumement ne lui paraît pas être fait avec autant de soin, que chez la haute aristocratie Égyptienne, soit noble, soit financière, soit sacerdotale.

93. 1. Crâne d'une mummie Égyptienne mâle; les yeux sont recouverts d'une plaque émaillée. — Il n'y a ni cheveux, ni barbe.

94. 2. Crâne mummifié de femme Égyptienne. Les cheveux sont longs, non crépus et roux.

95. 3. Crâne mummifié d'un jeune Égyptien. Sur le sommet de la tête il y a quelques cheveux d'un brun châtain profond.

D'après la description et les planches de Mr. MORTON il est presque évident, que ces trois crânes appartiennent à la *forme Égyptienne*.

II. TYPE MONGOLE.

a. FAMILLE CHINOISE.

CONSIDÉRATIONS GÉNÉRALES.

Les crânes, qui sont rangés dans le musée sous le titre de Chinois, ont appartenu pour la plupart à des Chinois, nés aux Indes; il n'y en a que très peu, qui sont nés dans la Chine elle-même. — Les Chinois dans l'Archipel des Indes forment une nation séparée, vivant dans des campons distincts, ayant leur propre religion, des moeurs, qui diffèrent de ceux des Malais et des Javanais, un désir effréné d'amasser de l'argent, beaucoup d'activité pour le commerce et pour l'industrie. Pullulant partout, on les a souvent comparés aux champignons. L'origine de l'empire Chinois se perd dans la nuit des siècles. Cependant, comme le dit fort bien PRICHARD *), dans les légendes primitives, que l'on ne peut encore nommer leur histoire, ils se montrent déjà tels, qu'ils sont aujourd'hui, un peuple remuant, pratique, cherchant son intérêt propre. Une population excédante les pousse à l'émigration; heureusement il n'est pas permis aux femmes Chinoises de les y suivre; sans cela ils auraient bientôt refoulé la population primitive, en formant de l'Archipel des Indes une colonie Chinoise. La position, qu'ils s'y sont faite, ressemble assez à celle, qu'ont les Juifs dans les grandes villes de l'Europe. Parmi eux paraissent se réfugier et peut-être se cacher des individus d'autres peuplades. Ce qui est au moins évident, c'est que parmi les têtes, que le musée possède, les huit premières montrent un type distinct par l'élévation en bosse aigue au sommet de la tête, la singulière épine osseuse souvent crochue à l'occiput et les lignes hémisphériques, qui la bordent. Chez tous les pommettes sont saillantes et la surface faciale des os maxillaires supérieurs est même bombée; on remarque aussi ce caractère dans le crâne d'une femme Chinoise. Plusieurs de ces crânes sont dolichocéphales; pour quelques-uns on pourrait hésiter à leur donner ce nom. — Mr. RETZIUS leur attribue les mêmes caractères. Il dit que les vrais Chinois ont une tête dolichocéphale,

---

*) *Researches into the physical history of mankind.* London 1844, 3e édition. Vol. IV. p. 455.

avec une protubérance occipitale très éminente, et des tubérosités pariétales prononcées, ce qui leur donne un contour en quinconce.

Quant aux autres crânes, reçus sous le nom de Chinois, on n'y trouve pas le type constant, qu'on remarque dans les huit premiers. — Reçus sans indication ils auraient passés sous le nom de Malais, et maintenant encore leur origine reste fort douteuse.

Mr. von BAER *) compare le crâne Chinois à celui d'un Calmouc. »Que l'on se figure," dit-il, » une bonne imitation d'un crâne de Calmouc en *gutta pertja;* comprimez ce crâne élastique avec les deux mains de telle manière, que la partie frontale s'élève, et que le sommet du crâne et l'occiput deviennent plus éminents; comprimez un peu plus fortement encore les arcades zygomatiques, pour qu'elles en deviennent plus étroites et soient poussées en avant avec les mâchoires, et vous aurez le type Chinois."

Mr. von SIEBOLD dit des habitants de l'île de Corea, qui sont des Chinois: « Que l'ensemble de leurs traits porte en général le caractère de la race Mongole; la largeur et la rudesse de la figure, la proéminence des pommettes, le développement des mâchoires, la forme écrasée de la racine nasale, et les ailes élargies du nez, la grandeur de la bouche, l'épaisseur des lèvres, l'apparente obliquité des yeux, la chevelure roide, abondante, d'un noir brunâtre ou tirant sur le roux, l'épaisseur des sourcils, la rareté de la barbe, et enfin un teint couleur de froment, rouge jaunâtre, les font reconnaître au premier abord, pour des naturels du nord de l'Asie" †).

La figure, que Mr. LUCAE: *Zur organischen Formenlehre,* Taf. V, donne du crâne d'un Chinois, ressemble beaucoup au crâne N°. 96 du musée. Le développement de l'os malaire et l'écartement de l'apophyse zygomatique paraissent être des caractères constants chez les Chinois. On les voit aussi mentionnés dans une note, insérée dans le *Recueil de Mém. de Médecine, Chirurgie et Pharmacie Militaires.* 8ᵉ Serie. Tome V. p. 252.

96. 1. Crâne d'un homme Chinois, né en Chine, envoyé par Mr. le Docteur SWAVING, à Batavia. Il est très prognathe, mais j'hésite à lui donner le nom de dolichocéphale. — Il a comme le crâne N°. 98 une dépression au sommet, en arrière de la suture coronale; il se relève en suite en une bosse peu prononcée, et retombe alors dans un occiput assez large, raccourci, aplati et obliquement asymmétrique. La tubérosité occipitale a la forme d'un V. — Les arcades sourcilières sont peu prononcées. La racine du nez n'est pas du tout enfoncée. Les pommettes ont la forme, qui

---

*) *Crania selecta ex thes. anthropol. Acad. imper. Petropol.* Petropoli 1859, p. 21.

†) PRICHARD, *Natural history of man.* Vol. I. p. 232.

— 33 —

a été indiquée plusieurs fois; la surface faciale des os maxillaires
supérieurs est un peu bombée.

Comme abnormité on voit dans ce crâne la persistance de la
suture frontale.

Mesures. a 0,176. b 0,155. c 0,145. d 0,093. e 0,115. f 0,148. g 0,115.
h 0,300. i 0,125. k 0,265. l 0,340. m 0,380. n 0,098. o 0,280. p 0,110.
q 0,103. r 0,103. s 0,030. t 0,029. u 0,042. v 0,044.

W. 67°.

97 2. Crâne d'un homme Chinois, reçu de Mr. le Docteur Swaving à
Batavia, avec l'étiquette, que le crâne est d'un Chinois né en
Chine même. — Cette indication, ajoutée aussi au numero 96, a
une certaine importance, puisqu'elle démontre, que ces crânes
sont d'autochthones et non de ces nombreux Chinois, parsémés
dans l'Archipel Indien.

C'est le crâne d'un vieillard; les dents ont disparu presque
toutes, les alvéoles ne se montrent presque plus et les sutures
sont oblitérées. — La forme générale est modérément prognathe
et peu dolichocéphale. Le front est déclive et étroit à sa naissance; le sommet de la tête est élevé au commencement de la
suture sagittale, dont on voit encore les restes; en arrière de
cette élévation le contour descend brusquement et se continue vers
l'occiput en une surface presque plate; celle-ci se termine latéralement en deux lignes hémisphériques, qu'on remarque plus
ou moins distinctement chez beaucoup d'autres Chinois, servant
d'attache au muscle trapèze; ces lignes se réunissent vers le milieu en une pointe osseuse très éminente, imitant la figure d'un
V largement ouvert; vers la base l'os occipital forme deux bosses
très bombées; les apophyses mastoïdes sont courtes, mais très
enflées; toute la surface postérieure du crâne est obliquement
asymétrique; les orbites sont grandes; leur cadre est presque
carré; les pommettes sont convexes à leur partie antérieure et
inférieure; les arcs jugaux se détachent du crâne sous la forme
d'un demi cercle très prononcé.

Mesures. a 0,178. b 0,148. c 0,145. d 0,093. e 0,116. f 0,135. g 0,117.
h 0,325. i 0,125. k 0,260. l 0,355. m 0,380. n 0,104. o 0,270. p 0,113.
q 0,117. r 0,113. s 0,014. t 0,034. u 0,045. v 0,040.

W. 71°.

98 3. Crâne d'un homme Chinois, mort à Batavia. — Vu de profil il
est très prognathe et dolichocéphale. — Vu à vol d'oiseau, son
sommet a la forme d'un ovale, dont la pointe, répondant au front,
est un peu arrondie. — Les arcades sourcilières sont très prononcées et se touchent au dessus du nez, enfoncé à sa racine. —
Le front est peu large et les tubérosités frontales sont peu émi-

3

nentes; au dessus d'elles, le front commence par s'incliner en
arrière; puis il se relève, pour retomber ensuite dans une espèce
d'enfoncement, qui, vers le sommet de la tête, se relève de nouveau, pour former une bosse courte et aigue, en arrière de laquelle le contour occipital retombe subitement et se termine dans
une tubérosité occipitale, relevée en crochet; à chaque côté de
celui-ci il y a une fosse peu profonde; au dessous d'elles l'occiput se recourbe horizontalement et est modérément bombé. La
ligne horizontale, qui borde la fosse temporale, est bien marquée,
et la surface osseuse même de la fosse temporale est rugueuse;
la suture squameuse de l'os temporal se prolonge en pointe à
chaque côté de la tête. L'espace interorbitaire est large; les apophyses orbitaires de l'os frontal et des os jugaux s'inclinent en
arrière vers les fosses temporales; les parties faciales des os jugaux au contraire sont poussées en avant et très bombées, ce
qui, joint à la surface bombée des apophyses zygomatiques des
os jugaux, élargit cette partie de la face.

Cet élargissement et l'inclinaison indiquée des bords externes
des orbites, joints à l'enfoncement de la racine du nez, doivent
produire une traction sur l'angle externe des paupières, qui explique leur inclinaison oblique et leur relèvement en dehors, don-
nant une si singulière physionomie aux Chinois. Le bord alvéolaire de la mâchoire supérieure est poussé en avant; les dents
incisives suivent cette direction et sont très inclinées en avant.
Le menton est peu éminent et arrondi; l'angle de la mâchoire
inférieure n'a pas de talon. Les dents sont fortes, un peu limées
et noircies par l'usage du bétel.

Comme condition abnormale, on voit dans ce crâne la persistance de la suture frontale.

Mésures. a 0,183. b 0,150. c 0,130. d 0,092. e 0,112. f 0,133. g 0,117.
h 0,505. i 0,122. k 0,250. l 0,330. m 0,386. n 0,100. o 0,240. p 0,103.
q 0,110. r 0,107. s 0,010. t 0,035. u 0,055. v 0,042.
W. 66°.

99. 4. Crâne d'un homme Chinois, émigré de l'île de Java au Cap de
Bonne Espérance. Le musée le doit à Mr. Denyssen. — Comme
dans le crâne précédent le sommet a une élévation très prononcée,
derrière laquelle l'occiput tombe subitement en ligne obliquement
déclive. — La tubérosité occipitale a l'air d'une épine fortement
tranchée. La figure générale du crâne est prognathe et dolichocéphale. — Les tubérosités sourcilières sont bien prononcées, mais
ne se touchent pas. Les pommettes ont la forme, que nous avons
indiquée au numero 98, mais la partie faciale des os maxillaires
supérieurs n'est pas bombée. Les arcades zygomatiques sont très
fortes, et les cavités glénoidales profondes. — La racine du nez

est enfoncée. Les dents sont fortes, légèrement limées et peu noires.

Comme abnormité se voient à chaque côté du front deux os Wormiens, l'un antérieur très grand et l'autre postérieur petit, placés entre l'os frontal, la grande aile du sphenoidal et l'os pariétal. Cette disposition des os Wormiens est fort rare.

Mésures. *a* 0,190. *b* 0,154. *c* 0,135. *d* 0,088. *e* 0,134. *f* 0,132. *g* 0,120. *h* 0,535. *i* 0,128. *k* 0,260. *l* 0,345. *m* 0,382. *n* 0,105. *o* 0,295. *p* 0,115. *q* 0,120. *r* 0,114. *s* 0,009. *t* 0,034. *u* 0,055. *v* 0,048.

W. 70°.

100. 5. Beau crâne d'un homme Chinois, très grand et pésant, dolichocéphale et prognathe. — Quoique d'après les dents très fortes, peu limées et pas noires, ce crâne ne paraît pas être d'un homme très âgé, les sutures sagittales et lambdoides sont oblitérées. — Le sommet du crâne est élevé, mais d'une manière plus régulière que dans les numero's 98 et 99 L'occiput cependant descend avec une pente tont aussi rapide que dans ceux-ci. Cette pente se prolonge jusqu'à la tubérosité occipitale, qui se termine en une pointe osseuse, épaisse et tranchante. Le front est étroit, surtout à sa naissance. Les arcades sourcilières sont très prononcées, mais elles ne se touchent pas. Les os jugaux ont la forme, que j'ai décrite aux numero's 98 et 99. Les arcades zygomatiques sont très fortes et bien écartées en dehors. — Le menton est plus proéminent que dans les numero's 98 et 99.

Don de M. le docteur Swaving, à Batavia.

Mésures. *a* 0,195. *b* 0,145. *c* 0,133. *d* 0,094. *e* 0,109. *f* 0,120. *g* 0,123. *h* 0,530. *i* 0,130. *k* 0,290. *l* 0,350. *m* 0,390. *n* 0,108. *o* 0,290. *p* 0,113. *q* 0,120. *r* 0,115. *s* 0,013. *t* 0,028. *u* 0,056. *v* 0,045.

W. 69°.

101. 6. Crâne remarquable d'un homme Chinois, maniaque, nommé JAP BOEN. — Monsieur le docteur Swaving, à Batavia, en a fait don au musée. Les os sont affectés d'ostéoporose. Le crâne est d'un homme né en Chine. Son aspect est singulier. Les orbites sont très petites. Les pommettes ont la forme, que je leur ai déjà souvent attribuée; la surface faciale des os maxillaires supérieurs est très bombée et la racine du nez enfoncée. La forme générale du crâne est dolichocéphale et prognathe. Le front est étroit à sa naissance, mais il s'élargit plus tard et il est aussi plus bombé que dans les crânes 98, 99 et 100. Tout le crâne s'élargit fortement en arrière, ce qui lui donne, si on le voit à vol d'oiseau, un contour plutôt arrondi qu'ovale. Vu de profil il a cette élévation au sommet, que j'ai décrite dans les crânes cités, et son occiput commence par descendre

en pente rapide, comme chez ceux-ci, mais il se relève plus
tard en une bosse très prononcée, qui est limitée en bas par
une crête horizontale, très tranchée. Les dents sont fortes, pas
limées et pas noires.

Mésures. *a* 0,185. *b* 0,150. *c* 0,143. *d* 0,092. *e* 0,114. *f* 0,144. *g* 0,113.
h 0,520. *i* 0,140. *k* 0,275. *l* 0,340. *m* 0,295. *n* 0,095. *o* 0,235. *p* 0,103.
q 0,113. *r* 0,112. *s* 0,008. *t* 0,029. *u* 0,050. *v* 0,033.
W. 73°.

102. 7. Crâne d'un homme Chinois, reçu de Mr. le docteur Swaving,
sans autre indication. — Il est évidemment dolichocéphale et
beaucoup plus prognathe qu'aucun des crânes décrits. — Les
dents sont très fortes et les incisives supérieures très inclinées en avant; elles sont légèrement noircies par le bétel. —
Le front est peu élevé et très étroit à sa naissance; il fuit en
arrière au-dessus des tubérosités frontales, qui sont peu éminentes; l'éminence du sommet de la tête, que j'ai déjà indiquée
souvent, ne manque pas, ni la descente rapide vers l'occiput,
qui est éminemment oblique et asymmétrique; la pointe occipitale et les lignes hémisphériques, dont j'ai parlé au numero 97,
ne manquent pas, mais tout cela est comme refoulé vers la
base du crâne, qui a l'air d'être poussée d'arrière en avant.
Les pommettes et les arcs jugaux sont comme nous l'avons remarqué chez les autres Chinois.

Mésures. *a* 0,170. *b* 0,140. *c* 0,150. *d* 0,087. *e* 0,117. *f* 0,143. *g* n'a pu
être prise à cause d'une fracture au côté droit du crâne. *h* 0,500. *i* 0,135.
k 0,230. *l* 0,320. *m* 0,350. *n* 0,095. *o* 0,250. *p* 0,108. *q* 0,107. *r* 0,126.
s 0,012. *t* 0,032. *u* 0,055. *v* 0,040.
W. 82°.

103. 8. Crâne d'un jeune homme Chinois, reçu de Mr. Schomperts *).
Il est remarquable sous plusieurs rapports. Sa forme générale
est décidément prognathe, mais j'hésiterais à lui donner le nom
de dolichocéphale. Son front est plus large, qu'il ne l'est ordinairement chez les Chinois; il fuit moins en arrière; l'éminence
au sommet de la tête n'est presque pas perceptible; il n'y a
pas de pente rapide vers l'occiput; au contraire le contour du
profil du crâne est très régulier; à vol d'oiseau le crâne offre
un ovale presque symmétrique. La symmétrie n'est rompue qu'à
la surface postérieure du crâne, par une obliquité, qui cependant
est bien moindre que dans les crânes précédents.

Si en tout cela ce crâne se distingue un peu des autres crânes Chinois du musée, il se rattache à eux par la pointe

---

*) Sa jeunesse se démontre par le défaut de dent de sagesse à chaque mâchoire.

ossouse, élevée en crochet, à l'occiput et par les lignes hémisphériques, qui en sortent, pour l'attache du ligament de la nuque et le muscle trapèze; les bosses occipitales à la base du
crâne sont très prononcées. Les arcades sourcilaires ne sont
pas très prononcées; la racine du nez est enfoncée; le cadre des
orbites est quadrangulaire; les pommettes sont saillantes en
avant; les arcs jugaux forment un arc-boutant très robuste; les
dents sont fortes, pas limées, légèrement noircies par l'usage du
bétel; la mâchoire inférieure est carrée; au devant de son angle il y a une échancrure, à peu près comme chez les Rongeurs.
Ce crâne offre de remarquables déviations dans son ostéogenèse.
Il a de chaque côté un os Wormien entre l'os frontal, le sphénoïdal et le bord antérieur de la squame du temporal; d'autres
petits os Wormiens se montrent dans la suture lambdoïde, et
ce qui est bien plus important encore, l'apophyse frontale de
l'os maxillaire supérieur de chaque côté ne monte pas jusqu'à
l'intervalle ethmoïdien-frontal; il s'arrête à une petite distance
de celui-ci. Sa place est occupée par l'os lacrymal, qui s'avance
par conséquent jusqu'à la face, tout comme il le fait chez beaucoup de mammifères; le canal lacrymal par conséquent est placé
très en avant et est fort ample.

Ce qui frappe aussi dans ce crâne c'est l'étroitesse et la forme
allongée du méat auditif externe. Il a l'air d'avoir été comprimé
d'avant en arrière. Serait-ce par le mouvement de la mâchoire
inférieure? — On retrouve cette forme dans quelques autres
crânes de Chinois du musée.

Mesures. *a* 0,180. *b* 0,145. *c* 0,145. *d* 0,097. *e* 0,122. *f* 0,140. *g* 0,125.
h 0,512. *i* 0,125. *k* 0,260. *l* 0,380. *m* 0,350. *n* 0,100. *o* 0,250. *p* 0,113.
q 0,115. *r* 0,115. *s* 0,015. *t* 0,032. *u* 0,052. *v* 0,086.

W. 64°.

104. 9. Crâne d'une femme Chinoise, sans mâchoire inférieure, que le
musée Vrolik possède au moins depuis cinquante ans. Il est
éminemment dolichocéphale, à occiput proéminent. Le front est
étroit; l'élévation du sommet de la tête ne manque pas, ni cette
descente brusque en pente, qui vient après elle. Les pommettes
sont saillantes en avant et la surface faciale des os maxillaires
supérieurs est même renflée. En un mot le type Chinois y paraît très prononcé.

Mesures. *a* 0,185. *b* 0,135. *c* 0,140. *d* 0,085. *e* 0,100. *f* 0,127. *g* 0,100.
h 0,500. *i* 0,125. *k* 0,245. *l* 0,395. *m* 0,365. *n* 0,092. *o* 0,275. *p* 0,108.
q 0,108. *r* 0,120. *s* 0,005. *t* 0,027. *u* 0,047. *v* 0,087.

W. 60°.

105. 10. Crâne d'un matelot Chinois, mort dans l'hôpital St. Pierre d'Am-

sterdam, que le musée VROLIK possède au moins depuis 40 ans. Quoique les dents indiquent un homme de moyen âge, toutes les sutures sont oblitérées. — Il y a une élévation au sommet de la tête, en arrière de laquelle le contour du profil descend rapidement, pour se terminer en une crête occipitale peu prononcée, bordée de deux lignes hémisphériques. La base de l'occiput est plate, sans bosses. — Le cadre des orbites est arrondi; les pommettes ne sont pas saillantes et les arcades zygomatiques faibles; les arcades sourcilliaires sont très prononcées et se touchent à leur base, ce qui rend la racine du nez très enfoncée.

MÉSURES. a 0,170. b 0,143, c 0,142. d 0,093. e 0,120. f 0,130. g 0,105. h 0,505. i n'a pu être prise à cause de la disparition des sutures. k 0,250. l 0,310. m 0,375. n n'a pas été prise. o 0,285. p 0,105. q 0,107. r 0,113. s 0,005 t 0,040. u 0,052. v 0,039.

W. 67°.

106. 11. Crâne reçu sous le nom d'homme Chinois de Mr. le docteur SWAVING à Batavia. — Il diffère tellement des autres et ressemble tant à un crâne de Javanais, qu'on hésiterait à lui donner le nom de crâne de Chinois, s'il n'avait cette singulière épine occipitale bordée de deux lignes hémisphériques, que j'ai déjà si souvent citée. — C'est le crâne d'un jeune homme, car les dents de sagesse n'ont pas encore complètement poussé. Il est prognathe, mais brachycéphale. Le front est large, la suture frontale y persiste. Au sommet de la tête, quoique un peu plus en arrière, il y a l'élévation propre aux Chinois; au delà d'elle l'occiput tombe presqu'à pic; il est large et plat et limité en bas par l'épine occipitale et les deux lignes hémisphériques indiquées ci-dessus; les parois latérales du crâne sont droites et aplaties; vu à vol d'oiseau le contour du crâne ressemble beaucoup à un quinconce. Les orbites sont renfermées dans un cadre arrondi; les arcades zygomatiques ne sont pas très élargies; les pommettes sont saillantes en avant et en bas. Les dents sont fortes; les dents incisives supérieures sont très inclinées en avant. — Les canaux lacrymaux sont tellement poussés en avant, qu'ils se trouvent sur un même plan, avec les apophyses frontales des os maxillaires supérieurs.

MÉSURES. a 0,180. b 0,160. c 0,143. d 0,103. e 0,128. f 0,153. g 0,117. h 0,520. i 0,130. k 0,263. l 0,340. m 0,300. n 0,162. o 0,285. p 0,106. q 0,117. r 0,117. s 0,003. t 0,031. u 0,050. v 0,038.

W. 69°.

107. 12. Crâne reçu de Mr. SWAVING, sous le nom de Chinois. — Il est prognathe et brachycéphale. Sa ressemblance avec un crâne

de Javanais est tellement grande, que j'hésite à lui conserver le
nom de Chinois. — Une élévation au sommet de la tête rappelle un peu le type Chinois; mais l'occiput large, plat et descendant en ligne droite serait absolûment celui d'un Malais ou
d'un Javanais, s'il était asymmétrique. Il y a à la base de
l'occiput un commencement d'épine et de lignes hémisphériques;
mais le jeune âge du sujet a empêché leur développement *).
Les parois latérales du crâne sont bombées. — Vu à vol d'oiseau,
le contour du crâne est presque circulaire.

Mesures. a 0,170. b 0,153. c 0,160. d 0,086. e 0,120. f 0,145. g 0,111.
h 0,500. i 0,130. k 0,260. l 0,325. m 0,272. n 0,092. o 0,270. p 0,104.
q 0,113. r 0,104. s 0,006. t 0,031. u 0,047. v 0,043.

W. 69°.

108. 13. Crâne, qui a été donné sous le nom de Chinois, par Mr. le docteur Swayxo. Il est prognathe et brachycéphale. — Le type
Chinois y est très peu prononcé. — La forme raccourcie du
crâne et l'aplatissement occipital rentrent plutôt dans le type
Malais. — La suture frontale s'y montre; au côté gauche de
la face il y a évidemment une suture infraorbitaire telle que l'a
décrite Mr. Halbertsma. — La grande aile sphénoidale est tellement étroite, qu'elle ne sépare qu'incomplètement la suture
coronale de la squame de l'os temporal; elle se prolonge en pointe
entre elles, sans cela celles-ci se toucheraient. Il y a une rangée
de petits os Wormiens dans la suture lambdoïde.

Mesures. a 0,173. b 0,145. c 0,147. d 0,106. e 0,128. f 0,137. g 0,127.
h 0,500. i 0,125. k 0,260. l 0,315. m 0,370. n 0,097. o 0,260. p 0,113.
q 0,115. r 0,111. s 0,006. t 0,031. u 0,048. v 0,045.

W. 68°.

109. 14. Crâne qui a été donné sous le nom de Chinois par Mr. Swa-
ying. — Il est éminemment prognathe, mais brachycéphale. —
Les dents sont très fortes, et les incisives bien inclinées en
avant. — Il n'y a pas d'élévation au sommet de la tête; mais
vers la moitié postérieure de la suture sagittale l'occiput descend
en pente, pour former alors une protubérance, au dessous et aux
côtés de laquelle il y a deux lignes hémisphériques sans épine
ou crochet intermédiaire. — La paroi postérieure du crâne est
large et plate, mais asymmétrique. — La suture infraorbitaire
de Halbertsma est bien prononcée au côté gauche. — Il paraît que l'accroissement des dents a été un peu trop fort pour
les mâchoires; car les dents de sagesse supérieures ont été for-

*) Les dents de sagesse ne se montrent ni dans l'une ni dans l'autre mâchoire.

cées de s'écarter en dehors, et la dent incisive externe droite
de la mâchoire inférieure est poussée en arrière.

Parmi ces crânes nombreux de Chinois; il y en a plusieurs,
qui ressemblent beaucoup aux deux crânes de Chinois, représentés par BLUMENBACH Tab. XXIII et XLIV.

Mésures. a 0,180. b 0,135. c 0,135. d 0,095. e 0,115. f 0,135. g 0,103.
h 0,500. i 0,125. k 0,245. l 0,285. m 0,350. n 0,103. o 0,250. p 0,104.
q 0,120. r 0,105. s 0,007. t 0,026. u 0,055. v 0,036.

W. 70°.

110. 15. Crâne d'une jeune fille Chinoise, don de Mr. WASZINK, inspecteur en chef du service médical à Batavia. — Sa forme générale est prognathe et brachycéphale. — Le front fuit en arrière;
au sommet il y a l'élévation, que j'ai déjà souvent notée. En
arrière d'elle, le contour du profil de la tête descend brusquement, pour passer ensuite dans un plan occipital large, plat et
asymmétrique. Les parois latérales du crâne sont fortement bombées; vu à vol d'oiseau, le contour du crâne représente un ovale
irrégulier, asymmétrique, dont la partie droite est bien plus large
que la partie gauche. — La suture infraorbitaire de HAL-
BERTSMA est bien prononcée. — L'os lacrymal a la disposition,
que nous avons déjà quelque fois notée, c'est-a-dire que sa
suture se prolonge dans la surface faciale de l'apophyse nasale
de l'os maxillaire supérieur, et que par conséquent l'ouverture
du canal lacrymal, qui est très large, est poussée beaucoup plus
en avant, que dans d'autres crânes humains. La face est asymmétrique et poussée obliquement vers le côté droit de la tête.
Les pommettes sont peu saillantes, et les arcs zygomatiques
faibles.

Mésures. a 0,157. b 0,133. c 0,142. d 0,085. e 0,113. f 0,142. g 0,102.
h 0,470. i 0,115. k 0,220. l 0,280. m 0,320. n 0,090. o 0,220. p 0,098.
q 0,105. r 0,093. s 0,009. t 0,025. u 0,050. v 0,036.

W. 64°.

111. 16. Crâne d'une femme Chinoise, reçu de Mr. SWAVING. Il est
prognathe et brachycéphale. L'élévation au sommet ne manque pas. — Au delà d'elle, le contour du profil de la tête
descend brusquement, mais à courte distance, pour passer ensuite dans une surface occipitale large, plate et asymmétrique.
Il y a un léger indice de l'éminence osseuse vers la base de
l'occiput, placée au milieu des deux lignes hémisphériques, qui
servent à l'attache du muscle trapèze. Les pommettes sont très
bombées en avant et les arcs jugaux bien écartés. La suture
infraorbitaire est bien prononcée et la suture de l'os lacrymal
s'avance jusqu'à la partie faciale de l'apophyse nasale de l'os

maxillaire supérieur. L'ouverture du canal lacrymal se prolonge plus profondément dans l'orbite, qu'il ne le fait ordinairement.

Mésures. a 0,170. b 0,147. c 0,150. d 0,102. e 0,123. f 0,155. g 0,120. h 0,510. i 0,152. k 0,252. l 0,302. m 0,362. n 0,095. o 0,260. p 0,112. q 0,113. r 0,100 s 0,015. t 0,032. u 0,051. v 0,038.

W. 68°.

112. 17. Crâne d'une femme, reçu de Mr. SWAVING sous le nom de Chinois. — Sa forme est singulière, prognathe avec exagération et brachycéphale. Il n'y a rien dans lui, qui rappelle le type Chinois. Vu à vol d'oiseau, son contour est presque rond. — Le bord alvéolaire de la mâchoire supérieure se relève sous la forme d'un arc bien arrondi, ce qui lui donne une physionomie singulière. — Dans le plan occipital de la tête l'asymmétrie est légère. — Les pommettes sont peu bombées, et les arcs jugaux pas très écartés.

Une très rare abnormité se trouve dans les deux os jugaux. Ils sont formés par deux noyaux osseux, réunis par une suture transversale. Le supérieur est très grand, l'inférieur petit. — C'est la seconde fois que nous voyons cette condition anomale dans les crânes du musée; un autre, qui a été acheté à la vente du musée SANDIFORT, la montre aussi et d'une manière plus prononcée. Il a été decrit dans E. SANDIFORT, museum anatomicum.

Il y a en sus dans ce crâne quelques os Wermiens, que je passe sous silence.

Mésures. a 0,165. b 0,137. c 0,135. d 0,093. e 0,111. f 0,127. g 0,108. h 0,470. i 0,120. k 0,235. l 0,280. m 0,340. n 0,093. o 0,240. p 0,105. q 0,115. r 0,095. s 0,009. t 0,029. u 0,052. v 0,038.

W. 63°.

113. 18. Segment supérieur, inscrit dans le catalogue du musée VROLIK. depuis 40 ans environ, sous le nom de *pars superior cranii sinensis*. — Il est au suprême dégré dolichocéphale. — Cet allongement exagéré paraît être le résultat d'une oblitération hâtive de la suture sagittale, dont on n'apperçoit aucun vestige, malgré que les sutures coronale et lambdoide soient très distinctes. — Après cela ce segment supérieur de crâne est très étroit.

Mésures. a 0,207. c 0,128. e 0,107. — Les autres mésures manquent naturellement.

114. 19. Crâne reçu de Monsieur SWAVING sous le nom de Chinois hybride (*Bastaard-Chinees*). — Sa forme est fort prognathe et dolichocéphale. — C'est la tête d'une femme, née probablement d'un père Européen et d'une femme Chinoise. Le front fuit très en arrière; le sommet de la tête est très aplati. — Son plan

occipital n'est pas droit, mais se réfléchit au contraire en avant
et vers la base. Les pommettes sont saillantes en avant, et les
os maxillaires supérieurs sont même un peu renflés.

Mesures. a 0,175. b 0,142. c 0,142. d 0,095. e 0,115. f 0,140. g 0,105.
h 0,500. i 0,180. k 0,245. l 0,200. m 0,350. n 0,100. o 0,270. p 0,105.
q 0,118. r 0,130. s 0,005. t 0,028. u 0,054. v 0,065.

W. 65°.

115. 20. Crâne d'un homme né d'un père Chinois et d'une mère Javanaise. — L'hybridité s'y montre d'une manière remarquable.
En général son type est plutôt Javanais. — Il est peu prognathe
et brachycéphale. — Son plan occipital est large, plat et asymmétrique, mais il tient au type Chinois par la forme des pommettes et par l'écartement des arcs jugaux.

Mesures. a 0,175. b 0,145. c 0,145. d 0,095. e 0,115. f 0,140. g 0,130.
h 0,505. i 0,130. k 0,250. l 0,315. m 0,370. n 0,103. o 0,285. p 0,110.
q 0,125. r 0,105. s 0,009. t 0,034. u 0,051. v 0,030.

W. 77°.

Plâtres.

116. 21. Moule en plâtre de la tête d'un homme Chinois. — Acheté de
Mr. von Launitz, à Frankfort a/M.

117. 22. Moule en plâtre de la tête d'une femme Chinoise a-ho-ho. —
Acheté de Mr. von Launitz, à Francfort a/M.

---

6. FAMILLE CALMOUQUE.

118. 1. Crâne, que M. G. Vrolik a acheté à la vente des livres du
Professeur Bosscha sous le nom de crâne de Calmouc. —
Il ne ressemble pas du tout au crâne, que Camper a dessiné
sous ce nom (V. *Verschil der wezenstrekken enz.*, Pl. I. fig. 4, Pl.
III. fig. 3); mais il ne diffère pas autant du crâne de Calmouc, que Blumenbach a donné; Dec. altera, Tab. XIV. p.
9, ni de ceux, dont parle von Baer, *Crania selecta etc.*, p.
15. — Il est plus petit que ceux-ci et fait l'effet d'être d'une
femme.

Pour la détermination de ce crâne la comparaison avec les
crânes décrits et dépeints par von Baer, est de la plus haute
importance; car ce célèbre naturaliste eut occasion d'observer
13 crânes de Calmoucs, récueillis à Sarepta, dans le voisinage

de l'établissement de la colonie des frères Moraves, là où commence la steppe, occupée par les Calmoucs. Ces steppes commencent à l'ouest de la Wolga inférieure et de la partie septentrionale de la mer Caspienne, et elles s'étendent jusqu'aux terres éloignées de l'empire de la Chine.

Avec ces crânes, tels que von Baer les décrit, le crâne du musée a de commun: le renflement convexe des surfaces temporales, l'abaissement des bosses pariétales, l'aplatissement du sommet de la tête, la grande distance entre les deux orbites, la manière, dont le bord inférieur de l'orbite s'avance plus que le bord supérieur, la grandeur et la forme quadrangulaire des orbites, la manière, dont les os jugaux, qui sont très bombés, s'avancent vers la face, qui en devient très large, la direction orthognathe de la face, la largeur du palais, l'ampleur de la cavité du nez et enfin la largeur du front.

MÉSURES. a 0,178. b 0,135. c 0,142. d 0,097. e 0,112. f 0,138. g 0,115. h 0,500. i 0,120. k 0,240. l 0,320. m 0,352. n 0,098. o 0,235. p 0,101. q 0,105. r 0,115. s 0,010. t 0,033. u 0,047. v 0,040.
W. 62°.

c. FAMILLE BURACTE.

119. 1. Moule en plâtre du crâne d'un Buracte. Don de feu RETZIUS.

119*. 1.* Moule en plâtre du crâne d'un Kirghise. Don de feu RETZIUS.

d. FAMILLE POLAIRE.

CONSIDÉRATIONS GÉNÉRALES.

On ne connaît la famille polaire qu'aux confins septentrionaux des continents de l'Europe, de l'Asie et de l'Amérique. — Les peuples, qui y appartiennent sont de petite stature, de mauvaises proportions et aux extrémités courtes. Ils ont la face aplatie et le nez peu développé des Mongol-Tartares, avec un peu d'obliquité dans la position des yeux.

Leur couleur est brunâtre, tantôt un peu plus claire, tantôt un peu plus foncée, mais toujours recouverte d'une ample couche de graisse sale.

À l'extrémité nord-ouest de l'Europe se trouvent les Lappons, que l'on compte parmi les tribus polaires, quoiqu'ils soyent plutôt alliés aux Finlandais. Ils ont la petite stature et la face plate des Samoyèdes, mais leurs cheveux sont bruns, leurs joues excavées et leurs yeux gris. Leur couleur varie du jaune au brun foncé. Ils sont souples, agiles et durs au travail, mais en même temps très enclins à la paresse.

Les Samoyèdes se nomment entr'eux *Chosova*, ce qui veut simplement dire *hommes*. Ils habitent les bords glaciaux de l'Asie du 65ème dégré de latitude du Nord jusqu'au rivage de la mer. Les Groenlandais les remplacent en Europe. Ces peuples sont rarement plus haut que cinq pieds; leurs jambes sont courtes, leur cou petit, leur tête très grande, leur face et leur nez plats; leur bouche et leurs oreilles sont très grandes; leurs yeux petits et noirs, recouverts de larges paupières. Leurs pieds sont très petits.

Il faut aussi nommer les Esquimaux, dont le nom est dérivé du verbe *Esquimaudris*, qui veut dire manger de la viande crue. Ils habitent la partie la plus septentrionale de l'Amérique. Ils sont aussi de petite stature et ont des pieds très petits. Leurs yeux sont petits et noirs; leurs pommettes saillantes; leur nez aplati, leurs habitudes sont voraces, leur caractère assez doux et leurs moeurs peu civilisées, leur physionomie a un caractère stupide.

Il faudrait peut-être compter parmi les nations polaires les Ostiaques, les Tongouses et les habitants du Kamschatka.

GROENLANDAIS.

120. 1. Crâne d'un Groenlandais, reçu de Mr. Eschricht, à Copenhague. C'est un crâne pas très robuste, dolichocéphale et modérément prognathe. Vu à vol d'oiseau, la circonférence de son sommet est en quinconce; il se relève au milieu en dos d'âne; les pommettes sont saillantes et écartées en dehors; la partie faciale des os maxillaires supérieurs forme une fosse assez profonde; le nez n'est pas large; sa racine est excavée et profondément située entre les deux orbites; son bout est un peu relevé; les parois latérales du crâne sont aplaties.

Mesures. a 0,180. b 0,140. c 0,130. d 0,090. e 0,105. f 0,125. g 0,110. h 0,500. i 0,120. k 0,235. l 0,310. m 0,370. n 0,100. o 0,265. p 0,105. q 0,115. r 0,315. s 0,019. t 0,025. u 0,055. v 0,042.

W. 60°.

121. 2. Crâne d'un Groenlandais, sans mâchoire inférieure, reçu de Mr. Eschricht, à Copenhague. C'est un crâne dolichocéphale, dans lequel toutes les sutures sont oblitérées, à l'exception de la su-

ture lambdoïde. Les parois latérales sont peu convexes; les pommettes sont très saillantes et écartées en dehors. Par là les arcades zygomatiques donnent une grande largeur à la face, qui est profondément excavée au-dessous des orbites.

Ces deux crânes ne ressemblent pas du tout aux crânes de Groenlandais, homme et femme, que Blumenbach a représentés. Pl. 36 et 37. Ils sont plus petits, plus grêles et plus faibles.

Mésures. a 0,180. b 0,145. c 0,130. d 0,095. e 0,105. f 0,115. g 0,122. h 0,512. i n'a pu être prise à cause de la disparition des sutures. k 0,255. l 0,310. m 0,370. n 0,105. o 0,255. p 0,105. q 0,115. r 0,105. s 0,007. t 0,034. u 0,047. v 0,040.

W. 62°.

122 3. *Plâtre.* — Moule en plâtre du crâne d'un habitant de la partie occidentale de la Groenlande. — Don de feu Retzius de Stockholm.

ESQUIMAUX.

123. 1. Crâne d'un homme Esquimaux, qui a été acheté à la vente du musée de Mr. de Fremery, à Utrecht. C'est un crâne dolichocéphale assez fort. La circonférence du sommet est en quinconce; il est relevé au milieu en dos d'âne. Les parois latérales du crâne sont plus convexes que dans les deux crânes précédents; les pommettes sont convexes, saillantes et écartées en dehors; le nez est étroit, aplati et comme caché entre les deux orbites; il y a une fosse profonde à la partie faciale des os maxillaires supérieurs au-dessous des orbites.

Mésures. a 0,178. b 0,140. c 0,130. d 0,095. e 0,105. f 0,115. g 0,115. h 0,505. i 0,130. k 0,250. l 0,325. m 0,370. n 0,100. o 0,280. p 0,095. q 0,115. r 0,105. s 0,006. t 0,042. u 0,052. v 0,049.

W. 58°.

124. 2. Crâne d'une femme d'Esquimaux, acheté à la même vente. Il a les mêmes caractères que le N°. 123, mais à formes plus arrondies, comme le sexe féminin le comporte.

Ces deux crânes diffèrent des Planches 24 et 25 d'Esquimaux de Blumenbach surtout par la dépression du nez chez tous les deux. Ils ressemblent un peu plus à la Planche LIV.

Mésures. a 0,185. b 0,142. c 0,135. d 0,104. e 0,110. f 0,124. g 0,123. h 0,520. i 0,130. k 0,240. l 0,325. m 0,375. n 0,100. o 0,275. p 0,105. q 0,119. r 0,115. s 0,008. t 0,041. u 0,051. v 0,048.

W. 59°.

Plâtres.

125. 3. Moule en plâtre du crâne d'un Esquimaux du Labrador. — Don de feu Retzius, de Stockholm.

126. 4. Moule en plâtre de la tête d'un Esquimaux de 27 ans, nommé

TIMOTHEUS MALACHIAS JOZEPTE, né en Avigait, dans la colonie Frederikshaub de la Groenlande.

127. 5. Moule en plâtre de la tête d'une femme d'Esquimaux de 47 ans, née en Arkjuk, dans la colonie Frederikshaub de la Groenlande.

128. 6. Moule en plâtre de la tête d'une femme d'Esquimaux de 42 ans, dite JOHANNE MEKEL, née en Frederikshaub de la Groenlande.

N. Ces trois moules ont été donnés en échange, par l'administration du Musée d'Histoire Naturelle de Paris. Ils proviennent de l'expédition du Prince NAPOLÉON.

LAPPONS.

Plâtres.

129. 1. Moule en plâtre d'un crâne de femme Lappone. — Don de feu RETZIUS, de Stockholm.

130. 2. Moule en plâtre du crâne d'une jeune fille Lappone de onze ans. — Don de feu RETZIUS, de Stockholm.

III. TYPE AMÉRICAIN.

CONSIDÉRATIONS GÉNÉRALES.

D'après S. G. Morton *) il faut séparer les autochthones de l'Amérique en deux familles, dont l'une porte le nom de famille Américaine, l'autre celle de famille Toltécaine. — Celle-ci porte les traces pendant plusieurs siècles d'une demi-civilisation; la famille Américaine au contraire embrasse toutes les nations barbares du nouveau continent, à l'exception des tribus polaires ou Mongol-Américains. Je dirai plus tard, pourquoi il me paraît nécessaire de séparer les Esquimaux de la race Américaine. Mr. Morton admet dans la famille Américaine les groupes suivants:

1. *branche Appalachienne.* — A elle appartiennent tous les indigènes de l'Amérique septentrionale, à l'exception des Mexicains, puis les peuples habitant l'Amérique méridionale au nord de la rivière des Amazones et à l'est de la chaîne des Andes. — Leur tête est ronde, leur nez large, saillant et aquilin; yeux profondement bruns; bouche large et droite; dents presque verticales; face triangulaire. Leur cou est long; la poitrine est très large; le buste et les extrémités sont musculaires, sans tendance à l'obésité; leurs moeurs sont belliqueuses, sans merci et cruelles. Ils ont la civilisation en horreur et font peu de progrès dans la culture de l'esprit et dans le perfectionnement des arts.

2. *branche Brésilienne.* — Elle est répandue sur une grande partie de l'Amérique méridionale à l'est des Andes. Sa distribution géographique est limitée par les rivières des Amazones et de la Plata, la chaîne des Andes et l'Océan Atlantique; par conséquent elle embrasse tout le Brésil et le Paraguay, au nord du 35ème dégré de latitude méridionale. — Leur caractère physique ressemble beaucoup à celui de la branche appalachienne; leur nez est peut-être un peu plus large et plus épaté; leur bouche et leurs lèvres un peu plus larges. Yeux petits, plus ou moins obliques et distants; nuque courte et épaisse; corps et extrémités forts, avec une tendance à l'obésité. Leurs moeurs ressemblent à ceux de la branche appalachienne.

3. *branche Patagonienne.* — Elle contient les nations au Sud de la rivière la Plata jusqu'au détroit de Magellan, et puis les tribus

---

*) *Crania Americana,* or a comparative view of the skulls of various aboriginal nations of North and South America. Philadelphia 1839.

du pays montagneux du Chili. Elles se distinguent toutes par leur haute stature, leurs belles formes et par leur courage indomptable.

4. *branche de la terre du feu.* — Le nom propre des nations, qui y appartiennent, est *Yacannacunnee.* Elles sont dispersées sur un terrain infertile, que l'on dit être aussi large que la moitié de l'Irlande; et cependant leur chiffre ne s'élevait du temps de FORSTER qu'à deux mille habitants. Leur aspect est repoussant; leur stature peu élevée; tête grande; face large; extrémités mal bâties; cheveux longs, noirs et durs; couleur générale brune. Leurs mœurs sont abruties et leur stupidité est extraordinaire.

D'après l'opinion de MORTON, il n'y a pas d'Américains ou soi-disants Indiens à peau rouge; leur habitude de se peindre la peau avec une couleur rouge fait que celle-ci acquiert une teinte cuivrée. Au reste il y a parmi les Américains toutes les nuances du noir jusqu'à une couleur presque blanche.

Chez tous les indigènes d'Amérique les sens sont très développés, surtout celui de l'odorat. Ils endurent facilement la faim, la soif et les fatigues. En général ils sont prudents, méfiants et enclins au mensonge; ils ne s'étonnent de rien et n'oublient jamais une offense. Ils résistent aux souffrances physiques avec un stoïcisme imperturbable; mais, si la chance leur est favorable, ils font souffrir les autres avec une cruauté non interrompue. En général très indolents, ils ne sortent de leur apathie, qui pour subvenir à leurs besoins. Ils n'ont aucun égard pour leurs femmes, qu'ils traitent avec un brutalité affreuse. On n'a qu'à consulter les voyages de Mr. SCHOMBURGK pour s'en convaincre. En général on peut affirmer que tout ce qu'on a fait pour les conduire à une vie civilisée a été infructueux. Ils retournent à leur vie nomade, aussitôt que l'occasion s'en présente. — Les maladies, les vices et surtout l'ivrognerie les déciment, et leur nombre diminue d'une manière épouvantable. La famille Toltécaine est mieux dotée. Elle contient les nations civilisées de Mexico, du Pérou et de Bogota, s'étendant de la Rio Gila au 33ème dégré de latitude septentrionale, le long du bord occidental du continent jusqu'aux frontières du Chili. Dans l'Amérique du Nord ces nations sont éparpillées sur les intendances actuelles du Mexique, de Vera Cruz, Puebla, Oaxaca, Guatimala, Yucatan, Nicaragua etc. Dans l'Amérique du Sud la famille Toltécaine occupait un terrain étroit entre les Andes et l'Océan Pacifique; elle est limitée au Sud par le grand désert Atacama. Plus au Nord, dans la république actuelle de la Nouvelle Grenade, demeurait la nation Bogotaise, intermédiaire entre les Péruviens et les Mexicains, tant sous le rapport géographique que sous celui de la civilisation. Toutes les ruines et tous les objets d'art, que l'on trouve au Pérou, démontrent, qu'il y a eu là une certaine civilisation et un certain luxe. Il faut faire une distinction entre une nation Péruvienne, qui précède les Incas et une nation contemporaine aux Incas. Dans celle-ci que l'on pourrait nommer la nation Péruvienne moderne, la stature est petite, le crâne peu volumineux, à occiput aplati, pour la plupart asymétrique, quelquefois artificiellement déformé.

PÉRUVIENS.

131. 1. Crâne d'un Péruvien, sans mâchoire inférieure, exhumé des tombeaux du temple du Soleil au Pérou. Le musée l'a reçu de Mr. le Docteur HERCKENRATH, à qui Mr. HOLBROOK en avait fait don. Quoique l'origine du gouvernement Péruvien est enveloppée de ténèbres, il est, d'après MORTON, probable, que son établissement date de l'émigration des Toltecans, nation la plus civilisée du Mexique. Elle s'est faite en 1050 après J. C. — Une disette générale en a été la cause. Des données historiques démontrent que la dynastie des Incas au Pérou date de la même époque. Tous les crânes, que l'on a recueillis des anciens tombeaux Péruviens, sont remarquables par leur petitesse, leur forme presque quadrangulaire et leur raccourcissement occipital. Ils sont comprimés d'avant en arrière; leur occiput est presque vertical, oblique et asymétrique, leurs parois latérales au contraire sont tumifiées et larges; le front est large et convexe, quoique fuyant un peu en arrière. Tous ces caractères se retrouvent dans le crâne du musée. Il est brachycéphale et me paraît être d'une femme. Les os en sont très délicats; la surface externe en est exfoliée, comme cela a souvent lieu chez les crânes, que l'on retire des cimetières. La forme générale rappelle un peu celle des Javanais. Mr. MORTON affirme que l'aplatissement occipital et le raccourcissement général du crâne ne sont pas les produits d'une compression artificielle, mais plutôt le résultat de la manière, dont les enfants nouveau-nés sont placés sur une base dure dans les crèches. Il pense que la déformation artificielle ne se faisait que chez le bas peuple, et jamais chez la race royale ou les nobles.

En comparant ce crâne avec les Planches et avec les descriptions de MORTON, tout semble prouver, qu'il a appartenu aux hautes classes de la Société. Ils ressemble beaucoup aux Planches 8, 9, 11 et à la Planche LXV de la nova pentas collectionis suae craniorum a J. F. BLUMENBACHIO. Gottingae 1828.

MÉSURES. a 0,144. c 0,142. d 0,095. e 0,110. f 0,140. h 0,450. i 0,105. k 0,210. l 0,265. o 0,230. p 0,100. q 0,100. r 0,095. — Les autres mésures n'ont pu être prises, à cause de la disposition du crâne.

131*. 1*. Moule en papier mâché, fait par Mr. FLEISCHMAN, à Neurenberg, du crâne d'un habitant de la côte occidentale d'Amérique, Baie Algodor dans Bolivia. — Ce crâne fut tiré d'un ancien sé-

pulcre. Il est dolichocéphale et prognathe; le front est déprimé
et aplati, le sommet du crâne est relevé en dos d'âne; les pommettes sont larges et saillantes; les mâchoires sont fortement prognathes. Sa forme, qui est certainement artificielle, ressemble
beaucoup à celle d'une femme Caraïbe de l'île St. Vincent, qu'a
représentée BLUMENBACH, Dec. altera coll. suae craniorum Pl. XX.
Elle diffère de la Planche X de BLUMENBACH.

INDIENS TOTANIQUES.

132. 1. Crâne acheté à Paris de Mr. GUÉRIN. Il porte le nom d'Indien
Totanique. On connaît sous ce nom une tribu Indienne de l'Amérique du Sud. — Ce crâne n'a pas du tout les os grêles et délicats des crânes du Pérou. Il est un peu raccourci avec un occiput modérément bombé et oblique; son front est large, un peu
convexe, mais fuyant en arrière; il a au sommet de la tête un
méplat rugueux, en losange; les tubérosités pariétales sont fortement prononcées; les fosses temporales sont peu bombées; les
os du nez sont longs et fortement relevés à leur bout antérieur;
la mâchoire supérieure est prognathe; les dents sont blanches et
très fortes; les os jugaux sont très forts, dirigés en avant et
convexes; les arcades zygomatiques sont très écartées.

Mesures. a 0,165. b 0,135. c 0,145. d 0,090. e 0,102. f 0,135. g 0,120.
h 0,498. i 0,115. k 0,230. l 0,300. m 0,345. n 0,100. o 0,295. p 0,108.
q 0,112. r 0,104. s 0,011. t 0,034. u 0,059. v 0,040.

W. 64°.

CARAIBES.

133. 1. Crâne d'un Caraïbe, qui a été exhumé en 1846 par Mr. VAN
EMDEN dans la Guyane Hollandaise. Don de feu MR. VAN DEN
BROEK, à Amsterdam. Il a été donné sous le nom de Caraïbe
Araucana. Si l'on compare ce crâne avec ceux, qui ont été dépeints par MORTON, sous le nom d'*Araucaniens*, il est certain,
qu'il a avec ceux-ci une certaine ressemblance. Sous le nom de
Caraïbes on connaît un peuple nombreux et largement distribué
sur le terrain de l'Amérique du Sud. — Il est originaire de ses
régions septentrionales, s'étendant de la rivière des Amazones au
Nord vers la mer, et contenant la grande vallée de l'Orénoque,
et beaucoup des provinces actuelles de la Guyane et de Vene-
zuela. De là les Caraïbes ont émigré sur toutes les Antilles, de
Trinidad jusqu'à Santa Cruz. Ils sont robustes, forts et courageux.
Le crâne, mentionné ici, est dolichocéphale et prognathe; les os
sont en partie détruits, exfoliés et friables, comme cela arrive
souvent chez les crânes, qui ont été conservés longtemps sous
terre. Sa circonférence est carrée; vers l'occiput il est un peu

déprimé; les parois latérales ne sont pas bombées; la mâchoire
supérieure est très prognathe et les dents sont fortes.

Mésures. *a* 0,175. *b* 0,115. *c* 0,135. *d* 0,095. *e* 0,105. *f* 0,129. *g* 0,105.
h 0,498. *i* 0,115. *k* 0,225. *l* 0,300. *m* 0,330. *n* 0,095. *o* 0,255. *p* 0,095.
q 0,090. *r* 0,105. *s* 0,016. *t* 0,030. *u* 0,055. *v* 0,040.

W. 64°.

134. 2. Crâne d'une femme Caraïbe, qui a été recueilli aussi par Mr.
van Emden, et donné au musée par Mr. van den Broek. — Il
n'est pas si bien conservé que le précédent, mais il lui ressemble
beaucoup. Sa forme générale est plus arrondie, et sa surface est
plus lisse, ce qui tient à la différence sexuelle.

Mésures. *a* 0,175 *b* 0,125. *c* 0,135. *d* 0,095. *e* 0,110. *f* 0,120. *g* 0,110.
h 0,498. *i* 0,125. *k* 0,230. *l* 0,285. *m* 0,340. *n* 0,098. *o* 0,260. *p* 0,102.
q 0,110. *r* 0,110. *s* 0,012. *t* 0,030. *u* 0,046. *v* 0,040.

W. 70°.

135. 3. Crâne d'une jeune fille de sept ans, Caraïbe, provenant aussi de
l'envoi de Mr. van Emden. Il a tous les caractères des deux
crânes précédents; les seules différences tiennent à l'âge et au
sexe. Le crâne est dolichocéphale, mais peu prognathe *).

136. 4. Crâne d'un Caraïbe, qui a été exhumé dans la Guyane Hollandaise par Mr. Dumontier, médecin militaire à Surinam. Il est
dolichocéphale, mais beaucoup plus prognathe qu'aucun des trois
crânes précédents. Les dents sont grandes avec des couronnes
fort usées et par conséquent aplaties. Les tubérosités pariétales
sont carrément prononcées; les parois latérales du crâne aplaties; les pommettes éminentes en avant.

L'état général du crâne démontre qu'il n'a pas été conservé
longtemps sous terre.

Mésures. *a* 0,170. *b* 0,135. *c* 0,138. *d* 0,092. *e* 0,105. *f* 0,128. *g* 0,112.
h 0,490. *i* 0,110. *k* 0,232. *l* 0,290. *m* 0,350. *n* 0,092. *o* 0,270. *p* 0,099.
q 0,105. *r* 0,115. *s* 0,012. *t* 0,030. *u* 0,057. *v* 0,040.

W. 65°.

137. 5. Crâne d'une jeune femme, probablement Caraïbe, conservé depuis
longtemps dans le musée, avec une inscription de *langharige
Negerin*. Il est dolichocéphale et prognathe; le nez est long et
large, un peu élevé et renflé à son extrémité antérieure.

Mésures. *a* 0,170. *b* 0,120. *c* 0,138. *d* 0,098. *e* 0,112. *f* 0,128. *g* 0,108.
h 0,490. *i* 0,110. *k* 0,230. *l* 0,280. *m* 0,340. *n* 0,100. *o* 0,260. *p* 0,098.
q 0,100. *r* 0,106. *s* 0,017. *t* 0,030. *u* 0,055. *v* 0,047.

W. 64°.

---

*) Je n'en ai pas pris les mésures. La fille était trop jeune pour pouvoir servir de
point de comparaison.

PATAGONS.

138. 1. Crâne d'un Patagon, acheté à Paris de Mr. GUÉRIN, sans mâchoire inférieure. Il est énorme et démontre en tout cas, que, malgré l'exagération de plusieurs voyageurs, il n'en reste pas moins vrai, que les Patagons sont des hommes très robustes et très grands. Le crâne est éminemment dolichocéphale; les arcs zygomatiques sont très forts; les os jugaux dirigés en avant; les arcades susorbitaires très saillantes.

MÉSURES. *a* 0,210. *b* 0,140. *c* 0,158. *d* 0,100. *e* 0,125. *f* 0,138. *g* 0,122. *h* 0,595. *i* 0,150. *k* 0,300. *l* 0,395. *m* 0,440. *n* 0,100. *o* 0,320. *p* 0,108. *q* 0,120. *r* 0,140. *s* 0,015. *t* 0,035. *u* 0,055. *v* 0,042.

W. 78°.

139. 2. Crâne d'un Patagon, sans mâchoire inférieure, acheté aussi à Paris. Il est moins long que le précédent, mais tout aussi robuste. La suture frontale y persiste. Il est dolichocéphale. Dans ces deux crânes les apophyses musculaires sont fortement prononcées, et la crête occipitale est très forte.

MÉSURES. *a* 0,190. *b* 0,135. *c* 0,150. *d* 0,102. *e* 0,132. *f* 0,140. *g* 0,115. *h* 0,550. *i* 0,135. *k* 0,270. *l* 0,350. *m* 0,395. *n* 0,100. *o* 0,290. *p* 0,108. *q* 0,115. *r* 0,120. *s* 0,012. *t* 0,084. *u* 0,057. *v* 0,041.

W. 70°.

MUMMIES.

BRÉSILIENS.

140. 1. Crâne mummifié d'un homme indigène du Brésil avec tous ses ornements, c'est-à-dire une perruque faite de plumes d'Ara, des paupières, soutenues par des dents incisives de Cabiai; des pendants d'oreille, faits de plumes d'Ara et d'étouppes de corde etc. Il paraît que cette tête a servi de trophée. Elle est fort petite et toutes ses formes sont grêles. Sa ressemblance avec la fig. 5, Pl. 17 du voyage du Prince MAXIMILIEN de NEUWIED au Brésil est très forte. Acheté de Mr. FRANK, marchand naturaliste à Amsterdam.

141. 2. Un autre crâne mummifié pareil au précédent, venant aussi du Brésil, mais d'une femme. Acheté de Mr. FRANK.

Ces deux crânes ressemblent beaucoup aux Planches XLVII et XLVIII de la Decas quinta de BLUMENBACH.

Plâtres.

142. 3. Moule en plâtre d'un crâne d'Indien d'Oregon, nommé FLATHEAD par les Anglais. — Don de feu RETZIUS de Stockholm.

143. 4. Moule en plâtre d'un crâne d'habitant du Golfe de Mexique. — Don de feu Retzius.

144. 5. Moule en plâtre de la tête et du buste d'un Indien de la Caroline du Sud, qui a joué un grand rôle dans la guerre d'Amérique et qui est mort en prison. Son nom fut Os-ce-o-la. C'était vraisemblablement le fils d'un Européen et d'une Creek-Indienne.

145. 6. Moule en plâtre de la tête d'un Indien de l'Amérique Septentrionale. — Acheté de Mr. von Launitz, à Francfort a/M.

145*. 6*. Flèches empoisonnées d'Indiens d'Amérique; on n'a pu savoir de quelle tribu. Elles sont longues de 21 cm., assez fragiles, garnies d'une pointe à longs crocs et enduite d'une matière rouge.

IV. TYPE NÈGRE.

a. FAMILLE BOSJESMANNE ET HOTTENTOTTE.

CONSIDÉRATIONS GÉNÉRALES.

Il y a entre les Bosjesmans et les Hottentots la différence, qui existe partout entre les races sauvages et les races civilisées. Leur crâne est déprimé et aplati; les tubérosités pariétales sont très éminentes, ce qui élargit prodigieusement la partie postérieure de la tête à peu près comme chez les singes; l'espace interorbital est très large, la surface faciale des os maxillaires supérieurs bombée, ce qui donne un grand développement à l'appareil olfactif; les pommettes sont convexes et les arcs zygomatiques très écartés; les parois latérales du crâne sont très aplaties; les crêtes pour l'attache des muscles temporaux très prononcées; la fosse massétérique dans la mâchoire inférieure est profonde; son bord inférieur et le talon de la mâchoire se recourbent en dehors, à peu près comme chez les mammifères carnivores; les mâchoires sont plus prognathes que chez les Caffres. Par conséquent il est évident que l'appareil musculaire de la mastication doit être très développé, ce que l'on met aisément en rapport avec tout ce que l'on raconte de l'étonnante voracité des Bosjesmans. Le Vaillant les vit avaler en une seule fois 5 à 6 kilogrammes de viande. Lichtenstein cite des exemples pareils. Cela ne les empêche pas de jeûner pendant longtemps; si la bonne chère manque, ils se contentent de sauterelles et ils se resserrent l'estomac par une forte ceinture, ou ils trompent la faim, en fumant une herbe d'une vertu narcotique. Leur train de vie est à peu près celui des grands Carnivores, qui les entourent; ils vont à la maraude, mangent en une seule fois autant qu'ils peuvent, et s'endorment alors, pour ne se reveiller, que lorsque la faim les aiguillonne de nouveau. Les Bosjesmans mènent une vie isolée; ils n'obéissent à aucun chef; ne se réunissent pas en société, ne bâtissent pas de cabanes, mais parcourent les bois, pour tuer à coup de flèches le gibier, qu'ils y trouvent. Le seul art, qu'ils connaissent, est celui d'empoisonner leurs flèches. La couleur de leur peau est d'un brun livide; leur tête est petite; les deux yeux sont très éloignés l'un de l'autre; leur nez épaté, leurs lèvres minces, non tuméfiées, leur bouche largement fendue, leur front plissé, leurs cheveux laineux réunis en touffes leur donnent une physionomie particulière, bien différente de celle des Nègres. Leur poitrine est large; les extrémités sont bien prises et les mouvements sont agiles *), mais ce qui distingue les femmes Bosjesmannes de celles de toutes les autres races humaines, ce sont d'immenses tumeurs graisseuses, placées sur le sacrum, au-dessous des lombes, qui sont enfoncées, et puis un prolongement artificiel des nymphes, descendant quelquefois jusqu'au genou †).

Le nom de *Bosjes-* ou de *Boschjesman* leur a été donné par les Hollandais, qui furent les premiers colons du Cap de Bonne Espérance. Il signifie *homme des bois*. Les Hottentots sont un peu mieux dotés; ils habitent des villages, nommés Kraals; dans lesquels ils sont soumis à la domination d'un chef. Beaucoup d'eux vivent aussi dans la ville du Cap, où ils s'engagent comme domestiques. On prétend qu'ils font d'assez bons soldats, surtout pour le service de tirailleurs dans les bois, où la perfection de leur vue et de leur odorat leur sont d'un grand secours.

BOSJESMANS.

146. 1. Crâne d'un Bosjesman, nommé HANS VIGILANT, que le musée reçut de Mr. DENYSSEN, procureur général au Cap de Bonne Espérance. La physionomie de ce crâne est remarquable par son abatissement; son sommet est très aplati; il est dolichocéphale et se prolonge en une tubérosité occipitale très arrondie; les bosses pariétales sont très prononcées; les parois latérales du crâne sont plates et fortement comprimées; les os du nez sont larges et plats; l'intervalle interorbital est très large; la surface faciale des os maxillaires supérieurs n'est pas seulement très élargie, mais même convexe; les trous infraorbitaires sont par là fortement écartées; les pommettes sont bombées et les arcs jugaux convexes; la crête, pour l'attache du m. temporal est fortement accusée. Dans la mâchoire inférieure, la fosse massétérique et la manière, dont se recourbent son bord inférieur et son talon font penser à la mâchoire inférieure d'un Tigre, dont elle s'approche aussi par son allongement.

MÉSURES. a 0,193. b 0,135. c 0,155. d 0,104. e 0,110. f 0,130. g 0,108. h 0,535. i 0,130. k 0,265. l 0,335. m 0,385. n 0,100. o 0,270. p 0,192. q 0,108. r 0,115. s 0,015. t 0,025. u 0,051. v 0,048.
W. 62°.

147. 2. Crâne d'une jeune femme Bosjesmanne, acheté à la vente du musée de SANDIFORT. — Feu SANDIFORT l'avait reçu de Mr. FLECK,

---

*) Observationes quaedam de Hottentotis, auctore G. SOMERVILLE in *Medico-Chirurg. Trans. Vol. VII. p. 154.*

†) Le développement énorme des fesses chez les femmes Bosjesmannes a déjà été représenté par LYCOSTHENES, *Prodigiorum ac ostentorum chronicon.* Basiliae, p. 666.

médecin au Cap de Bonne Espérance. Il ressemble beaucoup à la planche de Sandifort, dont il a été probablement le modèle, quoique nommé la tête d'un jeune homme Bosjesman. Pour toute description qu'il suffise de dire, qu'il est en tout semblable au crâne précédent, dont il ne diffère que par les caractères, qui dépendent de l'âge et du sexe.

Mésures. *a* 0,160. *b* 0,120. *c* 0,125. *d* 0,092. *e* 0,105. *f* 0,125. *g* 0,105. *h* 0,465. *i* 0,115. *k* 0,280. *l* 0,300. *m* 0,330. *n* 0,090. *o* 0,230. *p* 0,080. *q* 0,100. *r* 0,095. *s* 0,010. *t* 0,020. *u* 0,045. *v* 0,035.

W. 63°.

HOTTENTOTS.

148. 3. Crâne d'un Hottentot, d'âge avancé, mort au Cap de Bonne Espérance, que le musée reçut du docteur Horstok. Il ressemble beaucoup aux crânes de Bosjesmans, que je viens de mentionner, mais il est bien plus large au niveau des tubérosités pariétales. Les bords alvéolaires des deux mâchoires commencent déjà à s'évanouir, ce qui raccourcit la face, qui est aussi moins tuméfiée que dans les deux crânes précédents; la surface inférieure de l'occiput est très aplatie, large et horizontale. Le crâne est dolichocéphale et se prolonge en une tubérosité occipitale largement arrondie. Les os du nez sont larges; leur suture est presque oblitérée.

Il ressemble beaucoup à la Planche de Sandifort, représentant un crâne de Hottentot. — V. Descriptio craniorum.

Mésures. *a* 0,185. *b* 0,137. *c* 0,132. *d* 0,100. *e* 0,120. *f* 0,145. *g* 0,115. *h* 0,535. *i* 0,140. *k* 0,270. *l* 0,340. *m* 0,385. *n* 0,099. *o* 0,280. *p* 0,099. *q* 0,109. *r* 0,109. *s* 0,010. *t* 0,027. *u* 0,050. *v* 0,032.

W. 66°.

149. 4. Crâne reçu du Cap de Bonne Espérance de feu le Docteur Horstok, sous le nom de *Hottentot métis* (bastaard Hottentot), c'est-à-dire né de père Européen et de mère Hottentotte. Il est dolichocéphale et à vrai dire, on n'y voit pas de restes du type Hottentot, mais plutôt le caractère Européen.

Mésures. *a* 0,184. *b* 0,132. *c* 0,135. *d* 0,104. *e* 0,119. *f* 0,130. *g* 0,115. *h* 0,515. *i* 0,125. *k* 0,280. *l* 0,330. *m* 0,370. *n* 0,092. *o* 0,290. *p* 0,095. *q* 0,105. *r* 0,125. *s* 0,009. *t* 0,027. *u* 0,051. *v* 0,040.

W. 60°.

Plâtres.

150. 5. Moule en plâtre de la tête d'un garçon Hottentot, nommé Martinez. Acheté de Mr. von Launitz, à Francfort a/M.

151. 6. Moule en plâtre de la tête d'une jeune fille Hottentote, nommée Flora. Acheté de Mr. von Launitz, à Francfort a/M.

b. FAMILLE CAFFRE.

CONSIDÉRATIONS GÉNÉRALES.

Les Caffres forment une race intermédiaire, on dirait presque hybride, dans laquelle il y a quelque chose du Nègre, de l'Hottentot et de l'Européen. — Pour la couleur le Caffre est complètement Nègre. — Il lui ressemble aussi pour les principaux caractères du crâne. Celui-ci est dolichocéphale, aplati dans ses parois latérales, mais bien moins prognathe que chez le Nègre et son front est bien plus arrondi que chez celui-ci. J. van der Hoeven *), dit que les os du nez démontrent que le nez ne saurait être aplati comme celui du Nègre. — W. Vrolik assure que d'après son expérience cette disposition n'est pas générale. Dans un des crânes du musée les os du nez ne sont pas seulement plats, mais même légèrement concaves au milieu; dans un autre leur bord antérieur est un peu relevé, ce qui s'observe aussi dans le moule en gypse d'un crâne, reçu de feu Retzius et qui porte le nom de *Cafr. Basutus Afr. merid. ad flum. montili.*

Dans la partie faciale, la physionomie du crâne se rapproche du Boschjesman, par la largeur de l'espace interorbital, par le renflement de la partie faciale des os maxillaires supérieurs, par la proéminence des pommettes. — On dit que les Caffres sont de beaux hommes, forts et agiles; leur couleur est brun noirâtre, comme chez les Nègres; leurs cheveux sont noirs et laineux. — Ils mènent une vie nomade, dès qu'il est nécessaire pour l'entretien de leurs troupeaux; sans cela ils habitent des villages, dits *Kraal's*, entourés de bons paturages, dans lesquels ils se soumettent à l'autorité d'un chef. — Indépendant, libre et courageux, le Caffre méprise la servilité de l'Hottentot. — Il est souvent en guerre avec ses voisins, et le vol de leurs bestiaux ne lui paraît pas un crime. — D'après C. Rose †) il s'en excuse en disant, qu'il aime trop son troupeau pour le tuer, et que par conséquent il préfère manger les boeufs d'autrui. Cette réponse n'est pas dépourvue de sarcasme; Rose cite beaucoup d'autres exemples de l'esprit des Caffres.

152. I. Crâne d'un Caffre, reçu de feu Houston, médecin au Cap de Bonne Espérance. — Son sommet est relevé en crête, dont part de chaque côté un plan incliné, formé par les os pariétaux. —

---

*) *Tijdschrift voor Nat. Gesch. et Physiol.* D. IV, bl. 269.

†) C. Rose, *Esquisses Africaines.* Paris 1832.

Le front est modérément bombé; les bosses pariétales sont très prononcées et anguleuses; les parois latérales du crâne sont aplaties et l'occiput se prolonge en bosse très arrondie; l'espace interorbital est très large; les os du nez sont réunis en un seul os triangulaire, très étroit et aplati, qui fait penser à celui de l'orang-outan; les os jugaux sont très bombés en avant, et la surface faciale des os maxillaires supérieurs est enflée au-dessous des orbites. Le contour du sommet de la tête forme un quinconce très régulier.

Mésures. a 0,185. b 0,185. c 0,180. d 0,100. e 0,110. f 0,138. g 0,110. h 0,580. i 0,145. k 0,270. l 0,335. m 0,380. n 0,108. o 0,280. p 0,095. q 0,109. r 0,110. s 0,005. t 0,057. u 0,055. v 0,038.

W. 64².

153. 2. Crâne d'une femme Caffre, que le musée reçut de feu HORSTOK, médecin au Cap de Bonne Espérance. — Il a quelque ressemblance avec la planche, donnée par SANDIFORT. Sa physionomie générale convient aussi assez bien avec celle du crâne précédent. Cependant les os du nez sont bien plus larges et moins bien réunis en un seul os; la surface faciale des os maxillaires supérieurs est plus bombée, et les deux mâchoires sont plus prognathes. — Dans les autres caractères il n'y a pas de différence.

Mésures. a 0,190. b 0,145. c 0,134. d 0,099. e 0,110. f 0,133. g 0,120. h 0,545. i 0,130. k 0,270. l 0,332. m 0,385. n 0,109. o 0,295. p 0,108. q 0,114. r 0,114. s 0,012. t 0,035. u 0,057. v 0,041.

W. 64ª.

154. 3. Moule d'un crâne d'un Caffre, frère du Roi dit BARUTUS, reçu de RETZIUS, à Stockholm. — Il est dolichocéphale, comme les deux précédents, mais beaucoup plus étroit, et aussi plus prognathe; les os du nez sont étroits et non pas réunis en un seul os; les pommettes et la surface faciale des os maxillaires supérieurs sont bombées comme dans les crânes précédents.

155. 4. Moule d'un crâne de Caffre, dont il est impossible de donner la description, puisqu'il s'est égaré et manque dans la collection.

c. FAMILLE NÈGRE. (VRAIS NÈGRES).

CONSIDÉRATIONS GÉNÉRALES.

Les Nègres habitent l'Afrique, entre le 16° L. S. et le 20° L. M. — Au Sud d'eux demeurent les Hottentots, à l'Est les Caffres et au Nord les peuples qui, quoique noirs ou noirâtres, ne sont pas des Nègres, mais ont plutôt les caractères du type Caucasien. — La race Nègre a suivi le cours des rivières, en se dispersant de la cime des montagnes vers les plaines. Leur tête est comprimée, le front fuit en arrière, les mâchoires sont prognathes, leurs lèvres sont épaisses et contournées, leur menton est court et incliné en arrière, leurs joues sont épaisses, les narines largement ouvertes, les oreilles fort écartées, les cheveux de la tête crépus, le nez est épaté.

La couleur de la peau est profondément noire; le pigment noir est aussi très abondant dans les yeux. — Cependant les Nègres sont très prédisposés à un albinisme morbide, total ou partiel. — Leur système musculaire est fortement développé; leurs extrémités sont toujours en demi-flexion; la paume de la main et la plante des pieds sont plates; la peau de la main se prolonge plus que chez l'Européen entre les phalanges postérieures des doigts. — Leurs ongles sont plus longs et moins larges. — Dans tous ces détails d'organisation se montre une tendance vers la forme et la structure des brutes, que nous rencontrerons plus tard aussi dans le bassin. — Les mésures prises par J. VAN DER HOE-VEN, ont démontré que le crâne du Nègre, comme réceptacle de l'encéphale est plus petit que celui de l'Européen. L'appareil olfactif au contraire est bien plus développé que celui de l'Européen. Les os du crâne sont très épais; par conséquent le crâne lui-même est très lourd. Pour ce qui se rapporte aux facultés intellectuelles, on les a sans doute trop abaissées d'un coté, mais aussi trop relevées d'un autre. — Il y a de l'exagération de part et d'autre. L'ouvrage récent de A. CARLIER *) est peut-être celui, qui nous fait le mieux voir, que les Nègres ont des facultés intellectuelles, plus grandes que celles, qu'on leur attribue généralement. En tout cas il n'est pas douteux, que leur sensualité est fortement prononcée, que leurs forces physiques sont énormes et qu'ils résistent à la douleur corporelle et aux causes morbides bien mieux que ne

---

*) *De l'esclavage dans ses rapports avec l'union Américaine.* Paris 1862.

le fait l'Européen. Mais en tout cela il ne faut pas oublier, que les Nègres en état d'esclavage ont été tellement maltraités par les Européens, que leurs mœurs et leur caractère s'en sont pervertis. Le climat meurtrier, auquel les Nègres résistent si facilement, empêche la colonisation des Européens, dans l'intérieur et sur les côtes d'Afrique. Par conséquent leur condition naturelle nous est presque inconnue. Tout ce que nous en savons est, qu'ils ont des mœurs très sanguinaires, et bien souvent des appetits de bête féroce. — Reste à savoir quelle sera l'influence de l'affranchissement sur leur moral et sur leur esprit. Le temps va nous l'apprendre.

156. 1. Crâne d'un Nègre de la côte de Guinée, appartenant à la tribu *Wassa*, mort d'inflammation de la moëlle épinière, à l'hôpital de la ville St. George. — Monsieur le Docteur Boomsma en a fait don au musée. C'est un crâne dolichocéphale, pas très grand et surtout fort étroit; les mâchoires ne sont pas très prognathes; l'espace interorbital est fort large; les os du nez sont déprimés à leur racine, et faiblement relevés à leur bout; le contour des narines est un peu enflé à sa partie supérieure; les orbites sont grandes et largement ouvertes; les os jugaux sont très bombés en avant; les arcades zygomatiques sont très fortes et dirigées en dehors; les méats acoustiques sont amples; les talons de la mâchoire inférieure sont renversés en dehors, ce qui avec l'écartement des arcs jugaux aggrandit l'espace, destiné aux masséters; les cavités cotyloïdes pour l'articulation de la mâchoire inférieure sont très profondes.

MESURES a 0,175. b 0,130. c 0,120. d 0,092. e 0,102. f 0,112. g 0,118.
h 0,480. i 0,110. k 0,245. l 0,300. m 0,350. n 0,099. o 0,260 p 0,098
q 0,105. r 0,105. s 0,012. t 0,027. u 0,050. v 0,040.

W. 61ᵉ.

157. 2. Crâne d'un Nègre Ashantée de la côte de Guinée, âgé de 24 ans, mort de phthisie tuberculeuse à l'hôpital de la ville de St. George. Don de Mr. Boomsma. — C'est un crâne dolichocéphale, à parois latérales très aplaties, par conséquent très étroit. Le front est légèrement convexe, mais fuyant en arrière. L'espace interorbital est fort large; les os du nez sont larges, déprimés à leur racine et un peu relevés à leur bord libre, antérieur; les mâchoires sont prognathes; la partie antérieure des pommettes est bombée; les arcades zygomatiques sont très fortes et courbées; les talons de la mâchoire inférieure se renversant en dehors.

MESURES. a 0,188 b 0,140. c 0,125. d 0,023. e 0,105. f 0,122. g 0,115.
h 0,510. i 0,125. k 0,260. l 0,335. m 0,380. n 0,100. o 0,250. p 0,094.
q 0,104. r 0,110. s 0,012. t 0,035. u 0,060. v 0,040.

W. 62ᵉ.

158. 3. Crâne d'un Nègre de Mozambique. Don de feu DENYSSEN au Cap
de Bonne Espérance. Il a une physionomie éminemment Nègre;
d'après sa couleur et sa texture, il paraît avoir été déterré. Il
est dolichocéphale et très prognathe; ses parois latérales sont
très plates, ce qui le rend très étroit; l'espace interorbital est
très large; les os du nez sont déprimés à leur racine, et leur
bord antérieur ne se relève presque pas: les os jugaux sont fortement poussés en avant, ce qui produit un grand écartement
des arcs jugaux; la mâchoire inférieure est très longue.

MESURES. a 0,180. b 0,137. c 0,123. d 0,092. e 0,110. f 0,130. g 0,120.
h 0,498. i 0,135. k 0,250. l 0,320. m 0,365. n 0,105. o 0,260. p 0,100.
q 0,115. r 0,105. s 0,014. t 0,028. u 0,056. v 0,040.

W. 60°.

159. 4. Crâne d'un Nègre, qui a été connu à Amsterdam, sous le nom de
Zwarte Klaas; ses deux extrémités inférieures avaient été sphacelées
par congélation; il paraît qu'il se traînait sur deux béquilles et un
tabouret par les rues d'Amsterdam; du moins une gravure le
représente ainsi. A l'exception de deux incisives supérieures, de
deux canines et d'une première molaire inférieures, il a perdu
toutes ses dents; les bords alvéolaires des deux mâchoires ont
complètement disparu. — Le front, quoique arrondi, fuit fortement
en arrière; le crâne est dolichocéphale et bien prognathe; la suture sagittale et une partie de la suture lambdoïde sont oblitérées. Les parois latérales du crâne sont moins aplaties que dans
d'autres crânes de Nègres; les os du nez sont très étroits et pas
du tout aplatis; l'espace interorbital est large.

MESURES. a 0,180. b 0,132. c 0,132. d 0,099. e 0,110. f 0,120. g 0,119.
h 0,500. i 0,120. k 0,230. l 0,320. m 0,355. n 0,110. o 0,270. p 0,100.
q 0,115. r 0,114. s 0,007. t n'a pas été prise parce que le nez est cassé;
u 0,065. v 0,050.

W. 56°.

160. 5. Crâne d'un Nègre, venu des Indes orientales. Son origine est
tout à fait inconnue. Il est très robuste, dolichocéphale et
prognathe. Tous ses caractères sont comme dans les crânes précédents.

MESURES. a 0,185. b 0,134. c 0,134. d 0,100. e 0,114. f 0,123. g 0,124.
h 0,520. i 0,130. k 0,255. l 0,330. m 0,380. n 0,102. o 0,270. p 0,102.
q 0,115. r 0,115. s 0,010. t 0,033. u 0,055. v 0,030.

W. 56°.

161. 6. Crâne d'une jeune fille Nègre. Il est dolichocéphale, très étroit,
à parois latérales aplaties; la racine du nez est très déprimée;
le front, quoique étroit, est très convexe et s'avance sur la racine du nez, ce qui a dû rendre le nez extrêmement enfoncé;

dans les arcs jugaux, ce crâne a tous les caractères des Nègres.

Dans les crânes 160 et 161 les os sont très épais, ce qui les rend fort pesants.

Mésures. a 0,180. b 0,135. c 0,125 d 0,095. e 0,105. f 0,125. g 0,114. h 0,505. i 0,135. k 0,260. l 0,345. m 0,382. n 0,098. o 0,240. p 0,095. q 0,110. r 0,110. s 0,012. t 0,027. u 0,054. v 0,037.

W. 80°.

162. 7. Crâne d'une jeune femme Nègre, reçu de feu OLDENBURG, etudiant en médecine à Amsterdam; il l'avait reçu de la Guinée. — Le type Nègre y est très prononcé; les mâchoires sont prognathes; la racine du nez est enfoncée et son bout un peu relevé. La forme du crâne est dolichocéphale; les parois latérales sont aplaties; la ligne sémicirculaire pour l'attache du m. temporal est relévée en crête; les pommettes sont écartées vers les côtés de la face et convexes en avant. Le palais est long et étroit; la mâchoire inférieure est très allongée; la surface pour l'attache du masséter est large; le menton fuit en arrière, et l'angle ou le talon de la mâchoire se renverse en dehors. L'espace interorbital est très large.

Mésures. a 0,182. b 0,138. c 0,129. d 0,095. e 0,109. f 0,120. g 0,114. h 0,510 i 0,130. k 0,270. l 0,350. m 0,330. n 0,098. o 0,260. p 0,098. q 0,110. r 0,110. s 0,010. t 0,030. u 0,055. v 0,040.

W. 62°.

103. 8. Crâne sans mâchoire inférieure d'un Nègre de Surinam, *qui numerosa perpetravit scelera*. Il n'est pas très bien conservé. Son front est très étroit, quoique convexe; l'occiput est oblique et large en haut, étroit en bas; le crâne est par conséquent asymmétrique.

Mésures. a 0,170. b 0,138. c 0,135. d 0,095. e 0,110. f 0,128. g 0,114. h 0,490. i 0,130. k 0,250. l 0,315. m 0,360. n 0,090. o 0,200. p 0,090. q 0,105. r 0,105. s 0,011. t 0,032. u 0,052 v 0,038.

W. 61°.

164. 9. Crâne d'une Négresse, acheté à Delft à la vente du musée anatomique de STRIPIAN LUISCIUS. — Le type Nègre y est très prononcé. Les mâchoires sont prognathes à l'excès, à bords arrondis; les os du nez sont aplatis et presqu'enfoncés à leur point de réunion; le front est étroit, et fuit en arrière. — Le crâne est dolichocéphale et très comprimé.

Mésures. a 0,170. b 0,130. c 0,135. d 0,094. e 0,110. f 0,132. g 0,114. h 0,500. i 0,140. k 0,265. l 0,330. m 0,370. n 0,110. o 0,240. p 0,095. q 0,115. r 0,102. s 0,006. t 0,025. u 0,050. v 0,036.

W. 55°.

165. 10. Crâne reçu sous le nom de Maure Kosso, soldat à Padang, de

Mr. le Docteur SWAVING. — Le crâne est moins dolichocéphale, que ceux que je viens de décrire; étroit à sa face, il s'élargit considérablement vers l'occiput; les mâchoires sont très prognathes; les pommettes sont convexes en avant, et les arcades zygomatiques très écartées en arrière. Le sommet du crâne se relève en dos d'âne, et les bords de la surface occipitale du crâne forment un pentagone régulier.

MESURES. *a* 0,172. *b* 0,189. *c* 0,135. *d* 0,090. *e* 0,130. *f* 0,130. *g* 0,110. *h* 0,490. *i* 0,130. *k* 0,265. *l* 0,315. *m* 0,365. *n* 0,105. *o* 0,240. *p* 0,100. *q* 0,115. *r* 0,100. *s* 0,014. *t* 0,028. *u* 0,081. *v* 0,035.

W. 56°.

166. 11. Crâne d'un Nègre, que le musée possède depuis longtemps et dont l'origine n'est pas connue. Le type Nègre y est si peu prononcé, qu'on ne le reconnaîtrait pas comme tel, en le trouvant parmi un grand nombre d'autres crânes. Il est dolichocéphale, mais très peu prognathe. La ligne sémicirculaire, qui encadre la fosse temporale, est prononcée et se relève un peu sous la forme d'une crête, qui fait penser à celle d'un jeune Orang. Le nez n'est pas du tout aplati; son bout est très relevé. Le front est très étroit à sa naissance; les pommettes sont larges et arrondies en avant. Les parois latérales du crâne ne sont pas comprimées, comme elles le sont en général chez les Nègres, mais au contraire bombées.

MESURES. *a* 0,185. *b* 0,144. *c* 0,135. *d* 0,098. *e* 0,110. *f* 0,125. *g* 0,122. *h* 0,518. *i* 0,125. *k* 0,265. *l* 0,335. *m* 0,382. *n* 0,105. *o* 0,305. *p* 0,090. *q* 0,114. *r* 0,108. *s* 0,013. *t* 0,038. *u* 0,060. *v* 0,042.

W. 57°.

167. 12. Crâne d'un Nègre, né à Surinam. Tout comme le précédent, ce crâne n'a pas la forme, qui est propre au type Nègre. Il est dolichocéphale. Son nez est très long, à dos relevé et arrondi à son bout. Il est très peu prognathe. Ses pommettes ne sont pas larges et peu arrondies. — Ses parois latérales sont un peu bombées. — La tubérosité occipitale se prolonge en pointe.

MESURES. *a* 0,185. *b* 0,135. *c* 0,131. *d* 0,094. *e* 0,111. *f* 0,132. *g* 0,109. *h* 0,515. *i* 0,125. *k* 0,250. *l* 0,345. *m* 0,375. *n* 0,110. *o* 0,280. *p* 0,102. *q* 0,115. *r* 0,112. *s* 0,011. *t* 0,035. *u* 0,054. *v* 0,038.

W. 62°.

168. 13. Crâne d'une femme Mulâtre, née à Surinam, dont le bassin se trouve au musée (A. 274). Ce crâne a le prognathisme du Nègre; ses pommettes sont arrondies. Par ses formes arrondies il rentre dans le type féminin. Les os du nez sont petits, mais non aplatis.

MESURES. *a* 0,175. *b* 0,135. *c* 0,140. *d* 0,094. *e* 0,114. *f* 0,135. *g* 0,109.

h 0,510. i 0,130. k 0,250. l 0,320. m 0,370. n 0,095. o 0,280. p 0,105. q 0,110. r 0,108. s 0,010. t 0,033. u 0,053. v 0,040.

W. 59°.

169. 14. Crâne d'une jeune fille de 19 ans, née à Amsterdam, qui par son prognathisme, par la longueur du palais et par son front fuyant, ressemble beaucoup à un crâne de jeune Négresse. Le prognathisme est tellement exagéré, qu'il fait penser à un crâne d'Orang, mais les os du nez sont comprimés et forment une espèce de crête à leur dos. Les parois latérales du crâne sont bombées. D'après les renseignements, qu'on a pu recueillir, il n'y a pas de sang Nègre dans la famille, et la jeune fille n'était pas idiote. Sa peau était très blanche.

Le bassin est conservé sous le numero D. a. IV. 59.

Mésures. a 0,160. b 0,114. c 0,120. d 0,085. e 0,100. f 0,118. g 0,100. h 0,430. i 0,105. k 0,200. l 0,270. m 0,305. n 0,095. o 0,260. p 0,089. q 0,102. r 0,094. s 0,010. t 0,025. u 0,055. v 0,037.

W. 50°.

170. 15. Crâne, qui me paraît être celui d'un Nègre. Il est conservé depuis l'année 1802 dans le musée. Un billet, placé dans le trou occipital, porte qu'il vient de la partie méridionale de l'Amérique; que la couleur de l'individu était noire, et que ses cheveux étaient laineux et crépus, comme ceux d'un Nègre. — Ce crâne est très robuste, sa face prognathe, ses parois latérales sont aplaties, son nez est plat, ses pommettes sont fortes et bombées en avant, son palais est très allongé, ses dents sont fortes, la crête semi-circulaire pour l'attache du muscle temporal est très prononcée.

Mésures. a 0,180. b 0,143. c 0,143. d 0,095. e 0,110. f 0,135. g 0,110. h 0,525. i 0,130. k 0,255. l 0,330. m 0,380. n 0,102. o 0,250. p 0,110. q 0,125. r 0,120. s 0,009. t 0,030. u 0,054. v 0,040.

W. 69°.

Plâtres.

171. 16. Moule en plâtre de la tête d'un Nègre de la côte de la Guinée. — Don du Musée d'Histoire Naturelle à Paris en échange.

172. 17. Moule en plâtre de la tête d'un Nègre de Nubie, dit ATYRE. — Don du Musée d'Histoire Naturelle à Paris en échange.

173. 18. Moule en plâtre de la tête d'un Nègre de Nubie (*Dongola*), nommé HASSAN PATEL. — Acheté de Mr. VON LAUNITZ, à Francfort a/M.

174. 19. Moule en plâtre de la tête d'un Nègre de la Guadeloupe, nommé ZENO ORENO. — Acheté de Mr. VON LAUNITZ, à Francfort a/M.

175. 20. Moule en plâtre d'un Nègre de Darfour, nommé ABDALLAH. — Acheté de Mr. VON LAUNITZ, à Francfort a/M.

176. 21. Masque en plâtre de la face d'un Nègre. — Acheté de Mr. VON LAUNITZ, à Francfort a/M.

---

d. FAMILLE PÉLAGIENNE.

CONSIDÉRATIONS GÉNÉRALES.

Il ne sera pas superflu de faire précéder la description de ces crânes d'une note, pour faire comprendre ce que l'on doit entendre sous le nom de Papou ou mieux encore de Papoua. — C'est un mot Malais, qui veut dire chevelure crêpée; on l'écrit *Papuah*, ce qui signifie aussi une feuille d'arbre frisée. — D'après cela la disposition de leurs cheveux longs, touffus et crépus aurait fait donner ce nom à quelques peuplades qui le portent. Il se pourrait cependant que ce nom vient plutôt d'une corruption du mot *Pua-pua*, lequel dans le dialecte Papoua signifie *noir*. Telle au moins est l'opinion de Mr. B. LEON DE ARGENSOLA, dont le voyage, écrit en Espagnol, parut en 1609. — Une traduction Française en fut publiée en 1706 à Amsterdam, sous le titre d'*Histoire de la Conquête des Moluques*. Mais avant lui les Portugais connaissaient déjà les Papous. — Il est certain que ALVAR DE SAEVEDRA, Espagnol au service de Portugal, mit pied à terre dans l'année 1528 à la côte septentrionale de la Nouvelle Guinée. — On croit même qu'il lui donna ce nom, à cause de la couleur noire et la chevelure crépue des habitants. Vers la fin du seizième et dans tout le dix-septième siècle, on la nomma l'île des Papous. Ce n'est que vers la fin du dix-huitième siècle, qu'on en parla de nouveau. Mr. FORREST, commandant d'une expédition, envoyée par le Gouvernement Anglais, en 1774—1776, vit les Papous à Dorei, village principal de la Nouvelle Guinée *) et dans ses environs. Ce n'est que dans la première moitié du dix-neuvième siècle, qu'on apprit à les connaître un peu mieux, quoiqu'encore insuffisamment. Les Gouvernements de la France, par les voyages autour du monde de FREYCINET, de DUPERREY et de DUMONT D'UR-

---

*) FORREST, *Voyage to New Guinea and the Molucca's.*

VILLE, des États Unis d'Amérique par les *United States exploring Expeditions*, de la Neerlande par la Commission Scientifique, qui contribua tant à nous faire mieux connaître les Indes orientales, apportèrent chacun leur contingent, et nous avons lieu de les remercier pour tous les progrès, que la science a pu faire en recueillant les matériaux, publiés à grands frais, avec autant de zèle que de savoir. — Tout récemment en 1859, l'infatigable VON BAER, qui, malgré ses 75 ans, surpasse bien des personnes moins agées en zèle, en assiduité et en ardeur scientifique, a réuni tout ce qui a été publié sur les Papouas et sur les Alfours dans un mémoire, auquel je prend la liberté de renvoyer le lecteur *).

D'après ses savantes recherches et sa judicieuse critique, la race Papoue est distinctement définie et l'existence d'un second type, que nous nommerons Alfourien, est moins évidente, mais néanmoins vraisemblable. — Mais d'où sont venus ces Papouas et comment se sont-ils dispersés? VON BAER ne donne pas de réponse peremptoire à cette question. — J'avoue ma propre ignorance. Cependant il est évident, que la race noire se trouve: 1°. à l'île *Luçon* des Philippines, où on les nomme *Aetas*; 2°. dans les montagnes de l'état Queda sur la presqu'île Malace ou Malacca, où ils sont dits *Samang* ou *Udai*; 3°. sur les îles *Andamanes* — Par conséquent elle n'habite pas seulement la nouvelle Guinée, mais aussi ailleurs. EARL †) prétend même qu'elle se trouve à Ceram, à Borneo, à Timor, à Flores et à Solor. BORY ST. VINCENT en a formé sa race mélanienne. — Mais on ne sait pas, si tous ces noirs ont des cheveux crépus et s'ils appartiennent vraiment à la race Papoua. — Nos connaissances sont là-dessus très incomplètes. Il serait plus que téméraire de dire, que les Papouas sont venus de l'Afrique par les îles Andamanes. Aucun document historique ne le prouve. — Ils peuvent être des aborigènes de l'Inde elle-même. — Quelques habitants du continent Indien étaient noirs au temps d'HÉRODOTE, qui les nommait Aethiopiens. — Mr. VON BAER a vu parmi les masques, rapportés par les frères SCHLAGINTWEIT, celui d'un homme de la tribu des *Bhills*, qui vit séparément dans l'Indostan. Il trouva entre lui et les Papouas une très grande ressemblance. Il n'y a que les cheveux qui diffèrent, car ils ne sont pas crépus. Après cela il y a encore une autre race noire dans l'Indostan, c'est-à-dire

---

*) Ueber Papuas und Alfuren: ein Commentar zu den beiden ersten Abschnitte der Abhandlung *Crania selecta ex thesauris Anthropologicis Academiae imperialis Petropolitanae*, von K. E. VON BAER. St. Petersburg, 1859.

Aus den *Mémoires de l'Académie Impériale des Sciences de St. Pétersbourg*, 6me Série, Sciences natur. T. VIII.

†) GEORGE WINDSOR EARL, *The native races of the Indian Archipelago*. 1853.

dans les vallées de l'Himmelaya, à l'ouest de Nepaul, dans le district Kamaun ou Kamaon. — Sa chevelure est crépue et sa couleur noire. TRAILL l'a décrite *). C'est le reste d'un peuple se trouvant parmi les *Rawats* ou Ragis; du temps de TRAILL, il n'y en avait que vingt familles vivant en vrais sauvages. Il est vraisemblable que le rebut de la nation Hindoue dans ces provinces, ou les Doms, en tirent leur origine. Cela explique la différence corporelle, qui existe entre les Doms et les autres habitants. Plusieurs Doms sont noirs et ont une chevelure presque noire et crépue. L'esclavage héréditaire, dans lequel les Doms vivent, rend aussi vraisemblable, qu'ils ont été conquis originairement et reduits en esclavage par les premiers colons. Une brochure récemment publiée, sous le titre de *Papoewa's van de Geelvinksbaai*, door A. GOUDSWAARD, Schiedam 1863, mérite d'être consultée. Elle démontre, que les Papou's ont une culture primitive, beaucoup plus élevée, que l'on ne le penserait — Leurs mythes religieux sont remarquables.

Toutes ces données font admettre la possibilité, que la race noire n'est pas venue d'Afrique, mais est originaire de l'Inde même. †).

ALFOUROUS.

177. 1. Crâne d'homme, qui a été donné au Prof. G. VROLIK par feu le Dr. POOL, à Amsterdam. Il vient de la nouvelle Guinée. Mr. POOL l'avait reçu du colonel PENNING NIEUWLAND, officier dans l'armée des Indes orientales. — Il fut donné sous le nom de *Papoua*, mais il diffère tellement tânt des crânes, qui ont été décrits sous ce nom, que de ceux, auxquels on a donné le nom d'Alfours, qu'on reste incertain sur son origine. — On y remarque une oblitération complète de la suture lambdoide et de la partie postérieure de la suture sagittale, ce qui ne répond pas à la disposition des dents, qui est celle d'un homme encore jeune, car la dent dite de sagesse ne se montre qu'au côté gauche de la mâchoire supérieure et manque encore au côté droit, ainsi qu'à la mâchoire inférieure. Le crâne n'est pas complètement symmétrique et bien raccourci, quoiqu'encore dolichocéphale. Sa face est un peu prognathe, quoique dans un bien moindre dégré que dans le crâne N°. 179. Tout ce qui est plat et

---

*) G. W. TRAILL, *Statistical Sketch of Kamaon in Asiatic Researches*, Vol. XVI. Calcutta 1828, p. 160 and 211.

†) Confer. Afmetingen van schedels van inboorlingen van Java, Sumatra, Nias, Borneo, Celebes, de Moluksche eilanden en Nieuw Guinea, door P. BLEEKER in *Natuurk. Tijdschr. voor Nederlandsch Indië*, uitgegeven door de Natuurk. Vereeniging in Nederl. Indië, Jaarg. II, 1851. Batavia 1851, p. 498.

étroit dans celui-ci, est bombé et large dans le crâne, que je
mentionne maintenant. — En tout cela et aussi dans la longueur
et la proéminence du nez il me reste un problème. Néanmoins
il ne faut pas qu'on oublie, que le crâne ressemble un peu à la
figure, que SANDIFORT a donnée d'un crâne de Papou dans ses
Tabulae Craniorum diversarum nationum. Fasc. II.

MÉSURES. a 0,180. b 0,125. c 0,153. d 0,099. e 0,123. f 0,146. g 0,114.
h 0,520. i 0,325. k 0,250. l 0,338. m 0,360. n 0,097. o 0,275. p 0,111.
q 0,115. r 0,111. s 0,017. t 0,036. u 0,053. v 0,038.

W. 69°.

178. 2. Crâne d'un homme, nommé KOEROES, né à Bencoolen, ville principale de la région du même nom, située sur la rive occidentale
de l'île Sumatra. Il fut vendu comme esclave et transporté de là
à Batavia, il y mourut le 10 Décembre 1852. Le docteur SWA-
VING en fit cadeau au musée. — Il ressemble beaucoup au crâne
n°. 179; cette ressemblance et le fait que l'homme avait été esclave me fait croire qu'il est d'un Alfour. — Une particularité bien
remarquable est l'existence d'un os Wormien entre la grande aile
sphenoïdale et les os frontal, pariétal et temporal des deux côtés.
La face est très prognathe, l'os frontal, étroit au-dessus des orbites,
s'élargit un peu en arrière, le front est fuyant, les arcades sourcilières se relèvent fortement, sans cependant se toucher; la racine
du nez s'enfonce au-dessous d'elle, et le nez se relève à sa pointe,
qui est convexe; les pommettes sont saillantes et bombées; les
parois latérales de la voûte cranienne sont très aplaties, son sommet est plus arrondi que dans le N°. 179; il se penche subitement
en arrière, ce qui fait descendre la suture lambdoïde presqu'à
la partie basilaire de la tête. — Tout ce qui se rattache aux
organes de la mastication, est moins prononcé que dans le n°.
indiqué. — Les dents sont proclives, le palais est concave, long
et étroit.

MÉSURES. a 0,180. b 0,146. c 0,132. d 0,095. e 0,109. f 0,131. g 0,109.
h 0,490. i 0,135. k 0,255. l 0,330. m 0,372. n 0,105. o 0,240. p 0,100.
q 0,117. r 0,107. s 0,011. t 0,029. u 0,064. v 0,044.

W. 55°.

DUMONTIER a représenté dans son atlas, Table 33, un crâne avec
l'inscription d'*Arfour de la grande terre de la nouvelle Guinée*, dans lequel se
trouve le même os Wormien. Il existe aussi dans deux crânes de Papouas du Musée de l'Académie de St. Pétersbourg. — A vrai dire, cette
ostéogenèse abnormale n'est pas une particularité propre aux Papouas
et aux Alfours. — Comme VON BAER en fait la judicieuse remarque,
elle se trouve aussi dans le crâne d'autres peuples. Seulement il pa-

rait, qu'on la voit plus fréquemment chez les Papouas. — Vu le nombre exigu de crânes de Papouas et d'Alfourous, que l'on connaît, il est remarquable de pouvoir citer quatre crânes, qui ont ce singulier os surnuméraire.

179. 3. Crâne d'homme, qui a été donné au musée par feu C. MOYET, grand amateur d'histoire naturelle à Amsterdam. Ce crâne porte le nom de Papou, mais si je ne me trompe fortement, on devrait lui donner celui d'*Alfour* ou d'*Alfourou* de la nouvelle Guinée *). — Ce nom d'*Alfour* a un sens très vague dans le vocabulaire Indien. On le donne indistinctement à beaucoup de peuplades de l'intérieur de l'Archipel des Moluques et du détroit de Sunda en variant les mots *Alfoer, Alfoerees, Alfourou, Arfoerees* et *Harafoerees*. Tout récemment encore on a lu dans un rapport, publié par le Département de la Marine, que le capitaine-lieutenant O. A. UHLENBECK avait eu sous ses ordres un corps d'*Alfoers* (sic) de Ternate. D'après Mr. EARL le mot Portugais *Alforia* signifie un *affranchi*. — Le nom d'Alfour qui en provient, indiquerait par conséquent des hommes libres ou sauvages. — Mais cela ne prouve pas encore, qu'il n'y a pas une race humaine propre, qui porte ce nom. Il est en tout cas évident, que ce nom a été donné à une tribu, vivant dans l'intérieur montagneux de la nouvelle Guinée, où les habitants sont en guerre continuelle avec les Papouas, habitant les côtes de cette île et du petit Archipel, qui l'environne. — VON BAER mentionne dans le don, que le musée de l'Académie à St. Petersbourg a reçu de VON SIEBOLD, cinq crânes d'Alfours de la nouvelle Guinée. — D'après la description et les dessins de VON BAER, ces crânes sont dolichocéphales comme ceux des Papouas, mais beaucoup plus grands, et surtout beaucoup plus larges et plus hauts. — Le sommet de la tête forme chez eux un arc très élevé, qui se continue de chaque côté en un plan incliné. A vol d'oiseau le sommet du crâne a une forme régulièrement ovale. La plus grande largeur du crâne n'est pas située en arrière des méats auditifs. Les tempes sont convexes. L'occiput a une forme arrondie. — La suture sagittale descend profondément, et la suture lambdoïde s'incline vers la base du crâne. — Le front est plus large et plus élevé que chez les Papouas. La face est

---

*) D'après la lettre de Mr. MOYET, ce crâne lui a été envoyé avec deux autres de Batavia. Il portait le nom d'Africain, à cause de ses cheveux crépus, et de sa couleur noire-rougeâtre. — Un mythe historique dit, que ces Alfourous proviennent d'esclaves d'Arabes, qui se sont révoltés et ont trouvé un refuge à la nouvelle Guinée, où ils mènent une vie très isolée.

moins prognathe que chez ceux-ci. Les pommettes sont très saillantes dans un des crânes, beaucoup moins dans les trois autres. Le dos du nez est aigu dans deux des crânes, l'aperture pyriforme est plus petite que dans les crânes de Papouas. La mâchoire inférieure est plus forte que chez ceux-ci, et évidemment plus courte que la mâchoire supérieure. Au bord inférieur de la mâchoire inférieure il y a au devant de son angle ou de son talon une incision assez grande, comme chez les lièvres. Les dents sont très grandes, intactes dans trois des crânes, dans le quatrième elles sont légèrement usées par l'usage du bétel. — Le palais est étroit.

Quoy et Gaimard parlent dans la partie zoologique du voyage de l'Astrolabe, sous le commandement de l'illustre Dumont d'Urville, de Papouas, ayant des figures de Nègres, à maxillaire avancé, à lèvres saillantes, avec le front fuyant plus ou moins en arrière. — Ne seraient-ils pas des Alfours? — Ils repètent cette observation dans la relation de leur second voyage autour du monde, avec la corvette l'Uranie sous le commandement de de Freycinet.

Lesson et Garnot dans la partie zoologique du voyage autour du monde sous le commandement de Duperrey parlent des Alfours, qu'ils voyaient à la nouvelle Guinée, sous le nom d'Endamenes, comme d'un peuple à physionomie repoussante, au nez aplati, à pommettes saillantes, avec des dents proclives. Ils disent que leurs extrémités sont longues et grêles, que leur chevelure est très noire, très fournie, rude et comme lisse, sans être longue. Leur barbe est dure et très épaisse. — Ils ont la peau d'un noir brun sale, assez foncé. — Ils se font des incisions sur les bras et sur la poitrine et portent un bâtonnet dans la cloison du nez. — Une profonde stupidité est empreinte sur leurs traits. A une physionomie farouche, ils joignent un caractère irrésolu. Leurs mouvements sont vacillants et s'exécutent avec lenteur. — Ils vivent de la manière la plus sauvage et la plus misérable. Toujours en guerre avec les Papouas, ils ne sont occupés que des moyens de se préserver de leurs embûches et des pièges que ceux-ci leur tendent sans cesse.

D'après ces auteurs, leur crâne se rapproche davantage de celui des Nègres d'Afrique. Les différences sont: 1°. un aplatissement des parois latérales de la boîte crânienne, disposition qui fait faire une saillie en dos d'âne au sommet de la voûte du crâne; 2°. un diamètre occipito-frontal un peu plus allongé; 3°. une moindre obliquité dans la coupe de la face. Les fosses nasales sont un peu moins larges; les pommettes un peu moins saillantes. La face est moins prognathe. Voilà les données que nous possédons jusqu'à ce jour. En revenant au crâne mentionné du musée, j'avoue qu'il ne ressemble pas aux dessins, que von Baer a donné, ni à celui de l'atlas de Duperrey ; mais il a une ressemblance très prononcée avec la Pl. XI de J. C. G. Lucae, *Zur organischen Formenlehre*, que l'auteur croit être d'un Alfour, quoiqu'il l'ait reçu sous le nom de Papoua. — Le crâne N°. 179 du musée ressemble sous tous les points à la description que Mr. Lucae donne du crâne qu'il dépeint. Seulement il a une forme de Nègre plus exagérée, ce qui dépend du prognathisme énorme des mâchoires, dans lesquelles les dents sont encore plus proclives que dans la planche citée. Le menton est aussi plus avancé. — Comme dans les crânes, mentionnés par Lesson et Garnot et dans celui décrit par Lucae, les parois latérales de la voûte cranienne sont très aplaties, ce qui fait relever en saillie le sommet de la voûte. Le front fuit en arrière. L'occiput est plat, pour ce qui regarde la partie, formée par les os pariétaux, il descend presque en ligne droite, jusqu'à ce qu'il touche la partie supérieure de l'os occipital. — Celui ci forme une bosse très prononcée, ce qui rend le crâne dolichocéphale. Mais ce qui est très remarquable, l'os occipital se refléchit immédiatement au-dessous de cette bosse vers la base du crâne, et de la ligne sémicirculaire supérieure occipitale sort une surface très plate. Ainsi tout comme dans les crânes décrits par von Baer, il n'y a guère que le sommet de la suture lambdoïde, qui se montre à la face postérieure du crâne, le reste en est recliné vers sa base.

La ligne sémicirculaire qui borde la fosse temporale est bien dessinée. Là, où elle sort des apophyses orbitaires externes, le front est rétréci. Les arcades sourcilières sont très prononcées. Elles se touchent au-dessus du nez, dont la racine est enfoncée et la pointe relevée. Les pommettes ne sont pas seulement saillantes; mais les os jugaux sont même bombés à leur surface antérieure. L'arc zygomatique est très fort. La fosse mandibulaire pour le masséter est bien tranchée. Les trous pour le passage du nerf dentaire inférieur sont très grands et ce qui m'a bien vivement frappé, c'est que le trou ovale pour le passage du nerf maxillaire inférieur de la cinquième paire est énorme. Il se confond avec le trou épineux pour le passage de l'artère méningée moyenne. Le palais est long, concave et étroit. La mâchoire inférieure est relevée dans sa partie antérieure, ce qui donne une grande hauteur au menton, qui est poussé en avant. En arrière la distance entre le bord alvéolaire et la marge inférieure de la mâchoire est petite. La racine des deux apophy-

ses de la mâchoire en paraît étranglée. En avant du talon maxillaire, il y a une échancrure comme chez les Rongeurs. L'on
remarquera que tout ce qui se rapporte aux organes de la mastication est excessivement développé. Cela s'observe en général chez tous les peuples, qui vivent dans cet état d'abrutisse-
ment, que l'on s'obstine à nommer celui de la nature.

MÉSURES. a 0,186. b 0,148. c 0,125. d 0,102. e 0,112. f 0,125. g 0,118.
h 0,527. i 0,140. k 0,290. l 0,335. m 0,585. n 0,105. o 0,260. p 0,107.
q 0,120. r 0,112. s 0,006. t 0,031. u 0,058. v 0,036.

W. 58°.

180. 4. Crâne d'homme, qui a été donné au Prof. G. VROLIK, avec l'inscription d'*Alfoerees* par feu CRAMER WORG, chirurgien militaire
aux Indes orientales. Il ne ressemble pas aux Alfours mentionnés ci-dessus, ni à celui que LUCAE a représenté, mais plutôt
au crâne que VON BAER a dépeint, et bien décidément aux
figures de l'Atlas de DUPERREY (partie zoologique Pl. I), que l'on
doit à LESSON et GARNOT.

C'est un crâne dolichocéphale. — La saillie en dos d'âne du
sommet du crâne, dont j'ai parlé aux numeros précédents est ici
plus marquée encore; c'est assez dire que les parois latérales de
la voûte cranienne sont très plates. Le front est très étroit immédiatement au-dessus des orbites; l'occiput est déclive au-dessus
de la pointe supérieure de la suture lambdoïde; au-dessous d'elle
il se bombe assez fortement. Les arcades sourcilières sont bien
prononcées; elles ne se touchent pas; au-dessous d'elles la racine du nez est légèrement enfoncée pour se rélever ensuite;
l'aperture pyriforme est petite, le bord supérieur de la grande
aile sphénoïdale ne se prolonge pas entre l'os pariétal et la squame
temporale; il s'arrête juste au point, où la suture coronale et
la squame temporale se touchent, ce qui d'après les observations de R. OWEN est un caractère bien prononcé d'infériorité.
La face est moins prognathe que dans les n°s. 178 et 179; les
bords alvéolaires des deux mâchoires sont cependant proclives.
La ligne sémicirculaire temporale se relève en crête aiguë à son
origine et s'évanouit ensuite. Les pommettes sont saillantes et
bombées; la fosse pour le masséter dans la mâchoire inférieure
est profonde; le talon de la mâchoire inférieure se recourbe en
dehors; il y a au devant de lui une échancrure assez forte, que
VON BAER a déjà comparée avec celle qui se trouve chez
les Rongeurs. Les dents sont fortement limées et colorées en
noir par l'usage du bétel.

MÉSURES. a 0,185. b 0,145. c 0,136. d 0,096. e 0,109. f 0,133. g 0,122.

h 0,510. *i* 0,130. *k* 0,260. *l* 0,320. *m* 0,380. *n* 0,103. *o* 0,260. *p* 0,108.
q 0,113. *r* 0,112. *s* 0,012. *t* 0,034. *u* 0,051. *v* 0,042.

W. 59°.

PAPOUA'S.

181. 1. Crâne d'une femme Papoua, qui a été envoyé en 1859 de la nouvelle Guinée par Mr. Croockewit, chargé d'une mission scientifique par le gouvernement Néerlandais.

La forme est dolichocéphale; l'os frontal et les deux os pariétaux s'élèvent en arête au sommet de la tête, qui est fort étroite, surtout au front et à l'endroit de la suture coronale. — La suture sagittale a disparu, par une synostose complète des os pariétaux. Les autres sutures sont distinctement marquées. Les pommettes sont assez saillantes en avant. La plus grande largeur du crâne tombe en arrière des méats auditifs. Les arcs zygomatiques sont grêles comme tous les autres os, tant ceux de la boîte cérébrale, que ceux de la face, ce qui donne une grande délicatesse à tout le crâne. Le corps de la mâchoire supérieure ne proémine pas, mais son bord alvéolaire se relève d'une manière évidente, sans se recourber ensuite. Le palais a une surface plane; il n'est pas étroit comme celui des Nègres. — La ligne sémicirculaire, qui borde la fosse temporale est peu prononcée. La fosse glénoïde est profonde, son tubercule articulaire antérieur fort bombé. — La mâchoire inférieure manque.

Mésures. *a* 0,178. *b* 0,135. *c* 0,115. *d* 0,088. *e* 0,095. *f* 0,113. *g* 0,113.
h 0,470. *i* 0,120. *k* 0,243. *l* 0,305. *m* 0,350. *n* 0,099. *o* 0,250. *p* 0,095.
q 0,113. *r* 0,113. *s* 0,010. *t* 0,034. *u* 0,044. *v* 0,086.

W. 64°.

182. 2. Crâne d'un homme Papoua, qui a été envoyé en 1859 de la nouvelle Guinée, par Croockewit. — La forme est dolichocéphale. L'arête au sommet de la tête est moins forte que dans le N°. 181. Le front est plus large et plus bombé. Les bosses pariétales sont fortement prononcées, au-dessus d'elles les os pariétaux forment un double plan incliné. Les arcades sourcilières donnent une grande épaisseur aux bords supérieurs des orbites. Elles se réunissent au-dessus du nez, ce qui fait reculer sa racine et donne un aspect sauvage à ce crâne. Les tempes sont peu convexes au côté gauche, et presque droites au côté droit; les pommettes soit saillantes, le bord alvéolaire de la mâchoire supérieure s'incline fortement en avant; le palais est large, court et plat. La crête occipitale est fortement prononcée, ainsi que les deux lignes sémicirculaires occipitales, la ligne sémi-

circulaire temporale au contraire est faible. — La mâchoire inférieure manque.

MÉSURES. a 0,180. b 0,140. c 0,138. d 0,093. e 0,107. f 0,126. g 0,119.
h 0,507. i 0,137. k 0,243. l 0,299. m 0,375. *n 0,104. o 0,280. p 0,092.
q 0,113. r 0,103. s 0,012. t 0,032. u 0,060. v 0,045.

W. 63°.

183. 3. Crâne de Papoua vieux, qui a été envoyé en 1859 de la nouvelle Guinée par CROOCKEWIT. Les marges alvéolaires ont complètement disparu par la chûte des dents; les alvéoles des
dents incisives et canine droite sont seules encore visibles. Le
crâne est légèrement asymmétrique; les sutures ne sont pas oblitérées, dans la suture lambdoïde, à son angle occipital se montrent deux os Wormiens très grands et presque symmétriques.
La partie frontale du crâne est fortement étranglée. Les tempes
ne sont pas bombées, plutôt plates et droites. A l'os pariétal
droit il y a une cicatrice, résultat d'une playe, faite avec un
instrument à bord tranchant. Les arcades sourcilières, quoique
présentes, sont moins prononcées que dans le crâne N°. 182,
les tubérosités pariétales sont fortes et les pommettes saillantes.
Par ce qui reste du bord alvéolaire de la mâchoire supérieure il
paraît que celle-ci est prognathe; le palais est court et large,
les trous incisifs sont très petits, la crête occipitale est fortement accusée. — La mâchoire inférieure manque.

MÉSURES. a 0,185. b 0,143. c 0,130. d 0,093. e 0,100. f 0,123. g 0,109.
h 0,305. i 0,115. k 0,242. l 0,292. m 0,380. n 0,099. o 0,275. p 0,095.
q 0,107. r 0,107. s 0,015. t 0,031. u 0,056. v 0,036.

W. 67°.

184. 4. Crâne de Papoua, qui a été envoyé avec les trois têtes précédentes de la nouvelle Guinée par CROOCKEWIT. Celui-ci me
paraît être le crâne d'une femme. — Sa forme est dolichocéphale, le front est très étroit, surtout au-dessus des orbites;
les arcades sourcilières sont médiocres; les bosses pariétales sont
bien prononcées; la ligne sémicirculaire temporale est presque
effacée; les tempes sont aplaties, les pommettes saillantes en
avant, la face est prognathe, la crête ainsi que les lignes sémicirculaires occipitales sont faibles. Le palais est plus étroit et
plus long que dans les trois autres crânes. La mâchoire inférieure manque. — Les dents de ces quatre crânes sont tombées.

MÉSURES. a 0,182. b 0,135. c 0,123. d 0,085. e 0,097. f 0,123. g 0,108.
h 0,490. i 0,130. k 0,260. l 0,325. m 0,380. n 0,097. o 0,250. p 0,098.
q 0,113. r 0,104. s 0,015. t 0,028. u 0,060. v 0,043.

W. 66°.

Ces quatre crânes ressemblent beaucoup aux figures 1, 2, 3 de la Planche III du mémoire de von Baer, *Crania Selecta*, etc. A la rigueur on pourrait leur appliquer la description que von Baer a donnée de trois crânes de Papoua's, que le musée de St. Pétersbourg reçut de von Siebold. Cette grande ressemblance me paraît importante. Je ne prétendrai pas qu'elle démontre évidemment l'existence d'un type Papoua, mais elle forme toujours un point constant de comparaison. — D'après ce que nous en savons déjà, nous pouvons affirmer, que, sous le nom de *Papoua* beaucoup de crânes sont recueillis de forme bien différente. — Ceux que Quoy et Gaimard ont représentés dans l'Atlas du voyage de Freycinet sur l'Uranie Pl. I et II, diffèrent beaucoup des figures, que nous venons de citer, de von Baer, ainsi que des crânes 177, 181, 182, 183 du musée. Gall a cru voir dans les crânes représentés par Quoy et Gaimard les traces d'une maladie rachitique. Si cette opinion est juste ils ne peuvent servir comme types. — En tout cas ils sont brachycéphales et ceux de von Baer et du musée Vrolik sont dolichocéphales. — J'ajouterai que d'après les observations de Salomon Muller, autorité compétente, puisqu'il a vécu longtemps parmi les Papouas, leur tête est latéralement comprimée et par conséquent étroite, comme dans nos numeros 181, 182, 183 et 184 *). Macgillivray †) attribue aussi aux Papouas un front court et étroit, et J. B. Jukes les représente sous cette forme §).

En confrontant ce que John Crawfurd dit des Papouas **), on serait tenté de croire, que les crânes 181, 182, 183 et 184 du musée appartiennent à la vraie race Papoua. — Crawfurd nomme les Papouas des Nègres nains. »*Besides their want of stature, they are of spare and puny frames.*" Il ajoute qu'il y a une autre race noire à la nouvelle Guinée, qui est plus robuste. Elle est celle, dont parle aussi Sonnerat, qui les nomme *robust men of a shining black colour.* — G. Royer dit aussi que les Alfourous, avec lesquels il fit connaissance, sont de beaux hommes. — Tout cela confirme l'opinion émise à la description

---

*) V. *Verhandeling over de natuurlijke Geschiedenis der Nederlandsche Overzeesche Bezittingen.* Land- en Volkenkunde, p. 44.

†) *Voyage of H. M. S. Rattlesnake*, Vol. I, p. 189 et 276.

§) *Narrative of the surveying voyage of Her Maj. S Fly*, Vol. II, p. 236. Je dois ces deux citations à von Baer.

**) J. Crawfurd, *History of the Indian Archipelago*, in 3 Volumes. Edinburgh 1820. Tome I, p. 23.

du N°. 179, que les Alfourous sont bien distincts des Papouas. Il ne faut pas que j'oublie de dire que les crânes 181 et 183 sont très blancs, et les numeros 182 et 184 d'un noir sale. — D'après G. Royer *) cette différence tient à la manière, dont s'est faite la décomposition du cadavre. On n'enterre jamais les Papouas. — Leurs cadavres se décomposent ou en plein air, ou suspendus aux toits de leurs huttes. Dans le premier cas leurs os se blanchissent, dans le second ils acquièrent une couleur brune, par la fumée, s'échappant par les toits.

185. 5. Crâne de jeune fille Papoua, que le musée doit à la libéralité de G. Wassink, membre correspondant de l'Académie Royale des Sciences à Amsterdam. — La seconde dentition est terminée, mais à chaque mâchoire les troisièmes vraies molaires sont encore retenues dans les alvéoles. — Si je ne me trompe, ce serait le crâne d'une jeune fille d'environ 10 ans. — On pourrait presque lui appliquer la description, que von Baer donne de la tête d'une femme adulte Papoua, qu'il a reçue de von Siebold. — Eu égard à la différence d'âge, cette tête ressemble beaucoup aux Planches I et II du Thesaurus de von Baer, dans lesquelles ce célèbre naturaliste représente en profil et à vol d'oiseau le crâne de cette Papoua adulte. Dans le crâne, que je décris ici, le front est un peu plus bombé, mais on sait que cela est souvent le cas chez des jeunes gens, dont l'accroissement n'est pas encore terminé. — Le front est étroit immédiatement au-dessus des orbites, très lisse, sans arcades sourcillières; il s'élargit un peu en arrière. — Les tempes ne sont pas aussi plates que dans les quatre crânes, reçus de Croockewit. Les bosses pariétales sont à peine ébauchées. — La forme générale est éminemment dolichocéphale, un peu arrondie, comme cela doit être chez les femmes. Le nez est déprimé à sa racine, et non relevé à sa pointe. Les pommettes sont saillantes, surtout en avant. La mâchoire supérieure s'incline en avant, surtout dans sa marge alvéolaire; elle est par conséquent prognathe, la face est aplatie dans sa partie supérieure, le menton se récline en arrière; la mâchoire inférieure est très faible, les dents au contraire sont très fortes, blanches, non détériorées ni par le bétel, ni par la lime. — Tous ces caractères donnent à ce crâne une physionomie, qui nous fait penser à la tête d'un jeune orang-oetan. — Il y a entre ce crâne et la tête d'un garçon Papoua de 10

---

*) *Reis van Amboïna naar de Z.W. en N. kust van Nieuw Guinea.* Gedaan in 1858 in Verh. en Ber. van J. Swart. Jaarg. 1861, N°. 4, bl. 378.

ans, que représente RAFFLES, *History of Java*, London 1817, Tom. II, Appendix, page CCXXXVI, une très grande ressemblance.

MÉSURES. *a* 0,163. *b* 0,123. *c* 0,127. *d* 0,086. *e* 0,102. *f* 0,121. *g* 0,090. *h* 0,470. *i* 0,130. *k* 0,255. *l* 0,230. *m* 0,355. *n* 0,080. *o* 0,250. *p* 0,097. *q* 0,107. *r* 0,108. *s* 0,008. *t* 0,021. *u* 0,042. *v* 0,030.

W. 70°.

En général ce crâne ainsi que les quatre précédents montre une grande délicatesse de forme et de texture, ce qui répond aux caractères généraux, que les navigateurs attribuent à la nation Papoua. — En général ils s'accordent pour en nommer les individus petits, avec des membres assez grêles et un ventre proéminent. — Je ne sais pas pourquoi VON BAER a quelque doute sur le crâne, qu'il a représenté sous le nom de femme Papoua dans ses Planches I et II. — Il le croit anormal. — En le comparant avec le crâne du musée, que je viens de décrire, il se reconciliera peut-être avec celui, que possède le musée de St. Pétersbourg. — La figure, que RAFFLES donne et que VON BAER croit être exagerée, ne me paraît pas mériter ce reproche. — Si ma mémoire ne me fait défaut, elle ressemble beaucoup à un Papoua, que Mr. le BARON VAN DER CAPPELLEN avait dans le temps rapporté des Indes, et qui est resté pendant longtemps au château *Vollenhoven*, près d'Utrecht.

186. 6. Crâne d'un Papoua, acheté de FRANK, marchand naturaliste à Amsterdam. Il portait pour étiquette *Papuan race, Darnley Island, Torresstreet*. Il était tout barbouillé de craie rouge, ses orbites étaient remplies de terre glaise, dans laquelle on avait imité les yeux par des plaques de nacre; en sus il avait un nez postiche. Tous ces objets sont conservés.

Le front est très fuyant dans ce crâne et très étroit au-dessus des orbites. La ligne sémicirculaire pour l'attache du temporal se relève subitement, dès les apophyses orbitales externes du frontal, sous la forme d'une crête, qui monte vers le sommet de la tête; chaque crête temporale a un petit enfoncement, descendant sous la forme d'une pointe, un peu au-dessus de l'endroit, où la suture coronale se réunit à la suture squameuse du temporal, qui va en ligne droite. Le sommet de la tête se relève en dos d'âne. Les parois latérales du crâne sont bombées; la crête occipitale est fortement prononcée, la ligne occipitale supérieure a la forme d'un sommet de quinconce, au-dessous d'elle le méplat occipital commence par être enfoncé et se bombe un peu vers le trou occipital; les os jugaux sont convexes en avant, les arcades zygomatiques sont fort écartées, la surface faciale des os maxillaires supérieurs est un peu arrondie et fort large; le menton est peu éminent et descend en ligne droite, la surface pour l'attache du masséter à la mâchoire inférieure est peu marquée.

MÉSURES. a 0,170. b 0,130. c 0,122. d 0,093. e 0,099. f 0,105. g 0,120 h 0,480. i 0,126. k 0,240. l 0,200. m 0,350. n 0,100. o 0,270. p 0,093. q 0,110. r 0,105. s 0,010. t 0,032. u 0,057. v 0,041.

W. 54°.

187. 7. Crâne d'une esclave, née d'un homme de Timor et d'une femme Papoua, reçu du Dr. WASSINK. Dans tous les principaux caractères ce crâne me paraît présenter la forme des Papoua's, déjà indiquée dans la description des précédents. Il n'est pas volumineux, la face est petite, les parois latérales sont aplaties, le crâne, quoique dolichocéphale, est déclive à sa partie postérieure, ses pommettes sont saillantes, son palais est large et peu concave.

MÉSURES. a 0,178. b 0,134. c 0,132. d 0,096. e 0,106. f 0,130. g 0,116. h 0,490. i 0,112. k 0,245. l 0,340. m 0,355. n 0,100. o 0,260. p 0,103. q 0,115. r 0,112. s 0,017. t 0,026. u 0,028. v 0,040.

W. 63°.

Si je ne me trompe, ces descriptions des crânes du musée démentrent, que sous les noms de Papoua et d'Alfour on connait trois types différents de crânes. Le premier est représenté par les numero's 181, 182, 183, 184 et 185. — C'est le vrai type Papoua. — Le second type est indiqué par les crânes 178 et 179, il est éminemment Nègre, nommé ainsi sommairement, par QUOY et GAIMARD, sans description ultérieure, et décrit plus explicitement par LUCAE et par W. VROLIK. — Reste à savoir si ce sont des crânes d'*Arsakis* ou d'*Arfakis* qui habitent les côtes, mais se distinguent des Papouas et vivent en guerre avec eux *). Le troisième type est celui des Alfours, représenté par VON BAER, par LESSON et GARNOT et par le n°. 180 du musée. — Sont ce de vrais types ou y-a-t'-il parmi eux d'autres modifications? Les negrillo's de PICKERING †), sont-ils identiques avec les Alfours? Peut-on admettre que le mot *Arfaki* n'est qu'une modification de dialecte du nom d'Alfuri ou d'Arfuri? — Si cette déri-

---

*) Mr. SALOMON MÜLLER, *Bijdragen tot de kennis van Nieuw-Guinea*, in Verh. over de Natuurk. Geschied. der Nederl. Overz. bezittingen, *Land- en Volkenkunde*, Leiden 1839—1844. nomme *Mairassis* les peuplades qui habitent l'intérieur du pays à la côté meriodonale et occidentale de la nouvelle Guinée. — D'après son opinion ce nom est synonyme avec *Alfourous*.

†) PICKERING, *The races of man in United States exploring expedition*, Vol. IX, p. 150.

vation est juste, les Arsakis sont-ils semblables aux Papouas ou en diffèrent-ils et forment-ils une race separée? Voilà des questions, que des observations ultérieures devront éclaircir. — En augmentant le matériel autant que l'on pourra, en facilitant les comparaisons autant que possible, on y parviendra un jour. — Sous ce rapport on ne peut qu'applaudir aux réunions qui commencent à se former entre les ethnographes et dont celle de Goettingue au mois de Septembre 1861 a été l'avant-coureur.

NOUVELLE HOLLANDE.

188. 1. Crâne d'un habitant de la nouvelle Hollande, né en Hania, portant le nom de JEKKIE PALAMAD, venu à Amsterdam avec un navire et mort à l'hôpital St. Pierre à Amsterdam le 20 Octobre 1846. Son sommet est relevé en dos d'âne, ce qui commence déjà au front et se prolonge dans la suture sagittale, où le sommet est le plus élevé. La ligne temporale sémicirculaire se relève presqu'en crête; entr'elle et l'élévation du sommet de la tête, il y a de chaque côté un plan incliné, au lieu d'une surface bombée. Les parois latérales du crâne sont très aplaties. La forme générale de la tête est dolichocéphale et prognathe. L'occiput est large et aplati; son contour a la figure d'un quinconce, dont la crête occipitale forme la base, celle-ci se relève fortement en deux lignes sémilunaires, au milieu desquelles il y a une pointe mousse. Les arcs sourciliers sont très saillants, le nez est long et concave au milieu, les pommettes sont largement écartées et très bombées et rugueuses en avant, les dents incisives et canines sont fortes, limées, non noircies.

MÉSURES. *a* 0,180. *b* 0,135. *c* 0,130. *d* 0,099. *e* 0,109. *f* 0,124. *g* 0,118. *h* 0,518. *i* 0,125. *k* 0,260. *l* 0,325. *m* 0,375. *n* 0,105. *o* 0,250. *p* 0,100. *q* 0,120. *r* 0,110. *s* 0,008. *t* 0,062. *u* 0,052. *v* 0,040.

W. 64°.

Ce crâne ressemble beaucoup au cranium *Novo-Hollandi* de BLUMENBACH, Tab. XXVII, moins à celui de la Planche XL. Il a toutes ses dents incisives, tant supérieures qu'inférieures, par conséquent la dent incisive supérieure moyenne n'a pas été arrachée à l'âge de garçon, comme cela se fait souvent. BLUMENBACH dit: »alveolus dentis incisoris superioris medii dextri coa»litus, quod eum dentem Novo-Hollandi pueris suis tantum non »omnibus, ex superstitioso ut videtur ritu, evellant."

NOUVELLE ZEELANDE.

189. 1. Crâne mummifié d'un habitant de la nouvelle Zeelande. Il est tatoué par des scarifications très profondes après la mort, elles décrivent des lignes régulières et symmétriques. On a enlevé

la base du crâne pour le vider. Il paraît qu'il a servi comme trophée. Les insectes ont fait beaucoup de dégât dans la peau, quelques cheveux cependant, la moustache et la barbe sont conservés. — Ce crâne a été acheté à la vente du musée du Docteur Nieuwenhuijs.

190. 2. Crâne mummifié d'un habitant de la nouvelle Zeelande; les cheveux, la moustache et la barbe sont fort bien conservés. — Le tatouage, qui a été fait ici avant la mort, se dessine clairement, il ressemble beaucoup au tatouage, représenté fig 4, 5 et 6 de la Planche 107 du voyage autour du monde de Freycinet. — Acheté de Frank, marchand naturaliste à Amsterdam.

V. TYPE MALAIS.

a. FAMILLE MALAISE.

CONSIDÉRATIONS GÉNÉRALES.

L'énumération des crânes Malais du musée doit être précédée d'une courte notice sur ce que l'on doit entendre sous le nom de peuple Malais. — D'après Marsden *), la race Malaise provient d'une région de l'île de Sumatra, nommée Menang Kabao, dont les limites à l'est sont les grandes rivières Palembang et Siak et à l'ouest Manjuta et Singkel. Une émigration, résultat d'une surabondance de population sera partie de là pour former l'établissement de Singapoera dans la presqu'île de Malacca. — Marsden dit, dans son *History of Sumatra*, p. 327, que cela eut lieu en 1160 sous le gouvernement d'un chef, qu'ils avaient élu, portant le nom de Sri Turi Buwana. Sri Iskandar Shah fut le dernier roi de Singapoera, dont il fut chassé par le roi de Mojopahit en 1252. — Il se retira vers la côte occidentale de la péninsule, où il fonda la ville de Malacca, qui donna plus tard son nom à toute la péninsule. — Sa mort eut lieu en 1274. — Jusqu'à cette période tous les princes Malais étaient payens. — Le sultan Muhammed Shah, qui monta sur le trône en 1276, fut le premier prince Mohamédan.

Ainsi c'est d'une colonie, qui se détacha de Menang-Kabao dans Sumatra, que provient la race Malaise. Par conséquent les races, que l'on trouve à Sumatra, proviennent d'un type primitif, qui dans la nuit des siècles occupa Sumatra.

Il paraît que les Malais diffèrent des autres aborigènes de Sumatra plutôt sous le rapport des facultés intellectuelles, que corporellement. Quoique fort et riche, le royaume d'Achîm, occupant la partie septentrionale de l'île, ne s'est jamais distingué par une grande civilisation. Au contraire, tous les faits, que l'on connaît de son histoire, qui date déjà du seizième siècle, nous révèlent un peuple barbare, féroce, cruel, traître et despotique. — Les habitants des terres de Batta sont anthropophages. — Les Malais donnent beaucoup de preuves d'une dégénération, dont ils ne se relèvent pas, malgré la civilisation qui les entoure

---

*) W. Marsden, *The History of Sumatra, etc.* London 1811.

et les bons exemples qu'ils pourraient suivre. — Ils sont fiers, mais sans noblesse, plutôt dissimulés et cachant leurs penchants féroces, que magnanimes et moralement courageux. Si leur courage se montre dans quelques circonstances isolées, il est plutôt l'effet d'une excitation momentanée, que le résultat d'un heroïsme moral. — Leur apathie les rend indifférents aux souffrances physiques, et ils subissent souvent la mort, au milieu des tortures avec un stoïcisme, qui tient à leur croyance à une fatalité, à laquelle on n'échappe pas. D'après MARSDEN ils se consolent alors avec un proverbe: *apa buli buat*, qui est l'expression d'un sort, que l'on ne peut éviter.

S'il est vrai, qu'il y a une certaine ressemblance entre les animaux, propres à une contrée et les hommes, qui y sont nés, le Malais dans sa vie domestique, imiterait l'indolence, la ténacité stupide et la volupté du Buffle, et dans sa vie aventureuse la ruse, les instincts sanguinaires et la rapacité du Tigre, tout comme l'Arabe ressemble au chameau et l'Indou au Zebu.

Les Sumatrans de l'intérieur sont un peu mieux doués. — Ils sont doux et paisibles, mais à la moindre provocation, leurs passions deviennent terribles. Leur hospitalité est grande, leurs manières sont dignes, simples et décentes, ils ont peu de besoins et sont par conséquent sobres. Leur patience est à toute épreuve. Mais ils sont indolents, litigieux, très adonnés un jeu et malhonnêtes dans leurs transactions commerciales avec les étrangers, ce qu'ils ne croyent pas être un crime. — Respectant peu la vérité, ils ne l'admettent pas chez les autres; par conséquent ils sont méfiants et soupçonneux, et en même temps serviles.

D'après F. G. STEEK *), les Lampongs, habitant la partie méridionale de Sumatra, sont superstitieux à l'excès. Ils croyent à l'existence d'esprits malfaisants, qu'il tâchent de se rendre favorables par la prière et par des dons. — L'âme de leurs parents décédés rôde autour d'eux sous la forme d'un Elephant, d'un tigre ou d'un crocodile. — Ils ont pour cela peur de les tuer.

SUMATRA.

191. 1. Crâne d'un insulaire de Sumatra rapporté de Palembang, par Mr. HOOFD, Officier de la marine royale Hollandaise. — C'est la tête d'un Prince, portant le nom de DEPATI-TOETOEF-HOERA †), qui fut pris à Palembang au mois d'Août de l'année 1825, au moment où il

---

*) F. G. STEEK, *Topogr. en geogr. beschrijving der lampongsche distrikten*, in *Bijdr. tot de Taal-, Land- en Volkenkunde van Nederlandsch Indië*, N. Volgreeks, D. IV. 2e Stuk. 1861, bl. 110.

†) Trois mots Malais. *Depati* signifie chef de district; *toetoep* étendre; *hoera* révolte.

poussait les indigènes à la révolte, se disant un saint, envoyé par Dieu, pour apprendre aux habitants de Palembang, qu'ils devaient refuser obéissance aux Hollandais. — Il appartenait à la suite du sultan Achman Nadjamondin, qui, vers la même époque s'est rendu au gouvernement Néerlandais et a été banni. — Convaincu de révolte et pris en flagrant délit, Depati-toetoep-hoera fut décapité à Palembang le 10 Septembre 1825.

C'est une assez belle tête, bien proportionnée et sans forme très caractéristique. — D'après la disposition des dents, la forme des alvéoles et la direction du menton, on lui donnerait un âge déjà avancé. — Sa forme est dolichocéphale. — Vers le milieu de la suture sagittale, le sommet est élevé. De chaque côté de cette élévation, il y a une dépression notable, se terminant aux tubérosités pariétales. — Les tempes sont modérément convexes; le front est étroit, presque comprimé au-dessus des orbites. Les apophyses orbitaires de l'os frontal s'écartent en dehors et donnent la même direction aux os zygomatiques. — La face s'élargit par-là, et les pommettes, qui sont enflées en avant, forment un arc-boutant bien prononcé avec les os temporaux. — Les parties faciales des os maxillaires supérieurs sont peu développées, ce qui rend la face très basse. La tubérosité occipitale est bien arrondie, et la surface inférieure de l'occiput représentant les fosses pour les hemisphères du cervelet, est très bombée.

Mésures. a 0,180. b 0,142. c 0,142. d 0,085. e 0,106. f 0,135. g 0,112. h 0,490. i 0,125. k 0,245. l 0,315. m 0,360. n 0,097. o 0,235. p 0,102. q 0,114. r 0,105. s 0,010. t 0,033. u 0,047. v 0,038.

W. 61°.

192. 2. Crâne d'un Prince Sumatran, compagnon du précédent, pris comme lui, dans la même émeute et exécuté également le 10 Septembre 1825. — Il a été rapporté comme l'autre par Mr. Hoofd. Son nom est Boedjang Toea, ce qui signifié *Viellard non marié*. — Il se donnait pour le *Prince des prinzes*, c'est-à-dire probablement pour un saint de premier ordre, presque pour une divinité. — L'adjectif de *non marié* est vraisemblablement une indication de chasteté, qui se rapporte à cette quasi sainteté. Le crâne est dolichocéphale comme le précédent; il a la même élévation au sommet et la même dépression à chaque côté d'elle, se terminant aux bosses pariétales. Le front est très étroit au-dessus des orbites; les tempes sont moins renflées que dans le N°. 191; les pommettes sont comme dans celui-là, quoiqu'un peu plus bombées; les os maxillaires supérieurs sont tuméfiés d'une telle manière, qu'il faut penser à une ostéoporose partielle, ce qui explique aussi la petitesse des trous infra-orbitaires. — Les

orbites sont très petites. — Les dents et les alvéoles démontrent clairement que la tête est d'un homme d'âge avancé.

Mesures. a 0,185. b 0,143, c 0,133. d 0,090 e 0,105. f 0,125. g 0,115. h 0,517. i 0,120. k 0,250. l 0,310. m 0,370. n 0,106. o 0,250. p 0,100. q 0,120. r 0,114. s 0,016. t 0,087. u 0,051. v 0,035.

W. 64°.

BANKA.

193. 1. Crâne d'un indigène de l'île de Banka, située près de Sumatra, dont elle est séparée par le détroit de Banka. — Don de Mr. SWAVING. — C'est un crâne brachycéphale et prognathe. Au sommet, il y a une petite élévation, à la région pariétale. Le front est très convexe; l'occiput est tronqué et oblique de droite à gauche; les tempes sont peu bombées; les pommettes s'enflent en avant, ce qui rend la face très large; les bords postérieurs des os zygomatiques se relèvent vers le front en crochet; les dents sont fortes et les incisives supérieures limées. — Les orbites ont un contour carré. Au côté droit il y a un os Wormien entre l'os frontal, l'aile sphénoïdale et l'os temporal. — La face est tellement prognathe, que vu de profil, le crâne a l'air d'être celui d'un Nègre.

Mesures. a 0,171. b 0,150. c 0,141. d 0,100. e 0,117. f 0,126. g 0,115. h 0,500. i 0,130. k 0,260. l 0,320. m 0,370. n 0,108. o 0,240. p 0,111. q 0,120. r 0,095. s 0,013. t 0,029. u 0,058. v 0,042.

W. 60°.

NIAS.

194. 1. Crâne d'un indigène de l'île de Nias, qui fut envoyé de Padang à feu C. Moyet. — L'île de Nias est située à l'ouest de Sumatra. — D'après MARSDEN, cette île est bien peuplée. Les habitants sont d'une race distincte. — Les femmes ont un teint plus clair que celui des autres Malais; leur stature est plus grêle et plus courte; leur bouche est large et leur nez très plat; ils ont l'habitude de se percer et d'allonger les oreilles. — On les dit dociles, industrieux, sobres et de mœurs régulières, mais quelquefois avaricieux, obstinés, vindicatifs et sanguinaires. — D'après MARSDEN ils s'occupent beaucoup de la vente d'esclaves. Ceux-ci sont des prisonniers, faits dans les guerres continuelles entre les cinquante districts, dans lesquels l'île est partagée.

Le crâne est dolichocéphale et prognathe. L'occiput par conséquent n'est pas tronqué, mais bien asymmétrique et oblique de gauche à droite. Les fosses pour les hémisphères du cervelet sont bombées; la tubérosité occipitale est arrondie; les tempes sont bien convexes; les tubérosités sourcilières bien marquées;

les pommettes enflées en avant, les arcades zygomatiques très
écartées, les orbites à contour arrondi, les dents fortes, noircies,
non limées.

Il y a une élévation sous forme de bosse, au sommet de la
tête, vers le commencement de la suture sagittale.

Mesures. a 0,182. b 0,145. c 0,142. d 0,097. e 0,120. f 0,135. g 0,121.
h 0,520. i 0,125. k 0,255. l 0,325. m 0,365. n 0,103. o 0,270. p 0,100.
q 0,115. r 0,108. s 0,008. t 0,030. u 0,057. v 0,040.

W. 60°.

MALAIS.

195. 1. Crâne d'un homme Malais, reçu de Mr. DE BOER, ancien chirurgien de navire marchand. — C'est un crâne très fort et d'assez
belle forme, dolichocéphale. Il y a entre les os pariétaux et l'os
occipital dans la suture lambdoïde trois grands os Wormiens,
situés sur la même ligne et symétriquement, un au milieu et
deux latéraux. Cette disposition ressemble d'une manière fort
remarquable à la Planche XIX du *Zeitschr. f. Physiol.* de TIEDE-
MANN et TREVIRANUS, Tome III. Darmstadt 1829. Elle appartient à un mémoire de S. TH. VON SÖMMERING, ayant pour titre: *Einige Bemerkungen über den Schaedel und dessen sogenannte
Naehte.*

Dans ce crâne le front est large et l'os frontal convexe et
grand avec des tubérosités sourcilières très prononcées. Le sommet de la tête offre une élévation arrondie. La tubérosité occipitale est large et arrondie. Les fosses pour les hémisphères du
cervelet ne sont pas très bombées. Les tempes sont très enflées,
les os jugaux forts, convexes et passant dans des arcades zygomatiques très écartées, les os maxillaires supérieurs sont très
forts, et donnent avec le renflement des os jugaux une surface
très large à la face. A la mâchoire inférieure le menton est large
et carré, son talon se renverse en dehors, et au devant de lui
il y a une incision assez profonde; les aspérités, indiquant l'insertion du masséter sont très élevées. — Les dents sont fortes,
noircies et limées.

Mesures. a 0,195. b 0,160. c 0,150. d 0,104. e 0,126. f 0,143. g 0,127.
h 0,550. i 0,140. k 0,275. l 0,360. m 0,410. n 0,106. o 0,280. p 0,107.
q 0,115. r 0,114. s 0,012. t 0,035. u 0,050. v 0,045.

W. 64°.

196. 2. Crâne d'un homme Malais, nommé KERTOSINTIKA, venu de Ben-
coelen et mort à l'hôpital de Batavia. Reçu en Octobre 1853 de
Mr. le docteur SWAVING. — Il est brachycéphale et prognathe.
L'occiput est tronqué et oblique de droite à gauche, son aplatissement est remarquable. — Pour les pommettes, les arcades

zygomatiques et la largeur de la face, il a la forme, qui paraît propre au type Malais. La suture infra-orbitale est très prononcée; les canaux lacrymaux sont fortement dirigés en avant, les tempes sont très bombées. Je remarque dans ce crâne, comme aussi dans quelques autres crânes Malais, que la paroi antérieure du méat auditif externe est très concave, et augmente par là l'étendue et la profondeur de la cavité glénoïdale pour le condyle de la mâchoire inférieure. Les dents sont fortes, noircies, mais non limées.

Mesures. a 0,178. b 0,145. c 0,145. d 0,095. e 0,115. f 0,137. g 0,120. h 0,500. i 0,185. k 0,250. l 0,315. m 0,360. n 0,100. o 0,250. p 0,118. q 0,117. r 0,098. s 0,009. t 0,031. u 0,050. v 0,040.

W. 57°.

197. 3. Crâne d'un Malais, nommé Markoefor, reçu de Mr. Swaving. — Ce crâne diffère complètement des précédents. Il est brachycéphale et prognathe. Son occiput est tronqué et oblique de droite à gauche. Les fosses pour les hémisphères du cervelet sont bombées à l'excès. Les sillons en arrière des apophyses mastoïdes sont très larges et très profonds. Les trous ovales sont énormes. Le sommet de la tête est déprimé et aplati. La face est large, les pommettes sont saillantes. Les dents fortes et noires, mais non limées.

Mesures. a 0,174. b 0,143. c 0,145. d 0,095. e 0,115. f 0,135. g 0,120. h 0,502. i 0,125. k 0,250. l 0,305. m 0,355. n 0,104. o 0,260. p 0,115. q 0,117. r 0,109. s 0,013. t 0,033. u 0,034. v 0,040.

W. 55°.

198. 4. Crâne d'un homme Malais, que le musée doit à Mr. van Raalten, chirurgien major aux Indes orientales. — Il est brachycéphale et très prognathe. L'occiput est tronqué et évidemment oblique de droite à gauche. En arrière du sommet de la tête il y a un sillon longitudinal assez profond à l'entour de la suture sagittale. L'asymmétrie s'étend aussi à la face, qui est contournée de gauche à droite. A gauche il y a un os Wormien entre l'os frontal, l'aile sphénoïdale et l'os temporal. La pente déclive du sommet de la tête à chaque côté de la suture sagittale est très prononcée. La face est large, les tempes sont très bombées, les lignes sémicirculaires pour l'insertion des muscles temporaux sont fortement accusées, la surface de la fosse temporale est raboteuse; les arcades zygomatiques sont très écartées. Les dents sont fortes, très noircies par le bétel et un peu limées.

Mesures. a 0,175. b 0,145. c 0,147. d 0,005. e 0,117. f 0,136. g 0,120. h 0,515. i 0,130. k 0,260. l 0,315. m 0,360. n 0,008. o 0,250. p 0,109. q 0,115. r 0,104. s 0,015. t 0,029. u 0,050. v 0,048.

W. 57°.

199. 5. Crâne d'une femme Malaise de l'île de Java, reçu du Dr. SWAVING en Octobre 1853. — Ce crâne a le type Malais d'une manière très prononcée. Son sommet est très aplati, limité en avant par les tubérosités frontales et en arrière par les tubérosités pariétales; il a la forme d'un quinconce arrondi, asymmétrique. L'occiput est tronqué et oblique de droite à gauche. Les tempes sont très bombées. La face est large, les os jugaux ne sont pas très convexes. Les tubérosités sourcilières ne sont presque pas indiquées et en général la surface de tous les os est lisse, comme cela doit être dans le crâne d'une femme. Les dents, pour autant qu'elles existent, sont petites et très noircies.

MÉSURES. a 0,165. b 0,135. c 0,145. d 0,090. e 0,110. f 0,140. g 0,101. h 0,490. i 0,130. k 0,280. l 0,310. m 0,360. n 0,088. o 0,220. p 0,099. q 0,110. r 0,096. s 0,008. t 0,024. u 0,047. v 0,035.

W. 62e.

TIMOR.

200. 1. Crâne d'un habitant de l'île de Timor. En commençant de compter par Sumatra, Timor est la huitième île de la chaîne, que l'on nomme Sondaïque. Sa végétation n'est pas exubérante. Sa faune est pauvre. Tous les grands Pachydermes, Ruminants et Carnivores de l'Archipel Indien y manquent; le cerf des Molluques est le seul ruminant, qui s'y trouve à l'état sauvage, et parmi les Pachydermes on ne cite qu'une nouvelle espèce de sanglier. Le genre chat n'est représenté que par le *Felis megalotis*. Il n'y a qu'un seul quadrumane, le *Cercopithèque cynomolge*, et un seul marsupial, le *Phalangista cariceus*. D'après CRAWFURD les habitants de Timor paraissent être une race intermédiaire entre les Malais et les Papouas. Leur couleur est noirâtre avec des cheveux crispés. Leur stature est petite. Leur condition sociale est basse. Leur religion n'est qu'un paganisme absurde, même chez les princes, qui ont adopté le christianisme, et dans leurs mœurs il y a une brutalité féroce. — Ce n'est que depuis trente ans que le gouvernement Hollandais a pu empêcher l'horrible coutume de sacrifier annuellement une vierge aux squales et aux crocodiles. A la mort d'un prince souverain, on enterre près de lui un esclave vivant, afin qu'il trouve un serviteur dans l'autre monde.

Le musée reçut ce crâne de feu C. MOYER, à Amsterdam. Il est dolichocéphale, prognathe et peu large. — Les dents, pour autant qu'elles s'y trouvent, sont noires.

MÉSURES. a 0,175. b 0,135. c 0,139. d 0,095. e 0,115. f 0,130. g 0,110.

h 0,510. i 0,135. k 0,265. l 0,330. m 0,375. n 0,095. o 0,275. p 0,195.
q 0,115. r 0,105. s 0,009. t 0,031. u 0,048. v 0,036.
W. 65°.

201. 2. Crâne d'un habitant de Timor, dolichocéphale et prognathe. Le front fuit en arrière. Au sommet de la tête, il y a une petite élévation, non loin du commencement de la suture sagittale. — L'occiput, au lieu de former une surface large et plate, a plutôt l'air d'être comprimé et s'avance en pointe arrondie. Les dents sont fortes, blanches et limées.

Mésures. a 0,170. b 0,135. c 0,130. d 0,090. e 0,115. f 0,125. g 0,110.
h 0,500. i 0,125. k 0,230. l 0,320. m 0,360. n 0,100. o 0,240. p 0,095.
q 0,105. r 0,095. s 0,010. t 0,030. u 0,050. v 0,037.
W. 63°.

SOLO.

202. 1. Crâne d'un pirate de l'île de Solo, reçu en Novembre 1848 de Mr. A. List, Officier supérieur à Batavia. — Solo est le nom de l'île principale, quoiqu'elle ne soit pas la plus large de l'Archipel de ce nom. — Ses habitants appartiennent à la race Malaise. Les orang-laut, Bajos ou Malais navigateurs habitent les côtes de l'île. Il y a peut-être aussi quelque mélange avec les habitants des îles Philippines, dont l'Archipel de Solo est très rapproché. L'île Solo et les autres îles de l'Archipel du même nom sont les repaires des pirates hardis, qui infectent l'Archipel Indien, et qui font souvent tant de mal au commerce.

Ce crâne est évidemment brachycéphale, mais peu prognathe. Son occiput est tronqué, sa surface postérieure est oblique de droite à gauche, large et aplatie, la ligne sémicirculaire supérieure de l'occiput forme un relief large et bien marqué, au milieu duquel se trouve une crête pointue à-peu-près, comme on la voit dans les crânes Chinois du musée. — La base de l'occiput paraît avoir été retranchée par un coup de sabre. La face est large, comme chez les autres Malais. La mutilation de l'occiput empêche de prendre toutes les mésures. — On comprend facilement qu'on a dû omettre celles, qui sont dérivées du grand trou occipital. Toutes les alvéoles existent, mais les dents en sont tombées.

Mésures. a 0,165. b (manque). c 0,145. d 0,090. e 0,122. f 0,135. g 0,110.
h 0,505. i 0,130. k 0,265. l 0,320. m et n (manquent). o 0,250. p 0,100.
q 0,115. r 0,105. s 0,010. t 0,027. u 0,045. v 0,035.
W. 61°.

203. 2. Crâne d'un pirate de Solo, reçu avec le précédent de Mr. List. Il est horriblement mutilé par des coups de sabre et de feu. Il paraît même qu'on a fini par décapiter l'individu. Cepen-

dant tout ce qui en reste démontre clairement, que c'est un crâne brachycéphale, qui par l'aplatissement et l'obliquité de l'occiput, et par la largeur et la convexité des pommettes représente le type Malais.

L'état de mutilation ne permet pas d'en donner les mésures.

204. 3. Crâne d'un homme, que le musée a reçu sous le nom de *Mangowie*. On ne trouve ce nom ni dans le dictionnaire géographique de van Wijk, ni dans celui de Crawfurd. — La forme générale du crâne représente le type Malais d'une manière manifeste. Son occiput est tronqué et oblique de droite à gauche; sa surface postérieure est très aplatie. — Au milieu du front il y a une élévation à dos d'âne. La face est prognathe et très large au-dessous des orbites, par le renflement antérieur des os jugaux et l'écartement des arcades zygomatiques. Les dents sont fortes, mais blanches et non limées.

Mésures. a 0,170. b 0,145. c 0,150. d 0,100. e 0,124. f 0,145. g 0,115. h 0,505. i 0,122. k 0,255. l 0,320. m 0,370. n 0,099. o 0,250. p 0,100. q 0,115. r 0,100. s 0,013. t 0,028. u 0,052. v 0,041.

W. 60°.

b. FAMILLE JAVANAISE.

CONSIDÉRATIONS GÉNÉRALES.

Les crânes que nous allons décrire, ont un type commun, je dirais presque un cachet particulier, constitué principalement par le raccourcissement et l'aplatissement oblique de l'occiput, le contour en quinconce du sommet de la tête, la largeur de la face, le renflement des pommettes et le prognathisme des mâchoires. — Ces caractères sont surtout marqués dans les crânes masculins N°. 205, 207, 208, 209 et dans les crânes féminins 210 et 211. — Chez les autres, ils sont un peu moins évidents. — Ce qui me frappe surtout, c'est la forme et la disposition des dents, qui sont limées et noircies chez ceux, qui ont le type Javanais le plus prononcé et sans altération chez les autres. — A quoi cela peut-il tenir? *)

Il n'y a qu'un seul crâne tout à-fait hors de ligne; c'est le N°. 206. Il me paraît difforme et ne pas avoir un caractère national bien prononcé.

---

*) Nous trouvons cette mode de limer et de noircir les dents chez plusieurs peu-

Pour les autres, nos observations ultérieures démontreront si le type Javanais est exclusif, ou s'il s'étend à d'autres peuples de l'Océanie.

D'après Sir T. S. RAFFLES, le célèbre historien de Java, il est certain, que les habitants de Java, de Madura et de Bali parlent une même langue primitive, mais qui comprend quatre idiomes bien distincts, c. a. d. l'idiome sundaïque, usité par les habitants des districts montagneux de Java, à l'ouest de Tegal; l'idiome Javanais, dont se servent les habitants des côtes septentrionales et de Cheribon et qui est la langue générale de Java, les idiomes particuliers de Madura et de Bali. — Il y a par-ci, par-là chez les personnes d'un rang supérieur des indices d'un raffinement du langage par l'introduction du *Kawi*, idiome poétique, d'origine sanscrite, qui cependant appartient plus à la littérature qu'à l'usage journalier. La langue Sundaïque n'est qu'une espèce de patois, dont se sert exclusivement le bas peuple.

La nation Javanaise ressemble tellement aux Siamois et aux autres peuples de la péninsule Indo-Chinoise, que RAFFLES les a pris tous ensemble, en les faisant sortir de la même souche. Suivant en cela l'exemple de BUCHANAN, il les fait provenir de la race Tartare, en comprenant sous ce nom les Tartares orientaux et occidentaux des auteurs Chinois, les Calmoucs, les Chinois, les Japanais et toutes les tribus de l'Océanie, jusqu'à la nouvelle Guinée, par conséquent aussi l'Archipel Indien. — D'après BUCHANAN, la race Tartare se distingue par une stature courte, ramassée, robuste, musculeuse, et par des traits qui se distinguent beaucoup de la physionomie Européenne. La face est un peu en lozange, étroite au front et au menton et large à la région des pommettes. Les cheveux sont durs, droits et noirs. Le teint est basanné.

C'est à cette race, que RAFFLES et BUCHANAN [*] rapportent les Javanais. — D'après RAFFLES, et d'après ce que nous en savons nous mêmes, les habitants de Java sont d'une stature médiocre, moins forte que celle des Malais, d'une taille bien prise, un peu délicate, à extré-

---

ples de l'Archipel Indien. — Il paraît qu'elle est une question de toilette, et dénonce une certaine distinction. — D'après CRAWFURD (*History of the Indian Archipelago*, 1820, Vol. I, p. 215), les peuplades les plus barbares n'ont pas cette coutume. Elle serait par conséquent la preuve d'une civilisation un peu plus élevée. — Chez les jeunes filles c'est le prélude du mariage. — C'est en général une vieille femme, qui se charge de l'opération. Elle place la victime sur le dos et lime les incisives supérieures avec de la pierre ponce. — Après cela la couleur noire est donnée à toutes les dents par un charbon huileux, produit de la combustion de l'écorce de la noix de Coco. — Cette couleur s'entretient plus tard par l'usage du bétel. — Ils sont intimement persuadés, que cette couleur noire les embellit, et méprisent les dents blanches et non limées, en disant, que les dents de l'homme ne doivent pas ressembler à celles des chiens et des singes.

[*] T. S. RAFFLES, *History of Java*. London 1817, T. I, p. 55. J. C. PRICHARD, *Research into the physical history of mankind.* Vol. V. p 72 London 1847.

mités grêles, surtout à l'entour des articulations carpale et tarsale. Il y a parmi eux peu de difformités. Leur physiognomie est agréable, un peu délicate, très mobile, en général respectueuse; le front élevé, les sourcils bien marqués, yeux noirs, nez petit et aplati, bouche bien formée mais à grosses lèvres, salie par la mode de limer et de noircir les dents par le bétel, le tabac etc.; les pommettes saillantes, cheveux longs, noirs, rarement bouclés, partiellement teints en rouge-brunâtre. Leur couleur est jaune brunâtre. Leurs habitudes sont tranquilles, un peu paresseuses, ils détestent une vie d'aventures et de hasard, et aiment à cultiver tranquillement la terre; les minces profits, que cela leur donne, suffisent à leurs besoins, qui sont peu nombreux et pas impérieux.

Il est certain que Java a reçu toute sa civilisation de l'Inde, le boudhisme y florissait autrefois et ce n'est qu'au quinzième siècle qu'il fut remplacé par l'islamisme. En 1478 une dynastie Musulmane remplaça les dynasties indigènes.

JAVANAIS.

205. 1. Crâne d'un homme Javanais, que le musée a reçu dans le temps de feu REINWARDT. Il est brachycéphale et prognathe. Son occiput est comme tronqué de droite à gauche, et d'une manière oblique. Le front est large et convexe; les tubérosités sourcilières sont très prononcées; au-dessous d'elles la base du nez se trouve comme enfoncée, sa pointe se relève un peu, les tempes sont enflées, les orbites grandes et quadrangulaires, les pommettes sont dirigées en dehors et bombées, ce qui rend la face très large et les arcs jugaux très écartés, les bords alvéolaires des deux mâchoires et les dents s'inclinent en avant, les dents sont noircies et les incisives supérieures fortement limées.

MÉSURES. a 0,170. b 0,164. c 0,150. d 0,100. e 0,125. f 0,143. g 0,125. h 0,500. i 0,140. k 0,270. l 0,330. m 0,375. n 0,100. o 0,245. p 0,108. q 0,117. r 0,117. s 0,011. t 0,031. u 0,055. v 0,043.

W. 84°.

206. 2. Crâne d'homme Javanais, reçu de Mr. WASSINK, chef du service médical militaire à Batavia. Il est brachycéphale et prognathe comme le précédent, mais il a cependant une physionomie particulière. Au sommet il a une dépression transversale, en dos de selle, située entre une élévation frontale et occipitale. L'occiput est tronqué d'une manière oblique, de droite à gauche, la protubérance occipitale se relève en une espèce d'épine osseuse, mammelonnée, située entre deux fosses hémisphériques pour l'attache des trapèzes. Ce qui frappe surtout dans ce crâne, quoiqu'on l'ait remarqué un peu dans le N°. 205, c'est la grande largeur de l'apophyse ptérygoidienne externe, qui se dirige fortement en dehors.

Quoique les dents soyent fort peu usées, la suture sagittale est complètement oblitérée; il y a un vestige de suture frontale, les tubérosités sourcilières sont très prononcées, les orbites sont grandes et quadrangulaires, en arrière des os jugaux il y a un rebord osseux très prononcé, les os du nez sont longs et étroits, les pommettes sont peu bombées, la face est peu large, mais évidemment asymmétrique et oblique de gauche à droite. Les dents ne sont pas très fortes, ni noires ni limées. — La surface antérieure du méat auditif forme un méplat osseux très prononcé.

Beaucoup de ces détails, p. e. ce méplat de la paroi antérieure du méat auditif externe, la largeur de l'apophyse ptérygoïdienne externe et son évasement, l'obliquité de l'occiput et de la face, font penser à une cause mécanique de difformité, on dirait à une pression faite à un âge fort jeune.

Mésures. a 0,177. b 0,147. c 0,153. d 0,100. e 0,112. f 0,142. g 0,117. h 0,510. i 0,180. k 0,260. l 0,320. m 0,570. n 0,102. o 0,245. p 0,113. q 0,121. r 0,125. s 0,008. t 0,031. u 0,045. v 0,040.

W. 68°.

207. 3. Crâne d'un homme Javanais, qui a été donné au musée par BLUME, le célèbre auteur de la *Flora Javae*, de la *Rumphia* etc., qui a été longtemps à Java. — Ce crâne ressemble beaucoup au N°. 205. Ils représentent ensemble un type caractéristique. L'occiput commence par être tronqué, mais plus bas il se prolonge en une tubérosité occipitale assez prononcée. La paroi postérieure du crâne, quoique asymmétrique, est cependant moins oblique, que dans le N°. 205. Les tempes sont peu bombées; le sommet du crâne a un contour assez régulier, qui représente un quinconce. Les tubérosités sourcilières sont très fortes; les tubérosités pariétales sont carrément éminentes, les os jugaux sont bombés et se dirigent premièrement en avant et puis en arrière, ce qui produit la largeur de la face et l'écartement des arcades zygomatiques. — Les bords alvéolaires des deux mâchoires se dirigent en avant, les dents sont fortes. — Les sutures sont très distinctes dans ce crâne. Je n'aurai pas besoin de dire, qu'il est brachycéphale et prognathe.

Mésures. a 0,190. b 0,150. c 0,148. d 0,102. e 0,129. f 0,155. g 0,122. h 0,540. i 0,145. k 0,275. l 0,355. m 0,395. n 0,104. o 0,250. p 0,112. q 0,121. r 0,128. s 0,011. t 0,028. u 0,055. v 0,048.

W. 68°.

208. 4. Crâne d'un homme Javanais, qui fut donné au musée, par feu CRAMER WONG, médecin militaire à Batavia. — Ce crâne a la même forme générale que les N°. 205 et 206. Il est éminemment brachycéphale et prognathe. Son occiput est tronqué, aplati et oblique de droite à gauche. Le front est large et convexe, les tubérosités sourcilières sont très prononcées, les tempes bombées, les tubérosités pariétales carrément éminentes, les pommettes, qui sont bombées, se dirigent premièrement en avant et alors en dehors et en arrière, ce qui rend la face très large, les os du nez sont larges et très aplatis; la suture infraorbitaire est très distincte; les bords alvéolaires des deux mâchoires s'inclinent en avant; les dents sont fortes, noires et limées.

Mesures. a 0,160. b 0,142. c 0,143. d 0,093. e 0,113. f 0,142. g 0,118. h 0,480. i 0,128. k 0,245. l 0,310. m 0,350. n 0,095. o 0,220. p 0,108. q 0,118. r 0,088. s 0,010. t 0,027. u 0,055. v 0,040.

W. 69°.

209. 5. Crâne d'un homme Javanais, agé de 50 ans, nommé DJOENA BAPA MAIDIEU, condamné à mort et exécuté pour vol et meurtre. Il fut donné au musée par Mr. MOYET. — Ce crâne est complètement édentule, les rebords alvéolaires ont disparu tant dans la mâchoire supérieure, que dans l'inférieure. Dans celle-ci il n'y en a que quelques restes, peu distincts. Le raccourcissement de la face, qui en est la suite, rend plus visibles encore le renflement des pommettes et l'écartement des arcs jugaux, ainsi que l'aplatissement de la face, qui en est la suite. L'occiput est évidemment tronqué et oblique de droite à gauche. — Le crâne est par conséquent brachycéphale.

Mesures. a 0,180. b 0,156. c 0,148. d 0,105. e 0,112. f 0,137. g 0,131. h 0,530. i 0,130. k 0,260. l 0,325. m 0,375. n 0,111. o 0,240. p 0,112. q 0,121. r 0,093. s 0,007. t 0,030. u 0,047. v 0,042.

W. 73°.

210. 6. Crâne d'une femme Javanaise, de la résidence Sourabaya, nommée SAVINA. — Don de Mr. SWAVING, docteur à Batavia. — C'est évidemment le crâne d'une femme, encore très jeune, car les dents molaires, dites de sagesse, ne paraissent pas encore. — Au reste je me borne à dire, que ce crâne a le type Javanais, comme les n°. 205, 207, 208 en 209 et qu'il ne s'en distingue que par les caractères, qui sont propres au sexe féminin, c'est-à-dire l'exiguité des apophyses, le défaut de tubérosités sourcilières, et une forme générale plus arrondie. Les dents sont moins noires et un peu limées. La forme tronquée et l'obliquité de l'occiput sont moins prononcées que dans les crânes masculins.

Mesures. a 0,170. b 0,142. c 0,130. d 0,089. e 0,105. f 0,135. g 0,111. h 0,470. i 0,120. k 0,242. l 0,310. m 0,360. n 0,092. o 0,200. p 0,093. q 0,107. r 0,083. s 0,009. t 0,024. u 0,047. v 0,035.

W. 73°.

211. 7. Crâne d'une femme adulte Javanaise, donné au musée par le Dr.
Swaving de Batavia. — Ce crâne a la forme générale, que j'ai
rencontrée chez les hommes Javanais, jointe aux caractères, qui
sont propres au sexe féminin. — Les dents sont noires et limées.
Mésures. *a* 0,155. *b* 0,135. *c* 0,137. *d* 0,090. *e* 0,107. *f* 0,113. *g* 0,103.
h 0,475. *i* 0,125. *k* 0,230. *l* 0,280. *m* 0,335. *n* 0,090. *o* 0,200. *p* 0,095.
q 0,111. *r* 0,082. *s* 0,012. *t* 0,021. *u* 0,046. *v* 0,040.
W. 72°.

212. 8. Crâne d'une femme Javanaise, qui fut donné au musée, il y a
un demi-siècle, par Mr. Veersteegh, qui fut médecin à Batavia.
Le crâne porte l'étiquette, qu'il est d'une femme de 23 ans. —
Le type Javanais y est bien prononcé, mais les dents sont
blanches et non limées, et les formes sont un peu plus car-
rées que dans les crânes féminins précédents.
Mésures. *a* 0,170. *b* 0,145. *c* 0,135. *d* 0,095. *e* 0,110. *f* 0,130. *g* 0,118.
h 0,480. *i* 0,120. *k* 0,240. *l* 0,310. *m* 0,350. *n* 0,100. *o* 0,280. *p* 0,110
q 0,117. *r* 0,100. *s* 0,010. *t* 0,029. *u* 0,050. *v* 0,040.
W. 73°.

213. 9. Crâne d'une femme Javanaise, dont le bassin se trouve au
musée sous le n°. 280. — Ces deux objets furent un don de
feu le Baron van der Capellen, Gouverneur-Général des Indes-Orientales. — Les dents sont fortes et limées, mais non
noircies; le caractère féminin et le type Javanais sont très
prononcés, le nez est plus aplati que dans d'autres crânes Javanais. Le crâne est moins brachycéphale que les N°°. précédents, mais évidemment prognathe.
Mésures. *a* 0,178. *b* 0,140. *c* 0,132. *d* 0,095. *e* 0,111. *f* 0,127. *g* 0,112.
h 0,500. *i* 0,135. *k* 0,270. *l* 0,330. *m* 0,380. *n* 0,085. *o* 0,275. *p* 0,095.
q 0,111. *r* 0,109. *s* 0,009. *t* 0,030. *u* 0,045. *v* 0,040.
W. 70°.

214. 10. Crâne d'un enfant nouveau-né Javanais, reçu de feu Cramer
Worg, médecin militaire à Java. — Il semble qu'on y remarque
déjà l'aplatissement oblique de l'occiput.

215. 11. Segment droit d'une tête de Javanais, reçu de Mr. Rochussen,
ancien Gouverneur-Général des Indes-Orientales. — La forme
brachycéphale y est très évidente.

216. 12. Crâne, reçu sous le nom de *Ambarawensis*, du Dr. Mazirel à
Amsterdam. — Ambara est une ville non loin de Samarang.
Le crâne a le type Malais. Le contour du sommet est au
quinconce; l'occiput est tronqué, sa surface postérieure est large,

plate et oblique de droite à gauche. Par conséquent le crâne est brachycéphale. — Il est prognathe. La face est large au-dessous des orbites, à cause du renflement antérieur des os jugaux et l'écartement des arcades zygomatiques. Les tempes sont fort plates. Au devant du talon de la mâchoire inférieure, il y a une incision à la marge mandibulaire, semblable à celle que l'on trouve chez les rongeurs. Les dents sont noires et limées.

Mésures. a 0,170. b 0,140. c 0,132. d 0,095. e 0,120. f 0,140. g 0,115. h 0,495. i 0,135. k 0,245. l 0,315. m 0,365. n 0,105. o 0,230. p 0,105. q 0,120. r 0,105. s 0,017. t 0,028. u 0,048. v 0,042.

W. 61°.

217. 13. Crâne d'un homme Javanais, provenant de la province Kadoe, située au nord de Samarang. Don du Dr. BLEEKER, chirurgien militaire en chef aux Indes-Orientales. — C'est un crâne doli-chocéphale et prognathe. Par conséquent l'occiput n'est pas tron-qué et pas du tout asymmétrique. Le sommet a, dans la suture sagittale, une legère élévation. La protubérance occipitale s'élève en crochet; les fosses pour les hémisphères du cervelet sont bombées. Les arcades sourcilières sont très élevées. Les or-bites ne sont pas très grandes et leur contour est carré. Les pommettes ne sont pas seulement renflées en avant, mais la surface faciale des os maxillaires supérieurs est même convexe. La face est très prognathe. Les arcs zygomatiques sont très forts. Les dents sont fortes et les incisives supérieures limées.

Mésures. a 0,185. b 0,145. c 0,185. d 0,095. e 0,110. f 0,130. g 0,125. h 0,320. i 0,125. k 0,250. l 0,320. m 0,380. n 0,100. o 0,265. p 0,105. q 0,120. r 0,100. s 0,008. t 0,030. u 0,058. v 0,045.

W. 59°.

218. 14. *Plâtre.* — Moule pris de la tête du cadavre d'une femme Ja-vanaise, morte à l'hôpital dit *Buiten-Gasthuis* à Amsterdam, et dont le squelette ce trouve dans le musée. V. le N°. 289.

BALI.

219 1. Crâne d'un homme de l'île de Bali, don du Professeur TILANUS. Je fais suivre sa description à celle des crânes Javanais, parce que cette île n'est séparée de la partie orientale de Java, que par un détroit, qui n'a que la largeur d'un mille et demi. Le terrain de Bali est volcanique. — Se pourrait-il que l'île de Bali se fut violemment séparée de Java? On le croirait presque en voyant, qu'une série de volcans, qui semble être une conti-nuation de celle de Java, s'étend de la partie occidentale à la par-tie orientale de l'île. — On compta trois éruptions de trois de ces volcans en 1804 et en 1815. — Bali est parsemée de petites rivières, qui lui procurent un sol très fertile. L'irrigation en devient fort facile, par des lacs assez grands, situés à quelques mille de pieds d'élévation sur les montagnes. — Sa flore ressemble à celle de Java. — Quant à sa faune, le tigre royal n'existe que dans les régions de l'ouest, situées dans la partie de l'île, qui est immédiatement opposée à Java; l'éléphant, le rhinocéros et le tapir manquent, le boeuf, le buffle, le cerf, et le cochon y existent.

Les habitants de Bali ressemblent aux Malais et aux Javanais. — On prétend qu'ils sont plus athlétiques que les habitants de Java ne le sont en général. Leur civilisation est assez élevée. — Leur principale occupation est l'agriculture. — La religion Hindoue prévaut encore chez eux. — Ils sont divisés en castes, tout comme les vrais Hindous. — Leurs moeurs se ressentent de l'influence Hindoue. Ils brûlent leurs morts et les femmes s'immolent encore souvent sur le bûcher de leurs maris. — L'idiome des Balinais a une grande analogie avec celui des Javanais. — Il y a au moins 8 principautés indépendentes dans Bali; Baliling, Karang-asam, Klongkong, Tabanang, Bangli, Mangiri, Gyanjar et Badong. — Le temps n'est pas encore éloigné où le Gouvernement Neerlandais était en guerre avec ceux de Baliling et de Klongkong.

Le crâne de Bali, que le musée possède, quoté sous le n°, 219, est très fort. Son front fuit en arrière, le sommet se relève vivement au commencement de la suture sagittale, pour retomber ensuite en un occiput tronqué, aplati et oblique de gauche à droite. Dans la disposition des pommettes il a le caractère des crânes Javanais et Malais. — Ses dents sont fortes, noires et limées.

MÉSURES. a 0,179. b 0,135. c 0,130. d 0,104. e 0,115. f 0,135. g 0,130. h 0,510. i 0,115. k 0,250. l 0,330. m 0,372. n 0,100. o 0,225. p 0,109. q 0,119. r 0,028. s 0,008. t 0,027. u 0,058. v 0,045.

W. 57°.

MADURAIS.

Par rapport à l'île de Madura il est à noter, qu'elle est située au Nord-Est de Java, dont elle est séparée par le détroit de Madura. — Les indigènes la nomment Mandura. — L'île est très fertile, au climat doux, riche en bétail et surtout en chevaux. Le peuple ressemble à celui de Java; mais les Madurais sont d'après RAFFLES, plus forts et plus belliqueux.

220. 1. Crâne d'homme de Madura, venant du district Bangcallan ou de la partie occidentale de l'île. — Il portait à Batavia le nom

d'Allie. — Mr. Swaving en fit don au musée. — C'est un crâne très fort, raccourci d'avant en arrière (brachycéphale), aplati à l'occiput et légèrement oblique de droite à gauche. — En tout cela il représente le type Javanais, mais à un moindre degré. — Le sommet de la tête est moins déprimé que chez les Javanais, et son contour est plus arrondi. — Le front est large et convexe; la suture frontale y persiste. Par rapport à la face et aux os jugaux il représente évidemment le type Javanais; l'ouverture du canal lacrymal est tellement poussée en avant, qu'elle se trouve au niveau de la face, et n'est pas cachée par le bord inférieur de l'orbite. — Les dents sont fortes, noircies et limées.

Mésures. a 0,180. b 0,155. c 0,148. d 0,102. e 0,127. f 0,145. g 0,130. h 0,520. i 0,140. k 0,270. l 0,335. m 0,365. n 0,103. o 0,235. p 0,120. q 0,116. r 0,105. s 0,011. t 0,032. u 0,052. v 0,045.

W. 63°.

221. 2. Crâne d'un homme de Madura, que le musée doit à la bonté de feu Cramer Worg. — Ce crâne est très fort comme celui des Javanais, il est brachycéphale, à occiput aplati, oblique, asymétrique, avec une épine occipitale, contournée en crochet, d'où sortent deux lignes hémisphériques pour l'attache du trapèze. — L'asymmétrie se montre même dans la face, qui est très large; les arcades zygomatiques sont très écartées et les pommettes sont enflées et dirigées en avant. — Les dents sont fortes et noircies. — Toutes les incisives manquent dans les alvéoles; par conséquent il est impossible de dire, si elles ont été limées.

Mésures. a 0,182. b 0,153. c 0,149. d 0,102. e 0,122. f 0,142. g 0,126. h 0,530. i 0,130. k 0,270. l 0,330. m 0,385. n 0,103. o 0,270. p 0,115. q 0,112. r 0,108. s 0,017. t 0,030. u 0,037. v 0,040.

W. 62°.

222. 3. Crâne d'un homme de Madura, qui a été donné par le professeur Tilanus. — C'est un crâne très fort, brachycéphale, qui a évidemment le type Javanais. L'occiput est fortement tronqué, aplati, oblique de droite à gauche; le sommet de la tête est déprimé, à contour en quinconce; la racine du nez est enfoncée, les tubérosités sourcilières fortement prononcées, les tempes renflées; les pommettes bombées, se dirigeant en avant, donnent une grande largeur à la face. Les dents sont fortes, pas noircies ni limées.

Mésures. a 0,172. b 0,143. c 0,147. d 0,097. e 0,115. f 0,142. g 0,125. h 0,505. i 0,120. k 0,245. l 0,310. m 0,360. n 0,100. o 0,235. p 0,113. q 0,116. r 0,108. s 0,017. t 0,029. u 0,058. v 0,042.

W. 56°.

223. 4. Crâne d'un homme de Madura, que le musée doit à la bonté de
feu CRAMER WORG. — Ce crâne est aussi très fort, mais à formes beaucoup plus arrondies que les précédents et en sus dolichocéphale; son sommet est plus élevé sous la forme d'une crête
arrondie. — Le front est large et régulièrement arrondi. L'occiput n'est pas du tout tronqué et légèrement asymétrique. La
face est prognathe et peu large. — En général ce crâne sort du
type Javanais. — On serait tenté de songer à une forme hybride.
MÉSURES. a 0,191. b 0,169. c 0,150. d 0,103. e 0,121. f 0,142. g 0,124.
h 0,540. i 0,135. k 0,270. l 0,350. m 0,390. n 0,107. o 0,250. p 0,103.
q 0,123. r 0,115. s 0,015. t 0,081. u 0,055. v 0,040.

W. 61°.

224. 5. Crâne, reçu sous le nom de Madurais de Mr. PHILIPS, chirurgien
à Amsterdam. — Il est évidemment brachycéphale. Son occiput
est aplati et asymétrique; il se distingue par un os Wormien
triangulaire, qui fait penser à l'os interpariétal des mammifères,
et ensuite par une crête transversale occipitale, que je ne me
rappelle pas avoir jamais vu de cette manière chez l'homme; elle
surmonte une surface large et plate, longeant les hemisphères du
cervelet. — Les os du nez sont aplatis, les pommettes larges et
bombées et les mâchoires prognathes à l'excès. — Tout cela fait
un peu ressembler ce crâne à celui d'un Orang-oetan. Les dents
sont fortes, non noircies, mais limées.
MÉSURES. a 0,164. b 0,143. c 0,145. d 0,097. e 0,119. f 0,142. g 0,120.
h 0,507. i 0,130. k 0,285. l 0,310. m 0,350. n 0,101. o 0,250. p 0,108.
q 0,111. r 0,103. s 0,013. t 0,081. u 0,048. v 0,040.

W. 56°.

225. 6. Crâne reçu sous le nom de Madurais de Mr. WASSINK, chef du
service médical militaire à Java. — Il est dolichocéphale et n'a
aucun des caractères du type Javanais. Son occiput n'est pas
tronqué, ni oblique; le front est étroit, le nez enfoncé et aplati,
les orbites sont petites. — Par les pommettes seules et la largeur
de la face il rappelle le type Javanais.
MÉSURES. a 0,190. b 0,140. c 0,140. d 0,103. e 0,114. f 0,134. g 0,120.
h 0,520. i 0,140. k 0,285. l 0,335. m 0,385. n 0,095. o 0,345. p 0,111.
q 0,121. r 0,112. s 0,010. t 0,026. u 0,059. v 0,048

W. 64°.

226. 7. Crâne d'un Madurais, qui appartient à un des envois de Mr. SWA-
VING. — Il porte le nom de SIAI AJONI. — Vu de profil, il a par
le prognathisme des mâchoires une physionomie de Nègre extrêmement prononcée; la racine du nez est profondément enfoncée.
Les pommettes ne sont pas bombées et la face est peu large. —

Dans ses autres caractères il tient beaucoup du type Javanais. Le contour du sommet de la tête est en quinconce; l'occiput commence par être tronqué et asymétrique de droite à gauche; plus tard il se prolonge en une tubérosité occipitale bien prononcée, ce qui rend le crâne dolichocéphale. Dents peu noircies et pas du tout limées.

Mesures. a 0,160. b 0,143. c 0,140. d 0,094. e 0,115. f 0,143. g 0,112. h 0,512. i 0,152. k 0,250. l 0,315. m 0,370. n 0,097. o 0,260. p 0,106. q 0,115. r 0,102. s 0,007. t 0,027. u 0,055. v 0,043.

W. 59°.

227. 8. Crâne d'une femme de Madura, reçu de Mr. SWAVING. — Ce crâne ressemble beaucoup au précédent. Il a des formes un peu plus arrondies, mais cela tient au sexe féminin. — Son prognathisme est bien remarquable et tout-à-fait éthiopique. La suture infraorbitaire est très prononcée.

Mesures. a 0,168. b 0,140. c 0,132. d 0,090. e 0,106. f 0,130. g 0,117. h 0,480. i 0,112. k 0,225. l 0,205. m 0,340. n 0,097. o 0,260. p 0,100. q 0,160. r 0,102. s 0,009. t 0,028. u 0,054. v 0,040.

W. 59°.

228. 9. Crâne d'une femme Maduraise, nommée ALIMA, de Sumanap *). Il fut donné par le Dr. SWAVING de Batavia. — Il est d'une femme adulte, car les dents molaires dites de sagesse sont bien apparentes. Par la forme bombée des pommettes, la largeur de la face, l'aplatissement de l'occiput, qui est évidemment tronqué, la direction des dents, qui sont noires et un peu limées, ce crâne a évidemment le type Javanais. — Ses formes plus arrondies, la surface presque lisse du front, l'exiguïté des apophyses tiennent au sexe féminin.

Mesures. a 0,166. b 0,137. c 0,138. d 0,095. e 0,115. f 0,131. g 0,113. h 0,480. i 0,120. k 0,230. l 0,290. m 0,335. n 0,093. o 0,265. p 0,104. q 0,116. r 0,101. s 0,008. t 0,030. u 0,053. v 0,036.

W. 62°.

229. 10. Crâne d'une femme Maduraise nommée AXIER de Sumanap. Don de Mr. SWAVING. — C'est un crâne brachycéphale et prognathe. L'occiput est tronqué et oblique de droite à gauche; la face est aussi asymétrique. Les tempes et les pommettes sont enflées. Au reste le crâne a un caractère féminin très prononcé.

Mesures. a 0,165. b 0,135. c 0,135. d 0,095. e 0,115. f 0,130. g 0,110. h 0,480. i 0,115. k 0,235. l 0,300. m 0,340. n 0,095. o 0,240. p 0,100. q 0,105. r 0,085. s 0,011. t 0,030. u 0,052. v 0,041

W. 55°.

---

*) Sumanap est un district de l'île de Madura.

c. FAMILLE CÉLÉBÉSIENNE.

CONSIDÉRATIONS GÉNÉRALES.

L'île de Célébes est en grandeur la cinquième île de l'Archipel Indien. Son terrain est montagneux et volcanique. Il y a dans la partie volcanique un grand lac, qui paraît être l'ancien cratère d'un volcan éteint. — Les rivières sont nombreuses dans l'île, mais petites et d'un cours peu prolongé. Les montagnes sont très boisées; quelques uns de leurs arbres offrent un très bon bois de menuiserie. La faune de l'île est dépourvue de tous les grands Pachydermes, que l'on trouve à Sumatra, Java et Borneo, ainsi que de leurs grands Carnivores. — Il n'y a ni tigre, ni panthère ni léopard. L'éléphant, le rhinocéros et le tapir manquent; parmi les Pachydermes on ne compte que le cochon et le babyrussa. Les grands Ruminants sont représentés par une belle antilope, que l'on ne trouve pas dans les autres îles de l'Archipel Indien, et ce qui est plus curieux, on y trouve le premier représentant de l'ordre des marsupiaux, le *Phalanger oursin*, dont les espèces se retrouvent dans les Moluques, à la nouvelle Guinée et surtout dans l'Australie.

Les habitants diffèrent peu des aborigènes de Java et des autres îles de l'Archipel Indien. Leur couleur est brune jaunâtre, leur stature petite, les cheveux noirs et forts, la barbe peu fournie. Leur position sociale offre toutes les nuances, s'élevant d'un cannibalisme chez les habitants de l'intérieur, qui paraissent avoir les moeurs des Dayaks de Borneo, à une civilisation assez élevée, qu'on trouve chez les Bugi's et les Macassars. Les tribus les plus civilisées se trouvent dans la partie occidentale et méridionale de l'île; un peu plus sauvages sont les habitants de la partie orientale, c'est-à-dire ceux de Menado et de Gorontalo.

L'industrie des Bugis et des Macassars est égale à celle des Javanais et des Malais. — Le sol peu fertile de l'île ne les pousse pas à l'agriculture. Ils sont plutôt pêcheurs et excellents marins *).

MACASSAR.

230. 1. Crâne d'un homme de Macassar, nommé Toko, reçu en Octobre

---

*) V. J. CRAWFURD, *History of the Indian Archipelago*, Edinburgh 1820, Vol. II, p. 379, et *Descriptive Dictionary of the Indian Islands et adjacent countries*, London 1856, p. 86.

1855 de Mr. Swaving, — Macassar, que les indigènes prononcent *Mangkasara* et les Malais *Mangkasar*, est le nom d'un peuple de Célébes, habitant l'extrémité de la partie méridionale et occidentale de l'île. — Ce peuple est, comme je viens de le dire, le plus civilisé de l'île; il a un idiome, qui lui est propre et connaît aussi l'art d'écrire. — Il fut le premier de toute l'île à adopter la religion mahomédane. — En 1525, lorsque les Portugais visitèrent l'île pour la première fois, ils y trouvèrent déjà quelques Mahomédans parmi les Macassars; mais la conversion ne fut completée qu'en 1606, par les missionaires Malais et Javanais. — A vrai dire, le nom de Macassar est borné à la ville Hollandaise Rotterdam, dont le port offre un refuge aux nombreux vaisseaux de pêche, qui s'y abritent, et dont le nombre s'élève quelquefois à 400. — Le crâne, dont je parle maintenant, est prognathe et brachycéphale, son occiput est tronqué et oblique de droite à gauche, quoiqu'à un moindre dégré, que chez plusieurs Javanais et Malais du musée. Le sommet est aplati, la suture frontale persiste, les os jugaux sont convexes, les os du nez sont relevés; la suture infra-orbitale est pronoucée, les dents sont noircies, mais non limées.

MÉSURES. *a* 0,170. *b* 0,145. *c* 0,140. *d* 0,095. *e* 0,115. *f* 0,130. *g* 0,120. *h* 0,500. *i* 0,125. *k* 0,250. *l* 0,310. *m* 0,355. *n* 0,102. *o* 0,265. *p* 0,105. *q* 0,112. *r* 0,119. *s* 0,009. *t* 0,032. *u* 0,054. *v* 0,040.

W. 61°.

231. 2. Crâne d'un homme de Macassar, que le musée reçut de feu Reinwardt. Il est prognathe et brachycéphale. L'occiput est tronqué et oblique de droite à gauche; le front est large et convexe, les arcades sourcillières sont bien accentuées, le sommet de la tête est élevé en carène; les tempes sont bombées, les os jugaux sont peu convexes, mais les arcades zygomatiques très écartées, les os du nez se relèvent vers leur pointe; la suture infra-orbitaire est très distincte, le bord alvéolaire de la mâchoire inférieure se récline; par là les dents supérieures proéminent plus que les inférieures. Toutes les dents sont noircies et un peu limées.

MÉSURES. *a* 0,169. *b* 0,150. *c* 0,150. *d* 0,090. *e* 0,115. *f* 0,140. *g* 0,120. *h* 0,510. *i* 0,125. *k* 0,250. *l* 0,320. *m* 0,365. *n* 0,100. *o* 0,285. *p* 0,115. *q* 0,118. *r* 0,108. *s* 0,009. *t* 0,032. *u* 0,049. *v* 0,042.

W. 60°.

232. 3. Crâne d'un homme de Macassar, prognathe et brachycéphale. L'occiput est tronqué et oblique de droite à gauche; le front est large avec des tubérosités frontales très prononcées, les tempes sont bombées, les arcades sourcillières se relèvent fortement au-

dessus des orbites, qui par là paraissent un peu enfoncées et ne sont pas très amples; les os jugaux sont enflés dans leur partie faciale, les arcs zygomatiques sont écartés; le bord alvéolaire de la mâchoire supérieure s'avance et se recourbe; le menton est très proéminent. — Les dents sont noircies et un peu limées. Le nom de ce Macassar était SOMICO; son crâne fut envoyé par Mr. SWAVING, à Batavia.

MÉSURES. *a* 0,175. *b* 0,145. *c* 0,140. *d* 0,094. *e* 0,119. *f* 0,134. *g* 0,120. *h* 0,512. *i* 0,130. *k* 0,245. *l* 0,310. *m* 0,370. *n* 0,095. *o* 0,265. *p* 0,104. *q* 0,114. *r* 0,100. *s* 0,011. *t* 0,027. *u* 0,055. *v* 0,042.

W. 68°.

233. 4. Crâne d'un homme de Macassar, que le musée reçut de feu BERNARD, ancien Inspecteur-Général du service médical des armées des Pays-Bas. — Il est prognathe et brachycéphale. Son occiput est peu tronqué et non aplati, quoique oblique de droite à gauche; son sommet représente un quinconce dans son contour et se relève un peu vers le commencement de la suture sagittale. Tout ce qui se rattache à l'origine et à l'insertion des muscles masticatoires est prononcé à l'excès, tels que la ligne sémicirculaire temporale, les os jugaux, qui sont très enflés, les arcades zygomatiques, qui sont fortes et écartées, les fosses massétériques dans la mâchoire inférieure, et ses angles ou talons, qui se renversent en dehors. — Par le grand développement des arcades sourcillières, les orbites, qui sont petites, paraissent comme enfoncées; le bord alvéolaire de la mâchoire supérieure s'avance, sans se recourber; le menton est proéminent, les os du nez sont plus aplatis que dans les crânes de Macassars précédents; les dents sont très noires et limées. — En général ce crâne a un aspect plus féroce et brutal que les crânes de Macassars, qui précèdent.

MÉSURES. *a* 0,179. *b* 0,140. *c* 0,140. *d* 0,095. *e* 0,120. *f* 0,135. *g* 0,123. *h* 0,515. *i* 0,135. *k* 0,250. *l* 0,330. *m* 0,380. *n* 0,098. *o* 0,265. *p* 0,095. *q* 0,120. *r* 0,105. *s* 0,011. *t* 0,030. *u* 0,050. *v* 0,040.

W. 62°.

234. 5. Crâne d'un homme de Macassar, nommé SOBAT, reçu de Mr. SWAVING. — Il est brachycéphale et prognathe, l'occiput est fortement tronqué et oblique de droite à gauche. Les tempes sont très bombées, les dents sont noires et limées. Les autres caractères du crâne sont peu prononcés.

MÉSURES. *a* 0,159. *b* 0,134. *c* 0,135. *d* 0,095. *e* 0,115. *f* 0,125. *g* 0,115. *h* 0,475. *i* 0,120. *k* 0,235. *l* 0,300. *m* 0,340. *n* 0,099. *o* 0,235. *p* 0,100. *q* 0,115. *r* 0,090. *s* 0,013. *t* 0,027. *u* 0,047. *v* 0,023.

W. 60°.

235. 6. Crâne d'un homme de Macassar, reçu en Octobre 1853 de Mr. SWAVING. Il est très prognathe, le prognathisme est encore augmenté par la direction presque horizontale des dents incisives supérieures; le front est très étroit. Par le prolongement en arrière de l'occiput il est douteux qu'on puisse nommer ce crâne brachycéphale; la partie occipitale est oblique de droite à gauche, le sommet de la tête est un peu relevé en carène arrondie; le front fuit en arrière; le bord alvéolaire de la mâchoire supérieure s'avance fortement en se recourbant; le palais est étroit et allongé; la mâchoire inférieure est très longue. Les dents sont fortes, noircies et un peu limées.

MÉSURES. *a* 0,170. *b* 0,145. *c* 0,130. *d* 0,088. *e* 0,100. *f* 0,125. *g* 0,110. *h* 0,485. *i* 0,120. *k* 0,250. *l* 0,310. *m* 0,360. *n* 0,125. *o* 0,250. *p* 0,099. *q* 0,114. *r* 0,109. *s* 0,008. *t* 0,020. *u* 0,062. *v* 0,037.

W. 57°.

236. 7. Crâne d'un homme de Macassar, nommé SURODIE, don de Mr. SWAVING. Son occiput commence par être tronqué et il est oblique de gauche à droite; il se relève plus tard et passe en une tubérosité occipitale très arrondie et large. Cette disposition me fait hésiter à lui donner le nom de brachycéphale Il est éminemment prognathe. Le sommet du crâne est élevé vers le commencement de la suture sagittale; au devant de cette élévation il y a une légère dépression. Les tempes sont très bombées, la face est large par la convexité de la partie antérieure des os jugaux et de la partie faciale des os maxillaires supérieurs; les os nasaux sont déprimés; la suture infra-orbitaire est très prononcée; les os lacrymaux sont presque dirigés hors des orbites vers la face; les orbites sont petites et à contour arrondi.

Il y a un petit os Wormien entre l'os frontal, la grande aile sphénoïdale et la squame temporale. Les dents sont fortes, noires et un peu limées.

MÉSURES. *a* 0,170. *b* 0,139. *c* 0,135. *d* 0,094. *e* 0,115. *f* 0,130. *g* 0,120. *h* 0,495. *i* 0,120. *k* 0,240. *l* 0,290. *m* 0,340. *n* 0,100. *o* 0,240. *p* 0,100. *q* 0,115. *r* 0,100. *s* 0,012. *t* 0,028. *u* 0,057. *v* 0,042.

W. 55°.

237. 8. Crâne d'un homme né d'un père Européen et d'une mère de Macassar. — Il fut donné au musée par Mr. WALTZ, chirurgien à Batavia. — Il a de l'Européen la forme arrondie, l'élévation du bout des os du nez, le défaut de prognathisme et la largeur du front. Son occiput tronqué et oblique de droite à gauche, la largeur et la forme bombée des pommettes le font rentrer dans le type des Macassars.

Mésures. *a* 0,174. *b* 0,145. *c* 0,145. *d* 0,100. *e* 0,120. *f* 0,140. *g* 0,123.
h 0,510. *i* 0,185. *k* 0,255. *l* 0,325. *m* 0,370. *n* 0,100. *o* 0,275. *p* 0,105.
q 0,115. *r* 0,110. *s* 0,010. *t* 0,037. *u* 0,055. *v* 0,043.

W. 58°.

BUGIS.

238. 1. Crâne d'un homme Bugis. — Bugis est le nom que les Malais
donnent à un peuple, qui habite la partie méridionale et occidentale de Célébes. — C'est une corruption de Wugi, nom que
le peuple se donne lui-même. — La nation Bugis est partagée en
différents petits gouvernements, dont quelques uns sont réunis en
une espèce de confédération. Les Bugis sont en général très ci-
vilisés. Ils sont cultivateurs, savent utiliser les métaux et excellent surtout comme marins. — Ils sont aujourd'hui les mar-
chants les plus entreprenants parmi les peuples de l'Archipel Indien.

Le musée ce reçu ce crâne de Mr. Wassink, chef du service
médical des armées aux Indes. Sa forme est remarquable. Il
est brachycéphale à l'excès et prognathe. Le sommet de la tête
est très raccourci; l'occiput tronqué et oblique. Les os jugaux
sont forts et enflés, les arcades zygomatiques sont très écartées,
elles poussent les os jugaux en avant, ce qui rend la face très
large. Le front, quoique fuyant en arrière est très large. Il y a
une légère élévation du sommet de la tête au commencement de
la suture sagittale. La suture infraorbitaire est distincte, les canaux lacrymaux s'ouvrent au devant des orbites. Les dents
fortes, noires et limées.

Mésures. *a* 0,155. *b* 0,149. *c* 0,140. *d* 0,090 *e* 0,128. *f* 0,140. *g* 0,125.
h 0,485. *i* 0,180. *k* 0,245. *l* 0,305. *m* 0,355. *n* 0,099. *o* 0,230. *p* 0,105.
q 0,110. *r* 0,095. *s* 0,013. *t* 0,085. *u* 0,058. *v* 0,044.

W. 56°.

239. 2. Crâne d'un homme Bugis, reçu de Mr. Wassink à Batavia. —
Il est prognathe à l'excès et les bords alvéolaires des deux maxillaires supérieurs sont arrondis, comme chez les Nègres; ce qui,
joint à l'aplatissement des os du nez donne une grande ressemblance avec le profil Nègre. — En sus le crâne diffère des autres,
parce qu'il est dolichocéphale. Son occiput n'est pas tronqué,
quoiqu'il soit oblique de droite à gauche. — Le front fuit en
arrière et est étroit. Le contour de la surface supérieure du
crâne ne représente pas un carré ou un quinconce, comme il le
fait chez plusieurs de ces nations de l'Archipel Indien, mais plutôt un ovale à pointe arrondie. Les os jugaux ne se dirigent pas
en avant et ne sont pas bombés, par conséquent la face n'est pas
large. Les dents sont fortes, noires et limées.

Beaucoup de ces caractères sont aussi attribués et représentés par BLUMENBACH. Voyez crànium Buggessi Macassariensis Dec. quinta. Tab. 49.

Mesures. *a* 0,179. *b* 0,145. *c* 0,135. *d* 0,095. *e* 0,114. *f* 0,125. *g* 0,115. *h* 0,500. *i* 0,125. *k* 0,250. *l* 0,330. *m* 0,365. *n* 0,105. *o* 0,240. *p* 0,100. *q* 0,120. *r* 0,105. *s* 0,011. *t* 0,027. *u* 0,059. *v* 0,038.

W. 57°.

240. 3. Cràne, qui a été donné par le général DE STEURS. Il portait l'inscription suivante: *„je suis le cràne d'un Bonofiez, tué à Soepa."* Il me fait l'effet d'être d'une femme. — Il est dolichocéphale et prognathe. Ce qui frappe surtout dans ce cràne, c'est la largeur de la grande aile sphénoidale, et de l'apophyse pterygoidienne externe. Les os du nez sont aplatis. Les os jugaux sont très grands; le contour de la surface supérieure du cràne représente un ovale a pointe arrondie. L'occiput commence par être tronqué et plat, il se relève ensuite en une surface très arrondie. Le front ne fuit pas du tout en arrière, il est au contraire très convexe. Les dents sont fortes, pas noircies et non limées. En général ce cràne ne représente pas du tout le type Malais; il se rapproche plutôt de la forme du cràne précédent.

Mesures. *a* 0,180. *b* 0,145. *c* 0,140. *d* 0,100. *e* 0,115. *f* 0,130. *g* 0,119. *h* 0,525. *i* 0,130. *k* 0,260. *l* 0,330. *m* 0,380. *n* 0,100. *o* 0,250. *p* 0,100. *q* 0,120. *r* 0,098. *s* 0,018. *t* 0,019. *u* 0,050. *v* 0,040.

W. 61°.

241. 4. Cràne d'un Bugis, nommé LUBATGROK, reçu de Mr. SWAVING. — Il rentre bien plus que les deux crànes précédents dans le type de l'Archipel Indien. Il est brachycéphale, son occiput est fortement tronqué et oblique de droite à gauche, il a l'air d'y avoir été déprimé; au sommet de la suture lambdoide il y a un grand os Wormien. — La face est bien moins prognathe, que dans les autres crànes de Célébes. — Plus que tout autre, ce cràne fait l'effet d'avoir été comprimé à son jeune àge par une grande force agissant d'arrière en avant. L'arc boutant de la partie basilaire de l'occipital, la largeur de l'apophyse pterygoidienne externe, et l'étroitesse de la grande aile sphénoidale en sont les résultats. Les os jugaux sont bombés et poussés en avant; les orbites petites, les dents fortes et noires. Le palais est court et large.

Mesures. *a* 0,170. *b* 0,150. *c* 0,148. *d* 0,099. *e* 0,125. *f* 0,135. *g* 0,128. *h* 0,512. *i* 0,130. *k* 0,240. *l* 0,330. *m* 0,375. *n* 0,100. *o* 0,240. *p* 0,110. *q* 0,119. *r* 0,098. *s* 0,015. *t* 0,028. *u* 0,050. *v* 0,050.

W. 58°.

242. 5. Cràne d'un vieillard Bugis reçu de Mr. SWAVING. — Ce cràne est édentule à l'exception de deux fausses molaires, qui subsistent dans la mâchoire supérieure. Il a la forme brachycéphale, l'occiput oblique, le contour du sommet de la tête en quinconce, qui sont propres aux Javanais et aux Malais; mais ce qui le distingue bien, c'est la forme de la protubérance occipitale, représentant un crochet renversé. La face est large, les os jugaux sont disposés comme chez la plupart des crânes de l'Archipel Indien. — Comme conséquence de l'âge élevé les bords alvéolaires des deux mâchoires se sont évanouis.

Mesures. a 0,175. b 0,155. c 0,145. d 0,100. e 0,119. f 0,142. g 0,125. h 0,515. i 0,140. k 0,270. l 0,335. m 0,380. n 0,105. o 0,260. p 0,114. q 0,130. r 0,109. s 0,014. t 0,085. u 0,050. v 0,042.

W. 59°.

243. 6. Crâne d'un Bugis. Il est brachycéphale et prognathe. Le contour de la surface supérieure du crâne est en quinconce. L'occiput est tronqué et un peu oblique de droite à gauche; les pommettes sont bombées. — Il a le type général des Malais.

Mesures. a 0,170. b 0,135. c 0,134. d 0,095. e 0,115. f 0,130. g 0,110. h 0,495. i 0,120. k 0,250. l 0,300. m 0,350. n 0,095. o 0,240. p 0,108. q 0,115. r 0,095. s 0,010. t 0,027. u 0,050. v 0,040.

W. 59°.

244. 7. Crâne d'un Bugis, sans mâchoire inférieure, reçu de Mr. SWAVING de Batavia. Il se nommait LOGGOE. — Il est brachycéphale et prognathe. — Son occiput est tronqué et un peu oblique de gauche à droite; il se relève vers la base et passe en une tubérosité occipitale arrondie. Les os du nez sont aplatis, un peu concaves au milieu et presque complètement réunis en un seul os; il n'y a qu'une ligne partielle de séparation; ce caractère est d'autant plus important, que vu le défaut de troisième vraie molaire ou dent de sagesse, le crâne est d'un jeune homme. Les pommettes sont disposées comme chez les autres crânes de Malais, Javanais etc. — Les dents sont fortes, noires, mais peu limées.

Mesures. a 0,174. b 0,140. c 0,142. d 0,095. e 0,115. f 0,135. g 0,115. h 0,510. i 0,125. k 0,250. l 0,310. m 0,360. n 0,100. o 0,350. p 0,118. q 0,125. r 0,105. s 0,012. t 0,029. u 0,058. v 0,038.

W. 59°.

GORONTALE.

245. 1. Crâne d'un habitant de Gorontale, une région qui se trouve dans la partie septentrionale et orientale de l'île de Célébes. Le musée l'a reçu de madame la veuve du Professeur BOSSCHA. Il est dolichocéphale et prognathe. Au lieu d'être tronqué son occiput

proémine fortement avec une bosse largement arrondie. Ce crâne n'accuse pas du tout le type Malais. Il n'a pas un caractère bien prononcé. Ses dents sont fortes, noircies, mais pas limées.

Mésures. *a* 0,180. *b* 0,140. *c* 0,135. *d* 0,100. *e* 0,115. *f* 0,133. *g* 0,110. *h* 0,510. *i* 0,120. *k* 0,245. *l* 0,330. *m* 0,370. *n* 0,100. *o* 0,270. *p* 0,100. *q* 0,113. *r* 0,108. *s* 0,009. *t* 0,028. *u* 0,050. *v* 0,038.

W. 62°.

246. 2. Ce second crâne de Gorontale, qui le musée a reçu de Mr. Haestert, médecin à Batavia, est remarquable par sa tendance à passer dans la forme de l'orang-outan, ce qui se montre surtout, lorsqu'on le voit de face. Il est dolichocéphale et excessivement prognathe. L'occiput se prolonge en arrière dans une tubérosité très forte, arrondie, mais oblique de gauche à droite. Le front fuit en arrière. Les orbites sont petites et surmontées d'arcades sourcilières assez éminentes. — L'os du front est étroit au dessus des orbites; il s'élargit pour passer dans des apophyses jugales, auxquelles se réunissent les os jugaux, qui s'écartent et se bombent fortement, pour élargir la face, au-dessous des orbites, ce qui contribue à donner une physionomie d'Anthropomorphe à ce crâne. Les dents sont fortes, noires et limées. Il y a de chaque côté de petits os Wormiens entre l'os du front, les grandes ailes sphénoïdales et les squames temporales.

Mésures. *a* 0,165. *b* 0,145. *c* 0,135. *d* 0,085. *e* 0,104. *f* 0,125. *g* 0,115. *h* 0,490. *i* 0,125. *k* 0,240. *l* 0,310. *m* 0,360. *n* 0,100. *o* 0,240. *p* 0,100. *q* 0,110. *r* 0,115. *s* 0,010. *t* 0,035. *u* 0,057. *v* 0,045.

W. 55°.

MENADO.

247. 1. Crâne d'un homme de Menado. ville qui se trouve à la partie septentrionale de Célébes. — Il fut donné au musée par feu Cramer Worg, médecin militaire aux Indes-Orientales. — Il est brachycéphale et prognathe. Le contour de la surface supérieure du crâne représente un quinconce; l'occiput est tronqué, mais non aplati et légèrement oblique de gauche à droite. Les os jugaux sont très grands et dirigés en dehors, ce qui rend la face très large. Les dents sont noircies et limées.

Mésures. *a* 0,170. *b* 0,135. *c* 0,135. *d* 0,100. *e* 0,110. *f* 0,120. *g* 0,125. *h* 0,500. *i* 0,120. *k* 0,250. *l* 0,320. *m* 0,360. *n* 0,100. *o* 0,260. *p* 0,100. *q* 0,113. *r* 0,109. *s* 0,015. *t* 0,029. *u* 0,053. *v* 0,043.

W 61°.

248. 2. Crâne d'un habitant de Menado. Il est brachycéphale et prognathe. L'occiput est tronqué, aplati et oblique de droite à gauche. Le contour supérieur du crâne est en quinconce, le som-

met est élevé en dos d'âne. Les os jugaux sont forts, légèrement
dirigés en dehors. Les sutures infra-orbitaires sont très distinctes, la pointe des os du nez est relevée. Les dents sont fortes,
noires et limées. — Le musée doit ce crâne à feu Cramer Wong.

Mesures. *a* 0,165. *b* 0,135. *c* 0,189. *d* 0,089. *e* 0,109. *f* 0,130. *g* 0,110.
h 0,495. *i* 0,125. *k* 0,250. *l* 0,310. *m* 0,360. *n* 0,005. *o* 0,280. *p* 0,105.
q 0,115. *r* 0,085. *s* 0,009. *t* 0,031. *u* 0,052. *v* 0,043.

W. 59°.

TAGOLANDA.

249. 1. Crâne d'un homme de l'île Tagolanda, que le musée doit à la
Veuve de feu Mr. Bosscha, professeur d'anatomie à Amsterdam.
Tagolanda est une petite île, située au nord de Célébes. — Ce
crâne est brachycéphale et prognathe. Ce qui le distingue surtout c'est l'étroitesse du front au-dessus des orbites et l'ample
écartement des pommettes, ce qui donne une grande largeur à
la face, et rapproche le crâne de celui des Anthropomorphes. Les
dents, pour autant qu'elles existent, sont fortes et noircies.

Mesures. *a* 0,165. *b* 0,132. *c* 0,153. *d* 0,079. *e* 0,100. *f* 0,120. *g* 0,124.
h 0,480. *i* 0,115. *k* 0,230. *l* 0,300. *m* 0,345. *n* 0,090. *o* 0,260. *p* 0,100.
q 0,105. *r* 0,105. *s* 0,007. *t* 0,033. *u* 0,049. *v* 0,040.

W. 58°

d. FAMILLE DES MOLUCQUES.

GILOLO OU HALMAHERA.

250. 1. Crâne d'un habitant de l'île Halmahera ou Gilolo, que le musée
reçut en 1834 de Mr. Waitz, médecin à Samarang. — Le crâne
porte l'inscription suivante, *Ternataansche Alfoer-Halmahera*. La
lettre de Mr. Waitz dit, que c'est un crâne d'Alfour de Halmahera (Gilolo). — Halmahera, d'après l'orthographie du dictionnaire de Crawfurd, est une grande île de l'Archipel des
Molucques, que l'on nomme aussi Gilolo ou mieux encore Ji-
lolo, d'après une baie de ce nom. — La forme générale de l'île
ressemble beaucoup à celle de Célébes. — Le terrain y est volcanique. Les vrais aborigènes se trouvent dans l'intérieur, les
côtes sont occupées par les Malais. Les autochthones ou les soi-
disant Alfours de l'île sont des sauvages inoffensifs, sans gou-

vernement propre et sans lois. Ils vivent librement et isolément dans les bois. — Ce crâne est dolichocéphale et très peu prognathe. Son occiput n'est pas tronqué et légèrement oblique de gauche à droite. Le front ne fuit pas, il est large et convexe. En général le crâne est symmétrique, pas très fort et régulièrement beau. Les dents sont noires, pas très fortes, mais limées.

Mésures. a 0,180. b 0,142. c 0,140. d 0,090. e 0,115. f 0,139. g 0,110. h 0,515. i 0,130. k 0,250. l 0,322. m 0,370. n 0,300. o 0,260. p 0,100. q 0,118. r 0,111. s 0,012. t 0,030. u 0,048. v 0,041.

W. 62°.

SAPAROWA.

251. 1. Crâne d'un habitant de Saparowa, que le musée reçut de Madame la Veuve du Professeur Bossera. — Saparowa est une des îles du groupe Amboinais, au Sud-Ouest de Céram. Elle produit plus de cloux de girofles, que toutes les autres îles a épices prises ensemble. — Le crâne indiqué est brachycéphale et prognathe. Son occiput est tronqué et oblique de gauche à droite. Les os jugaux ne sont pas très grands et ils ne se dirigent pas trop en avant. Les apophyses, les crêtes et les tubérosités ne sont pas très prononcées dans ce crâne, qui me fait l'effet d'être celui d'une femme. Les dents ne sont pas noires, ni limées.

Mésures. a 0,165. b 0,140. c 0,138. d 0,090. e 0,110. f 0,128. g 0,113. h 0,190. i 0,120. k 0,245. l 0,305. m 0,355. n 0,099. o 0,260. p 0,105. q 0,114. r 0,108. s 0,010. t 0,030. u 0,050. v 0,035.

W. 55°.

252. 2. Crâne d'un homme de l'île Saparowa, que le musée reçut de Mr. Wassink. C'est un beau et grand crâne dolichocéphale et prognathe. Il est légèrement asymmétrique et oblique de gauche à droite. Le front fuit en arrière, ce qui rend le prognathisme encore plus évident. Les os jugaux sont très grands et bombés en avant; la surface faciale des os maxillaires supérieurs est même enflée. Le sommet de la tête est relevée en dos d'âne, les tubérosités sourcilières sont très prononcées. Les dents sont fortes, blanches, mais un peu limées.

Mésures. a 0,183. b 0,143. c 0,143. d 0,104. e 0,110. f 0,138. g 0,120. h 0,520. i 0,130. k 0,252. l 0,330. m 0,375. n 0,105. o 0,280. p 0,105. q 0,120. r 0,120. s 0,008. t 0,034. u 0,055. v 0,040.

W. 55°.

AMBOINA.

253. 1. Crâne d'un habitant de l'île d'Amboina. Amboina est une île de la mer des Molucques, d'une végétation très riche. — Dans sa

faune le cerf et le cochon sont les seuls grands animaux, les singes y manquent. — Les habitants sont de couleur brune, de petite stature, mais très actifs.

Le crâne, dont il s'agit maintenant, est brachycéphale et prognathe. Il est très arrondi et légèrement asymmétrique; la suture frontale y persiste. Sa surface occipitale est ronde et un peu oblique de gauche à droite, les tempes sont très convexes, les arcades zygomatiques peu écartées. Par conséquent le type Malais y est peu prononcé. — Les dents sont blanches, peu fortes; les supérieures seules sont limées.

D'après sa forme générale, sa surface lisse et le développement minime des apophyses musculaires, il me paraît être d'une femme. Je ne connais pas le donateur de ce crâne.

Mesures. a 0,165. b 0,185. c 0,135. d 0,095. e 0,115. f 0,180. g 0,108. h 0,490. i 0,120. k 0,240. l 0,300. m 0,350. n 0,095. o 0,240. p 0,100. q 0,105. r 0,105. s 0,012. t 0,024. u 0,050. v 0,047.

W. 60°.

254. 2. Crâne d'un habitant d'Amboina, dont on ne connaît pas l'origine. Son front fuit fortement en arrière, le sommet du crâne se relève au milieu de la suture sagittale, pour redescendre ensuite et passer en un occiput arrondi. La forme générale du crâne est brachycéphale, le prognathisme n'est pas très prononcé. Les arcades zygomatiques sont plus écartées et les os jugaux dirigés plus en avant que dans le crâne précédent. Les arcades sourcilières sont très élevées. Je ne puis rien dire des dents, qui à l'exception de trois sont tombées des alvéoles; celles-là sont blanches. — Par la disposition des os jugaux, qui sont enflés, la face est très large.

Mesures. a 0,168. b 0,183. c 0,135. d 0,088. e 0,110. f 0,128. g 0,115. h 0,490. i 0,180. k 0,280. l 0,310. m 0,350. n 0,095. o 0,270. p 0,105. q 0,105. r 0,105. s 0,007. t 0,020. u 0,047. v 0,040.

W. 55°.

e. FAMILLE BORNÉONE.

CONSIDÉRATIONS GÉNÉRALES.

On connaît sous le nom de *Dayaks* les tribus sauvages de l'île de Borneo. On les distingue entr'elles en y ajoutant les noms des rivières, aux bords desquelles ces tribus vivent. CRAWFURD compte dans le Nord-Ouest de Borneo au moins cinquante tribus de ces sauvages. — Elles sont cependant en différentes conditions sociales. — Il y en a, qui mènent une vie vagabonde dans les forêts; d'autres se réunissent en de grandes maisons, qu'habitent plusieurs familles; quelques unes vivent dans des villages et reconnaissent l'autorité d'un chef. — Toutes exercent des actes de brigandage, et préparent souvent des expéditions nocturnes, dans lesquelles les Dayaks tombent tout-à-coup sur des villages, qui ne se doutent d'aucun péril. — En peu de temps les huttes sont en flammes et les habitants mâles massacrés. On ne laisse en vie que les femmes et les enfants; encore faut-il que les femmes soient jeunes; les vieilles sont égorgées sans pitié. — Les têtes des hommes sont coupées. On leur enlève le cerveau; puis on les tient quelque temps au-dessus de la flamme pour les sècher et pour les fumer. — Après cela ces horribles trophées sont portées dans les canots avec les femmes et les enfants, dont on fait des prisonniers de guerre et qui s'attachent bien vite à leurs conquérants. — Plus le nombre de ses têtes est grand, plus haute est la gloire. Celui, qui en rapporte le plus grand nombre, est réputé le plus brave. — Il les étale dans sa maison, dont ces têtes conservées avec leur peau et leurs cheveux, quelques fois peintes ou recouvertes d'une mince lame d'étain, font le principal ornement. — DALTON parle d'une telle expédition d'un chef de *Dayaks*, nommé SELJI, qui rapporta 700 têtes humaines, dont 250 tombèrent en partage au chef et à ses fils. Mais ce n'est pas seulement la guerre, qui conduit à de pareils actes de férocité. Les petites rixes de voisinage et les querelles individuelles suffisent pour les pousser à un combat à outrance, dans lequel le vainqueur coupe toujours la tête au vaincu. — On prétend même, qu'une promesse de récompense ou la moindre manifestation du désir d'avoir une tête de Dayak les engage facilement à se mettre en embuscade et à couper la tête au premier venu. — Ils le font avec une telle dextérité, que nos compatriotes leur ont donné le nom énergique mais intraduisible de *Koppsnellers*. C'est une espèce de culte, qu'ils vouent aux têtes humaines. Elles sont des amulettes, qui les préservent de maladie et de malheur; aucun mariage ne se fait sans une offrande de têtes coupées. A la sépulture des chefs, ils entourent leurs tombes de têtes humaines fraichement coupées.

Leur couleur brunâtre, leur petite stature, leurs cheveux longs et noirs démontrent que les Dayaks appartiennent à la race Malaise.

DAYAKS.

255. 1. Crâne d'un Dayak, nommé PIMENTIE, don de Mr. LIST, alors capitaine-adjudant aux Indes Orientales. — Monsieur GALLOIS, résident de la côte orientale et méridionale de Borneo à Banjermassin, lui avait donné ce crâne en y ajoutant une lettre, dont voici la traduction. — Elle est datée de Novembre 1848.

»Il y a quelques jours j'ai eu à traiter une affaire capitale; je vous offre le *corpus delicti*, c'est-à-dire, le crâne d'un vrai Dayak, de *Kahayan* *). — Voici ce que j'en sais. Trois négociants de Pailo-petak (*petite Dayak*) furent assassinés pendant leur voyage. Il y avait une présomption que les meurtriers habitaient Kahayan. Quelque temps après les habitants de Pailo-petak apprirent, Dieu sait comment, que trois des meurtriers se trouvaient sur leur territoire. — Par des mauvais traitements ceux-ci furent forcés à avouer leur crime. Ils m'en envoyèrent deux pour les faire pendre, si cela me plaisait; mais ils gardèrent le troisième, en me demandant respectueusement la permission d'immoler celui-ci, d'après leurs moeurs, aux mânes de leurs parents (*Koelas*) assassinés.

Je donnai un ordre formel de m'expédier aussi ce troisième meurtrier, mais bernicque! On prétendait que le prisonnier s'était évadé. Je n'en crus rien, mais il ne me resta autre chose à faire que de rendre le raja de Pailo-Petak, responsable de la transmission de ce prisonnier. — Tout cela fit perdre beaucoup de temps; pendant cet intervalle, je fus forcé de libérer les deux autres prisonniers, contre lesquels les preuves manquaient. Je fis une course vers le Doesson. Ils profitèrent de mon absence, pour tirer le prisonnier de sa cachette et de le massacrer pendant une grande fête expressément arrangée pour cela, à coup de krisse et de lance. Les parents de la victime du meurtrier y ont le choix des places.

Tout cela me fut rapporté et j'ai pu faire punir les coupables.

En examinant maintenant ce crâne, on reconnaît qu'il est dolichocéphale; l'occiput tombe subitement en un plan incliné, qui se relève plus tard pour passer ensuite en une protubérance occipitale arrondie. Les parois latérales du crâne sont très apla-

*) C'est le nom d'une rivière.

ties; le front est étroit, les os jugaux sont très grands, convexes et dirigés en avant, ce qui élargit la face d'une manière remarquable et lui donne le type Malais. Mais ce qui rend ce crâne surtout intéressant, ce sont les nombreuses traces de blessures récentes, qui y dessinent les moeurs barbares et sanguinaires des Dayaks. Toute la partie antérieure de la mâchoire supérieure est enlevée; les deux orbites ont des entailles profondes; il y en a d'autres moins profondes au front, et par un grand coup de sabre, qui a pénétré jusqu'à la mâchoire inférieure, la tête a été séparée du tronc. C'est une mutilation, qui fait frémir.

Mesures. a 0,180. b (?). c 0,125. d 0,095. e 0,105. f 0,115. g 0,115. h 0,510. i 0,130. k 0,260. l 0,330. m (?). n (?). o 0,250. p 0,100. q 0,115. r 0,105. s 0,007. t (?). u (?). v 0,038.

W. 65°.

256. 2. Crâne d'un Dayak, dont Mr. WASSINK a fait don au musée. Il a certainement servi de trophée. Toute la tête est recouverte d'une mince lame d'étain. Les orbites sont fermées par des coquillages; on a imité la forme des sourcils, du nez et des oreilles. Cependant la forme générale de la tête en est restée appréciable. Elle est dolichocéphale et éminemment prognathe. — Il n'y a aucun indice de mutilation dans ce crâne, pas même à l'occiput. — Il paraît que la tête a été nettement séparée du tronc, par la désarticulation de l'atlas. — L'occiput est peint en noir, comme tous les autres os, mais il n'est pas recouvert d'une lame d'étain; par conséquent il est possible d'observer que la crête occipitale se relève au milieu en un crochet, dont la pointe recourbée se dirige en bas. — Deux trous ont été faits au sommet de la tête, par lesquels passe une corde faite de bambou, pour suspendre la tête. — On retrouve ces trous et cette corde dans tous les crânes de Dayaks, qui ont servi de trophée.

Mesures. a 0,185. b 0,140. c 0,135. d 0,105. e 0,119. f 0,125. g 0,125. h 0,535. i 0,125. k (?). l 0,340. m 0,380. n 0,105. o 0,260. p 0,098. q 0,125. r 0,110. s (?). t (?). u 0,051. v 0,040.

W. 58°.

257. 3. Crâne d'un Dayak, reçu de Mr. ROCHUSSEN, ancien Gouverneur-Général des Indes Orientales. Il a servi de trophée. On y a peint un cercle noirâtre sur le sommet, d'où partent des rayons brunâtres, qui s'arrêtent à une ligne horizontale très large qui fait le tour du crâne. — Avec ces rayons alternent des plaques de plomb laminé. Les orbites et la cavité du nez sont bourrées de terre glaise. — La forme générale de la tête est dolichocéphale et prognathe, le front est étroit, les tubérosités pariétales sont très prononcées, les parois latérales aplaties, les os jugaux sont grands, convexes et dirigés en avant, ce qui fait écarter fortement les arcades zygomatiques et rend la face très large. La surface postérieure du crâne est déclive et se prolonge au milieu de la crête occipitale en une pointe émoussée. — L'espace interorbitaire est très large. Les os du nez sont petits et, ainsi que les apophyses nasales, aplatis.

Mésures. a 0,195. b 0,152. c 0,140. d 0,100. e 0,118. f 0,130. g 0,130. h 0,540. i 0,135. k 0,275. l 0,385. m 0,390. n 0,105. o 0,260. p 0,113. q 0,125. r 0,115. s 0,006. t (?). u 0,050. v 0,047.
W. 64°.

258. 4. Crâne d'un Dayak, reçu avec le crâne de Pimentie (N°. 255) de Mr. Gallois de Borneo, par Mr. List de Batavia. Une partie de la peau avec les cheveux est séchée sur la tête. D'après la couleur grise des cheveux et l'oblitération de quelques alvéoles, c'est le crâne d'un homme déjà vieux. — Celui-ci et un autre crâne, noté sous le N°. suivant, ont été reçus en échange contre une peau de tigre, dont Mr. Gallois se servait dans ses voyages. — Le crâne est plus large, que ceux que je viens de décrire; son occiput ressemble bien plus à celui des Malais; les parois latérales sont aplaties et les pommettes larges. La mâchoire inférieure est absente.

Mésures. a 0,185. b (?). c 0,135. d 0,095. e 0,110. f 0,130. g 0,115. h 0,535. i 0,135. k 0,270. l 0,330. m (?). n (?). o 0,270. p 0,108. q 0,119. r 0,105. s 0,006. t 0,030. u 0,045. v 0,049.
W. 60°.

259. 5. Crâne d'un Dayak, reçu avec le crâne précédent de Mr. Gallois. — Il a le même extérieur que le précédent, la mâchoire inférieure y manque et une partie de la peau avec de très longs cheveux noirs y adhère encore. Cependant la forme générale est différente. — Ce crâne est brachycéphale et très large, surtout à l'occiput, qui est tronqué, mais non oblique. Les os jugaux sont fortement dirigés en avant, et les arcades zygomatiques très écartées.

Mésures. a 0,180. b (?). c 0,122. d 0,095. e 0,113. f 0,120. g 0,105. h (?). i 0,120. k (?). l (?). m (?). n 0,095. o (?). p (?). q 0,110. r 0,110. s 0,010. t 0,030. u 0,045. v 0,035.
W. 68°.

Les mésures, qui ne sont pas notées dans les 5 n°s. précédents, n'ont pu être prises. Dans le N°. 255, 257 et 258 à cause de la mutilation de ces crânes. Dans le N°. 256 l'impossibilité de prendre toutes les mésures résultait de ce que les os sont couverts en partie d'une lame d'étain, et dans le N°. 259 de ce que le cuir chévélu couvre encore une partie du crâne.

260 6. Crâne d'un Dayak, reçu de Mr. le Dr. Swaving, à Batavia,
portant l'inscription: *Pambakal Boégandik, natus Banjermasin*. —
Crâne dolichocéphale et prognathe, assez fort, d'un jeune homme
adulte; les sutures sont encore intactes, celle de l'os frontal a
laissé encore une trace dans une éminence linéaire, qui de la
glabelle s'étend jusqu'à la suture coronale; les bosses pariétales,
quoiqu'un peu asymmétriques, ne diffèrent pas beaucoup en leur
position, celle du côté gauche étant moins saillante et placée plus
en arrière que celle du côté droit. La face est large par un
développement considérable des apophyses jugales des os maxillaires supérieurs. La marge orbitale supérieure est très basse et
peu arquée, ce qui donne à l'orbite une forme presque quadrangulaire; les dents sont noircies et les couronnes un peu limées,
surtout les incisives de la mâchoire supérieure. — La partie
moyenne de cette mâchoire avec les dents qu'elle porte, est fortement dirigée en avant.

Mésures. a 0,172. b 0,130. c 0,140. d 0,095. e 0,110. f 0,130. g 0,122.
h 0,520. i 0,130. k 0,262. l 0,325. m 0,420. n 0,095. o 0,270. p 0,102.
q 0,112. r 0,108. s 0,015. t 0,030. u 0,045. v 0,036.
W. 55°.

261. 7. Crâne d'un Dayak, portant l'inscription: *Boejasin, natus Puoe-
lassen-Banjermasin*, reçu avec le précédent de Mr. Swaving. —
Ce crâne est un peu moins fort que le N°. 260, dolichocéphale,
prognathe et assez régulier; les sutures quoique très visibles
encore, commencent à s'effacer par-ci, par-là. La marge supérieure
de l'orbite est plus arquée et son contour plus régulièrement
arrondi; les dents, dont les couronnes sont noircies, sont tombées
pour la plupart des alvéoles; mais apparemment après la mort,
puisqu'on les a recueillies sans qu'il en manque une seule; elles
sont plus ou moins limées, surtout les canines, dont la couronne
présente une surface horizontale, platte, presque quadrangulaire,
où la dentine est mise à découvert et le canal central ouvert à
son bout supérieur.

Mésures. a 0,170. b 0,130. c 0,140. d 0,098. e 0,110. f 0,135. g 0,115
h 0,505. i 0,128. k 0,260. l 0,320. m 0,405. n 0,102. o 0,270. p 0,105.
q 0,100. r 0,115. s 0,016. t 0,030. u 0,045. v 0,035.
W. 64°.

262. 8. Crâne d'un Dayak, signé *Tuidin, natus Geboedoea-Banjermasin*,
don de Mr. Swaving. C'est un crâne d'un homme d'âge avancé,
dolichocéphale et prognathe; il est aplati dans la région occipitale et à droite un peu plus qu'à gauche, ce qui lui donne une
forme oblique; en revanche la bosse pariétale droite est plus
prononcée que la gauche, ce qui augmente encore l'aspect asym-

métrique du crâne. Les sutures sont effacées en plusieurs endroits, surtout la suture lambdoïde et les parties latérales de la suture coronale. Les marges supérieures des orbites sont déprimées quoiqu'en moindre mesure que dans le crâne de Pambakal; les marges inférieures se prolongent par la direction déclive de l'os zygomatique, ce qui fait que le contour de l'orbite présente une forme allongée dans la direction du dedans et d'enhaut en dehors et en bas.

Mésures. *a* 0,165. *b* 0,134. *c* 0,185. *d* 0,097. *e* 0,117. *f* 0,138. *g* 0,119. *h* 0,495. *i* 0,180. *k* 0,252. *l* 0,310. *m* 0,395. *n* 0,097. *o* 0,250. *p* 0,106. *q* 0,110. *r* 0,106. *s* 0,018. *t* 0,030. *u* 0,050. *v* 0,040.

W. 61°.

SAMBAS.

263. 1. Crâne d'un habitant de Sambas, reçu du Dr. MAZIKEL. — Sambas est le nom d'un état Malais, situé sur la côte occidentale de Bornéo. — Il est entouré à l'intérieur de différentes tribus sauvages, et limité au nord par le territoire du sultan de Bornéo. A vrai dire, c'est une ville Malaise, dont les maisons sont bâties sur des pilotis, le long de la rivière. Il n'y a aux environs aucune route; toutes les communications se font par eau. — A l'exception de quelques acres en culture, toute la contrée n'est qu'un paysage primitif.

C'est une belle tête brachycéphale et très prognathe. L'occiput est tronqué et oblique de droite à gauche; au milieu de sa crête s'élève un crochet recourbé, dont la pointe s'abaisse. Les os jugaux sont forts et leur partie convexe est dirigée en avant. Les bords alvéolaires des deux mâchoires s'avancent fortement, et celui de la mâchoire supérieure se recourbe, en formant une espèce d'arc, ce qui fait ressembler le profil de ce crâne à celui d'un jeune *orang-ostan*, animal, qui, comme on sait, habite les forêts de Borneo. — La suture frontale persiste, les dents sont fortes, noires et limées.

Mésures. *a* 0,178. *b* 0,189. *c* 0,140. *d* 0,098. *e* 0,119. *f* 0,180. *g* 0,115. *h* 0,510. *i* 0,120. *k* 0,240. *l* 0,320. *m* 0,350. *n* 0,099. *o* 0,250. *p* 0,100. *q* 0,110. *r* 0,105. *s* 0,012. *t* 0,027. *u* 0,052. *v* 0,040.

W. 60°.

f. FAMILLE CAROLINÉENNE.

CONSIDÉRATIONS GÉNÉRALES.

Du vivant de Mr. VROLIK, il se trouvaient dans son musée quatre crânes d'indigènes des îles Carolines, qui lui avaient été envoyés de Batavia par Mr. le Dr. SWAVING. Après la mort de Mr. VROLIK ces crânes sont rétournés au donateur à sa demande expresse. Toutefois, quoiqu'ils n'appartiennent plus à la collection, nous ne voulons pas retenir une courte description, qui puisse être motivée par la rareté de ces objets et la haute difficulté de les acquérir. L'envoi de ces crânes était la conséquence de l'aventure suivante.

Le 30 Octobre 1858, le capitaine D. HEEDERSCHÉE, commandant du navire négociant Hollandais, l'Amsterdam, allant de Hongkong à Melbourne, rencontra à une distance de 90 milles Allemandes des îles Pelleo, une pirogue indienne, portant 12 personnes, tant hommes que femmes. Ils avaient l'air faible et affamé et faisaient des signes de détresse. Non sans beaucoup de peine on les recueillit à bord de l'Amsterdam. Ils étaient dans la condition la plus misérable, réduits à l'état de squélette et couverts de vermine. Personne à bord ne comprenait le langage qu'ils parlaient. Forcé d'entrer dans la rade de Batavia à cause d'avarie, le capitaine profita de cette occasion pour se débarrasser de ses hôtes et les mit à terre. A l'exception de deux, qui avaient le moins souffert, tous y tombèrent malades et furent transportés à l'hôpital. Trois de ces malheureux y moururent immédiatement et les autres plus tard. Puisqu'on ne pouvait comprendre leur jargon, à Batavia pas plus qu'à bord du navire, leur origine reste un peu douteuse. On présumait pourtant qu'ils étaient de l'île Wolia, située au nord des îles Carolines ou Marianne, qu'ils étaient en voyage pour ces dernières, mais que le mauvais temps, que Mr HEEDERSCHÉE avait rencontré également, les avait égaré sur l'Océan, où ils auraient erré dans leur embarcation fragile pendant environ cent jours. (Voyez *Java-Bode*, 22 Déc. 1858, N°. 102).

Quoiqu'il s'ensuive de ces conjectures, que ces malheureux n'étaient pas précisément des îles Carolines, nous ne pouvons hésiter à les ranger parmi la population de celles-ci, par ce qu'elles forment le groupe le plus rapproché de leur île natale.

Pour la connaissance de ces peuplades isolées Mr. SWAVING a joint à son envoi des notes fort intéressantes par rapport à ses observations touchant ces malheureux voyageurs. Il nous mènerait trop loin de

donner ici tous les détails, fort curieux du reste, contenus dans la lettre
de Mr. S. Nous nous bornerons à l'extrait suivant:

» Ces pauvres naufragés; dit-il, avaient l'extérieur de Malais. Cependant leurs dents n'étaient ni limées ni noircies. Leurs cheveux étaient
profondément noirs et lisses, à l'exception de la femme LAEPAT, qui les
avait un peu crépus. Quelques uns des hommes portaient des favoris
et des moustaches. La femme NATIOLI paraissait s'être arraché les poils
des grandes lèvres avant que de les tatouer. Chez l'autre femme et les
hommes, il n'y avait autour des parties génitales aucune trace d'arra-
chement de cheveux. — Les sourcils étaient bien fournis et le nez plus
pointu que chez les Malais de Batavia. — Les yeux étaient noirs, mais
pas grands; la couleur de la peau profondément brune, la peau couverte d'un exanthème farineux; les lobules des oreilles étaient largement percées pour y porter des écailles de tortue contournées ou
d'autres ornements. Un des hommes portait un collier. — A l'exception
de deux hommes ils avaient la peau tatouée, quoique de différente manière. Le tatouage se bornait en général aux extrémités, à l'exception de la femme NATIOLI, qui avait aussi les parties génitales tatouées
comme nous venons de dire. Ils n'avaient qu'une ceinture autour des
lombes et allaient pour le reste tout nus. De cette ceinture se pro-
longeait entre les cuisses un tissu formé d'écorces d'arbre, qui leur
couvrait les génitales. Un vêtement un peu moins rudimentaire remplace quelquefois celui-ci; c'est une ceinture plus large, peinte en bandes de plusieurs couleurs, vêtement des femmes, qui cependant n'en
font pas toujours usage. Il n'est pas invraisemblable que ces indigènes
ne fabriquent ce vêtement que pour le vendre ailleurs.

Ils montraient cependant beaucoup de pudeur. — Les hommes ne
présentaient aucun indice de circoncision. — Leurs besoins étaient très
bornés, leurs moeurs douces, leur sobriété grande; sans aucune idée de
religion, ils paraissaient très attachés l'un à l'autre, surtout les époux
entr'eux, ce qui se manifestait surtout dans les soins, qu'ils se donnaient
malades et mourants à l'hôpital. — Les femmes paraissaient plus robustes que les hommes. Leur manière de vivre doit être aussi simple
que leur vêtement. Pour autant qu'on a pu comprendre ils habitent
des trous dans la terre; tout ce qu'ils portaient d'ustensiles avec eux
dans un sac d'écorce, se borne à quelques petits instruments pour
ouvrir et manger les noix de Coco, qui forment avec le pisang leur
nourriture principale. A Batavia ils aimaient à manger du poisson et
de la volaille. Ils ne refusaient pas absolument les boissons spiritueuses,
mais en prenaient peu et sans beaucoup de plaisir. Le peu qu'on a pu
saisir de leur langage ne ressemblait en rien aux idiomes connus de
ceux, avec qui ils entraient en rapport.

Ces observations conviennent assez bien avec la description donnée
par les naturalistes, qui ont accompagné dans son voyage le célèbre

navigateur Russe, maintenant amiral LUTKE. Ils disent des habitants des îles Carolines, qu'ils sont beaux, bien proportionnés, plutôt maigres que gras, de taille moyenne, mais plutôt grands que petits. Ils sont très actifs et d'une physionomie agréable, qui prévient extrêmement en leur faveur; la bonhommie est peinte dans tous leurs traits. Leur chevelure est épaisse et d'un beau châtain noir, très rarement rousse; leurs cheveux sont généralement attachés en un grand noeud. Ils ont le front très élevé, mais fuyant cependant en arrière, le nez prononcé mais plat et large, la bouche assez grandes et les lèvres épaisses, les dents blanches comme l'ivoire, les yeux bien fendus et garnis de superbes cils, les tempes comprimées, les pommettes très peu saillantes, avec une barbe assez souvent épaisse mais généralement peu fournie. Voyez J. C. PRITCHARD, *Researches into the physical History of Mankind*. Vol. V. p. 182 et 183.

ÎLES CAROLINES.

1. Crâne d'un homme de l'île Wolia des Carolines, mort à l'hôpital de Batavia. Son nom était KATEBOA. — Il est dolichocéphale et prognathe. Le crâne est très allongé et étroit. Il a au commencement de la suture sagittale une élévation pointue. — Les parois latérales du crâne sont aplaties, le front est étroit et fuit en arrière. Les os jugaux sont très enflés en avant. Les larges canaux lacrymaux se trouvent presqu'en dehors des orbites sur la surface faciale des os maxillaires supérieurs. — Les bords alvéolaires des deux mâchoires et les dents sont poussés en avant. L'espace interorbital est peu large et les os nasaux sont étroits. — Les dents sont fortes, blanches, non limées. — Ce crâne a quelque ressemblance avec le cranium marquetani, représenté Pl. 50 par BLUMENBACH.

MÉSURES. *a* 0,194. *b* 0,145. *c* 0,130. *d* 0,099. *e* 0,110. *f* 0,127. *g* 0,126. *h* 0,535. *i* 0,128. *k* 0,280. *l* 0,340. *m* 0,395. *n* 0,105. *o* 0,280. *p* 0,105. *q* 0,125. *r* 0,110. *s* 0,009. *t* 0,036. *u* 0,068. *v* 0,043.

W. 60°.

2. Crâne d'un homme des îles Carolines, nommé MARAMET. — Il est dolichocéphale et prognathe, comme le précédent, avec lequel il a beaucoup de ressemblance. — Le front est étroit et fuit en arrière; au commencement de la suture sagittale, il y a une petite élévation pointue; l'espace interorbital est petit, les os jugaux sont très bombés en avant. Les parois latérales du crâne sont aplaties. Les bords alvéolaires et les dents des deux mâchoires sont poussés en avant. — Les dents sont fortes, blanches, non limées.

MÉSURES. *a* 0,189. *b* 0,140. *c* 0,129. *d* 0,090. *e* 0,109. *f* 0,125. *g* 0,110.

h 0,515. i 0,125. k 0,252. l 0,330. m 0,375. n 0,105. o 0,270. p 0,104.
q 0,119. r 0,113. s 0,010. t 0,032. u 0,055. v 0,040.
W. 61°.

3. Crâne d'un homme des îles Carolines, nommé TARALINI. — Ce crâne a la même forme que les deux précédents ; il est dolichocéphale et prognathe ; mais le front est moins élevé et les deux arcades sourcillières se réunissent en pointe obtuse, ce qui donne un singulier aspect à la partie frontale de la tête, qui est très étroite. Il y a un grand os Wormien au milieu de la suture lambdoïde ; il se termine en pointe obtuse au milieu de la crête occipitale. Les parois latérales du crâne sont très plates ; les os jugaux sont enflés en avant ; l'espace interorbital est étroit, ainsi que les os du nez. Les dents sont grandes, blanches, non limées.

MÉSURES. a 0,195. b 0,144. c 0,126. d 0,095. e 0,103. f 0,125. g 0,113. h 0,525. i 0,130. k 0,270. l 0,345. m 0,400. n 0,110. o 0,250. p 0,099. q 0,128. r 0,113. s 0,010. t 0,033. u 0,055. v 0,039.
W. 62°.

4. Crâne d'une femme des îles Carolines, nommée NATIOLI. — Il a le même caractère, que les trois crânes précédents, mais en sus les modifications sexuelles. — Il est dolichocéphale, mais un peu plus arrondi ; son prognathisme est très développé.

MÉSURES. a 0,180. b 0,130. c 0,122. d 0,095. e 0,103. f 0,120. g 0,110. h 0,505. i 0,120. k 0,250. l 0,320. m 0,255. n 0,100. o 0,240. p 0,100. q 0,118. r 0,103. s 0,010. t 0,025. u 0,053. v 0,037.
W. 56°.

264. 5. Vêtements et ornements de ces habitants des îles Carolines avec leur alphabet.

ÎLE TAHITI (OTAHEITI).

265. 1. *Plâtre.* — Moule en plâtre d'un jeune homme de 16 ans, d'une famille noble, né en Papeete, ville de l'île Tahiti. — Don du musée d'histoire naturelle à Paris en échange.

BASSINS.

TYPE CAUCASIEN.

266. 1. Bassin d'un homme Européen, mort à Amsterdam.

267. 2. Bassin d'une femme Européenne, morte à Amsterdam.

Ces deux bassins ont servi de types pour le travail de Mr. G. VROLIK, publié en 1826, sur les différences du bassin chez différentes nations. Voyez G. VROLIK, *Beschouwing van het verschil der bekkens in onderscheidene volkstammen*, Amsterdam 1826. Il en existe une traduction en français. — On y voit les dessins de ces deux bassins, ainsi que l'indication de leurs mésures.

TYPE NÈGRE.

268. 1. Bassin d'un Nègre. — V. pour les détails et les mésures l'ouvrage cité. — Il se distingue du bassin d'un Européen par sa forme allongée et presque cylindrique, par l'épaisseur des os, par leur pésanteur et par la force des attaches musculaires. — Les surfaces iliaques sont peu inclinées; l'os sacrum est conique et étroit; l'épine iliaque antérieure et inférieure touche presque le bord de l'acetabulum.

269. 2. Bassin d'un Nègre avec les deux os fémoraux. — Les os ont été réunis artificiellement, après macération. — Le bassin a tous les caractères, notés pour le bassin précédent.

270. 3. Bassin d'une Négresse de 18 ans. — Voyez pour les détails et les mésures, l'ouvrage cité. — Ce bassin a tous les caractères, que j'ai attribués a celui du Nègre. Mais il se modifie sensiblement par l'influence sexuelle. Par conséquent le plan incliné des surfaces iliaques est plus prononcé, le sacrum est plus large et plus droit, l'arc sous-pubien plus grand etc.

271. 4. Bassin d'une Négresse d'un âge avancé. — Ses caractères généraux sont les mêmes; mais il y a dans les bords articulaires des corps vertébraux lombaires des hyperostoses, qui paraissent être le produit de l'âge.

272. 5. Bassin d'un homme Mulâtre, c. a. d. né d'un Européen et d'une Négresse. — Il a les caractères d'un bassin de Nègre; sa forme

est allongée et presque cylindrique, le sacrum est étroit, les attaches musculaires sont fortement prononcées, en un mot il ressemble aux bassins N°. 268, et 269.

273. 6. Bassin d'une femme Mulâtre; il est ample et a une forme féminine très prononcée, mais il se distingue fort peu du bassin d'une femme Européenne. — Il ne faut pas oublier, qu'il ne vient pas d'une vraie Mulâtre, mais d'une fille de mère Mulâtre et de père Européen, que l'on nommé Mestize dans la Guiane Hollandaise.

274. 7. Bassin d'une femme Boschjesmanne, que le musée reçut de Mr. Horstok, médecin au Cap de bonne Espérance. — Il se rapproche encore beaucoup plus du bassin d'un quadrumane anthropomorphe, que ne le fait celui du Nègre. Les os iliaques ont une direction presque verticale; l'arc sous-pubien est ample et les tubérosités ischiatiques sont placées à grande distance l'une de l'autre. — Tout cela donne une forme allongée et cylindrique. — La surface iliaque est peu large et se rapproche par conséquent de l'ileum des anthropomorphes.

275. 8. Sacrum d'une femme Boschjesmanne. Le sacrum se relève en arrière, pour former un point d'appui à l'attache de l'aponévrose, qui retient le coussin de graisse, propre aux femmes Boschjesmannes.

276. 9. Bassin du cadavre dont j'ai décrit la forme Nègre du crâne au N°. 169. — Je ne trouve pas que dans ce bassin il y a la même tendance à adopter la forme Nègre.

TYPE MALAIS.

277. 1. Bassin d'homme Javanais de 36 ans. — Voyez pour les détails et les mésures l'ouvrage cité. — Ce bassin se distingue par les formes grèles et délicates, qui sont propres au peuple Javanais. C'est étonnant combien il diffère du bassin de Nègre, mentionné sous les numero's 268 et 269.

278. 2. Bassin d'une femme Javanaise de 23 ans. — Mr. G. Vrolik l'a décrit dans son ouvrage. — Il est remarquable par ses formes encore plus grèles et plus délicates que celles du bassin d'homme au n°. préc., ainsi que par la rondeur du détroit du petit bassin. — Malgré qu'il ait l'air d'être trop petit, sa capacité est suffisante pour la délivrance de l'enfant. Une lettre de Mr. J. van der Steege, médecin à Batavia, en fait foi. — En cela il faut tenir compte de la forme de la tête de l'enfant nouveau-né Javanais et jeter les yeux sur le numero 214. — La même lettre, que nous trouvons

dans l'ouvrage cité, nous apprend que l'accouchement devient difficile, si une femme Javanaise est enceinte d'un homme Européen.

279. 3. Bassin d'une femme Javanaise, qui a la même forme, mais une capacité plus grande.

280. 4. Bassin d'une femme Javanaise, dont le crâne est conservé sous le n°. 213. — Il n'est pas tout-à-fait normal; son côté droit est moins développé que son côte gauche. — Par-là il est affecté d'une légère obliquité. — C'est, si l'on veut, un premier dégré du bassin vicieux, nommé: *schräg verengt Becken*.

281. 5. Bassin d'une femme Javanaise de Soerabaya, agée seulement de 19 ans et déjà mère de deux enfants. — Il a les formes générales des bassins 278 et 279, mais il est plus grand et plus fort.
Il faut rappeler ici, que Mr. le Docteur ZAALJER a écrit un excellent mémoire sur le bassin des femmes de l'Archipel des Indes, dans lequel est fait mention de ces bassins 279, 280 et 281. — Il est surtout intéressant et utile de comparer les dessins du bassin d'une femme de Nias et de Java ajoutés à ce mémoire avec les bassins du musée, pour s'assurer, qu'il y a un type Malais, dont on ne saurait nier l'existence.

282 6. Bassin d'un Bengalais. Don de Mr. Voss, médecin à Calcutta. La forme générale fait un peu penser à celle du bassin d'un Javanais N°. 277, mais les os iliaques ont une direction plus verticale et les os ischiatiques sont plus élevés.

SQUÉLETTES.

TYPE CAUCASIEN.

283. 1. Squélette artificiel d'un homme adulte Européen. (*Hollande*).

284. 2. Squélette naturel d'une femme adulte Européenne. (*Hollande*).

TYPE NÈGRE.

285. 1. Squélette d'un enfant nouveau né Nègre, conservé dans de l'esprit de vin.

286. 2. Squélette d'un Nègre adulte.

287. 3. Squélette d'une Négresse adulte. — Après ce qui a été dit du crâne et du bassin des Nègres, il ne reste que peu de chose à mentionner par rapport aux différences nationales du squélette. — Leur caractère se montre surtout dans la tête et dans le bassin. Au reste on n'a qu'à noter les formes robustes du squélette, surtout dans le Nègre, puis la compression du thorax, et l'allongement des bras. Pour tous les autres détails, ces squélettes ressemblent complètement à celui d'Européens. le vrai type ne se montre que dans le crâne et dans le bassin. — SOEMMERING dit, que dans un de ses squélettes de Nègre, il y a six vertèbres lombaires; on n'en compte que cinq dans ceux du musée. Mais comme dans un des squélettes de Nègres de SOEMMERING et dans un sternum de Nègre de CAMPER, on compte dans le squélette N°. 286, 8 vraies côtes, c. a. d. huit côtes, qui se réunissent avec leurs cartilages au sternum. — Voyez S. T. SOEMMERING, *Ueb. d. Korp. Verschiedenheit des Negers vom Europäer*, Frankfurt u. Mainz, 1785.

TYPE MALAIS.

288. 1. Squélette artificiel d'un homme Javanais. Don de Mr. le Chirurgien VAN RAALTE.

289. 2. Squélette naturel d'une femme Javanaise, morte à l'hôpital d'Amsterdam, au 10 Octobre 1841. — Son nom était GAWARDA REINDERS; son âge 25 ans; elle fut mariée à MICHEL SCHMELER.

Dans le crâne et le bassin, le type national est bien prononcé. Ce qui me frappe dans les autres parties du squélette, ce sont les formes grêles et délicates des os, surtout des os longs. La capacité du bassin de la femme est bien plus grande, que dans les autres bassins de femmes Javanaises du musée. La forme cependant est évidemment Javanaise.

Le plâtre, moulé sur la tête du cadavre est conservé sous le N°. 218.

TYPE AMÉRICAIN.

290. 1. Squélette, que Mr. le Docteur DUMONTIER, de Surinam, a donné sous le nom de Caraïbe. Il est artificiel. — Pour le compléter, on a dû y ajouter, surtout aux extrémités, quelques os d'un autre individu, qui sont indiqués par une couleur blanchâtre. — L'individu est petit, ses formes sont grêles et délicates et n'ont pas de caractère spécial.

EMBRYONS ET ENFANTS NOUVEAU NÉS.

TYPE CAUCASIEN. — FAM. SÉMITIQUE.

291. 1. Deux foetus féminins nés avant terme d'une mère Juive.

292. 2. Enfant femelle, né, à ce que l'on a dit, d'une mère Juive.

293. 3. Enfant mâle, mort à l'âge de 8 semaines, dit LEVIE JACOB PE-
FER. — Sa mère était Juive et son père inconnu. — Il est mort
à l'hôpital d'Amsterdam, le 21 Janvier 1857.

TYPE NÈGRE.

294. 1. Foetus femelle de 6 à 7 mois, d'origine Nègre.

295. 2. Foetus mâle de la même période, d'origine Nègre.
Je remarque que dans ces deux foetus la peau est très blanche, mais que la physionomie du Nègre y est très prononcée,
par la largeur et l'aplatissement du nez.

296. 3. Foetus femelle de 8 mois, que l'on a dit être d'origine Nègre,
ce qui pourtant n'est pas certain.

297. 4. Enfant nouveau né mâle, d'origine Nègre. Ses cheveux sont
presque noirs et crépus; sa couleur est brunâtre. Son corps est
entouré de colliers de corail.

298. 5. Enfant nouveau né femelle Nègre. Il est orné de différentes manières. Sa couleur est noirâtre et sa physionomie évidemment
Nègre, par l'aplatissement du nez et par la largeur de ses ailes.

299. 6. Trijumeaux de 5 mois, nés d'une Négresse. Leur couleur est très
blanche.

300. 7. Foetus de six mois Nègre, masculin, à couleur profondément
brunâtre. — Don de Mr. le Chirurgien KRIEGER SCHUMER, qui
a reçu ce foetus de Surinam.

301. 8. Embryon de cinq mois féminin Nègre. Don de Mr. WIJSMULLER,
horloger à Amsterdam. — Ce qui m'y frappe surtout, c'est la
physionomie éminemment Nègre, visible tant dans la tuméfaction

très forte des lèvres renversées en dehors, que dans l'aplatissement du nez et la direction des oreilles.

302. 9. Enfant nouveau né femelle d'une femme Boschjesmanne, dont le bassin est conservé sous le n°. 274 et les organes génitaux externes sous le n°. 309. Ce qui me frappe surtout dans cet enfant nouveau-né, c'est la largeur et l'aplatissement de la tête, la grande distance entre les deux yeux et la largeur du nez. V. pour ces particularités la description du crâne, n°. 146.

ORGANES.

303. 1. Segment de la peau du sein d'une Négresse. — L'épiderme en est détaché, pour faire voir, que le réseau de MALPIGHI contient le pigment granuleux, qui est la cause de la couleur noire du type Nègre.

304. 2. Segment de la peau d'un Nègre, dont l'épiderme a été détaché. Au-dessous de l'épiderme apparaît le réseau noir de MALPIGHI, dont quelques parties sont restées attachées à l'épiderme.

305. 3. Segment de la peau du tibia d'une très vieille Négresse, dans laquelle il y a beaucoup de tâches blanches, surtout là, où la peau avait été attachée à l'os.

306. 4. Peau des lèvres d'un Nègre.

307. 5. Peau de l'anus d'un Nègre, avec l'intestin rectum renversé, pour faire voir qu'il y a une ligne de démarcation bien prononcée entre la peau et la membrane muqueuse de l'intestin.

308. 6. Organes génitaux externes d'une Négresse. — Le prépuce du clitoris et les nymphes sont fort prolongées.

309. 7. Organes génitaux externes d'une femme Boschjesmanne, dont le bassin est décrit sous le N°. 274. Le prépuce du clitoris et les nymphes y sont fortement prolongées et cachent l'entrée de la vulve. — Par là se forme le soi-disant tablier, mentionné par LE VAILLANT et par beaucoup d'autres voyageurs. — J. MULLER l'a décrit: *Ueber die äusseren Geschlechtstheile der Buschmanninnen. Archiv*, Jahrg. 1834. Heft IV. p. 319. Tafel VI.

Otto s'est trompé, en prenant une hypertrophie du clitoris chez une Négresse pour le tablier. Voyez *Neue seltene Beobachtungen zur Anatomie, Physiologie und Pathologie*, Berlin 1824. p. 135. Tab. 11 et *noch ein Wort ueber die sogenannte Hottentotten-Schurze* in Müller's *Archiv*, Jahrg. 1835. Heft II. p. 190. — Je me suis assuré, en examinant deux femmes Boschjesmannes, venues à Amsterdam, que le tablier est vraiment formé par un prolongement artificiel des nymphes (W. V.).

310. 8. Ongles de la main d'un Chinois de naissance distinguée, soignées et de belle forme, mais longues outre mésure, signe de noblesse dans la Chine.

311. 9. Figure en plâtre d'un pied d'une femme Chinoise, chaussé d'une petite pantoufle pointue, pour faire voir sa petitesse et la contraction de ses parties, artificiellement produites.

312. 10. Figure semblable, pareillement chaussée et entourée de bandes de diverses couleurs.

312*. 10*. Rouleau des mêmes bandes.

B. PARTIE OSTÉOLOGIQUE.

B. PARTIE OSTÉOLOGIQUE.

1. OSTÉOLOGIE HUMAINE.

CRÂNE.

a. MÉTAMORPHOSE DU CRÂNE PAR L'ÂGE.

1. 1. Crâne d'un foetus humain de 3 à 4 mois.
2. 2. Crâne d'un foetus humain de 4 à 5 mois.
3. 3. Crâne d'un enfant nouveau-né.
4. 4. Crâne d'un enfant de 3 mois.
5. 5. Crâne d'un enfant de 7 mois.
6. 6. Crâne d'un enfant d'environ 1 an.
7. 7. Crâne d'un enfant d'environ 14 mois.
8. 8. Crâne d'une jeune fille de 4 ans.
9. 9. Crâne semblable.
10. 10. Crâne d'une jeune fille de 6 ans.
11. 11. Crâne d'une jeune fille de 8 ans.
12. 12. Crâne semblable.
13. 13. Crâne d'un garçon de 12 ans.
14. 14. Crâne d'un homme adulte.
15. 15. Crâne d'un vieillard édentule.
16. 16. Crâne d'une vieille femme édentule.
17. 17. Base du crâne d'une vieille femme édentule, dans laquelle les os sont très grêles, par atrophie sénile. Un trou paraît s'être formé au palais par absorbtion interstitielle.
18. 18. Crâne d'une femme fort agée, dans lequel la suture frontale persiste, et les autres sutures se sont évanouies. — Acheté à la vente du musée de SANDIFORT.

b. DÉVIATIONS DU CRÂNE DANS L'IDIOTISME.

19. 1. Buste en plâtre d'une jeune fille, PAULINE CHOISY, agée de trois
ans, tellement microcéphale, que la forme du crâne et celle de la
face représentent exactement les mêmes parties chez les enfants
anencéphales. — D'après la lettre de Mr. G. FERRUS, qui a fait
don de ce buste, cette enfant était chétive et peu développée; elle
tétait encore. Toutes ses fonctions étaient languissantes, mais régulières. Ses sens étaient fort obtus, sans paraître entièrement
inactifs. — Sa sensibilité cutanée était assez vive et les impressions douloureuses étaient accompagnées de quelques cris faibles
et plaintifs. Ses mouvements étaient libres.

20. 2. Buste en plâtre du soi-disant garçon — *Aztèque*, dit *Marime*. — Je
l'ai vu à Paris et à Amsterdam, et je me suis assuré, qu'il est
un idiot (W. V.).

21. 3. Crâne d'un garçon de deux ans idiot et hydrocéphale. — Mr.
GUGGENBÜHL l'a envoyé de l'Aboudberg à Interlaken. — La
dissection a montré, qu'il y avait hydropisie des deux ventricules latéraux du cerveau, surtout au côté gauche. Le crâne est
asymmétrique, bien plus allongé et plus élargi au côté gauche
qu'au côté droit; il y a une série non interrompue d'os Wormiens
dans la suture lambdoide; la grande fontanelle persiste. L'enfant
était affecté d'atrophie musculaire et d'exanthème scrofuleux. —
Il n'était pas tout-à-fait dépourvu d'intelligence.

22. 4. Moule en plâtre d'un idiot.

23. 5. Crâne d'un garçon idiot de 9 ans, reçu de Mr. GUGGENBÜHL. —
Il est microcéphale, et la forme du crâne était, surtout au moment de la naissance, en pain de sucre; les facultés intellectuelles étaient très faibles. — Les dimensions du crâne sont
petites; sa forme est asymmétrique, raccourcie et oblique; les
sutures commencent déjà à s'oblitérer à la surface interne des
os du crâne; à l'os pariétal gauche il y a un commencement
d'usure; le diploé s'y est évanoui et les deux lamelles osseuses
s'y touchent. — Il est inutile d'entrer dans de plus amples détails et d'y joindre les résultats de la dissection du cerveau. —
V. pour ceux-ci W. VROLIK, *Beschrijving van een gebrekkigen hersen-
en schedelvorm; Verhandelingen der Koninklijke Akademie van Wetenschappen*, Deel I. 1854.

24. 6. Crâne d'une jeune fille de 9 ans, bien conformée et saine d'esprit, pour mieux faire apprécier la différence.

25. 7. Crâne d'une femme idiote depuis son bas âge, à front fuyant et très aplati. La suture frontale persiste et il y a des os Wormiens dans la partie postérieure de la suture sagittale, près de la suture lambdoïde. L'occiput est peu éminent et peu bombé.

26. 8. Crâne d'une femme idiote, dolichocéphale, à sommet très déprimé et aplati. La protubérance occipitale est élevée en pointe obtuse et arrondie; elle se prolonge transversalement dans une crête fortement prononcée, au-dessous de laquelle se montre la base occipitale très plate. Par là toute la partie postérieure de la tête a l'air d'être déprimée de haut en bas. — La suture frontale persiste.

27. 9. Crâne d'une femme idiote. — Il est moins déprimé que les deux crânes précédents, et il s'élargit d'une manière très prononcée en arrière; au milieu du front s'élève une espèce de crête allongée. A la racine de chaque apophyse pterygoidienne externe il y a un trou arrondi et fort grand.

28. 10. Crâne d'une femme idiote, brachycéphale. L'os occipital est très épaissi, surtout à la protubérance occipitale externe; les fosses pour les lobes postérieurs des hémisphères du cerveau et pour les hémisphères du cervelet ont peu de capacité; le diploé n'est presque pas visible.

29. 11. Crâne d'une jeune fille idiote, éminemment étroit et dolichocéphale. Le front et l'occiput sont très éminents: la suture sagittale est complètement oblitérée; les sutures coronale et lambdoïde sont distinctes. — Cette oblitération prématurée de la suture sagittale est probablement la cause de la singulière forme de cette tête. Par elle le crâne n'a pas pu s'élargir pendant son développement et a été forcé de s'allonger.

30. 12. Crâne d'un homme adulte idiot, dolichocéphale et prognathe. Les sutures coronale et sagittale sont complètement oblitérées. Le front, étroit à son origine, fuit fortement en arrière et il y a une dépression en arrière, à l'endroit où se trouvent les trous pariétaux.

31. 13. Crâne asymmétrique d'un homme devenu idiot à un âge avancé. Il est brachycéphale et fort large, surtout en arrière. Toutes les sutures sont distinctes; la crête occipitale est très prononcée; au

côté gauche se trouve une apophyse clinoïde moyenne et par conséquent un trou pour le passage de l'artère carotide interne.

32. 14. Crâne d'une jeune fille, idiote depuis son enfance, brachycéphale. La suture coronale existe, au moins à l'extérieur; mais elle est oblitérée à l'intérieur. — Il n'y a plus aucun vestige de suture sagittale et lambdoïde; la crête occipitale se relève au milieu en crochet recourbé. Les sinus veineux, longitudinal et transversal sont remplis d'une substance calcaire blanche et dure.

33. 15. Crâne d'une fille de 24 ans, idiote, brachycéphale et prognathe. La suture coronale est complètement et la suture sagittale en partie oblitérée; la suture lambdoïde persiste. Au côté droit, il y a un processus clinoïde moyen et par conséquent un trou pour le passage de l'artère carotide cérébrale. Les sinus veineux sont, comme dans le crâne précédent, remplis d'une substance calcaire blanche et dure

34. 16. Crâne d'une femme, idiote depuis son enfance. Ses os sont régulièrement épaissis et fort pésants; les sinus frontaux sont larges; la suture coronaire oblitérée au côté droit; les sinus veineux remplis d'une substance calcaire, comme dans les deux crânes précédents; les sillons pour l'artère meningée moyenne très profonds. La tête est un peu asymmétrique et comme refoulée de droite à gauche.

35. 17. Crâne d'une femme de 32 ans, morte à l'hôpital dit *Buiten-Gasthuis* à Amsterdam, idiote et épileptique. — Le crâne est asymmétrique et oblique; toutes les sutures sont oblitérées et les os sont épais et pesants, surtout à la partie supérieure du crâne.

36. 18. Crâne d'une femme idiote, dolichocéphale et étroit. — Toutes les sutures sont oblitérées. — Le bassin, est conservé sous le N°. II, 622.

37. 19. Crâne d'une femme idiote, d'une forme régulière et même belle à sa partie antérieure, mais raccourci, asymmétrique et oblique à sa partie postérieure.

38. 20. Crâne d'un homme idiot, épileptique. Il est fortement asymmétrique et oblique.

39. 21. Crâne d'une jeune femme idiote, brachycéphale et prognathe. Les

sutures coronale et sagittale sont oblitérées. — Les sinus veineux sont remplis d'une substance calcaire blanchâtre et dure.

39ª. 21ª. Crâne d'un homme idiot — Il est très déclive en arrière du sommet de la tête, l'occiput est très éminent.

c. CRÂNES DE CRÉTINS.

40. 1. Crâne, que Mr. Guggenbühl a donné sous le nom de Crétin. Il est tiré d'un cimetière. Sa mâchoire inférieure est absente et les arcades zygomatiques sont brisées. Il est brachycéphale, mais son sommet est tellement élevé, qu'il rentre dans la forme, que l'on nomme celle *à pain de sucre*. Son occiput est large et forme un plan incliné avec le sommet de la tête. Les tubérosités occipitales pour le cervelet sont très bombées. Les sutures coronales et sagittales sont complètement oblitérées, la suture lambdoïde persiste. Cette synostose paraît précoce, car la condition des alvéoles n'annonce pas un âge très élevé. — Le crâne est venu du village Bremis dans le Valais.

41. 2. Crâne sans mâchoire inférieure, que Mr. Guggenbühl a envoyé sous le nom de Crétin. Il est brachycéphale et fort large, surtout en arrière. Toutes les sutures persistent.

42. 3. Crâne reçu aussi de Mr. Guggenbühl, sous le nom de Crétin. La mâchoire inférieure manque. Il est dolichocéphale et asymétrique. L'occiput est très prolongé en arrière. Il y a une série continue d'os Wormiens dans la suture lambdoïde. Toutes les sutures persistent.

43. 4. Crâne sans mâchoire inférieure, reçu de Mr. Guggenbühl, sous le nom de Crétin. Il est brachycéphale et très asymétrique, oblique de gauche à droite. Les sutures sont distinctes.

44. 5. Crâne de Crétin, sans mâchoire inférieure, asymétrique et oblique de droite à gauche. Il y a une série non interrompue d'os Wormiens dans la suture lambdoïde. — Reçu de Mr. Guggenbühl.

45. 6. Crâne de Crétin, sans mâchoire inférieure, asymétrique, dolichocéphale. Les sutures sont presque complètement oblitérées. — Reçu de Mr. Guggenbühl.

46. 7. Crâne, reçu de Mr. Guggenbühl, sous le nom de Crétin. Il est brachycéphale, à formes arrondies et symétriques. Beaucoup d'os Wormiens se trouvent dans la suture lambdoide. La mâchoire inférieure manque, les sutures se montrent distinctement.

47. 8. Crâne de Crétin, sans mâchoire inférieure, reçu de Mr. GUGGENBÜHL. Le crâne est brachycéphale, à pommettes très évasées, à nez très large et à orbites fort amples. Toutes les sutures sont oblitérées.

d. CRÂNES DE MANIAQUES.

48. 1. Crâne d'un homme maniaque. Il y a à l'intérieur beaucoup d'épines osseuses, qui ont dû produire une grande irritation sur l'encéphale; un prolongement osseux part de la partie antérieure du rocher et se termine à la surface postérieure des apophyses clinoides postérieures; une tubérosité osseuse se montre au-dessous des trous condyloides antérieurs; celles-ci ont dû comprimer la moëlle allongée, le crâne est asymmétrique et la suture sagittale est complètement oblitérée.

49. 2. Crâne d'une femme, qui à l'âge adulte fut affectée de manie, dont les accès furent toujours précédés de violente céphalalgie. Il y a beaucoup d'ossifications morbides à l'entour du processus falciforme de la dure mère, des épines osseuses se montrent à la base du crâne; les processus clinoides antérieurs se réunissent aux moyens et forment un vrai trou carotidien; l'occiput est très bombé et les os craniens sont fort épais.

50. 3. Crâne d'une jeune fille maniaque; la face est prognathe, il y a des os Wormiens dans la suture lambdoide, la suture frontale persiste; les bosses occipitales inférieures sont fortement prononcées.

51. 4. Crâne d'un homme, qui, après avoir reçu un coup sur la tête, fut affecté de manie. Il était méchant et sale.

52. 5. Crâne d'une vieille femme maniaque et très méchante, la partie postérieure du sommet de la tête est déclive, l'occiput éminent; les orbites sont très larges, mais courtes, ce qui donne une singulière physionomie à la tête.

53. 6. Crâne d'un homme maniaque, dont tout le système artériel était ossifié; le cadavre paraissait presque anémique; les processus clinoides antérieurs, moyens et postérieurs sont réunis en un anneau osseux très épais, dans lequel se trouvent les trous carotidiens, formés par la réunion des processus clinoides antérieurs et moyens.

54. 7. Crâne d'une femme de 31 ans, maniaque. Le premier accès de manie fut le produit de convulsions épileptiques, nées après une violente frayeur.

55. 8. Crâne d'une femme maniaque, asymmétrique. Les processus clinoïdes postérieurs sont tellement prolongés, qu'ils touchent presque les antérieurs.

56. 9. Crâne d'une femme maniaque, très arrondi, mais asymmétrique. Les glandes lymphatiques du cou et la vessie ont été conservées.

57. 10. Crâne d'un homme épileptique, acheté à la vente des livres du Professeur THIJSSEN. Il a des processus clinoïdes moyens, qui forment des trous carotidiens avec les antérieurs. Au côté droit, le processus clinoïde postérieur se prolonge jusqu'au moyen, avec lequel il se confond.

58. 11. Crâne d'un homme maniaque, dolichocéphale et très prognathe.

59. 12. Crâne d'un homme adulte, maniaque. Les dents indiquent un âge peu avancé. Cependant les sutures sont presque complètement oblitérées à l'intérieur; les os sont épais et pesants, les fosses pour les glandes de PACCHIONI sont nombreuses et profondes.

60. 13. Crâne d'un homme adulte, maniaque. Le sommet de la tête est élevé en bosse; en arrière de cette bosse le crâne est fort déclive; les sillons pour les sinus de la dure mère sont presque tous remplis d'une substance calcaire. Les sillons pour les artères méningées sont profonds et les fosses pour les glandes de PACCHIONI fortement accusées et grandes. Les sutures sont oblitérées à l'intérieur.

61. 14. Crâne d'un homme maniaque âgé de 53 ans, dont il en a passé dix-huit à l'hôpital, dit Buiten-Gasthuis à Amsterdam. — Sa manie était née de la douleur, que lui fit sa femme par une vie déréglée et adultère.

62. 15. Crâne d'un homme maniaque.

63. 16. Crâne d'un homme maniaque.

c. CRÂNES D'HOMMES CRIMINELS.

64. 1. Crâne d'un Hanovrien, nommé SEYDEL, meurtrier de deux femmes.

65. 2. Crâne d'un homme, dit JOHANN CHRISTIAAN HEYSERG, portant
aussi le nom de JAN HANNEKE. On le dit affecté de monomanie
homicide. Il fut exécuté à la Haye. Son front est bas et les
arcades sourcilières sont fortement prononcées, ce qui lui donne
une physionomie féroce. Le sommet de la tête est déclive en arrière et la partie occipitale du crâne est éminente et large. Il
y a de chaque côté un os Wormien entre le pariétal, le temporal et la grande aile sphénoidale. — Les pommettes sont larges,
les talons des mâchoires inférieures se recourbent en dehors; les
parois temporales sont aplaties. — Tout cela donne à ce crâne
un aspect carnivore.

66. 3. Crâne bien développé et fort d'un homme très robuste, nommé
JANSSEN. — Il a commis plusieurs vols et fut exécuté; les mâchoires sont un peu prognathes, les arcades sourcilières sont
fortement prononcées et les pommettes saillantes; par là les orbites ont l'air d'être enfoncées.

67. 4 Crâne d'une femme, dite BRUMMELKAMP, née HESTER REBEKKA
NEPPING, qui, pour satisfaire à ses désordres adultères, a em-
poisonné son mari. Le crâne est éminemment dolichocéphale et
la partie occipitale fortement prononcée. Au reste son type est
féminin, d'une manière non equivoque. Voyez *Berigt omtrent de
vergiftigster* H. B. NEPPING, door W. BROES, 1812.

68. 5. Crâne d'un homme, dit H. JANSEN, qui a tué sa femme et fut
exécuté à Amsterdam. C'est une belle et forte tête, dans laquelle les bosses occipitales sont plates et presque enfoncées. —
Il a été prouvé par les débats du procès, que les appetits véné-
riens de cet homme étaient nuls. — Voyez *Crimineel proces.*

69. 6 Crâne d'un homme, dit JEAN BAPTISTE DE LOEIL, médecin de
Campagne, qui a martyrisé sa femme d'une manière atroce, pendant un temps très prolongé; elle est morte de faim. C'est une
belle tête, sans caractères bien prononcés. — Voyez pour les
détails: *Regtsgeding tegen* J. B. DE LOEIL. Middelburg 1850.

70. 7. Moule en plâtre de la tête d'ANDREOLI, qui, pour satisfaire à

son goût de libertinage et afin de se procurer pour cela de l'argent, a massacré sa tante.

71. 8. Crâne d'ANDREOLI, qui est beau et tout-à-fait normal.

72. 9. Moule en plâtre de la tête de ZEEGERS VERMEULEN, qui dans un accès de jalousie a assassiné une jeune fille, qui ne voulait pas répondre à son amour.

73. 10 Crâne de ZEEGERS VERMEULEN. C'est une belle tête de jeune homme, dolichocéphale et prognathe. La suture frontale persiste, l'occiput est très éminent et il y a dans la suture lambdoïde une série non interrompue d'os Wormiens.

74. 11. Crâne d'une femme, exécutée pour le crime d'homicide. Il est dolichocéphale et prognathe.

75. 12. Crâne d'un homme, dit E. KOSTER. Il est brachycéphale, à sommet très élevé. Sa face est large, les orbites sont petites et enfoncées, l'occiput est fort large. Il a été convaincu par le procès, d'avoir tué son père, comme il est prouvé par des documents inédits.

76. 13. Crâne d'un vieillard, nommé HERDERSCHEE, mort dans la prison d'Amsterdam. Il avait été convaincu de sodomie. — La base de l'occiput est large et excessivement bombée.

77. 14. Crâne d'un homme, dit A. DIJKS, qui a été exécuté pour vol, avec toutes les circonstances aggravantes. — C'est une belle tête carrée, dolichocéphale, mais un peu basse. L'os du nez gauche montre les cicatrices d'une ancienne fracture.

78. 15. Crâne d'un homme, dit G. VAN ROOYEN, camarade du précédent, et exécuté comme lui pour le même crime. C'est une tête plus belle encore, brachycéphale, mais régulièrement bombée.

f. CRÂNES DE FORME ABNORMALE.

79. 1. Crâne d'enfant nouveau-né, dolichocéphale au suprême dégré. — Il est comprimé d'une manière symmétrique des deux côtés et par conséquent très étroit.

80. 2. Crâne d'une femme adulte, sans mâchoire inférieure, très large,

régulièrement bombée, à face large, presque orthognathe; la suture frontale persiste; l'occiput est légèrement éminent.

81. 3. Crâne d'une femme encore jeune, régulièrement oblique ou plagiocéphale, parceque tout le côté droit, tant du crâne, que de la face est plus développé que le côté gauche. — Il n'y a aucune déviation dans les sutures.

82. 4. Crâne d'une vieille femme d'Amsterdam, brachycéphale et prognathe. Toutes les sutures sont oblitérées. Le crâne est régulièrement oblique, son côté gauche est plus dévelopé que le côté droit. — Le bassin, également oblique, est conservé.

83. 5. Crâne d'une femme adulte, régulièrement oblique ou plagiocéphale, parceque la partie gauche est plus développée que la partie droite, tant du crâne que de la face. — Le bassin, oblique, se trouve dans le musée.

84. 6. Partie postérieure d'un crâne très oblique et asymmétrique.

85. 7. Crâne d'un homme Européen dolichocéphale et prognathe, avec une singulière dépression au sommet de la tête, entre l'os frontal et les os pariétaux. — C'est la forme, que LUCAS: *Zur Architectur des Menschenschädels*, Frankfort a/M. 1857, décrit sous le nom de *Clinocephale*. — Il déduit son origine de la synostose des os pariétaux, soit avec les grandes ailes sphénoïdales, soit avec la partie moyenne des squames temporales. Mais dans ce crâne je ne vois aucune déviation dans les sutures, qui sont toutes fort distinctes.

g. CRÂNES AVEC DES OS WORMIENS.

86. 1. Crâne d'une jeune fille de 6 ans, dans lequel il y a plusieurs os Wormiens ou suturaux. — Les plus grands sont ceux, que l'on a l'habitude de nommer *os des fontanelles*. — Il y en a ici trois, deux très grands et un troisième petit, situés là où se réunit la suture sagittale à la suture coronale et où se trouve primitivement la grande fontanelle; d'autres se trouvent dans les sutures coronale et lambdoïde, et entre les ailes sphénoïdales et les os temporaux.

Cette fréquence est remarquable, nous y reviendrons plus tard; elle prouve que l'origine des os Wormiens est due à un vice primitif d'ossification du crâne. — La forme de ce crâne est belle et symmétrique.

87. 2. Crâne d'un homme Européen adulte, dans lequel il y a un seul os Wormien ou soi-disant *antiépileptique* au milieu de la suture coronaire. Le crâne est légèrement asymmétrique, surtout au sommet.

88. 3. Crâne d'un enfant nouveau-né, légèrement hydrocéphale, fortement allongé et déjà asymmétrique. Dans la grande fontanelle, qui est fort étendue, commencent à se former plusieurs os Wormiens; on en voit aussi dans l'intervalle membraneux entre les os pariétaux.

89. 4. Belle tête large, arrondie et symmétrique d'un homme Européen, à front fort large, dans lequel persiste la suture frontale. Au centre du sommet de la tête, entre les sutures frontale, coronaire et sagittale, il y a un os antiépileptique allongé; à la partie postérieure de la suture sagittale il y a trois os Wormiens, et puis un os interpariétal très grand semblable à celui, que l'on trouve chez plusieurs mammifères, et que MEIJER a nommé *transversal* chez les souris. En sus il y a des os Wormiens, surtout au côté droit de la tête, entre les os pariétaux et temporaux.

Par rapport à la fréquence des os Wormiens v. au N°. 86.

90. 5. Crâne d'un enfant nouveau-né, dans lequel deux noyaux symmétriques commencent à former un os interpariétal, tout comme cela a lieu chez les mammifères, qui à leur jeune âge ont un os interpariétal double.

91. 6. Crâne d'homme Européen, sans mâchoire inférieure, un peu clinocéphale, dans lequel il y a un os interpariétal très grand et symmétrique.

92. 7. Crâne d'une vieille femme, dolichocéphale, prognathe, un peu clinocéphale, à front étroit. — A l'occiput il y a trois noyaux Wormiens, dont les deux inférieurs et les plus larges sont les éléments d'un os interpariétal.

93. 8. Crâne d'un homme adulte, brachycéphale, très arrondi au sommet, en avant et aux côtés, mais à occiput proéminent, ou plutôt poussé en arrière. Dans la suture lambdoïde, qui forme une espèce de talon, il y a une série non interrompue d'os Wormiens.

94. 9. Crâne d'un enfant nouveau-né, dans lequel il y a un troisième noyau osseux, oblong, dans l'intervalle membraneux entre les deux os frontaux.

95. 10. Partie supérieure du crâne d'une femme, dans laquelle il y a
cinq os Wormiens, dans la partie postérieure de la suture sagittale. L'antérieur est le plus grand et impair, les autres sont pairs.

96. 11 Crâne d'une femme, acheté à la vente du musée de Sandifort.
Chaque os zygomatique est separé par une suture transversale
en deux segments, l'un supérieur grand, l'autre inférieur petit.
E. Sandifort a décrit et dépeint un cas pareil. — Voyez *observ.
anat. pathol.* Lib. III, p. 113, où il parle d'un os jugal droit, séparé en deux segments. — Il le dépeint Tab. VIII, fig. 7.

h. CRÂNES AVEC SYNOSTOSE PRÉCOCE DES SUTURES.

97. 1. Crâne très asymmétrique, sans mâchoire inférieure, d'un homme
Européen adulte, dont le côté droit est beaucoup plus développé
que le côté gauche, et dont l'occiput est fortement oblique. La
suture coronale est distincte; il y a synostose complète de la
suture sagittale, et dans la suture lambdoïde il y a une rangée
semicirculaire non interrompue d'os Wormiens.

Il est évident, que la synostose de la suture sagittale n'a pas
eu ici son effet ordinaire, c. a. d. d'allonger le crâne et de le
rendre étroit; le crâne est au contraire large et ample.

98. 2. Crâne presque globuleux et à face très large, orthognathe, sans
mâchoire inférieure, d'un homme Européen adulte. — Il y a synostose incomplète de la suture sagittale; un enfoncement profond
et caractéristique distingue la partie basilaire et condyloïde de
l'os occipital. L'occiput est bombé en arrière; il y a une rangée non interrompue d'os Wormiens dans la suture lambdoïde;
les sutures sont en partie oblitérées.

Ce crâne a la forme générique, que Lucae nomme *Bathycéphale*,
et dont il distingue une des espèces par le nom de *platycéphale*.
Il y reconnaît une synostose des sutures entre l'os frontal et les
pariétaux et temporaux, qu'on n'observe cependant pas dans
ce crâne.

99. 3. Crâne de femme sans mâchoire inférieure, dolichocéphale et très
étroit. Il y a synostose complète de la suture sagittale et lambdoïde. Au côté gauche il y a synostose de l'aile sphénoïdale
avec l'os frontal et de l'os temporal avec le pariétal et l'occipital; au côté droit la suture squameuse se distingue, mais il y
a synostose entre l'aile sphénoïdale et l'os frontal. La forme de
ce crâne est égale à celle, que Lucae représente Tab. IV, N°. 60,
comme effet de la synostose précoce de la suture sagittale.

100. 4. Crâne de femme sans mâchoire inférieure, dolichocéphale, moins
étroit que le crâne précédent. Il y a synostose complète de
la suture sagittale et incomplète des sutures coronale et lambdoïde.

101. 5. Crâne d'un enfant d'un an, la suture frontale s'est évanouie et
il y a synostose complète des deux os frontaux. — La forme
générale du crâne est déjà au peu asymmétrique et clinocéphale.

102. 6. Crâne d'un homme adulte, dans lequel il y a synostose complète de la partie droite de la suture coronaire, par conséquent
entre l'os frontal et pariétal. Il y a un os Wormien, impair,
très grand, partagé en deux segments, au côté droit de la
suture lambdoïde. Le crâne est plagiocéphale; son côté droit
est bien moins développé que le côté gauche.

103. 7. Crâne d'un enfant de six ans, quant à la synostose de la suture coronaire tout-à-fait semblable au crâne précédent. Le
crâne est déjà un peu plagiocéphale.

104. 8. Crâne d'une jeune fille, de 7 ans, déjà fortement plagiocéphale.
Il y a un commencement de synostose au côté gauche, dans la
suture coronaire.

105. 9. Crâne d'un enfant de 8 mois, évidemment plagiocéphale, sans
que je voie une déviation dans les sutures.

106. 10. Crâne d'un homme adulte évidemment plagiocéphale. La seule
déviation, que j'observe dans les sutures, est l'existence d'un os
Wormien, antiépileptique, très régulier.

107. 11. Crâne normal, symmétrique et beau d'un homme adulte, dans
lequel il y a synostose complète de toutes les sutures, à l'exception des seules sutures squameuses. — A la face il y a synostose presque complète des os jugaux avec les os environnants.
L'état des dents démontre que la tête n'est pas celle d'un
homme très âgé.

108. 12. Crâne d'un homme adulte, d'après l'état des dents pas très
âgé, dans lequel toutes les sutures sont presque oblitérées. —
La forme du crâne est régulière et symmétrique. Les couronnes
des dents sont fortement aplaties.

109. 13. Crâne d'un homme adulte, sans mâchoire inférieure, régulier,

symmétrique, légèrement plagiocéphale, dans lequel, à l'exception des sutures squameuses, toutes les autres sont oblitérées.

DÉVIATION DES APOPHYSES.

110. 1. Crâne d'un homme, dans lequel les apophyses clinoïdes postérieures manquent tout-à-fait.

PRÉPARATIONS D'OS D'ENFANTS NOUVEAU-NÉS,
POUR EXPLIQUER L'OSTÉOGENÈSE.

111. 1. Trois vertèbres dorsales d'un enfant nouveau-né, pour faire voir les noyaux osseux formant les corps et les arcs des vertèbres.

112. 2.
113. 3. } Trois vertèbres dorsales isolées, préparées dans le même but.
114. 4.

115. 5. Os sacrum et coccyx d'un enfant nouveau-né. Dans la base élémentaire, cartilagineuse du sacrum se montrent les noyaux osseux pour la formation des diverses parties des vertèbres sacrales; le coccyx est cartilagineux.

116. 6. Côtes d'un enfant nouveau-né; les têtes et tubercules des côtes sont encore des épiphyses cartilagineuses.

117. 7. Sternum d'un enfant nouveau-né, pour la plus grande partie encore cartilagineux, séparé en ses trois parties primitives, manubrium, corps et appendice xyphoïde. — Des noyaux osseux se montrent dans le cartilage primitif — A l'exception du quatrième, ils sont impairs.

117*. 7*. Sternum d'un homme adulte ayant des noyaux osseux séparés, dans l'appendice xyphoïde.

118. 8. Sternum d'un foetus humain. — Tous les noyaux osseux sont impairs.

119. 9. Omoplate et clavicule d'un enfant nouveau-né. L'acromion et l'apophyse coracoïde sont encore cartilagineux.

120. 10. Humérus droit d'un enfant nouveau-né. — Les épiphyses sont encore cartilagineuses.

121. 11. Cubitus d'un enfant nouveau-né. Diaphyse osseuse, épiphyses cartilagineuses.

122. 12. Radius d'un enfant nouveau-né. Diaphyse osseuse, épiphyses cartilagineuses.

123. 13. Os du carpe encore cartilagineux d'un enfant nouveau-né.

124. 14. Os de la main d'un enfant de trois ans; quelques os du carpe sont encore cartilagineux.

125. 15. Main droite d'une jeune fille de huit ans. — A l'exception de l'os pisiforme, des noyaux osseux se sont formés dans tout les os du carpe. Les épiphyses des os métacarpaux et des phalanges sont encore cartilagineuses.

126. 16. Avant-bras et main droits. — Les articulations du carpe et du métacarpe sont dissoutes, pour bien faire voir la composition de la main.

127. 17. Les deux rangs des os du carpe séparés l'un de l'autre.

128. 18. Main droite avec les tendons des muscles fléchisseurs des doigts et le ligament transversal du carpe.

129. 19. Os métacarpaux d'enfant nouveau-né.

130. 20. Phalanges des doigts de la main d'un enfant nouveau-né.

131. 21. Os droit de la hanche d'un enfant nouveau-né. Les noyaux, dont se formeront l'os iliaque, l'os ischion et l'os pubis se montrent distinctement. — La cavité cotyloïde de l'acétable est complètement cartilagineuse.

132. 22. Deux fémurs d'un enfant nouveau-né; diaphyses osseuses, épiphyses cartilagineuses.

133. 23. Tibia d'un enfant nouveau-né.

134. 24. Péroné d'un enfant nouveau-né. Ces deux os sont dans le même état que les fémurs.

135. 25. Os du tarse d'un enfant nouveau-né. Il y a des noyaux osseux très prononcés dans l'astragale et dans le calcaneum.

136. 26. Os fémoral gauche d'un enfant de six ans, séparé en deux parties longitudinales, pour bien faire voir les noyaux osseux dans les épiphyses.

137. 27. Os du pied droit d'une jeune fille de huit ans, pour faire voir les noyaux osseux dans les os du tarse et dans les épiphyses.

138. 28. Os tarsaux d'un enfant de trois ans. A l'exception de l'astragale, du calcaneum et du cuboïde, qui montrent des noyaux osseux, les autres os du tarse sont complètement cartilagineux.

139. 29. Omoplate d'un homme adulte, dans laquelle l'acromion forme un noyau osseux séparé. — Wenzel Gruber le nomme *os acromial*, et dit qu'il est très rare. — Cf. *Bullet. de l'Acad. imp. d. Sciences de St. Pétersbourg*. Tom. I. p. 326.

140. 30. L'articulation du coude gauche du même cadavre, dans laquelle l'olécrane n'est pas consolidé au corps du cubitus, mais a la disposition d'un disque osseux mobile, représentant une espèce de patelle. — Cela fait songer à ce qui a lieu chez les Cheiroptères et chez quelques Amphibies.

141. 31. Collection d'os cylindriques, pour bien faire voir la disposition de la diaphyse et des épiphyses.

142. 32. Os du crâne d'un fœtus de six mois.

143. 33. Os du crâne d'un fœtus de sept mois.

144. 34. Os du crâne d'un enfant nouveau-né.

145. 35. Os de deux crânes d'enfants plus âgés.

146. 36. Les primordes de l'os intermaxillaire chez le fœtus humain.

PRÉPARATIONS OSTÉOLOGIQUES DE DIFFÉRENTE NATURE.

147. 1. Un segment de périoste, pour bien faire voir ses vaisseaux, qui sont injectés.

148. 2. Un autre segment de périoste, préparé de la même manière.

149. 3. Os du crâne d'un homme adulte recouverts de périoste, dont les vaisseaux sont injectés.

150. 4. Segment du crâne d'un jeune homme, dont les vaisseaux veineux sont injectés avec une substance bleue.

151. 5. Segment du crâne d'un jeune homme, dont les vaisseaux veineux sont injectés de la même manière.

152. 6. La base organique, cartilagineuse de la seconde vertèbre cervicale, et d'une côte d'un homme adulte; les sels calcaires en ont été tirés par l'action de l'acide hydrochlorique.

153. 7. La partie inférieure de l'humérus et la partie supérieure du cubitus d'un homme adulte, préparés comme le numero précédent.

154. 8. Patelle d'un homme adulte avec l'insertion du tendon du quadriceps femoris.

155. 9. Tendon d'ACHILLE, dissous dans ses fibres primitives, par macération.

156. 10. Articulation du genou d'un homme adulte.

157. 11. Ménisque articulaire de l'articulation maxillaire d'un homme adulte.

158. 12. Pied humain, dans lequel les insertions principales des tendons sont préparées.

159. 13. Moule en plâtre du pied gauche d'un homme criminel très robuste, dit JANSEN, dont le crâne est conservé sous le n°. B. 66 et le tronc sous le n°. B. 163.

160. 14. Articulation de l'omoplate avec l'humérus d'un homme adulte, du côté droit, sans humérus.

161. 15. Articulation de l'omoplate avec l'humérus d'un homme adulte, du côté gauche, avec l'humérus.

TRONCS.

162. 1. Tronc avec la partie supérieure des fémurs d'un enfant d'environ trois ans.

163. 2. Tronc bien bâti et robuste d'un homme criminel, dit JANSEN, dont le crâne se trouve au musée sous le n°. B 66, et le moule en plâtre du pied sous le n°. B 159.

164. 3. La moitié gauche du squelette d'un jeune homme.

10*

165. 4. La partie droite du tronc d'un homme adulte.

166. 5. La partie gauche d'un tronc humain. — La section s'est faite après congélation du cadavre. — D'après cette préparation Mr. G. VROLIK a fait son mémoire : *Over de wervelkolom en het bekken van den mensch, naar aanleiding van de voorstelling dezer deelen, door de broeders* W. en E. WEBER, dans *Tijdschrift voor de Wis- en Natuurk. Wetenschappen*, uitgegeven door de eerste Klasse van het Koninkl. Nederl. Instituut enz. D. III. bl. I. Amsterdam, 1850.

SQUÉLETTES DE FOETUS HUMAINS ET D'ENFANTS.

167. 1. Squélette d'un embryon de trois mois.

168. 2. Deux squélettes d'enfants nouveau-nés.

169. 3. Squélette d'un enfant de sept mois, qui a les deux dents incisives moyennes dans sa mâchore inférieure.

170. 4. Squélette d'un enfant de deux ans, qui a déjà toutes ses dents de lait. — Les artères des extrémités inférieures sont injectées.

BASSINS.

171. 1. Bassin d'un enfant nouveau-né du sexe masculin.
172. 2. Bassin d'un enfant nouveau-né du sexe féminin.
173. 3. Bassin d'une jeune fille de trois ans.
174. 4. Bassin d'un jeune garçon de cinq ans.
175. 5. Bassin d'une jeune fille de sept ans.
176. 6. Bassin d'un garçon de huit ans.
177. 7. Bassin d'un jeune homme de dix-huit ans.
178. 8. Bassin d'une fille de dix-huit ans.
179. 9. Bassin très développé d'un homme adulte.
180. 10. Bassin fortement développé d'une femme.
181. 11. Figure en papier mâché d'un bassin de femme (FLEISCHMANN, a Neurenberg).
182. 12. Partie de l'os sacrum et de l'os des îles avec la symphyse sacro-iliaque entr'ouverte.
183. 13. Os sacrum fortement développé d'un homme né dans l'isle de Marken (Batave).

184. 14. Os sacrum d'une femme, native de l'île de Marken.

185. 15. Deux spécimens de l'articulation pubienne, dont l'une (185) d'une femme non enceinte, l'autre (185*) d'une femme ayant atteint le dernier mois de sa gravidité.

186. 16. Articulation pubienne divisée verticalement dans le plan frontal pour faire voir la cavité intermédiaire des os.

187. 17. Articulation pubienne entr'ouverte du côté postérieur.

188. 18. Articulation pubienne divisée transversalement pour faire voir la surface articulaire.

189. 19. Os pubiens d'un jeune enfant, coupé transversalement.

190. 20. Articulation pubienne, deux spéc.

---

2. OSTÉOLOGIE COMPARÉE.

a. ANATOMIE GÉNÉRALE DES OS.

191. 1. Segment de la colonne vertébrale de l'Esturgeon — Accipenser Sturio — pour démontrer la substance cartilagineuse des vertèbres et la chorde dorsale.

192. 2. Lamelles osseuses de la mâchoire inférieure d'une Baleine franche — Balaena mysticetus — pour faire connaître la structure aréolaire de l'os.

193. 3. Crâne du Calao — Buceros rhinoceros — coupé en deux, par une section longitudinale, pour bien faire voir les cavités aërifères dans le bec, dans la corne, qui surmonte la mâchoire supérieure, et entre les lamelles des os.

194. 4. Les deux mâchoires d'un Toucan — Ramphastos — préparées de la même manière.

195. 5. Fémur droit d'une Autruche, — Struthio-camelus — coupé en deux par une section longitudinale, pour faire voir la structure aréolaire aux extrémités de l'os et la grande cavité aërifère au centre.

196. 6. Os de l'aile du Cigne domestique, — Anas olor — coupés en

deux par des sections longitudinales, pour faire voir leurs cavités aërifères.

197. 7. Extrémités inférieures du Cigne domestique, dans l'une des
deux les os sont coupés en deux par des sections longitudinales, pour faire voir leurs cavités aërifères.

198. 8. Omoplate d'un Chien, qui a acquis une couleur rouge, parce
qu'on a mêlé de la garance à la nourriture de l'animal. — La
crête cartilagineuse de l'omoplate est restée blanche.

199. 9. Fémur et vertèbre d'un Chien, nourri de la même manière, qui
sont devenus rouges.

200. 10. Crâne d'une Corneille — Corvus corone —, récemment sortie de
l'oeuf, pour étudier l'ossification du crâne.

201. 11. Tronc de la même Corneille, pour étudier l'ostéogenèse des os
du tronc et des extrémités.

202. 12. Apophyse épineuse d'une vertèbre dorsale de Rorqual, recouverte de son périoste. — La préparation a été faite, pour faire
voir l'épaisseur du périoste.

b. ANATOMIE DÉSCRIPTIVE DES OS.

MAMMIFÈRES.

M. QUADRUMANES.

203. 1. Os de la main droite d'un Orang-octan adulte. Le carpe est tellement préparé, que l'on y voit distinctement l'os intermédiaire,
qui n'existe pas chez le Chimpansé, mais est commun aux autres
quadrumanes. — Par conséquent le carpe de l'orang se distingue du carpe de l'homme par un neuvième os. — Voyez là-dessus W. VROLIK, *Recherches d'anatomie comparée sur le Chimpansé*.
Amsterdam 1841, p. 13 et *Leven en maaksel der dieren*.

204. 2. Main du Macaque, — Macacus cynomolgus —, préparé de manière, que l'on y voit distinctement l'os intermédiaire.

205. 3. Main du Coaïta — Ateles paniscus — pour y faire voir l'os intermédiaire.

206. 4. Os des extrémités antérieures du Macaque.

207. 5. Os des extrémités antérieures et postérieures d'un singe.

208. 6. Bassin et extrémités postérieures d'un singe.

Les préparations 207 et 208 ont été faites par le Prof. G. Vrolik. — L'espèce du singe n'a pas été annoté.

M. CHEIROPTÈRES.

209. 1. Sternum et clavicules de la Roussette noire — Pteropus edulis —.

210. 2. Tronc et extrémités de la Feuille — Megaderma frons — préparé de manière à bien faire voir la structure de l'aile et sa formation par les os de la main.

M. INSECTIVORES.

211. 1. Sternum et extrémités antérieures de la Taupe commune. — Talpa Europaea —.

M. CARNASSIERS.

212. 1. Pied droit antérieur de la Loutre commune. — Lutra vulgaris —.

213. 2. Pied droit postérieur de la même.

214. 3. Extrémité postérieure droite de l'Ours brun d'Europe. — Ursus arctos —.

M. RONGEURS.

215. 1. Moule en plâtre du pied postérieur gauche du Castor. — Castor fiber —.

M. MARSUPIAUX.

216. 1. Doigts du pied d'un Kanguroo.

M. EDENTÉS.

217. 1. Extrémité supérieure droite de l'Ai — Bradypus tridactylus —.

M. PACHYDERMES.

218. 1. Fémur d'un éléphant.
219. 2. Fémur d'un éléphant. $\Big\}$ L'espèce n'est pas notée.

M. SOLIPÈDES.

220. 1. Les os du carpe, du métacarpe et les phalanges du doigt d'un cheval. — Equus caballos —.

M. RUMINANTS.

221. 1. Os de l'extrémité antérieure gauche d'une Antilope.

222. 2. Os de l'extrémité postérieure gauche d'une Antilope.

223. 3. Os du pied antérieur et postérieur du Rhenne. — Cervus tarandus —.

224. 4. Vertèbre cervicale première et deuxième du Rhenne.

225. 5. Os du pied du Cerf commun — Cervus elaphus —.

226. 6. Extrémités antérieures et postérieures droites d'un Cerf mexicain nouveau-né.

227. 7. Pied postérieur d'un Chevreuil d'Europe — Cervus capreolus —.

228. 8. Pied d'un Musc nain — Moschus pygmaeus —.

CÉTACÉS.

229. 1. Extrémité antérieure gauche du Lamantin. — Manatus australis.

230. 2. Extrémité antérieure gauche du Marsouin. — Delphinus phocaena.

231. 3. Vertèbres cervicales et dorsales du Marsouin.

232. 4. Vertèbre lombaire d'un grand Cétacé.

233. 5. Vertèbre lombaire d'un grand Cétacé.

234. 6. Os de l'avant-bras d'un grand Cétacé.

235. 7. Radius d'un grand Cétacé coupé en deux par une section longitudinale.

236. 8. Côte d'un grand Cétacé.

237. 9. Vertèbres caudales d'un grand Cétacé.

238. 10. Omoplate d'un Cachalot — Physeter macrocephalus —, trouvé dans une fosse près de l'ancienne porte de Harlem à Amsterdam.

239. 11. Fragment d'une vertèbre dorsale d'un grand Cétacé, exhumé près de Wijk by Duurstede.

240. 12. Première côte d'un grand Cétacé.

241. 13. Vertèbre dorsale d'un grand Cétacé.

242. 14. Disque intervertébral de la queue d'un grand Cétacé.

OISEAUX.

243. 1. Crâne du Pygargue — Falco albicilla — coupé en deux par une section longitudinale.

244. 2. Sternum, clavicule et omoplate d'un Perroquet — Psittacus eximius — Comme GOULD l'a déjà dit, la fourchette osseuse manque; elle est remplacée par une corde aponévrotique.

245. 3. Sternum, clavicules et omoplate de l'Aigle commun.

246. 4. Sternum du Pélican ordinaire — Pelecanus onocrotalus — La fourchette est réunie par synostose avec la crête du sternum.

247. 5. Os de l'extrémité antérieure du Pygargue — Falco albicilla —.

248. 6. Extrémité postérieure de la Chouette — Strix stridula —, dans laquelle sont préparés les tendons des muscles fléchisseurs et extenseurs des doigts.

249. 7. Pattes d'une vieille Poule, ornées d'épérons. Les ovaires étaient atrophiées.

250. 8. Extrémité inférieure droite d'un Dindon. — Meleagris gallo-
        pavo —.
251. 9. Extrémités inférieures d'un Perroquet.
252. 10. Moule en plâtre du pied du Dronte — Didus ineptus —.
253. 11. Jambe gauche de l'Autruche.
254. 12. Extrémité gauche postérieure du Casoar à casque ou Emeu. —
        Struthio casuarius —.
255. 13. Os séparés de l'extrémité postérieure droite du Casoar à casque.
256. 14. Sternum du Casoar à casque.
257. 15. Os des extrémités postérieures du Dinornis. — Don de Mr.
        RICHARD OWEN.
258. 16. Extrémités postérieures du Grèbe huppé — Podiceps cristatus —
        pour faire voir la prolongation en pointe du tibia, et la position
        de la rotule.

REPTILES.

259. 1. Queue et cloaque du Devin — Boa constrictor —, dans laquelle
        sont préparées ses extrémités postérieures.
260. 2. Extrémités postérieures du Python bivittatus. Au côté droit
        on a laissé les muscles; au côté gauche les os sont nus.
261. 3. Extrémités postérieures du Devin.
262. 4. Vertèbres du Python bivittatus.
263. 5. Extrémité antérieure, gauche et postérieure droite du Caméléon.
264. 6. Extrémité antérieure droite du Caïman à lunettes — Crocodilus
        sclerops — pour la démonstration du carpe.
265. 7. Tronc d'un Caïman pour la démonstration des côtes abdominales.
266. 8. Extrémité antérieure et postérieure d'une Tortue — Testudo tes-
        sellata —.

POISSONS.

267. 1. Nageoire antérieure d'un Squale très jeune — Squalus acan-
        thias — pour faire voir, que ses rayons sont divisés dès leur
        formation en segments, articulés ensemble.
268. 2. Rayon d'une nageoire anale d'un Chaetodon.
269. 3. Écusson dorsal antérieur du — Silurus nodosus — et épine os-
        seuse antérieure de la nageoire dorsale réuni à cet écusson, sous
        la forme d'anneaux entrelacés.
270. 4. L'épine osseuse seule.

c. CRÂNES.

MAMMIFÈRES.

M. QUADRUMANES.

SINGES PROPREMENT DITS, OU DE L'ANCIEN CONTINENT.

271. 1. Moule en plâtre du crâne d'un Gorilla mâle.

272. 2. Moule en plâtre du crâne d'un Gorilla femelle.
Ces deux moules sont achetés chez VASSEUR, à Paris.

273. 3. Moule en plâtre de la tête d'un jeune Chimpansé — S. troglo-dytes — femelle, dont le squélette est au musée.

274. 4. Moule en plâtre de la tête d'un jeune Chimpansé, reçu de Mr. R. BALL, à Dublin.

275. 5. Moule en plâtre du crâne d'un jeune Chimpansé. — Don de de Mr. R. BALL, à Dublin.

276. 6. Crâne d'un jeune Orang-oetan. — S. satyrus. — Don de Mr. J. J. ROCHUSSEN, gouverneur-général des Indes orientales.

277. 7. Crâne d'un Orang-oetan un peu plus âgé.

278. 8. Crâne d'un Orang-oetan femelle, plus avancé en âge.

279. 9. Crâne d'un Orang-oetan adulte, dans lequel il y a beaucoup de parties artificielles, imitées des os. — Don de Mr. le chirurgien VAN DIJK.

280. 10. Crâne d'un Orang-oetan adulte. — Don de Mr. WESTERMAN, Directeur du Jardin Zoologique à Amsterdam.

281. 11. Crâne d'un Orang-oetan femelle très vieux, qui a déjà perdu deux de ses incisives supérieures. — Don de Mr. WEISZ, Chirurgien à Amsterdam.

282. 12. Moule en plâtre du crâne du Nasique ou Kahan — Semnopi-thecus nasicus — Neus-Aap de Borneo. recouvert de sa peau.

283. 13. Crâne du Nasique. — Don de Mr. THOMAS.

284. 14. Crâne du Nasique. — Don de Mr. ROCHUSSEN.

285. 15. Crâne du Macaque — Cercopithecus cynomolgus —.

286. 16. Crâne du Macaque.

287. 17. Crâne du Macaque.

288. 18. Crâne du Moustac — Cercopithecus cephus — Don de la Société Zoologique à Amsterdam.

289. 19. Crâne du Maure — Cercopithecus maura — Java.

290. 20. Crâne du Maure.

291. 21. Crâne du Maimon — Inuus nemestrinus, Schlegel. — Laponder-Aap. Java.

292. 22. Crâne du Maimon.

293. 23. Crâne du Maimon très jeune.

294. 24. Crâne du Maimon très jeune.

295. 25. Crâne du Maimon très jeune.

296. 26. Crâne du Maimon jeune.

297. 27. Crâne du Magot — Inuus ecaudatus — C'est le *pithecus* des anciens et le singe, dont Galien a donné l'anatomie, qui pendant des siècles a servi de base à l'anatomie de l'homme.

298. 28. Moule en plâtre de la tête du Papion noir — Simia porcaria — Zwarte Baviaan. Cap de B° Espérance. Don de Mr. R. Ball, à Dublin.

299. 29. Crâne du Papion noir adulte.

300. 30. Moule en plâtre du Mandrill — Cynocephalus mormon, Simia maimon, Linn. Guinée.

301. 31. Crâne du Mandrill.

302. 32. Crâne d'un jeune Papion à perruque — Cynocephalus hamadryas — Don de la Société Zoologique à Amsterdam.

SINGES D'AMÉRIQUE.

303. 33. Crâne de l'Alouatte ordinaire. Hurleur roux — Mycetes seniculus — Brul-Aap. Guyane.

304. 34. Crâne de l'Alouatte ordinaire.

305. 35. Crâne du Coaïta — Ateles paniscus — Sapajou. Slinger-Aap. Guyane. Don de la Société Zoologique d'Amsterdam.

306. 36. Crâne du Sajou — Cebus apella — Guyane.

307. 37. Crâne du Sajou.

308. 38. Crâne du Sajou.

309. 39. Os séparés du crâne du Sajou.

310. 40. Crâne du Brachyure Israelita. — Don de Mr. van Sypesteyn.

311. 41. Crâne de l'Ouistiti ordinaire — Hapale jacchus — Guyane.

312. 42. Crâne de l'Ouistiti ordinaire.

LEMURIDES.

LORIS OU SINGES PARESSEUX.

313. 1. Crâne du Loris de Java — Stenops Javanicus —.

M. CHEIROPTÈRES.

314. 1. Crâne du Chauve-souris ordinaire — Vespertilia murinus, Linn. — Vleermuis. Hollande. Trois exemplaires.

M. INSECTIVORES.

315. 1. Crâne d'Hérisson ordinaire — Erinaceus europaeus — Hollande. Deux exemplaires.

316. 2. Crâne de Musaraigne commune — Sorex araneus — Hollande. Deux exemplaires.

317. 3. Crâne du Sorex indicus, Geoff.

318. 4. Crâne de la Taupe commune — Talpa Europea — Hollande. Quatre exemplaires.

M. CARNIVORES.

PLANTIGRADES.

319. 1. Crâne d'un jeune Ours brun des Alpes — Ursus arctos, Linn. — Suisse. Deux exemplaires. — Un des deux est don de Mr. C. Nicati, Médecin à Aubonne.

320. 2. Crâne très grand d'un Ours, qui me paraît être de l'Ursus ferox d'Amérique. — Il a été acheté de Mr. Frank.

321. 3. Crâne de l'Ours blanc de la mer Glaciale — Ursus maritimus — Acheté de Mr. Frank.

322. 4. Crâne de l'Ours jongleur — Ursus longirostris, Tiedeman. U. labiatus, Blainville — Sumatra. — Deux exemplaires.

323. 5. Crâne du Raton — Ursus lotor — Mexique.

324. 6. Crâne du Blaireau d'Europe — Ursus meles Linn. —.

DIGITIGRADES.

325. 1. Crâne de Putois commun — Mustela putorius Linn. —. Hollande. Deux exemplaires.

326. 2. Crâne de Belette — Mustela vulgaris Linn. — Hollande. Deux exemplaires.

327. 3. Crâne de Putois du Cap — Viverra Lorilla Gm. — Cap de Bonne Espérance.

328. 4. Crâne de Furet — Mustela Furo L. — Hollande.

329. 5. Crâne de la Marte commune — Mustela martes L. —

330. 6. Crâne de Loutre commune — Mustela lutra L. — Hollande.

331. 7. Crâne de Lévrier — Canis leporarius —.

332. 8. Crâne de Chien de chasse — Canis sagax —.

333. 9. Crâne de Dogue de forte race — Canis anglicus —.

334. 10. Crâne de Dogue à nez fendu.

335. 11. Crâne de Dogue de forte race métis.

336. 12. Crâne du Chien, dit *mop*, dont la race s'est maintenant perdue — Canis fricator — Deux exemplaires.

337. 13. Crâne d'un Chien, dont je ne connais pas la race.

338. 14. Crâne de Chien, d'une race devenue fort rare, qu'on nomme en Hollande Keeshond.

339. 15. Crâne d'un très jeune Loup — Canis lupus L. —.

340. 16. Crâne de Renard — Canis vulpes L. — Hollande.

341. 17. Crâne du Renard bleu ou Isatis — Canis lagopus —.

342. 18. Crâne du Crabier — Canis cancrivorus —.

343. 19. Crâne du Chacal — Canis aureus —.

344. 20. Crâne du Canis niloticus.

345. 21. Crâne de Zibeth — Viverra zibetha L. — Zibethkat. Java.

346. 22. Crâne de Zibeth jeune.

347. 23. Crâne de Civette — Viverra civetta L. — Civetkat. Java.

348. 24. Crâne de Martre des Palmiers — Paradoxurus typus — Java.

349. 25. Crâne de Mangouste ou Ichneumon — Viverra Ichneumon L. — Egypte.

350. 26. Crâne de Hyène rayée — Hyena striata, Canis hyena L. — Acheté de Mr. Frank.

351. 27. Crâne de Hyène tachetée — Canis crocuta L — Afrique méridionale.

352. 28. Crâne sans mâchoire inférieure de Lion — Felis leo — Barbarie.

353. 29. Crâne de Tigre royal mâle — Felis tigris — Java. Quatre exemplaires.

354. 30. Crâne de Jaguar ou Tigre d'Amérique — Felis onca — Don du Dr. Dumontier, à Sarinam.

355. 31. Crâne de Panthère — Felis pardus — Java. — Don du Dr. Radys. Deux exemplaires.

356. 32. Crâne de Léopard — Felis leopardus — Java. Trois exemplaires. — Don de Mr. List.

357. 33. Crâne de Chat botté — Felis caligata — Cap de Bonne Espérance. — Don de Mr. le Docteur Horstok.

358. 34 Crâne de Servalin — Felis minuta — Java.

359. 35. Crâne du Chat domestique — Felis catus L. — Deux exemplaires.

M. AMPHIBIES.

360. 1. Crâne du Phoque à capuchon — Phoca cristata Gm., Cystophora borealis Nilsson. — Don de Mr. Eschricht, à Copenhague.

360.* Os séparés du crâne d'un Phoque commun — Phoca vitulina —.

361. 2. Crâne de Morse ou de Vache marine — Trichechus rosmarus L. — Walrus of Zeekoe. Mer glaciale. Deux exemplaires.

362. 3. Crâne de Morse nouveau-né.

M. RONGEURS.

363. 1. Moule en plâtre de la tête du Castor. — Du musée du Professeur Bonn.

364. 2. Moule en plâtre de la mâchoire inférieure du Castor. — Du musée du Professeur Bonn.

365. 3. Crâne d'une Souris — Mus musculus L. — Hollande.

366. 4. Crâne de l'Ondatra ou rat musqué du Canada — Castor Sibethicus L. — Don de Mr. Jaeger à Stuttgart.

367. 5. Crâne du Surmulot — Mus decumanoides Kuhl. —.

368. 6. Crâne du Hamster commun — Mus cricetus L. — les deux abajoues y sont préparées. — Du nord de l'Allemagne jusqu'en Siberie.

369. 7. Crâne du Zemmi ou Rat-Taupe aveugle — Mus typhlus L. — Orient de l'Europe et parties voizines de l'Asie jusqu'en Perse.

370. 8. Crâne du Rat-Taupe des Dunes — Mus Bathyergus-maritimus — Duinmol van de Kaap de Goede Hoop. — Don du Dr. Horstok. Cap de Bonne Espérauce.

371. 9. Crâne d'un animal de la même espèce.

371*. 9*. Crâne d'un animal de la même espèce, un peu mutilé.

372. 10. Crâne d'un animal de la même espèce, jeune.

373. 11. Crâne du petit Rat-Taupe du Cap — Mus georychus capensis — Blesmol van de Kaap de Goede Hoop. — Don du Dr. Horstok. Cap de Bonne Espérance.

374. 12. Crâne du Lièvre-Sauteur — Helamys, Fred. Cuvier — Don du Dr. Horstok. Cap de Bonne Espérance.

375. 13. Crâne de l'Ecureuil commun — Sciurus vulgaris — Hollande.

376. 14. Crâne du Porc-épic à queue en pinceau — Histrix fasciculata L. — — Acanthion javanicum Fred. Cuv. — Java. — Les dents incisives inférieures sont malades. — Par conséquent elles ne se sont pas frottées contre les dents incisives supérieures. — Le résultat en est un prolongement énorme et une forme recourbée de celles-ci.

377. 15. Trois crânes de Lièvre commun — Lepus timidus L. — Hollande.

378. 16. Crâne d'un Cochon d'Inde ou Cobaye — Cavia cobaya — Zoogen. Marmot. Hollande.

379. 17. Crâne d'un Agouti — Cavia acuti L. — Guyane.

380. 18. Crâne d'un Paca — Coelogenus Fred. Cuvier — Guyane.

M. ÉDENTÉS.

TARDIGRADES.

381. 1. Crâne d'un foetus d'Aï — Bradypus tridactylus — Drievingerige Luijaard. Surinam.

382. 2. Crâne d'un jeune Aï — Bradypus tridactylus —.

383. 3. Crâne d'un Unau adulte — Bradypus didactylus — Tweevingerige Luijaard. Surinam.

ÉDENTÉS ORDINAIRES.

384. 4. Crâne d'un Tatou à neuf bandes — Dasypus novemcinctus — Armadil. Très jeune. Surinam.

385. 5. Crâne du Tatou velu — Dasypus villosus — Guyane.

386. 6. Crâne d'un Oryctérope du Cap — Orycteropus capensis — Knapsche Miereneter. Cap de Bonne Espérance.

387. 7. Crâne du Tamandua — Myrmecophaga jubata — Gemaaude Miereneter. Guyane.

388. 8. Crâne du Fourmilier à deux doigts — Myrmecophaga didactyla — Tweevingerige Miereneter. Guyane.

389. 9. Crâne du Pangolin — Manis pentadactyla — Geschubde Miereneter. Java.

M. PACHYDERMES.

PACHYDERMES À TROMPE OU PROBOSCIDIENS.

390. 1. Crâne d'un Éléphant des Indes — Elephas indicus — adulte. Ceylon.

391. 2. Crâne d'un Éléphant de Sumatra — Elephas sumatrensis — Sumatra. — Don de Mr. Wassink.

392. 3. Crâne d'un Éléphant Africain — Elephas africanus — Cap de Bonne Espérance. — Don de Mr. Horstok.

393. 4. Os séparés du crâne d'un jeune Éléphant des Indes.

394. 5. Crâne incomplet d'un Mammouth — Elephas primigenius —.

395. 6. Crâne d'un Tapir des Indes — Tapirus indicus —. Java. — Don de Mr. Rochussen.

PACHYDERMES SANS TROMPE.

396. 7. Crâne d'un Hippopotame du Cap — Hippopotamus L. — Nijlpaard. Cap de Bonne Espérance. — Don de Mr. Horstok.

397. 8. Crâne d'un Hippopotame; l'origine n'est pas connue.

398. 9. Crâne d'un Cochon domestique — Sus scrofa domesticus —.

399. 10. Crâne d'un Sanglier — Sus scrofa ferus —.

400. 11. Crâne d'un Sanglier verruqueux — Sus verrucosus — Java. — Don de Mr. Kraft.

401. 12. Crâne d'un animal de la même espèce, mais sans mâchoire inférieure.

402. 13. Quatre crânes de Cochon-Cerf — Sus babyrussa — Hertzwijn. Java.

403 14. Partie antérieure du museau du Sanglier Aethiopique — Phacochoeres Fred. Cuvier — Cap de Bonne Espérance.

404. 15. Crâne d'un Pécari à collier — Dicotyles torquatus — Pecarizwijn. Guyane. — Don de Mr. C. Moyet.

405. 16. Crâne d'un Pécari très jeune.

406. 17. Deux crânes de Rhinocéros des Indes — Rhinoceros indicus. — Java. — Don de Mr. Wassink.

407. 18. Crâne d'un très jeune Rhinocéros des Indes. — Don de Mr. List.

408. 19. Crâne d'un Daman du Cap — Hyrax capensis — Klipdas. Cap de Bonne Espérance. — Don de Mr. Horstok.

M. SOLIPÈDES.

409. 1. Crâne d'un cheval de Holstein, étalon. — Equus caballus —.

410. 2. Crâne d'une jument.

411. 3. Crâne d'un âne — Equus asinus —.

412. 4. Crâne d'un jeune âne.

M. RUMINANTS.

1. SANS CORNES.

413. 1. Crâne d'un Dromadaire nouveau-né — Camelus Dromedarius —.

414. 2. Crâne d'un Lama nouveau-né — Auchenia Lama —. Don de la Société Zoologique à Amsterdam. Perou.

415. 3. Crâne du Musc — Moschus moschiferus — Thibet. — Acheté de Mr. Frank.

416. 4. Crâne du Musc de Java — Moschus javanicus Them. — Chevrotain de Java — Acheté de Mr. Frank.

2. À BOIS.

417. 5. Crâne d'un Rhenne — Cervus tarandus — Rendier. Norvège. — Acheté de Mr. Frank.

418. 6. Crâne d'un Rhenne — Cervus tarandus — Rendier. Norvège. — Don de Mr. Eschricht.

419. 7. Crâne d'un Rhenne femelle. — Don de Mr. Westerman.

420. 8. Crâne d'un Cerf commun mâle — Cervus elaphus — Edelhert. Gelderland.

421. 9. Crâne d'une biche ou femelle de Cerf commun. Hinde.

422. 10. Trois crânes de Daims — Cervus dama — Damhert. Mâles jeunes.

423. 11. Crâne d'un Daim. Vieux mâle.

424. 12. Trois crânes de Chevreuil d'Europe — Cervus capreolus — Rheebok. Gelderland.

425. 13. Crâne d'un Cerf muntjac, mâle. Chevreuil des Indes — Cervus muntjac — Java. — Don de Mr. Rochussen.

426. 14. Crâne d'un Cerf muntjac femelle.

427. 15. Crâne d'un Cerf de l'Inde ou Axis — Cervus Axis — Axishert. Jeune mâle. Bengale.

428. 16. Crâne d'un Russa mâle — Cervus Russa — Javaansch hert. Java.

429. 17. Crâne d'une biche de Russa.

430. 18. Crâne d'un Cerf d'Aristote.

431. 19. Crâne d'un Cerf équin — Cervus equinus — Waterhert. Sumatra.

432. 20. Crâne d'une biche de Mazame — Cervus campestris — Guyane et Brésil.

433. 21. Crâne d'un jeune Gouazou-pata — Cervus rufus — Amérique méridionale.

3. à PROÉMINENCES FRONTALES RECOUVERTES D'UNE PEAU VELUE.

434. 22. Crâne d'une Giraffe du Cap — Camelo-pardalis — Kameelpaard.

4. à CORNES CREUSES.

435. 23. Trois crânes de Duikers ou chèvres plongeantes du Cap — Antilope mergens — Mâles. Cap de Bonne Espérance. — Don de Mr. Horstok.

436. 24. Deux crânes de Duikers femelles.

437. 25. Deux fragments de crâne de Coudon — Antilope strepsiceros PALL. — Cap de Bonne Espérance.

438. 26. Crâne de Chamois — Antilope rupicapra — Gems. Suisse et Savoye.

439. 27. Crâne de l'Antilope de Célèbes — Antilope Celebica — Célèbes.

440. 28. Deux crânes du Bouc — Capra hircus.

441. 29. Crâne d'un Bouc d'Angora — Capra angorensis.

442. 30. Crâne d'un Bouc de Cachemire — Hircus thibetanus —

443. 31. Crâne d'un Bouc d'Afrique — Hircus depressus —.

444. 32. Crâne d'un Bouc de Surinam. Guyane. — Don de Mr. VAN DER VOORT.

445. 33. Deux crânes de Moutons mâles ou Béliers — Ovis aries — Ram.

446. 34. Crâne de Mouton femelle. Schaap.

447. 35. Crâne de Brebis très jeune.

448. 36. Crâne de Bélier à quatre cornes — Ovis polyceratos —.

449. 37. Deux crânes de boeuf châtré — Bos taurus — Os, Nederland.

450. 38. Crâne d'un boeuf de la Suisse.

451. 39. Crâne d'un jeune Buffle de Java.

452. 40. Crâne d'un veau.

453. 41. Crâne d'un veau.

M. CÉTACÉS.

HERBIVORES.

454. 1. Crâne d'un Dugong — Halicore dugong — Indes orientales.

CÉTACÉS ORDINAIRES.

455. 2. Trois crânes de Dauphins ordinaires — Delphinus Delphis L. — Gewone Bruinvisch.

456. 3. Crâne du grand Dauphin — Delphinus tursio — Le souffleur.

457. 4. Crâne de l'Épaulard — Delphinus orca — Butskop.

458. 5. Crâne de l'Épaulard, partagé longitudinalement en deux parties égales.

459. 6. Les os séparés du crâne du Marsouin commun — Delphinus phocaena —.

460. 7. Crâne du Delphinus planiceps VAN BREDA. — Don de Mr. J. VAN DER HOEVEN.

461. 8. Crâne d'un Dauphin — Delphinus —? Don de Mr. CRAMER.

462. 9. Deux crânes de Béluga, ou Épaulard blanc — Delphinapterus leucas —.

463. 10. Crâne d'un Narval mâle adulte — Monodon monoceros — Acheté de Mr. FRANK.

464. 11. Crâne d'un jeune Narval mâle. — Dans ces deux crânes une des défenses s'est prolongée hors des alvéoles; le germe de l'autre est abortif et caché dans son alvéole.

465. 12. Crâne d'un Narval adulte femelle, dans lequel les deux défenses ont poussé hors des alvéoles; voyez à ce sujet G. VROLIK

*Nieuw voorbeeld van twee uitgegroeide stoottanden in denzelfden Nar-
walschedel.* Bijdrage tot de Dierkunde, van het Zoologisch Genootschap N. A. M.

M. MARSUPIAUX.

466. 1. Crâne d'un Opossum — Didelphis virginiana — Virginiaansche
Buidelrat. Guyane.

467. 2. Crâne d'un Crabier de Cayenne — Didelphis cancrivora — Guyane.

468. 3. Crâne de la Marmose — Didelphis murina —.

469. 4. Crâne d'un Péramèle à museau pointu — Perameles nasutus —.

470. 5. Crâne d'un grand Phalanger volant — Didelphis petaurus —.

471. 6. Crâne du Kanguroo de Bellardière — Halmaturus Bellardierii —
Kanguroo.

472. 7. Crâne d'un Wombat — Phascolomus ursinus SHAW. —.

OISEAUX.

OISEAUX DE PROIE.

DIURNES.

473. 1. Crâne du Roi des vautours — Vultur papa — Koning der Wou-
wouwen.

474. 2. Quatre crânes de Faucons.

475. 3. Crâne de Gerfault — Falco candicans —.

476. 4. Crâne de l'Aigle pygargue — Falco albicilla — Zee- of Vischarend.

NOCTURNES.

477. 5. Deux crânes de Chouette — Strix ulula — Nachtuil.

478. 6. Deux crânes de Chat-huant — Strix aluco —.

PASSEREAUX.

DENTIROSTRES.

479. 1. Crâne d'une Pie-Grièche de Java.

480. 2. Crâne d'une Pie-Grièche du Cap de Bonne Espérance — Lenina
Bakbakiri — Don de Mr. HORSTOK.

481. 3. Crâne de l'Azurin — Pitta cyanura — Java.

482. 4. Crâne du Martin — Gracula tristis —.

483. 5. Crâne du Loriot d'Europe — Oriolus galbula — Geelvink of
Wielewaal.

P. FISSIROSTRES.

484. 6. Crâne de l'Engoulevent d'Europe — Caprimulgus Europaeus —
Geitenmelker.

11*

485. 7. Crâne de l'Engoulevent d'Amérique — Nyctibus grandis — Amérique.

486. 8. Crâne de la Charbonnière — Parus major —.

487. 9. Crâne du Cardinal du Cap — Loxia oryx — Cap de bonne Espérance.

488. 10. Quatre crânes de Mangeurs de riz — Loxia oryzivora — Rijstvogeltje.

489. 11. Crâne de Bec croisé — Loxia curvirostra — Kruisbek.

P. CONIROSTRES.

490. 12. Deux crânes de Corneilles — Corvus corone — Kraai.

491. 13. Crâne de Choucas — Corvus monedula —

492. 14. Crâne de Geai d'Europe — Corvus glandarius — Vlaamsche Gaay.

493. 15. Crâne de Casse-noix ordinaire — Corvus caryocatactes —

P. TENUIROSTRES.

494. 16. Crâne d'un oiseau mouche — Trochilus — ?

495. 17. Crâne de Guêpier commun — Merops apiaster —.

496. 18. Crâne de Martin-pêcheur — Alcedo ipsida — IJsvogel.

497. 19. Crâne de Martin-pêcheur du Cap de Bonne Espérance — Alcedo capensis — IJsvogel van de Kaap. Du Cap de Bonne Espérance. — Don de Mr. Horstok.

CALAOS — BUCEROS.

498. 20. Deux crânes de Calao — Buceros rhinoceros — Afrique.

499. 21. Crâne d'un Calao à casque rond — Buceros galeatus —.

500. 22. Deux crânes de Calao de Java — Buceros javanicus — Jaarvogel. Java.

501. 23. Crâne d'un Calao de Malabar — Buceros malabaricus — Don de Mr. Kraft.

502. 24. Crâne d'un Calao — Buceros — ?

O. GRIMPEURS.

503. 1. Crâne de Malcoha — Phaenicophaeus — ?

504. 2. Crâne de Toucan — Ramphastus — ? Brésil.

505. 3. Crâne de Toucan ?

506. 4. Deux involucres de mâchoires de Toucan.

507. 5. Crâne d'Ara bleu — Psittacus aracauna — Guyane.

508. 6. Sept crânes de Perroquets.
509. 7. Crâne d'un Touraco — Corythaix ou Cuculus persa — Cap de
Bonne Espérance.

O. GALLINACÉS.

510. 1. Crâne d'un Dindon — Meleagris gallopavo — Kalkoen.
511. 2. Crâne d'une Péintade — Numida — Poele petaat. Guyane.
512. 3. Crâne d'un Faisant — Phasianus colchicus — Gewone Faisant.
513. 4. Crâne de Grand coq de bruyère — Tetrao urogallus —.
514. 5. Crâne de Hocco — Crax Yarrellii — Paauwies.
515. 6. Crâne de Pigeon couronné ou Goura — Columba coronata — Java.
516. 7. Crâne de Pigeon pagadette.
517. 8. Deux crânes de Pigeons — Columba lvia — Gewone Duif.
518. 9. Masque en plâtre de la tête du Dodo — Didus ineptus —.

O. ÉCHASSIERS.

519. 1. Crâne de Huîtrier pie — Haematopus ostralegus — Scholaakster.
520. 2. Crâne d'Oiseau royal ou Grue couronnée — Ardea pavonia —
Gekromde Kraanvogel.
521. 3. Crâne de Savacou — Cancroma cochlearia — Amérique du Sud.
522. 4. Crâne de Héron commun — Ardea cinerea — Gewone Reiger.
523. 5. Crâne de Spatule blanche huppée — Platalea leucorodia — Lepelaar.
524. 6. Crâne de Courlis courlieu — Numenius phaeopus — Kleine of
regenwulp.
525. 7. Crâne de Combattant — Tringa pugnax — Kemphaan.
526. 8. Crâne d'Avocette — Recurvirostra avocetta —.
527. 9. Crâne de Poule d'eau commune — Fulica chloropus —.
528. 10. Crâne de Poule Sultane de Java — Porphyrio smaragdina —.
529. 11. Crâne de Flammant ou Flamingo — Phoenicopterus ruber —.

O. PALMIPÈDES.

530. 1. Deux crânes de Grèbe huppé — Podiceps cristatus —.
531. 2. Crâne de grand Plongeon — Colymbus glacialis — IJsduiker.
532. 3. Crâne de grand Guillemot — Colymbus troile —.
533. 4. Trois crânes de Pingouin commun — Alca torda —.
534. 5. Crâne de Macareux le plus commun — Alca arctica —.
535. 6. Crâne de Puffin cendré — Procellaria puffinus —.

536. 7. Crâne de Petrel géant — Procellaria gigantea — Cap de Bonne Espérance. — Don de Mr. Horstok.

537. 8. Crâne de Damier, Petrel du Cap — Procellaria capensis —.

538. 9. Quatre crânes d'Albatrosses — Diomedea exulans —.

539. 10. Crâne de Goeland à manteau noir — Larus marinus — adulte.

540. 11. Deux crânes de Goeland à manteau noir, jeunes.

541. 12. Crâne de Mouette à pieds rouges — Larus ridibundus — Zwart-kop meeuw.

542. 13. Crâne de la Fregatte — Pelecanus aquilus —.

543. 14. Deux crânes de Cigne à bec rouge — Anas olor — Tamme zwaan.

544. 15. Crâne d'Oie ordinaire — Anser cinereus — Gewone gans.

545. 16. Deux crânes de Canard ordinaire — Anas Bosschas — Gewone Eend.

546. 17. Crâne de Millouain commun — Anas ferina —.

547. 18. Deux crânes de Harles huppés — Mergus serrator — Zaagbek.

REPTILES ET AMPHIBIES.

CHÉLONIENS OU TORTUES.

548. 1. Crâne d'un Trionyx — Trionyx — ?

549. 2. Crâne d'une Tortue — Testudo — ?

550. 3. Crâne d'un Trionyx — Trionyx — ?

551. 4. Crâne d'une Tortue — ?

552. 5. Trois crânes de Tortue franche ou Tortue verte — Testudo mydas, Chelonia viridis — Groote Zeeschildpad.

553. 6. Les os séparés du crâne de la Tortue franche.

554. 7. Crâne du Caret — Testudo imbricata —.

CROCODILIENS

555. 8. Crâne d'un Gavial du Gange — Crocodilus gangeticus —. Acheté de Mr. Frank.

556. 9. Crâne d'un Crocodile à deux arêtes — Crocodilus biporcatus — adulte, très grand. — Acheté de Mr. Draak.

557. 10. Crâne d'un Crocodile à deux arêtes, plus jeune.

558. 11. Crâne d'un Crocodile à deux arêtes, séparé par une section longitudinale en deux parties égales.

559. 12. Crâne d'un Caiman à lunettes — Crocodilus sclerops —.

560. 13. Deux crânes de Caimans à lunettes très jeunes.

561. 14. Os séparés du crâne d'un Caiman à lunettes.

562. 15. Crâne d'un Caiman à paupières osseuses — Crocodilus palpebrosus —.

LACERTIENS.

563. 16. Crâne d'un Tupinambis.

564. 17. Crâne de la Dragonne.

565 18. Crâne d'une Sauvegarde d'Amérique.

566. 19. Crâne d'un Gecko à gouttelettes — Stellio Gecko —.

OPHIDIENS.

567. 20. Crâne d'Amphisbène blanche — Amphisbaena alba —.

568. 21. Crâne de Boa constricteur — Boa constrictor —.

569. 22. Crâne de Python — Python bivittatus —.

570. 23. Os séparés du crâne d'un Python.

571. 24. Crâne de Vipère commune — Coluber berus — Adder.

POISSONS.

POISSONS CARTILAGINEUX.

572. 1. Crâne d'Esturgeon ordinaire — Accipenser Sturio — Stour.

573. 2. Crâne de l'Aiguillat — Squalus Acanthias — Doornhaai.

574. 3. Crâne du Bleu — Squalus glaucus —.

575. 4. Crâne de la Pricka — Petromyzon fluviatilis — Negenoog.

576. 5. Crâne de l'Orbe épineux — Diodon hystrix — Egelvisch.

577. 6. Crâne du Brochet — Esox lucius —.

578. 7. Les os séparés du crâne du Brochet.

579. 8. Crâne du Wels — Silurus glanis — Meerval. Lac d'Harlem.

580. 9. Crâne de l'Égrefin — Gadus Aeglefinus — Schelvisch.

581. 10. Crâne du Loup marin — Anarrhichas lupus —.

582. 11. Crâne du Congre commun — Muraena conger L. — Congeraal.

583. 12. Crâne de la Sadis gigantea.

d. SQUÉLETTES.

MAMMIFÈRES.

M. QUADRUMANES.

SINGES CATARRHINS.

584. 1. Squélette d'un jeune Orang-oetan mâle — Pithecus satyrus —.
Il n'a que dix côtes droites; la dixième vertèbre dorsale est
composée de deux noyaux osseux; le même nombre se retrouve
dans la dernière vertèbre lombaire; celle-ci est réunie en un
seul corps au sacrum. Borneo.

585. 2. Squélette d'un jeune Orang-outan femelle. — Ces deux squélettes sont un don de Mr. van Hierden, Chirurgien à Amsterdam.

586. 3. Squélette d'un Orang-outan mâle adulte. — Reçu en échange
du Musée Néerlandais à Leide.

587. 4. Squélette d'un Orang-outan femelle adulte. — Une des dents
molaires droites a une situation abnormale, étant placée au-
dessus du bord alvéolaire, où il sort du corps de l'os maxillaire
supérieur.

588. 5. Squélette d'un jeune Chimpansé — Pithecus troglodytes —. Acheté
de Mr. Frank. Il a servi pour les *Recherches d'anatomie comparée
sur le Chimpansé* de Mr. W. Vrolik. Amsterdam 1841. Afrique.
Côte de Guinée.

589. 6. Squélette d'un Siamang adulte — Hylobates syndactylus — Sumatra. — Acheté de Mr. Frank.
Son système osseux, surtout le thorax et le bassin ressemble bien plus à celui de l'homme, que ne le fait celui du
Chimpansé et de l'Orang.

590. 7. Squélette du Tchincou — Semnopithecus maura Fred. Cuv. —
Slankaap, Java.

591. 8. Squélette d'un Macaque — Cercopithecus cymomolgus — Java.

592. 9. Squélette d'un Macaque.

593. 10. Squélette d'un Macaque femelle.

594. 11. Tronc sans tête et sans extrémités d'un Singe, probablement
d'un Macaque.

595. 12. Squélette d'un Singe à queue de Cochon — Inuus nemestrinus —
Laponder-Aap. Sumatra et Borneo.

596. 13. Squélette d'un Magot ou Pithèque mâle et très vieux — Inuus
ecaudatus —.

597. 14. Squélette d'un Papion — Cynocephalus sphinx — Baviaan.

SINGES PLATYRRHINS.

598. 15. Squélette d'un Singe hurleur très jeune — Mycetes seniculus —
Brulaap. Surinam. — Don de Mr. Dumontier.

599. 16. Squélette du Cayon — Ateles ater Fred. Cuv. — Surinam.

600. 17. Squélette d'un Lagotriche — Lagothrix cana — Wolaap, Brésil

601. 18. Squélette d'un Sajou jeune — Cebus capucinus — Rolaap. Surinam.

602. 19. Squélette d'un Sajou.

603. 20. Squélette d'un Sajou.

604. 21. Squélette d'un Saimiri — Cebus chrysothrix sciureus — Eek-
hoorn-aap. Surinam.

605. 22. Squélette d'un Saimiri.

606. 23. Squélette d'un Saki moine — Pithecia innsta Spix —.

607. 24. Squélette d'un Ouistiti commun — Hapale jacchus — Surinam.

608. 25. Squélette d'un Ouistiti commun — Hapale jacchus — Surinam.

LEMURIDES.

609. 26. Squélette d'un Maki ou Mongous — Lemur mongos — Madagascar.

610. 27. Squélette d'un Sténops grêle — Stenops gracilis — Slank-spookdier. Ceylon.

611. 28. Squélette d'un Kukang ou Sténops javanais. Java. — Don de Mr. WESTERMAN.

612. 29. Squélette d'un Tarsier — Tarsius spectrum — Spookdier. Sumatra et Borneo.

M. CHEIROPTÈRES.

613. 1. Squélette d'une Roussette noire femelle — Pteropus edulis — Java. — Don de Mr. BLUME.

614. 2. Squélette d'une Roussette — Pteropus stramineus —.

615. 3. Squélette d'un Molosse — Dysopes tenuicollis —.

616. 4. Squélette d'une Chauve-souris ordinaire — Vespertilio murinus — Gewone vledermuis. — Hollande.

617. 5. Squélette d'un Chat volant ou Galéopithèque — Galeopithecus variegatus — Moluques. — Acheté de Mr. FRANK.

M. INSECTIVORES.

618. 1. Squélette d'une Taupe commune — Talpa Europaea — Mol. Hollande.

619. 2. Squélette d'une Taupe dorée — Chrysochloris capensis — Glansmol van de Kaap. Cap de bonne Espérance. — Don de Mr. HORSTOK.

620. 3. Squélette d'une Musaraigne des Indes — Sorex indicus —. Indes orientales. — Acheté de Mr. FRANK.

621. 4. Squélette d'un Desman de Russie — Mygale moschatus — Muskusrat. — Acheté de Mr. FRANK.

622. 5. Squélette d'un Press — Cladobates ferrugineus — Java.

623. 6. Squélette d'un Hérisson ordinaire — Erinaceus Europaeus — Gewone Egel. Holland.

M. CARNASSIERS. CARNIVORES.

PLANTIGRADES.

624. 1. Squélette d'un jeune Ours brun d'Europe — Ursus arctos — Bruine beer.

625. 2. Squélette d'un Ours brun de Sibérie — Ursus arctos Siberi-
cus — Don de la Soc. Zoologique d'Amsterdam.

626 3. Squélette d'un Ours noir d'Amérique — Ursus Americanus —,
Acheté d'une ménagerie ambulante à Groningue.

627. 4. Squélette d'un Ours des Malais — Ursus Malayanus —, Don de
Mr. Rochussen.

628. 5. Squélette d'un Raton crabier — Procyon cancrivorus — Surinam. — Don de Mr. van den Broek.

629. 6. Squélette d'un Kinkajou ou Potto — Cercoleptes caudivolvula —
Surinam.

630. 7. Squélette d'un Coati roux — Nasua rufa — Neusdier. Surinam.

631. 8. Squélette d'un Glouton du Nord — Ursus gulo — Veelvraat. —
Don de Mr. van den Broek.

632. 9. Squélette du Ratel du Cap — Gulo capensis, Viverra mellivora —.

633. 10. Squélette d'un Taira — Mustela barbara — Amérique méridionale. — Acheté de Mr. van Aken.

634. 11. Squélette d'un jeune Blaireau — Ursus meles — La cicatrice
d'une fracture guérie se montre à l'avant-bras gauche.

635. 12. Squélette du Blaireau d'Europe — Meles taxus — Das. Hollande.

DIGITIGRADES.

636. 13. Squélette d'une Belette commune — Mustela vulgaris — Wezel.

637. 14. Squélette d'un Putois commun — Mustela putorius — Bunsem.
Hollande.

638. 15. Squélette d'un Zorilla — Putorius zorilla Buff., Viverra zorilla Gmel. — Kaapsche Bunsem. Cap de Bonne Espérance. —
Don du Dr. Horstok.

639. 16. Squélette d'une Loutre commune — Lutra vulgaris — Hollande.

640. 17. Squélette d'une Loutre du Brésil — Lutra Brasiliensis — Brésil. — Acheté de Mr. van Aken.

641. 18. Squélette d'une Loutre du Cap — Lutra capensis, Aonyx Less. —
Cap de Bonne Espérance.

642 19. Squélette d'un Chien de chasse — Canis sagax —.

643. 20. Squélette d'un Lévrier — Canis leporarius —,

644. 21. Squélette d'un chien.

645. 22. Squélette d'un chien.

646. 23. Squélette d'un Renard — Canis vulpes —, Hollande.

647. 24. Squélette d'un Chacal ou Loup doré — Canis aureus — Jak-
hals. — Don de la Société Zoologique à Amsterdam.

648. 25. Squélette d'un jeune Loup. Son système osseux est affecté d'os-teomalacie.

649. 26. Squélette d'un Zibeth — Viverra zibetha — Java. — Don de Mr. OLIE.

650. 27. Squélette d'une Civette Rassé — Viverra rassé — Java. — Don de la Société Zoologique à Amsterdam.

651. 28. Squélette d'une Genette vulgaire — Viverra genetta — Cap de Bonne Espérance. — Don du Dr. HORSTOK.

652. 29. Squélette du Pougonné ou Martre des Palmiers — Paradoxurus typus, FRED. CUV. — Java. — Acheté de Mr. VAN AKEN.

653. 30. Squélette d'un Mangouste des Indes femelle. — Mangusta mungo — Java.

654. 31. Squélette d'un — ? — Crossarchus obscurus — Afrique. — Acheté de Mr. FRANK.

655. 32. Squélette d'une Hyène rayée — Hyaena striata — Asie occid. et Afrique bor. — Acheté de Mr. FRANK.

656. 33. Squélette d'un Chat ordinaire — Felis catus —.

657. 34. Squélette d'un Chat — ? — Felis undata s. minuta. Java.

658. 35. Squélette d'un Ocelot — Felis mitis — Paraguay.

659. 36. Squélette d'un Serval — Felis serval — Tijgerboschkat. — Don du Jardin Zoologique.

660. 37. Squélette d'un Lion — Felis leo — mâle adulte. Leeuw. — Don du Roi LOUIS NAPOLÉON.

661. 38. Squélette d'un Lion nouveau-né.

662. 39. Squélette d'un Tigre royal, femelle adulte — Felis tigris — Java.

663. 40. Squélette d'un Tigre nouveau-né.

M. AMPHIBIES.

664. 1. Squélette d'un Phoque commun — Phoca vitulina — Hollande.

665. 2. Squélette d'un Phoque à croissant — Phoca Groenlandica — Islande. — Acheté de Mr. THIENEMANN à Leipzig.

666. 3. Squélette d'un Otarie léonin mâle et vieux — Otaria jubata ou leonina — Détroit de Bering. — Acheté de Mr. FRANK.

667. 4. Squélette d'un Otarie oursin ou Ours marin femelle jeune. De l'île St. Paul de la mer de Bering. — Acheté de Mr. FRANK.

668. 5. Squélette d'un Morse ou vâche marine adulte — Trichechus rosmarus — Walrus of Zeekoe. — Acheté de Mr. FRANK.

M. RONGEURS.

669. 1. Squélette d'un Ecureuil commun, mâle — Sciurus vulgaris — Eekhoorn.

670. 2. Squélette d'un Ecureuil de la Guyane — Sciurus aestuans — Eekhoorn.

671. 3. Squélette d'un Taguan — Pteromys petaurista — Vliegende Eekhoorn. Java.

672. 4. Squélette d'un Polatouche — Pteromys volucella — Amérique du Nord.

673. 5. Squélette d'un Zemmi ou Rat taupe aveugle — Spalax typhlus — Blindmuis. Russie mériodionale. — Acheté de Mr. Frank.

674. 6. Squélette d'un Rat taupe du Cap — Bathyergus maritimus — Cap de Bonne Espérance. — Don de Mr. la Cave, Chirurgien à Amsterdam.

675. 7. Squélette d'un petit Rat taupe du Cap — Georychus capensis — Cap de Bonne Espérance. — Don du Dr. Horstok.

676. 8. Squélette d'un Octodon de Cumming — Octodon Cummingii — Chili. — Acheté de Mr. Frank.

677. 9. Squélette d'un Cucurrito Poephagomys noir — Poephagomys ater — Valparaiso. — Acheté de Mr. Frank.

678. 10. Squélette de la Souris — Mus musculus — Hollande.

679. 11. Squélette du Surmulot — Mus decumanus — Hollande.

680. 12. Squélette du Rat vulgaire — Hypudaeus amphibius — Gewone Waterrat. Hollande.

681. 13. Squélette du Hamster commun — Cricetus vulgaris — Partie tempérée et orientale de l'Europe.

682. 14. Squélette d'un Cricetomys de Gambie — Cricetomys Gambianus — Sénegambie et Mosambique.

683. 15. Squélette d'un Hesperomys de Darwin — Hesperomys Darwini — Valparaiso. — Acheté de Mr. Frank.

684. 16. Squélette d'un Muscardin — Myoxus avellanarius — Relmuis. Partie méridionale de l'Europe. — Acheté de Mr. Frank.

685. 17. Squélette d'une Marmotte — Arctomys marmota — Sud de l'Europe.

686. 18. Squélette d'un Gerboa — Dipus sagitta — Springmuis. Siberie.

687. 19. Squélette d'un Rat épineux d'Azzara — Echimys anomala — Stekelrat. Guyane.

688. 20. Squélette d'un Coui — Myopotamus coïpus — de l'Amérique du Sud.

689. 21. Squélette d'un Castor — Castor fiber — Bever. Bavière. — Don de Mr. Schulze de Munnich.

690. 22. Squélette d'un Porc-épic commun ou à crinière — Hystrix cristata — Sud de l'Europe et partie occid. de l'Afrique.

691. 23. Squélette du Caendu — Cercolabes prehensilis — Boomstekel-
varken. Guyane.

692. 24. Squélette du Lièvre commun — Lepus timidus — Hollande.

693. 25. Squélette du Lapin — Lepus cuniculus — Hollande.

694. 26. Squélette d'un Cochon d'Inde — Cavia cobaya — Guineesch
biggetje, souvent aussi nommé Marmotte. Hollande.

695. 27. Squélette d'un Cabiai — Hydrochoerus capybaris — Surinaamsch
Waterzwijn. Guyane. — Les vertèbres cervicales manquent.

696. 28. Squélette d'un Paca mâle jeune — Coelogenus paca — Water-
haas. Guyane.

697. 29. Squélette d'un Agouti — Dasyprocta ILLIG. — Guyane.

M. EDENTÉS.

TARDIGRADES OU BRADYPODES.

698. 1. Squélette d'un foetus de l'Ai — Bradypus tridactylus — Drievingerige Luijaard. Guyane.

699. 2. Squélette d'un Ai jeune. Guyane.

700. 3. Squélette d'un Ai adulte. Guyane. — Don de Mr. VAN DEN BROEK.

701. 4. Squélette d'un foetus de l'Unau — Bradypus didactylus — Tweevingerige Luijaard. Guyane.

702. 5. Squélette d'un jeune Unau. Guyane. — Don de Mr. DIEPE-
RINK.

703. 6. Squélette d'une femelle adulte d'Unau. Guyane. — Don de la
Société Zoologique d'Amsterdam. — Les préparations des viscères et les dessins des muscles sont conservés.

DASYPES.

704. 7. Peau empaillée d'un grand Tatou — Dasypus gigas — Reusach-
tige Armadil. Paraguay. — Acheté de Mr. KRAUSS à Stuttgart.

705. 8. Squélette du même grand Tatou.

706. 9. Peau empaillée d'un Tatou à neuf bandes — Dasypus novem
cinctus — Guyane.

707. 10. Squélette d'un Tatou à neuf bandes.

708. 11. Squélette d'un Tatou villeux — Dasypus villosus —.

FOURMILIERS.

709. 12. Squélette d'un Tamanoir — Myrmecophaga jubata — Gemaande
Miereneter. Guyane. — Don de Mr. VAN DEN BROEK.

710. 13. Squélette d'un Tamandua — Myrmecophaga tetradactyla — Vier-
vingerige Miereneter. Guyane.

711. 14. Squélette d'un Fourmilier à deux doigts — Myrmecophaga di-

dactyla — Tweevingerige Miereneter. Guyane. — Don de Mr. Weisz.

712. 15. Squélette d'un Fourmilier à deux doigts.

PANGOLINS OU FOURMILIERS ÉCAILLEUX.

713. 16. Peau empaillée d'un Pangolin de Java — Manis javanica — Geschubde Miereneter. Java. — Don de Mr. Excel.

714. 17. Squélette du même Pangolin de Java.

M. PACHYDERMES.

715. 1. Squélette d'un jeune Éléphant des Indes femelle — Elephas Indicus —.

716. 2. Squélette d'un Tapir de l'Inde ou Maiba — Tapirus Indicus — Sumatra. — Don de Mr. Rochussen.

717. 3. Squélette d'un Tapir d'Amérique nouveau-né — Tapirus Americanus — Acheté de Mr. Frank.

718. 4. Squélette d'un Tapir américain — Tapirus americanus — adulte. — Acheté de Mr. Frank.

719. 5. Squélette d'un jeune Cochon domestique — Sus scrofa — Varken.

720. 6. Squélette d'un Cochon nouveau-né.

721. 7. Squélette d'un Cochon-Cerf ou Babiroussa — Sus babirussa — Hertzwijn. Java. — Don de Mr. Rochussen.

722. 8. Squélette d'un Tajassou — Dicotyles labiatus — Pekari ou Navelzwijn. Guyane.

723. 9. Squélette d'un Rhinocéros d'Afrique — Rhinoceros bicornis Africanus — Afrikaansche tweehoornige Rhinoceros. Cap de Bonne Espérance.

724. 10. Squélette d'un Daman — Hyrax capensis — Klipdas. Cap de Bonne Espérance. — Don de Mr. Horstok.

725. 11. Squélette d'un Daman.

M. RUMINANTS.

726. 1. Squélette d'un Chameau à une seule bosse, mâle — Camelus dromedarius — Dromedaris.

727. 2. Squélette d'un foetus de Dromadaire.

728. 3. Squélette d'un Lama — Auchenia lama. Perou. — Acheté de Mr. Frank.

729. 4. Squélette d'un Chevrotain musc — Moschus moschiferus — Muskusdier, mâle très jeune. Thibet.

730. 5. Squélette d'un Chevrotain de Java mâle — Moschus javanicus — Javaansch muskusdier. — Don de Mr. Olie. L'insertion

du grand dorsal est une large plaque osseuse, formée de différents noyaux osseux.

731. 6. Squélette d'un Chevrotain de Java femelle. — La plaque dorsale osseuse y manque. — D'après les observations de Mr.
VROLIK celle-ci n'existe que chez les mâles; il n'en a jamais
observé une chez les femelles.

732. 7. Squélette d'un foetus de Rhenne — Cervus tarandus — femelle.
Norvège. — Don de Mr ESCHRICHT à Copenhague. — Mr. Vrolik n'a pas trouvé de sac laryngien dans cet individu; par conséquent il paraît se former plus tard.

733. 8. Squélette d'un Rhenne mâle adulte — Cervus tarandus — Norvège.

734. 9. Squélette d'un Guazouti — Cervus campestris — Guyane. —
Don de Mr. ASSCHENBERGH.

735. 10. Squélette d'un Cerf de Virginie mâle — Cervus virginianus —

736. 11. Squélette d'un Cerf cochon femelle — Cervus porcinus — Zwijnhert. — Acheté de Mr. FRANK.

737. 12. Squélette d'un Cerf muntjac — Cervus muntjac — Rheebok van
Indië. Java. — Acheté de Mr. FRANK.

738. 13. Squélette d'un Chevreuil d'Europe femelle — Cervus capreolus —
Rheebok.

739. 14. Squélette d'un Zebu — Bos zebu, variété indienne —.

740. 15. Squélette d'un Belier merinos mâle — Ovis aries — Merinos
ram. — Don de madame la Baronne SPAEN VAN VOORSTONDEN.

741. 16. Squélette d'un Belier de Drenthe — Ovis aries, varietas Drenthana — Drentsch Schaap. Drenthe.

742. 17. Squélette d'un Mouton du Cap de Bonne Espérance — Ovis
aries capensis — Cap de Bonne Espérance.

743. 18. Squélette d'un Bouc de cachemire — Capra hircus Thibetanus —
Don de Mr. VAN GENNEP.

744. 19. Squélette d'une Antilope de Célébes ou platycère — Antilope
Celebica — Célébes. — Don de Mr. ROCHUSSEN.

745. 20. Squélette d'un Nylgau mâle — Antilope picta — Acheté de Mr.
FRANK.

M. CÉTACÉS.

746. 1. Squélette d'un très jeune Dugong femelle — Halicore Dugong —
Molluques — Don de Mr. ROCHUSSEN.

747. 2. Squélette d'un Dugong adulte — Halicore Dugong —. Acheté
de Mr. FRANK.

748. 3. Squélette d'un foetus de Lamantin — Manatus Australis — Zeekoe. Guyane

749. 4. Squélette d'un jeune Lamantin Austral mâle. — Ces deux squélettes ont été décrits et dépeints dans le mémoire de Mr.
W. VROLIK sur le Manatus.

750. 5. Squélette d'un Marsouin — Delphinus phocaena — Meerzwijn.

751. 6. Squélette d'un foetus de Marsouin.

752. 7. Squélette d'un grand Dauphin — Delphinus tursio — Mer du
Nord.

753. 8. Squélette d'un Narval femelle — Monodon monoceros —. Les
défenses ne sont pas sorties des alvéoles. — Voyez l'ouvrage
cité ci-dessus de Mr. G. VROLIK.

754. 9. Squélette d'un jeune Hyperoodon — Hyperoodon rostratum —
Norvège.

M. MARSUPIAUX.

755. 1. Squélette d'un Dasyure Maugei — Dasyurus Maugei — Terre
de van Diemen. — Don de la Société Zoologique d'Amsterdam.

756. 2. Squélette d'un Sarcophile oursin — Sarcophilus ursinus — Terre
de van Diemen. — Acheté de Mr. FRANK. Voyez le mémoire
de Mr. W. VROLIK dans *Tijdsch. voor Wis- en Nat. Wetensch.
der 1e Kl. K. N. I.* Dl. IV, bl. 158.

757. 3. Squélette d'un Opossum femelle — Didelphis virginiana — Buidelrat. Guyane. — Don de Mr. DIEPERINK.

758. 4. Squélette de la Marmose — Didelphis murina — Guyane.

759. 5. Squélette d'un Phalanger renard mâle — Phalangista lemurina — Coescoe. La Nouvelle Guinée et les Moluques. — Acheté
de Mr. FRANK.

760. 6. Squélette d'un Kanguroe géant femelle — Macropus major —
Nouvelle Hollande. — Acheté de Mr. VAN AKEN. — Voyez
le mémoire de Mr. W. VROLIK, Verh. der Koninkl. Akad. van
Wetenschappen.

761. 7. Squélette d'un Wombat femelle — Phascolomus ursinus — Nouvelle Hollande et Nouvelle Zeelande. — Acheté de Mr. FRANK.

M. MONOTRÈMES.

762. 8. Squélette d'un Echidna épineux — Echidna hystrix — Nouvelle
Hollande. — Acheté de Mr. FRANK — Mr. VROLIK a fait faire
des dessins de ses muscles.

763. 9. Squélette d'un Ornithorhynque paradoxe — Ornithorhynchus
paradoxus — Vogelbekdier. Nouvelle Hollande. — Acheté de
Mr. FRANK. — Dans le squélette est conservé la glande fémorale avec son conduit, passant dans l'éperon.

OISÉAUX.

OISEAUX DE PROIE. — ACCIPITRES.

DIURNES.

764. 1. Squélette d'un Vautour fauve — Vultur fulvus — Gewone gier. — Acheté de Mr. van Aken.

765. 2. Squélette de la Crosserelle — Falco tinnunculus — Cap de Bonne Espérance. — Don de Mr. Horstok.

766. 3. Squélette d'un Faucon pélerin — Falco peregrinus — Slechtvalk.

767. 4. Squélette du Pygargue — Falco ossifragus — Zee-Arend.

768. 5. Section verticale du tronc du Pygargue.

769. 6. Squélette du Messager ou Sécrétaire — Falco serpentarius — Secretarisvogel. Cap de Bonne Espérance. — Don de Mr. Horstok.

NOCTURNES.

770. 7. Squélette d'un Chat-huant — Strix aluco — Kat-uil. Gueldre.

771. 8. Squélette d'un Chat-huant.

772. 9. Squélette d'un Chat-huant.

773. 10. Squélette d'un Harfang — Strix nyctea — Sneeuw-uil. — Il a été tué près d'Harlem. Voyez *Konst- en Letterbode*, 6 Févr. 1824.

O. OMNIVORES.

774. 1. Squélette d'un Corbeau — Corvus corax — Raaf. Hollande.

775. 2. Squélette d'un Cassique huppé — Cassicus cristatus —.

776. 3. Squélette d'un Jaseur de Bohême — Bombycilla garrula — Pest-vogel. Hollande.

777. 4. Squélette d'un Calao rhinocéros — Buceros rhinoceros — Neushoornvogel. Archipel Indien.

778. 5. Squélette d'un jeune Calao Javan — Buceros javanicus — Jaarvogel. Java. — Don de Mr. Haksteen.
Les festons ne se sont pas encore formés à la base du bec.

779. 6. Squélette d'un Calao Javan adulte.
Les festons se sont développés à la base du bec.

O. INSECTIVORES.

780. 1. Squélette d'une Pie-grièche commune — Lanius excubitor — Klawier. Hollande.

781. 2. Squélette de la Grive proprement dite — Turdus musicus — Lijster.

782. 3. Squélette d'une Grive du Cap de Bonne Espérance. — Don de Mr. Horstok.

783. 4. Squélette d'un Mainate de Java — Eulabes Javanus — Spotvogel.

O. ZYGODACTYLES OU GRIMPEURS.

784. 1. Squélette d'un Musophage violacé — Musophaga violacea —.

785. 2. Squélette d'un Toucan à Gorge blanche du Brésil — Ramphastus nigricans — Pepervreter of Toucan van West-Indië. Guyane.

786. 3. Squélette d'un Toucan à Gorge blanche.

787. 4. Squélette d'une Platycère — Platycercus flaveolus GOULD — Nouvelle Hollande. La fourchette manque. — Don de la Société Zoologique à Amsterdam.

788. 5. Squélette d'un Perroquet chinois — Psittacus Chinensis — Don de la Société Zoologique à Amsterdam.

789. 6. Squélette d'un Perroquet — Psittacus orrocephalus —.

790. 7. Squélette d'un Perroquet — Psittacus pertinax —.

791. 8. Squélette d'un Macroglosse. Macao.

792. 9. Squélette d'un Touraco — Cuculus persa —.

793. 10. Squélette d'un Pic vert — Picus viridis — Groene Specht. Hollande.

O. ANISODACTYLES.

794. 1. Squélette d'un Souimanga — Nectarinia viridis — Afrique au Cap de Bonne Espérance. — Don de Mr. HORSTOK.

795. 2. Squélette d'un Colibri — Trochilus pella — Guyane. Don de Mr. VAN DEN BROEK

796. 3. Squélette d'un Dicée — Dicaeum — Java.

O. ALCIONES.

797. 1. Squélette d'un Guêpier commun — Merops apiaster — Bijeneter. Cap de Bonne Espérance. — Don de Mr. HORSTOK.

798. 2. Squélette d'un Martin-pêcheur — Alcedo ipsida — IJsvogel.

799. 3. Squélette d'un Martin-pêcheur pie — Alcedo rudis — Cap de Bonne Espérance. — Don de Mr. HORSTOK.

800. 4. Squélette d'un Martin-pêcheur de Java — Alcedo leucocephala — Java.

O. CHELIDONES. (P. FISSIR.)

801. 1. Squélette d'un Engoulevent d'Europe femelle — Caprimulgus Europaeus — Geitenmelker. Hollande. — On trouvait deux Scarabées vernales dans son estomac. — La lactation d'une chèvre par cet Engoulevent n'a pas été observée. — Don de Mr. BONDT à Zandpoort.

802. 2. Squélette d'une Linotte — Loxia oryzivora — Rijstvogeltje.

O. COLOMBINES.

803. 1. Squélette d'un Pigeon commun — Columba livia — Gewone Duif.

804. 2. Squélette d'une Tourterelle — Columba turtur — Torteldnif.
805. 3. Squélette d'un Pigeon couronné — Columba coronata — Kroon-
      duif. Java. — Don de Madame BACHMAN.

O. GALLINACÉS.

806. 1. Squélette d'une Poule ordinaire — Phasianus gallus — Gewoon
      Hoen.
807. 2. Squélette d'une Poule du Japon, à plumes crispées.
808. 3. Squélette d'une Poule du Japon, à plumes crispées.
809. 4. Squélette d'une Poule nouveau-née.
810. 5. Squélette d'une Poule à bassin difforme par une scoliose, produite
      par pression.
811. 6. Squélette d'un Paon mâle — Pavo cristatus — Paauw.
812. 7. Squélette d'un Paon femelle.
813. 8. Squélette d'un Paon du Japon — Pavo spicifer —.
814. 9. Squélette d'un Dindon commun — Meleagris gallo-pavo — Kalkoen.
815. 10. Squélette d'une Poule pintade — Numida meleagris — Parelhoen.
      Originaire d'Afrique, maintenant oiseau de basse cour.
816. 11. Squélette d'une Pénélope — Penelope cristata — Leihoen.
817. 12. Squélette d'une Pénélope mâle. — Sa trachée-artère se con-
      tourne au-devant du sternum.
818. 13. Squélette d'une Pénélope femelle. — Sa trachée-artère se pro-
      longe un peu moins en arrière.
819. 14. Squélette d'une Gélinotte d'Islande — Tetrao islandica —.
820. 15. Squélette du Coq de Bruyère à queue fourchue — Tetrao te-
      trix — Korhoen.
821. 16. Squélette d'un Hocco femelle — Crax alector — Paauwies. —
      Don de Mr. HUYDECOPER VAN MAARSSEVEEN.
822. 17. Squélette d'un Hocco — Crax alector —.
823. 18. Squélette d'un Hocco tuberculeux — Crax globicera —. Don de
      Mr. HUYDECOPER VAN MAARSSEVEEN.

O. ALECTORIDES.

824. 1. Squélette d'un Agami ou oiseau trompette — Psophia crepitans —
      Trompetvogel. Amérique du Sud. — Don de Mr. VAN HIERDEN.

O. COUREURS.

825. 1. Squélette de l'Autruche de l'ancien continent — Struthio Ca-
      melus — Struisvogel. Cap de Bonne Espérance. — Don de Mr.
      HORSTOK.
826. 2. Tronc d'un Nandou — Struthio rhea — Amerikaansche Struisvogel.

827. 3. Squélette d'un Casoar à casque — Struthio s. Casuarius galeatus — Emeu ou Indische Casuaris, Java. — Don de Mr. OLIE.

828. 4. Squélette d'une Outarde mâle — Otis tarda — Trapgans. — Don de Mr. WESTERMAN.

829. 5. Squélette d'une Petite Outarde ou Cannepétière — Otis tetrax — Kleine Trapgans — Acheté à Amsterdam. Voyez *Algemeene Konst- en Letterbode*, A°. 1824, N°. 6, Febr. 6.

830. 6. Squélette d'un Courlis de terre — Charadrius oedicnemus — Plevier. Cap de Bonne Espérance. — Don de Mr. HORSTOK.

831. 7. Squélette d'un Courlis de terre.

O. ÉCHASSIERS.

832. 1. Squélette d'un Huîtrier pie — Haematopus ostralegus — Scholaakster.

833. 2. Squélette d'un Vanneau commun — Vanellus cristatus — Kievit.

834. 3. Squélette d'une Grue commune — Ardea grus — Kraanvogel. — Le sternum est ouvert pour faire voir de quelle manière la tranchée-artère y pénètre et en sort.

835. 4. Squélette d'une Demoiselle de Numidie — Ardea virgo — Numidische Kraan of het Juffertje.

836. 5. Squélette d'une Grue couronnée — Grus pavonia — Kroon-Kraanvogel.

837. 6. Squélette d'un Savacou — Cancroma cochlearia — Krabben-Visscher. Amérique du Sud.

838. 7. Squélette d'un Héron commun — Ardea cinerea — Blaauwe Reiger. Hollande.

839. 8. Squélette de la Grande Aigrette — Ardea alba — Egret of Zilver-Reiger. Cap de Bonne Espérance,

840. 9. Squélette d'un Butor d'Europe — Ardea stellaris — Roerdomp. Hollande.

841. 10. Squélette d'une Cicogne blanche — Ciconia alba — Witte Oöijevaar. Hollande.

842. 11. Squélette d'une Spatule blanche huppée — Platalea leucorodia — Lepelaar.

843. 12. Squélette d'un Ibis vert — Ibis falcinellus — Sikkelvogel.

844. 13. Squélette d'un Courlis d'Europe — Numenius arquatus — Graauwe Wulp. Hollande.

845. 14. Squélette d'une Bécasse — Scolopax rusticola — Houtsnip. Hollande.

846. 15. Squélette d'une Rhynchée du Cap — Rhynchea capensis — Groefbek. Cap de Bonne Espérance. — Don de Mr. HORSTOK.

847. 16. Squélette d'un Chevalier noir — Totanus fuscus — Ruiter. Hollande.

848. 17. Squélette d'une Avocette — Recurvirostra avocetta — Kluit.

849. 18. Squélette d'un Jacana commun — Parva jacana — Spoorwiek. Guyane. — Acheté de Mr. FRANK.

O. PALMIPÈDES — PLONGEURS.

850. 1. Squélette d'un Grèbe huppé — Podiceps cristatus —.

851. 2. Squélette d'un Grand Plongeon — Colymbus glacialis — Groote IJsduiker.

852. 3. Squélette d'un Grand Plongeon.

853. 4. Squélette d'un Macareux commun — Alca arctica — Noordsche Alk.

854. 5. Squélette d'un Pinguin commun — Alca torda — Tord-Alk.

855. 6. Squélette d'un Grand Guillemot — Uria troile — Lomme.

856. 7. Squélette d'un Guillemot nain, Pigeon de Groenland — Uria minor — Trouvé pendant l'hiver rigoureux de 1827 près de Zandvoort. — Don de Mr. VAN BEMMELEN.

857. 8. Squélette d'un Sphénisque du Cap — Aptenodytes demersa — Vetgans. Cap de Bonne Espérance.

858. 9. Squélette d'une Piette ou Nonnette — Mergus albellus — Witte Nonduiker, Zaagbek. Hollande.

859. 10. Squélette d'un Canard ordinaire — Anas bosschas — Gewone Eend. Hollande.

860. 11. Squélette d'un Canard dont l'espèce n'est pas connue.

861. 12. Squélette de l'Oie cravant — Anas berniclo — Rotgans. Ile Wieringen.

862. 13. Squélette d'une Oie ordinaire — Anser cinereus — Gans. Hollande.

863. 14. Squélette du Céréopse de la Nouvelle Hollande — Cereopsis Novae Hollandiae —.

864. 15. Squélette d'un Cigne à bec rouge — Anas olor — Tamme Zwaan. Hollande.

865. 16. Squélette d'un Cigne à bec noir — Anas cygnus — Wilde Zwaan. Hollande. — On a conservé dans le squélette la trachée-artère, pour faire voir la manière, dont elle entre dans une cavité du sternum, et en sort ensuite en se recourbant, pour former les bronches.

866. 17. Squélette d'un Cormoran — Carbo cormoranus — Schollevanger. — Acheté de Mr. VAN AKEN.

867. 18. Squélette d'un Fou de Bassan — Sula alba — Jan van Gent.
Il fut pris dans l'hiver rigoureux de 1827, près du village
Zandvoort. — Don de Mr. van Bemmelen.

868. 19. Squélette d'un Fou ou Boubie — Sula — ? Don de Mr. van
Hierden.

869. 20. Squélette d'un Pélican ordinaire — Pelecanus onocrotalus —
Cap de Bonne Espérance. — Don de Mr. Horstok.

870. 21. Squélette d'un Damier Petrel du Cap — Procellaria capensis —
Pintado. Cap de Bonne Espérance. — Don de Mr. Horstok.

871. 22. Squélette de l'Oiseau de tempête — Procellaria pelagica — Storm-
vogel. — Don de Mr. Horstok.

872. 23. Squélette de l'Albatrosse — Diomedea exulans — Cap de Bonne
Espérance. — Don de Mr. Horstok.

873. 24. Squélette de l'Albatrosse.

REPTILES ET AMPHIBIES.

CHELONIENS.

874. 1. Squélette d'une Tortue de terre mâle — Chersine tessellata —
Land-schildpad.

875. 2. Squélette d'une Tortue de terre — Chersine areolata — Land-
schildpad. — 2 exempl.

876. 3. Squélette d'une Tortue molle d'Amérique — Trionyx ferox —
Rivier-schildpad. Guyane.

877. 4. Squélette d'une Tortue franche ou verte — Chelonia viridis —
Zee-schildpad.

878. 5. Squélette d'un Caret — Chelonia imbricata — Caret-schildpad.

879. 6. Squélette d'une Tortue — Chelonia esculenta —.

SAURIENS.

880. 1. Squélette d'un Caiman à lunettes mâle — Crocodilus (Alligator)
sclerops — Kaaiman. Guyane. — Acheté de Mr. Draak.

881. 2. Squélette d'un Caiman à lunettes. — Don de Mr. C. Moyer.

882. 3. Squélette d'un Caméléon ordinaire — Chamaeleo carinatus, Lacerta Africana — Gewone Cameleon.

883. 4. Squélette d'un Caméléon du Sénégal — Chamaeleo planiceps —.

884. 5. Squélette d'un Marbré — Polychrus marmoratus — Guyane.

885. 6. Squélette d'un Tupinambis — Monitor bivittatus — Java. —
Don du Dr. van Rossem.

886. 7. Partie antérieure du corps d'un Scinque officinal — Scincus officinalis —.

887. 8. Squélette d'un Dragon — Draco   ? — Draak.

OPHIDIENS.

888. 1. Squélette d'une Amphisbène blanche — Amphisbaena alba — Double marcheur.

889. 2. Squélette d'un Python — Python bivittatus — Java.

890. 3. Squélette d'un Serpent à sonnettes — Crotalus durissus — Ratelslang. Guyane.

891. 4. Squélette d'un Serpent à lunettes — Naja tripudians, Cobra capello — Brilslang.

BATRACIENS.

892. 1. Squélette d'une Grenouille commune — Rana esculenta — Gewone Kikvorsch.

893. 2. Squélette d'une Grenouille cancrivore — Rana cancrivora —.

894. 3. Squélette d'une Pipa — Rana pipa — Surinaamsche Kikvorsch. Guyane.

895. 4. Squélette d'un Crapaud — Bufo ochracea — Pad.

POISSONS.

P. CARTILAGINEUX — CHONDROPTÉRYGIENS.

896. 1. Squélette de la petite Roussette — Squalus catulus — Zandvoort.

897. 2. Squélette du Bleu — Squalus glaucus — Cap de Bonne Espérance. — Don de Mr. Horstok.

898. 3. Squélette d'un Pèlerin très jeune — Selache maximus —.

899. 4. Squélette d'un Aiguillat mâle — Squalus acanthias — Doornhaai.

900. 5. Squélette d'un Marteau — Squalus zygaena — Hamerhaai.

901. 6. Squélette d'une Raie bouclée — Raja clavata — Rog.

902. 7. Squélette d'un Esturgeon — Accipenser sturio — Steur.

903. 8. Squélette d'une Chimère antarctique — Chimaera antarctica s. callorhynchus —. Don de Mr. Horstok.

P. OSSEUX — ACANTHOPTERYGIENS.

904. 1. Squélette d'un Poisson lune — Orthagoriscus —.

905. 2. Squélette d'un Loup marin — Anarrhichas lupus — Zeewolf.

906. 3. Squélette d'un Chabot ou Scorpion de mer — Cottus scorpio — Donderpad.

907. 4. Squélette d'un Scorpion de mer.

908. 5. Squélette d'une Coryphène de la Méditerranée — Coryphaena hippurus — Dorado. Dolfijn des matelots Hollandais.

909. 6. Squélette d'une Baudroye commune — Lophius piscatorius — Zeeduivel.

910. 7. Squélette d'une Brème — Cyprinus brama — Braassem.

911. 8. Squélette d'une petite Brème — Cyprinus blicca — Bleij.

912. 9. Squélette d'un Cyprinus dont l'espèce n'est pas notée.

913. 10. Squélette d'un Brochet — Esox lucius — Snoek. — Don de Mr. F. A. VAN HALL.

914. 11. Squélette d'une Orphie — Esox belone —. Les os sont bien remarquables par leur couleur d'un beau vert.

915. 12. Squélette d'un Poisson volant — Exocetus volitans — Vliegende Visch.

916. 13. Squélette d'un Silure wels — Silurus glanis — Meerval. Pris dans le lac d'Harlem. — Don de Mr. MOYET.

917. 14. Squélette d'un Asprède ou Platyste — Platystacus cotylophorus — Trompetter.

918. 15. Squélette d'un Cycloptère lump — Cyclopterus lumpus — Snotolf.

919. 16. Squélette d'un Flet ou Picaud — Pleuronectis flesus — Bot.

920. 17. Squélette d'une Murène commune — Muraena conger — Conger-Aal.

921. 18. Squélette d'un Syngnathe — ? — Syngnathus Hippocampus —.

922. 19. Squélette d'un Poisson St. Pierre — Zeus faber — Zonnevisch.

INVERTÉBRÉS.

923. 1. Squélette cartilagineux de la Seiche commune — Sepia officinalis —.

924. 2. Crâne cartilagineux et plaques cartilagineuses du cou de la Seiche commune.

925. 3. Cartilages de la nageoire et de l'entonnoir de la Seiche commune.

926. 4. Squélette de l'Astérie vulgaire — Asterias rubens —.

927. 5. Squélette de l'Astérie orangée — Asterias aurantiaca —.

928. 6. Squélette cutané du Scorpion roussâtre — Scorpio occitanus. —

929. 7. Squélette cutané de la Scolopendre mordante — Scolopendra morsitans —.

e. BASSINS.

930. 1. Bassin du Macaque — Cercopithecus cynomolgus —. 2 Exempl.

931. 2. Bassin de la Roussette noire — Pteropus edulis —.

932. 3. Bassin du Chauvesouris ordinaire — Vespertilio murina —.

933. 4. Bassin de l'Hérisson ordinaire fém. — Erinaceus Europaeus —.

934. 5. Bassin du Renard bleu — Canis lagopus —.

935. 6. Bassin du Phoque commun — Phoca vitulina —.

936. 7. Bassin du Panthère noir — Felis pardus —.

937. 8. Bassin du Rat ordinaire — Mus rattus —.

938. 9. Bassin du Surmulot — Mus decumanoïdes —.

939. 10. Bassin du Rat taupe du Cap — Bathyergus maritimus —.

940. 11. Bassin de la Taupe commune — Talpa Europaea —.

941. 12. Bassin du Tatou villeux — Dasypus villosus —.

942. 13. Bassin du Wombat — Phascolomus ursinus —.

943. 14. Bassin du Guazouti — Cervus campestris — jeune fém.

944. 15. Bassin du Rhenne — Cervus tarandus —.

945. 16. Bassin du Chevrotain de Java — Moschus javanicus —.

946. 17. Bassin du Bélier à quatre cornes — Ovis polyceratos —.

947. 18. Bassin du Cochon-cerf — Sus babyrussa — mâl.

948. 19. Bassin du Tapir des Indes — Tapirus indicus —.

949. 20. Bassin du Lama — Auchenia Lama —.

950. 21. Bassin de Tortue.

951. 22. Bassin du Gecko?

952. 23. Bassin d'une Autruche fém. — Struthio-camelus —.

953. 24. Bassin du Casuaire des Indes — Casuarius Indicus —.

954. 25. Cartilages pelviens d'une Baleine — Balaenoptera arctica —
longue de 56 p., qui avait échoué sur la plage de Wijk a/Zee.
Hollande septentr. où M. le Prof. W. Vrolik l'a disséquée.

C. PARTIE SPLANCHNOLOGIQUE.

C. PARTIE SPLANCHNOLOGIQUE.

a. ORGANES DE LOCOMOTION ET DE DÉFENSE.

1. ORGANES DE LOCOMOTION.

HOMME.

1. 1. Extrémité supérieure droite d'une femme.
2. 2. Extrémité inférieure gauche d'une femme.
3. 3. Extrémité supérieure droite avec les insertions des tendons.
4. 4. Extrémité inférieure gauche, préparée de la même manière.
5. 5. Os de la hanche et du fémur gauches, pour faire voir l'insertion des tendons.
6. 6. Pied gauche préparé dans le même but.
7. 7. Articulation coxo-fémorale pour faire voir le ligament rond.
8. 8. Articulation du génou, les vaisseaux injiciés en matière rouge.
9. 9. Préparation semblable à la précédente.
10. 10. Tendons des muscles jambiers long et court, contenant des os sesamoïdes.

ANIMAUX MAMMIFÈRES.

11. 1. Extrémité inférieure droite de l'Orang — Simia satyrus —.
12. 2. Pied postérieur ou inférieur de l'Orang, sans ongle au pouce.
13. 3. Pied antérieur ou supérieur (main) de l'Orang.
14. 4. Figure en plâtre de l'extrémité antérieure droite du Chimpansé — Simia troglodytes —.
15. 5. Figure en plâtre de l'extrémité postérieure droite du Chimpansé.
16. 6. Main gauche d'un jeune Chimpansé fém. (Peau empaillée).

17. 7. Pied gauche du même Chimpansé (Peau empaillée). Le squélette est conservé sous B. 588.

18. 8. Bassin du Macaque — Macacus nemestrinus —, pour faire voir qu'il possède le ligament rond, qui manque dans l'Orang.

19. 9. Figure en plâtre de la queue du Castor — Castor fiber —.

20. 10. Peau calleuse de la région sternale du Dromadaire — Camelus dromedarius.

21. 11. Plante du pied du Dromadaire.

22. 12. Moitié de la plante du pied avec la couche de graisse du Dromadaire.

23. 13. Fragments osseux du diaphragme du Dromadaire. Ces fragments trouvés dans le centre tendineux du diaphragme, présentent tous les caractères microscopiques du tissu osseux véritable. Voyez J. L. Dusseau, *Vergel. Mikrosk. Onderzoek van het Beenweefsel en Verbeeningen* enz. *Verh. der 1e Kl. K. N. Instituut*, 3e Reeks, 3e Dl. 1850, bl. 147, fig. 36, de l'édition séparate.

24. 14. Aponévrose abdominale d'un jeune Éléphant des Indes — Elephas Indicus.

25. 15. Préparation semblable d'un Eléphant des Indes adulte.

26. 16. Pieds de l'Eléphant des Indes.

27. 17. Ongles du Rhinocéros — Rhinocéros Asiaticus —.

28. 18. Diverses préparations du sabot du Cheval — Equus caballus —. 5 Pièces.

29. 19. Tendons de la queue de la Baleine — Balaenoptera arctica —.

30. 20. Connexion entre le muscle long fléchisseur commun des doigts et le m. long fléchisseur du pouce chez le Macaque — Macacus speciosus —.

31. 21. Connexion entre les mêmes muscles chez l'homme, pour la comparaison.

32. 22. Figure en plâtre de l'avant-bras d'un Lion mâle — Felis Leo —.

33. 23. Figure en plâtre de la jambe d'un Lion mâle.

34. 24. Tendons des muscles de l'extrémité antérieure du Lion.

35. 25. Tendons des muscles de l'extrémité postérieure du Lion.

36. 26. Peau de la plante du pied du Kanguroe — Macropus Bellardieri —.

37. 27. Peau de l'aile de la Roussette noire — Pteropus edulis —.

OISEAUX.

38. 1. Pieds du Faucon — Falco — ?

39. 2. Aile de l'Epervier — Falco nisus —.

40. 3. Tendons des muscles fléchisseurs des doigts de l'extrémité pos-

térieure de l'Autruche — Struthio-Camelus — dont les uns traversent les autres qui simulent des gaînes.

41. 4. Peau du talon de l'Autruche.

AMPHIBIES ET REPTILES.

42. 1. Carapace (bouclier supérieur) du Caret — Chelonia imbricata —.

43. 2. Carapace du même, divisé en ses fragments, pour faire voir sa composition de vertèbres et de côtes.

44. 3. Plastron (Bouclier inférieur) appartenant au même Caret, préparé comme le N°. précédent, pour faire voir son identité avec le sternum.

45. 4. Ecailles du même.

46. 5. Bouclier sternal de la Tortue franche — Chelonia viridis —.

47. 6. Bouclier dorsal et sternal de la Tortue élégante — Testudo elegans —.

48. 7. Deux autres exemplaires de la même tortue.

49. 8. Bouclier dorsal et sternal de Testudo carbonaria.

50. 9. Bouclier dorsal et sternal d'une Tortue d'eau douce — Emys — ?

51. 10. Extrémités antérieures et postérieures de Tortue — Testudo tessellata —.

52. 11. Bouclier dorsal et sternal d'une jeune tortue de la même espèce.

53. 12. Dragon rayé — Draco lineatus — pour la démonstration des aîles.

54. 13. Dragon dont l'espèce n'est pas notée.

55. 14. Extrémité antérieure et postérieure gauche d'un jeune Caiman à lunettes — Crocodilus sclerops —.

56. 15. Vertèbres et côtes d'un Boa — Boa constrictor —.

57. 16. Crapaud des joncs — Calamita intermixta — pour la démonstration des doigts, terminés par des organes à sucer.

POISSONS.

58. 1. Partie postérieure et nageoire caudale de l'Aiguillat — Squalus acanthias —.

59. 2. Partie antérieure de la bouche de la Lamproie — Petromyzon Planeri —, par laquelle elle se fixe à d'autres corps, pour être emportée dans les mouvements de ceux-ci.

60. 3. Partie de la queue de l'Aigle de mer — Raja aquila —.

61. 4. Organe au moyen duquel le Remora — Echeneis remora — se fixe sur d'autres corps.

62. 5. Même organe en état séché.

63. 6. Vessie natatoire de l'Esturgeon — Accipenser sturio —.

64. 7. Vessie natatoire d'un poisson de la Guyane, que les habitants nomment La-Lam. C'est de cette vessie, qu'on prépare la colle de poisson — Ichthyo-colla —. Don de Mr. VAN SYPESTEIN.

65. 8. Vessie natatoire du Brème — Cyprinus Brama —.

66. 9. Vessie natatoire d'une autre espèce de Cyprine.

67. 10. Vessie natatoire de la Sciène — Sciaena —.

68. 11. Instrument inventé par M. le Professeur BRUGMANS pour expliquer l'influence que l'expiration de l'eau exerce sur les mouvements des poissons. — Voyez *Verhandelingen der 1e Kl. van het Koninkl. Ned. Instituut*, Dl. I.

INVERTÉBRÉS.

69. 1. Sauterelle — Locusta mantis —.

70. 2. Organes de locomotion du Richard géant — Buprestis gigantea —.

71. 3. Ecrévisse de mer — Astacus marinus —, préparé de manière à faire voir les organes de la locomotion et de la respiration.

72. 4. Serre de l'Ecrévisse de mer.

73. 5. Squélette cutané de la Cigale de mer — Scyllarus orientalis —.

74. 6. Intéguments du Scyllare ours — Scyllaris arctos —.

75. 7. Organes de locomotion de l'Argonaute avec ses viscères.

76. 8. Intégument calcaire de l'Argonaute.

77. 9. Anatifes — Lepades anatifae — fixés en grand nombre sur une bouteille trouvée sur la plage de Zandvoort dans la Hollande septentrionale.

78. 10. Gland de mer — Balanus ovularis —.

79. 11. Pièce du bordage de cuivre du vaisseau de commerce: *de Planter*, couverte d'une foule innombrable de Glands de mer.

80. 12. Gland de mer d'une autre espèce — Balanus tintinabulum —, dont un grand nombre fut trouvé sur le bordage de cuivre d'un vaisseau, revenant des Indes orientales.

81. 13. Ascidie — Ascidia. Zakpijp — Zeedruif — tiré d'un morceau de bois, trouvé près de Nieuwendam, creusé par le Teredo. — Don de Mr. KATER. — Voyez J. BASTER, *Natuurk. Uitspanningen*, Haarlem 1759, bl. 97, Pl. X, fig. 5.

82. 14. } Anatifes — Lepas aurita s. Otion Cuvieri —, du bordage de
83. 15. } cuivre d'un vaisseau allant aux Indes. — Don de Mr. BOELEN.

84. 16. Gland de mer — Balanus — du même vaisseau.

85. 17. Coronelle — Coronella —.

86. 18. Système musculaire de la Chenille ronge-bois — Cossus ligniperda —. Préparé par M. BERGHUIS.

2. ORGANES DE DÉFENSE.

ANIMAUX MAMMIFÈRES.

87. 1. Cornes de l'Elan — Cervus alces —.

88. 2. Cornes du Daim — Cervus dama —.

89. 3. Cornes du Chevreuil — Cervus capreolus —.

90. 4. Cornes de Chevreuil, trouvées près du village d'Alphen (Hollande mérédionale), dans un terrain d'argile à une profondeur
de 2 mètres.

91. 5. Cornes du Cerf — Cervus Russa —.

92. 6. Cornes du Rhenne — Cervus tarandus —.

93. 7. Cornes du Cerf commun — Cervus elaphus —.

94. 8. Segment de Corne du Cerf de l'Inde — Cervus axis — pour
faire voir sa composition.

95. 9. Cornes du Cerf du Cap — Antilope Caama.

96. 10. Cornes du même. — Don de Mr. HORSTOK.

97. 11. Cornes de l'Antilope des bois — Antilope sylvatica — Boschbok,
du Cap de Bonne Espérance. — Don de Mr. HORSTOK.

98. 12. Cornes de l'Antilope — Antilope tragula — Cap de Bonne Espérance. — Don de Mr. HORSTOK.

99. 13. Cornes de l'Antilope — Antilope Oreas — Don de Mr. HORSTOK.

100. 14. Cornes du Chameau du Cap — Antilope oryx —.

101. 15. Cornes du Gnou — Antilope Gnu —.

102. 16. Pointes des cornes du même (vieux mâle).

103. 17. Cornes du Buffle du Cap — Bos Caffer —.

104. 18. Cornes du Buffle commun — Bos bubalus —.

105. 19. Cornes du Boeuf du Cap de Bonne Espérance. — Don de Mme
la Veuve HORSTOK.

106. 20. Cornes avec l'os du front d'une vache — Bos taurus —. La
corne gauche brisée dans un combat, a été régénérée peu de
temps après. v. SANDIFORT. *Over de vorming en ontwikkeling der
horens van zogende dieren*, Nieuwe Verh. der 1e *Klasse van het
Koninkl. Ned. Inst.* Dl. I. bl. 67. Pl. II.

107. 21. Corne d'une jeune vache cassée et tombée par un coup.

108. 22. Corne du Rhinocéros des Indes — Rhinoceros Asiaticus — avec
l'os nasal, qui la porte.

109. 23. Corne du Rhinocéros des Indes.

110. 24. Cornes du même (4 Exempl.).

111. 25. Les deux cornes du Rhinocéros d'Afrique — Rhinoceros Africanus — divisées par une coupe longitudinale, pour faire voir comment elles sont formées par une conglutination des poils.

112. 26. Queue d'un Éléphant adulte

OISEAUX.

113. 1. Éperons du Coq ordinaire — Phasianus Gallus —.

114. 2. Pied gauche avec les griffes du Vautour — Vultur fulvus —.

POISSONS.

115. 1. Scie du poisson Scie — Squalus pristis —.

116. 2. Scies du même poisson (jeune, 4 exemplaires).

117. 3. Torpille vulgaire — Raja torpedo —, pour la démonstration de son organe électrique.

118. 4. Partie antérieure de la mâchoire supérieure de l'Espadon commun — Xiphias gladius —.

INVERTÉBRÉS.

119. 1. Deux morceaux de bois d'un vaisseau de guerre Hollandais, troués par le Taret — Teredo navalis —. On y voit distinctement les tubes cylindriques calcaires, que ce petit animal a formés.

120. 2. Taret — Teredo navalis —. Don de Mr. Thijssen.

121. 3. Lycoris — Lycoris fucata Savigny — trouvé ensemble avec le Teredo navalis dans le bois d'une écluse — Sluis van de Steenbergsche vliet —.

122. 4. Morceau de bois de la même écluse, où l'on voit des exemplaires du Lycoris fucata, pénétrés dans les tubes du Teredo.

123. 5. Exemplaires du Teredo, tirés du bois d'un vaisseau, revenant de la Méditerranée.

124. 6. Morceau de bois, trouvé sur la plage d'Irlande, près de la ville de Belfast, creusé par le Teredo navalis et par le Limnoria terebrans. — Don de Mr. Thompson. Voyez *On the Teredo navalis and Limnoria terebrans*, dans *Edinb. New Philosoph. Journ.* Jan. 1835.

125. 7. Valves du Teredo navalis.

126. 8. Bois d'un navire, où se montrent de larges canaux, formés par le Teredo.

127. 9. Bois de l'Écluse « Willemssluis," troué par le Teredo.

128. 10. Pierres ayant appartenu à l'Écluse de Katwijk, trouées comme il paraît par le Pholade.

129. 11. Morceau de bois, venu de Nieuwendam, troué par le Teredo.

130. 12. Autre morceau dans la même condition.

131. 13. Teredo navalis et Lycoris fucata.

132. 14. Morceau de bois, troué par le Teredo, dans lequel un noeud dur du bois a mis obstacle à la progression de l'animal en ligne droite, de sorte qu'il a dû tourner l'obstacle.

133 15. Bois séché et carbonisé en partie, venu du village de Nieuwendam, creusé d'une multitude de Teredo's. Le bois a été carbonisé pour mieux faire voir les canaux calcaires.

134. 16. Préparations du Teredo, canaux calcaires, valves etc.

135. 17. Terre d'argile de l'île de Walchren, avec des canaux formés par le Pholade, et les valves de l'animal.

136. 18. Bois venu de la Californie, troué par de nombreux et très grands Teredo's. — Don de Mr. DE FRÉMÉRY.

137. 19. Limule des Moluques — Limulus Molucanus — pour faire voir ses pieds et sa queue.

138. 20. Serre du Mantes — Mantes arenarii —.

139. 21. Serre droite du Homard — Astacus gammarius —.

140. 22. Scorpion d'Afrique — Scorpio Afer —. Don de Mr. P. CALKOEN.

141. 23. Courtilière — Gryllo-talpa vulgaris —.

141*. 23*. Mâchoires, palpes, bouclier, antennes et pattes de devant de la même.

142. 24. Larve de Termite — Termites vulgaris —.

143. 25. Morceau de bois d'un peuplier — Populus Italicus —, troué par les larves de la Saperde chagrinée — Cerambyx carcharius — qui sont encore contenues dans les canaux, qu'elles ont creusés dans le bois.

144. 26. Larve d'Orycte — Oryctes nasicornis — trouvé dans le bois d'un vaisseau de guerre.

b. ORGANES DU SYSTÈME NERVEUX.

1. TÉGUMENTS DU CERVEAU.

HOMME.

145. 1. Crâne, dont la surface présente la délinéation des régions indiquées dans la théorie de GALL.

146. 2. Crâne, préparé de la même manière.

147. 3. Figure en plâtre du crâne, dans laquelle les organes du cerveau sont indiqués de la même manière.

148. 4. Crâne, ouvert de manière à faire voir l'appendice falciforme et la tente du cervelet.

149. 5. Préparation semblable, d'un sujet plus jeune.

150. 6. Préparation semblable, les vaisseaux artériels injectés en matière rouge, les vaisseaux veineux en matière bleue.

151. 7. Préparation semblable sans les vaisseaux sanguins, les sinus osseux ouverts.

152. 8. ⎫ Crâne divisé en deux parties latérales par une coupe sagittale,
153. 9. ⎬ pour faire voir les cavités, destinées au cerveau et aux organes des sens.

154. 10. Base du crâne avec les vaisseaux injectés.

155. 11. Segment de la dure mère, les vaisseaux artériels remplis d'une injection en rouge.

156. 12. Segments du péricrane, les artères injectés en rouge.

157. 13. ⎫
158. 14. ⎬ Segments de la pie mère, les vaisseaux injectés en rouge.
159. 15. ⎭

ANIMAUX MAMMIFÈRES.

160. 1. Partie postérieure du crâne du Tigre — Felis tigris — pour faire voir le tentorium osseux.

161. 2. Partie du crâne du Phoque commun — Phoca vitulina — pour servir à la démonstration du tentorium osseux.

162. 3 Crâne du Boeuf — Bos taurus — divisé en deux parties par une section longitudinale, pour faire voir la cavité cérébrale.

2. CERVEAU.

HOMME.

163. 1. Moitié de la tête et du cou d'un homme adulte avec la coupe verticale du cerveau, du cervelet et de la moëlle épinière.

164. 2. Partie de l'hémisphère du cerveau.

165. 3. ⎰ Moëlle épinière d'un homme adulte, enlevée du canal ver-
166. 4. ⎱ tébral.

167. 5. Partie inférieure de la moëlle épinière — Cauda equina — d'un
homme adulte.

168. 6. Conjonction entre les racines des nerfs spinaux et les glanglions
thoraciques du nerf sympathique, pris du corps d'un enfant.

169. 7. Section verticale du cerveau d'un embryon de 4 mois.

170. 8. Figure en cire de la base du cerveau avec les racines des
nerfs cérébraux.

171. 9. Figure en cire d'une section verticale du cerveau.

ANIMAUX MAMMIFÈRES.

172. 1. Cerveau de l'Orang — Simia satyrus — mâle, dont le squélette
est conservé dans le Musée sous B. 584.

173. 2. Moitié du cerveau de l'Orang coupé par une section longitudinale. — Voyez les notices de Mr. W. VROLIK, touchant le
cerveau de l'Orang et du Chimpansé dans ses *Recherches d'Anatomie comparée sur le Chimpansé*; TODD'S *Cyclopaedia: quadrumana*,
et conjointement avec Mr. SCHROEDER VAN DER KOLK, *Verhand.
d. 1e Kl. v. h. Koninkl. Ned. Instit.* 3e Reeks, 1e Deel.

174. 3. Section horizontale du cerveau d'un jeune Orang, pour faire voir
qu'il possède la corne postérieure du ventricule latéral et le
pes Hippocampi minor. Voyez SCHROEDER VAN DER KOLK et
W. VROLIK, *Note sur l'encéphale* etc.

174*. 3*. Figure en plâtre de la surface interne du crâne

175. 4. Section verticale du cerveau du Gibbon cendré — Hylobates
leuciscus —.

176. 5. Section verticale du cerveau d'une Guénon — Cercopithecus
radiatus —.

177. 6. Cerveau du Maimon — Inuus nemestrinus —.

177*. 6*. Figure en plâtre de la surface interne du
crâne (2 ex.)

178. 7. Section horizontale du cerveau du Macaque.

Voyez la note
ci-dessus men-
tionnée.

179. 8. Section horizontale du cerveau du Macaque — Cercopithecus
cynomolgus —.

180. 9. Cerveau de l'Ouïstiti ordinaire — Hapale Jacchus —. Les hémisphères sont lisses sans aucune trace de circonvolutions.

181. 10. Section verticale du cerveau du Loris paresseux — Stenops tardigradus —. Voyez les notices à ce sujet de M.M. SCHROEDER
VAN DER KOLK et W. VROLIK.

AMPHIBIES.

205. 1. Cerveau de la Tortue verte — Chelonia viridis —, contenu dans la cavité du crâne.

206. 2. Cerveau de la Tortue verte, les vaisseaux injectés.

207. 3. Cerveau de la Tortue . . .? — Chelonia tessellata —.

208. 4. Cerveau du Caméléon — Chamaeleo carinatus —.

POISSONS.

209. 1. Cerveau du Requin bleu — Squalus glaucus —, avec ses nerfs et les organes des sens.

210. 2. Cerveau de l'Esturgeon — Accipenser sturio — avec ses nerfs et les organes des sens.

211. 3. Cerveau, nerfs et yeux du Turbot — Pleuronectes maximus L. vel rhombus Cuv. —.

INVERTÉBRÉS.

212. 1. Cerveau et ganglions des nerfs optiques de la Seiche commune — Sepia officinalis —.

213. 2. Ganglion de l'Oesophage et les autres nerfs du grand Escargot — Helix pomatia —.

3. NERFS.

ANIMAUX MAMMIFÈRES.

214. 1. Nerfs du péritoine et particulièrement du mesentère de la Baleine — Balaenoptera longimana —.

215. 2. Nerfs du péritoine de l'Hyperoodon.

216. 3. Nerfs du mesentère de l'Hyperoodon. — Voyez sur les nerfs du péritoine: W. Vrolik, *Aanteekeningen over de zenuwen van het Buikvlies bij den Hyperoodon*, in *Versl. en Mededeel. van het K. N. Instituut*, 1846, bl. 313.

217. 4. Rameaux du nerf infraorbital de la cinquième paire, s'introduisant dans les barbes, du Phoqué commun.

218. 5. Partie de la peau des lèvres du Phoque, où l'on voit mis au jour les rameaux du nerf infraorbital et facial, pénétrant dans les bulbes des barbes.

219. 6. Préparation semblable. — Voyez G. Vrolik, *Het nut der baardharen bij viervoetige dieren*.

220. 7. Rameaux du nerf trijumeau et facial allant aux barbes des lèvres et de la face chez le Mink — Mustela lutra —.

221. 8. Même préparation de la Loutre d'Amérique — Lutra Brasiliensis —.

222. 9. Tête du Coati roux — Viverra nasua —, avec les nerfs préparés, qui se distribuent dans le nez alongé et très mobile.

223 10. Nerfs de la lèvre supérieure alongée et mobile de l'Ours jongleur — Ursus labiatus v. longirostris —.

224. 11. Nerfs de la lèvre inférieure du même.

OISEAUX.

225. 1. Tête de cygne à bec rouge — Cygnus olor —, dans laquelle la
partie supérieure du crâne est ôtée pour faire voir la surface
du cerveau et les nerfs de la cinquième paire, distribués dans
le bec.

AMPHIBIES.

226. 1. Nerfs du péritoine de la Tortue verte — Chelonia viridis —.

POISSONS.

227. 1. Tête de l'Aiguillat — Squalus acanthias —, dans laquelle les
rameaux de la cinquième paire sont préparés.

228. 2. Distribution des nerfs de la cinquième et septième paire dans
la face, et du nerf latéral avec les nerfs spinaux dans l'organe
électrique du Gymnote électrique — Gymnotus electricus —.

INVERTÉBRÉS.

229. 1. Système nerveux de la Larve du Cossus ronge-Bois — Cossus
ligniperda — Chenille qui ronge le bois de Saule.

230. 2. Surface externe du système nerveux de la même larve.

231. 3. Surface interne du système nerveux de la même larve. — Ces
trois préparations sont faites par Mr. BERGHUIS.

c. ORGANES DES SENS.

1. ORGANES DU TACT. — LA PEAU ET SES APPENDICES.

HOMME.

232. 1. Partie de la peau, illustrée de plusieurs figures, faites par une sorte de tatonage, consistant en des piqûres d'épingles ou d'aiguilles, suivies par des frictions avec de la poudre à canon.

233. 2. Fragment de la peau, préparé de la même manière.

234. 3. Fragment de la peau, où l'on voit une figure d'un militaire, peinte en rouge et noir de la manière décrite.

235. 4. Préparation semblable.

236. 5. Fragment de la peau, les vaisseaux injectés en rouge.

237. 6. Jambe droite d'un enfant nouveau-né, les vaisseaux injectés en rouge.

238. 7. Préparation semblable de la peau de la jambe droite d'un enfant.

239. 8. Gros orteil, avec les vaisseaux de la peau, remplis d'une injection rouge.

240. 9. Tête d'enfant, les vaisseaux de la peau injectés d'une matière rouge.

241. 10. Pied droit d'un enfant, les vaisseaux cutanés injectés en rouge.

242. 11. Peau du crâne d'un enfant, les artères injectées en rouge.

243. 12. Préparation semblable d'un homme adulte.

244. 13. Épiderme de la main droite d'un enfant, séparé de la peau sous-jacente en guise de gant.

245. 14. Préparation semblable de la main gauche d'un enfant plus jeune.

246. 15. Partie de la peau, avec l'épiderme détaché et réfléchi en bas.

247. 16. Épiderme de la plante du pied.

248. 17. Fragment du cuir chevelu d'un enfant nouveau-né, l'épiderme en partie détaché pour faire voir la continuation de l'épiderme sur les cheveux.

249. 18. Cheveux d'une fille albinote.

250. 19. Cheveux blancs et noirs de la tête d'un garçon aveugle-né.

251. 20. Deux ongles du pied avec l'épiderme adhérent, pour faire voir comment celui-ci se continue dans les ongles.

252. 21. Ongles d'une longueur extraordinaire et par cela même recourbés et difformes du pied droit d'une femme, qui, souffrant d'hydropisie sacciforme de l'abdomen, avait été empêchée par la grosseur de son ventre à se couper les ongles des orteils.

253. 22. Ongles des orteils difformes, longs et recourbés de manière à simuler de petites cornes.

254. 23. Ongle du pied, extraordinairement long, difforme et courbe.

255. 24. Épiderme avec l'ongle du gros orteil plus long que d'ordinaire.

256. 25. Ongle difforme et trop grand du gros orteil d'une femme.

ANIMAUX MAMMIFÈRES.

257. 1. Lèvres d'un Chimpansé fœtu. — Simia trogloditis —.

258. 2. Ongle d'un Chimpansé femelle jeune.

259. 3. Peau du museau du Desman ou Rat musqué de Russie — Sorex moschatus —.

260. 4. Peau de l'Hérisson commun — Erinaceus Europaeus —.

261. 5. Peau du Phoque commun — Phoca vitulina —.

262. 6. Vibrissons crénélés (barbes) du phoque.

263. 7. Peau de la tête et queue du Porc-épic à queue prenante — Hystrix prehensilis —.

264. 8. Peau dorsale du Porc-épic à queue prenante.

265. 9. Partie de la peau et épines du dos du Porc-épic commun — Hystrix cristatus —.

266. 10. Peau de l'Échimys à queue dorée — Hystrix chrysurus —.

267. 11. Peau de l'Échidné épineux garnies d'épines — Echidna hystrix—.

268. 12. Enveloppe coriacée du museau de l'Échidné épineux.

269. 13. Peau dorsale de l'Ornithorhynque paradoxe — Ornithorhynchus paradoxus —.

270. 14. Peau de la queue garnie d'épines de l'Ornithorhynque par.

271. 15. Peau du Museau du Tamanoir — Myrmecophaga jubata —.

272. 16. Fragment de la Peau du Rhenne — Cervus tarandus — vaisseaux injectés.

273. 17. Préparation semblable.

274. 18. Glande dorsale du Tajassou — Dicotyles labiatus —.

275. 19. Partie de la peau du Tajassou.

276. 20. Partie de la peau du Marsouin — Delphinus phocaena — avec la couche de lard sous-jacente.

277. 21. Épiderme du Marsouin avec les poils.

278. 22. Peau de la face d'un Lamantin nouveau-né — Manatus australis —.

279. 23. Segment de la trompe de l'Éléphant — Elephas Indicus —.

280. 24. Préparation semblable.

281. 25. Segment de la trompe du Tapir — Tapirus Americanus —.

282. 26. Fragment de l'épiderme de la Balénoptère — Balaenoptera arctica —.

283. 27. Partie de la peau cannelée du thorax du même animal.

284. 28. Couche de lard de la queue du même animal.

285. 29. Corium avec une partie de l'épiderme et la couche sous-jacente de lard de la queue du même.

286. 30. Peau cannelée de la surface inférieure du corps du même.

287. 31. Peau de la tête du Dugong — Tricheeus (Halicore.) Dugong — dont le squélette est conservé sous B. 747.

288. 32. Fragment de la lèvre du Lamantin — Manatus australis — mâl. adulte, dont le squélette est à Berlin.

OISEAUX.

289. 1. Deux plumes, fixées sur la même racine du Casoar de la Nouv. Hollande — Casuarius Nov. Holl. —.

290. 2. Plumes de la couronne de la Grue couronnée — Ardea pavonia —.

291. 3. Peau du sternum du Casoar à casque — Struthio Casuarius —.

292. 4. Peau du cou du Casoar à casque.

293. 5. Origine des pennes dans l'aile du Condor — Sarcoramphus Gryphus —.

294. 6. Préparation semblable.

295. 7. Préparation semblable.

295*. 7*. Élévation cornée sur la tête d'un Pinçon — Fringilla —?

AMPHIBIES.

296. 1. Peau abdominale du Caïman à lunettes — Crocodilus sclerops —.

297. 2. Partie de la peau de la nuque du même animal.

298. 3. Partie de la peau avec l'épiderme réflechi en bas du Caméléon — Chamaeleo carinatus —.

299. 4. Épiderme intègre de la Couleuvre à collier — Coluber natrix —.

POISSONS.

300. 1. Partie de la peau du Lump — Cyclopterus lumps —.

301. 2. Ostracion triangulaire — Ostracion triquetrum —.

302. 3. Orbe épineux — Diodon hystrix —.

INVERTÉBRÉS.

303. 1. Palpes des lèvres du Nautile — Nautilus Pompilius —. Crâne et entonnoir du même.

304. 2. Palpes qui se voient à la tête du Nautile.

305. 3. Tube membraneux se détachant du palleum et pénétrant dans le siphon du Nautile.

306. 4. Coquille du Nautile.

307. 5. Coquille du même divisée par une section horizontale en deux parties égales.

308. 6. Tentacules de la Seiche commune — Sepia officinalis —.

309. 7. Oursin — Echinus —.

310. 8. Enveloppe calcaire de l'oursin.

311. 9. Enveloppe calcaire de la Spatangue — Spatangus —.

312. 10. Larve du Bombyx.

313. 11. Tentacules avec la vésicule et les conduits qui y aboutissent de la Holothurie.

314. 12. Squélette cutané ou intéguments communs formés de Chitine de la larve du Cossus ronge-bois — Cossus ligniperda —.

2. ORGANES DE L'ODORAT.

HOMME.

315. 1. Moitié droite de la tête d'un jeune homme, dont la partie supérieure a été ôtée pour faire voir les cavités nasales et buccale, la cloison du nez, la moitié de la langue et du larynx et leur rapport avec les parties du pharynx, l'orifice de la tube Eustachienne etc.

316. 2. Moitié gauche de la même tête avec les mêmes parties que la précédente, excepté la cloison du nez; par son défaut se montrent dans cette moitié les os tourbillonnés, que la cloison couvre dans le N°. précédent.

317. 3. Nez d'un homme adulte, l'épiderme détaché, les vaisseaux remplis d'une matière rouge.

318. 4. Nez avec les lèvres d'un enfant nouveau-né, les vaisseaux injectés de la même manière.

319. 5. Os ethmoïde d'un homme adulte, les vaisseaux de la membrane muqueuse remplis d'une matière rouge.

320. 6. Partie droite de la mâchoire supérieure d'un enfant, les vaisseaux injectés en rouge.

321. 7. Crâne d'un homme adulte, où la partie antérieure de la face a été ôtée de manière à mettre au jour tous les sinus muqueux.

ANIMAUX MAMMIFÈRES.

322. 1. Crâne du Lièvre — Lepus timidus — dans lequel les os spongieux, supérieurs et inférieurs, ont été mis à découvert.

323. 2. Crâne du Putois — Mustela putorius — divisé en deux parties, pour faire voir les os spongieux et la lame criblée de l'ethmoïde.

324. 3. Crâne du chat — Felis catus —, dans lequel l'os spongieux inférieur a été découvert.

325. 4. Moitié du crâne d'un Chat, dans laquelle on voit la cloison du nez avec la partie antérieure de l'os spongieux inférieur et la tente du cervelet.

326. 5. Moitié gauche de la mâchoire supérieure du Phoque commun, dans laquelle on voit l'os spongieux inférieur d'une grandeur particulière.

327. 6. Os spongieux du Phoque, détaché de l'os maxillaire supérieur.

328. 7. Os ethmoidal du Phoque.

329. 8. Crâne de la Chèvre domestique — Capra hircus —; l'axe osseux de la corne droite est divisée de manière à faire voir son sinus ayant son embouchure dans le sinus frontal. Les autres sinus muqueux ont été ouverts en même temps.

330. 9. Os spongieux inférieurs du même.

331. 10. Moitié droite du crâne du Cochon — Sus scrofa —, dans laquelle on distingue les os spongieux supérieur et inférieur, les cellules ethmoidales et les sinus frontaux.

332. 11. Moitié gauche du même.

333. 12. Crâne du Cheval — Equus caballus — dans lequel les sinus muqueux sont ouverts. Le sinus maxillaire est divisé par une cloison en deux parties, dont la postérieure — le sinus zygomatique — s'ouvre dans le sinus frontal, tandis que l'antérieure — Antrum Highmori — ne possède aucune ouverture. — Voyez G. VROLIK, *De homine ad statum gressumque erectum disposita.* Lugd. Bat. 1795.

334. 13. Crâne du Marsouin — Delphinus phocaena — dans lequel les organes de l'odorat sont préparés.

335. 14. Aperture du canal nasal du Lamantin — Manatus australis —.

AMPHIBIES.

336. 1. Crâne de la Tortue verte — Chelonia viridis — préparé pour faire voir la cavité nasale.

337. 2. Peau de l'ouverture du nez étendue en bulle, du Gavial — Crocodilus gavialis —.

POISSONS.

338. 1. Organe de l'odorat de la Lamproye — Petromyzon fluviatilis —.
339. 2. Disque osseux très dur du nez de la Môle — Tetrodon mola —.

3. ORGANES DE L'OUÏE.

HOMME.

340. 1. Oreille externe droite d'une femme, les vaisseaux injectés en rouge.
341. 2. Oreille externe gauche.
342. 3. Partie de la peau de la tête avec l'oreille externe.
343. 4. Vase de verre où sont contenus toutes les parties osseuses, appartenant à l'oreille dite externe et moyenne.
344. 5. Vase de verre, où sont contenus les parties osseuses, appartenant à l'oreille intérieure.
345. 6. Figure en cire du labyrinthe et des ossicules de l'ouïe.
346. 7. Figure en cire de l'organe de l'ouïe, pour la démonstration de ses diverses parties.
347. 8. Figure en gutta-percha de l'organe de l'ouïe droit de l'homme. Don du Dr. CLAUDRI.

ANIMAUX MAMMIFÈRES.

348. 1. Moitié gauche du crâne du Macaque — Cercopithecus cynomolgus — dans laquelle le tympan a été ouvert pour faire voir les ossicules de l'ouïe et la membrane du tympan.
349. 2. Oreille extérieure d'un jeune Orang fém. — S. satyrus —.
350. 3. Oreille extérieure d'un jeune Chimpansé fém — S. troglodytis —.
351. 4. Oreille extérieure du même animal adulte.
352. 5. Oreilles du Loris grêle — Lemur gracilis.
353. 6. Oreilles de l'Oreillard — Vespertilio auritus —.
354. 7. Oreille externe du Tamanoir — Myrmecophaga jubata —.
355. 8. Oreille externe du Tatou — Dasypus villosus —.
356. 9. Figure en gutta-percha de l'organe de l'ouïe droit du Chat — Felis domestica —. Don de Mr. CLAUDRI.
357. 10. L'os des tempes du Phoque commun — Phoca vitulina — ouvert de manière à faire voir la cavité tympanique avec sa membrane et les ossicules de l'ouïe.

358. 11. Préparation semblable.

359. 12. Les deux os des tempes du Phoque commun, dans lesquels on voit la cavité tympanique, étendue en ballon avec le méat acoustique très étroit.

360. 13. Trois ossicules de l'ouïe du Phoque.

361. 14. Cochlée et ossicules de l'ouïe d'un foetus du Paca — Cavia paca —. La cochlée possède $3\frac{1}{2}$ circonvolutions.

362. 15. Cavité tympanique avec les cellules mastoïdiennes du Bouc ordinaire — Capra hircus —.

363. 16. Cavité tympanique de la Baleine — Balaena mysticetus —.

364. 17. Ossicule de l'ouïe d'un Lamantin mâle adulte — Manatus australis —.

365. 18. Figure en gutta-percha de l'organe de l'ouïe gauche de l'Épaulard blanc — Delphinus leucas —, Don de Mr. CLAUDRI.

366. 19. Figure en gutta-percha de l'organe de l'ouïe droit du Cochon — Sus scrofa —. Don de Mr. CLAUDRI.

OISEAUX.

367. 1. Crâne du Coq ordinaire — Phasianus gallus — avec le méat acoustique largement ouvert à l'extérieur.

368. 2. Crâne du canard ordinaire — Anas Boschas — avec le méat acoustique très étroit.

369. 3. Columelles ou ossicules de l'ouïe des oiseaux.

370. 4. Labyrinthe osseux du Coq.

371. 5. Tête de la Chouette à huppes courtes — Strix brachyotus — pour la démonstration de son oreille externe.

372. 6. Figure en gutta-percha de l'organe de l'ouïe gauche de — ? Somateria molissima —, Don de Mr. CLAUDRI.

373. 7. Figure en gutta-percha de l'organe de l'ouïe droit de l'Autour ordinaire — Astur palumbarius — mâl. — Don du même.

374. 8. Figure en gutta-percha de l'organe de l'ouïe gauche de la Mauve — Larus fuscus —. Don du même.

AMPHIBIES.

375. 1. Ossicule de l'ouïe (le marteau), attachée à un disque cartilagineux qui tient lieu de membrane du tympan, de la Tortue verte — Chelonia viridis —.

376. 2. Partie du crâne de la même Tortue, où l'on a préparé le labyrinthe et la cavité tympanique.

POISSONS.

377. 1. Pierre acoustique d'un poisson.

378. 2. Labyrinthe membraneux de l'Egréfin — Gadus Aeglefinus —.

379. 3. Labyrinthe membraneux de l'Esturgeon — Accipenser sturio —.

380. 4. Labyrinthe membraneux de la Baudroye commune — Lophius piscatorius — Diable de mer.

381. 5. Ossicules qui ont rapport à l'ouïe et qui sont jointes à la vessie natatoire du carpe vulgaire — Cyprinus carpio —.

INVERTÉBRÉS.

382. 1. Tête de la Seiche commune, dans laquelle l'organe de l'ouïe a été préparé.

4. ORGANES DE LA VUE.

HOMME.

383. 1. Paupières disséquées en partie pour faire voir les tarses, les points lacrymaux et la caroncule lacrymale.

384. 2. Paupières avec les vaisseaux injectés.

385. 3. Organe de la vue, préparé de manière à faire voir du côté antérieur les paupières et les sourcils et du côté postérieur le globe de l'oeil avec ses muscles, le nerf optique et la glande lacrymale. Les artères sont remplies d'une matière rouge.

386. 4. Globe de l'oeil avec les paupières, après l'ablation des muscles et de la glande lacrymale, pour la démonstration de la tunique conjonctive. Les vaisseaux injectés.

387. 5. Globe de l'oeil, dans lequel la cornée est enlevée pour mettre à découvert les chambres de l'oeil et l'iris.

388. 6. Globe de l'oeil où l'on a enlevé un lambeau de la sclérotique pour faire voir la choroïdée.

389. 7. Globe de l'oeil, où des lambeaux de la sclérotique et de la choroïdée ont été enlevés pour faire apparaître la rétine et le corps vitreux.

390. 8. Crystallin et corps vitreux.

391. 9. Globe de l'oeil d'un jeune homme, où la cornée a été enlevée avec une partie de la sclérotique pour faire voir la construction intérieure de l'oeil. Les vaisseaux sont remplis d'une matière rouge.

392. 10. Partie antérieure de l'oeil à la démonstration de l'iris et du corps ciliaire.

393. 11. Globe de l'oeil d'un enfant nouveau-né, les vaisseaux injectés en rouge.

394. 12. Globe de l'oeil séché avec les paupières et les muscles adhérents.

395. 13. Globe de l'oeil séché avec les paupières et le sourcil.

396. 14. Globe de l'oeil avec les paupières repliées pour la démonstration de la membrane conjonctive. Les vaisseaux injectés.

ANIMAUX MAMMIFÈRES.

397. 1. Yeux du Chimpansé — Simia troglodytis —.

398. 2. Paupières et globe de l'oeil d'un jeune Chimpansé fém.

399. 3. Globe de l'oeil d'un Mandrill mâl. adulte — Cynocephalus mormon — pour faire voir la sclérotique très mince.

400. 4. Yeux du Loris grêle — Lemur s. Stenops gracilis —, dans lesquels on découvre un tapis luisant.

401. 5. Yeux du Loris paresseux — Lemur s. St. tardigradus — pour faire voir le tapis luisant et la glande lacrymale.

402. 6. Globe de l'oeil du Phoque commun — Phoca vitulina —, dans lequel un lambeau triangulaire de la sclérotique a été enlevé pour faire voir la choroïdée.

403. 7. Globe de l'oeil du Phoque, où l'on a enlevé un lambeau de la sclérotique et de la choroïdée pour faire apparaître la rétine.

404. 8. Section verticale de l'oeil du Phoque à croissant — Phoca Groenlandica — pour faire voir que la sclérotique est plus mince dans la partie moyenne du globe de l'oeil que dans la partie antérieure et postérieure.

405. 9. Globe de l'oeil du Phoque à croissant.

406. 10. Globe de l'oeil du Rhenne — Cervus tarandus — pour faire voir la membrane nictitante.

407. 11. Globe de l'oeil du Cochon-Cerf — Sus Babyrussa —.

408. 12. Membrane nictitante, soutenue par un cartilage particulier, de l'Éléphant — Elephas Indicus —. Soc. Zool. N. A. M.

409. 13. Globe de l'oeil, la sclérotique enlevée en partie, de l'Éléphant.

410. 14. Yeux de l'Échidné épineux — Echidna hystrix —.

411. 15. Paupières du Lamantin — Manatus australis —.

412. 16. Paupières du même avec le globe de l'oeil.

413. 17. Yeux de la Girafe — Camelo-pardalis —.

414. 18. Globe de l'oeil du Chameau à une seule bosse — Camelus dro-

medarius —. La cornée a été enlevée pour faire voir la surface antérieure de l'iris.

415. 19. Deux segments de l'oeil du Dromadaire.

416. 20. Partie de la membrane sclérotique de la Balénoptère — Balaenoptera arctica —.

417. 21. Globe de l'oeil ouvert de la Baleine — Balaena mysticetus —.

418. 22. Paupières de la Balénoptère.

419. 23. Segments de l'oeil de la Balénoptère.

420. 24. Globe de l'oeil du Marsouin — Delphinus phocaena —. Une partie triangulaire de la sclérotique est enlevée pour faire voir la choroïdée.

421. 25. Section verticale de l'oeil du grand Dauphin ou Souffleur — Delphinus tursio —.

OISEAUX.

422. 1. Segment de l'oeil du Condor — Sarcoramphus Gryphus —, les vaisseaux injectés en cire.

423. 2. Pecten du Condor.

424. 3. Les deux yeux du Vautour fauve — Vultur fulvus —, dans l'un desquels le pecten est préparé, tandis que l'autre présente la préparation du muscle de la membrane nictitante.

425. 4. Globe de l'oeil du Harfang — Strix nyctea — ouvert pour faire voir le pecten. Le muscle de la membrane nictitante est conservé. Il entoure le nerf optique, et son tendon, passant par une gaîne formée d'un autre muscle plus petit, s'insère dans la membrane nictitante.

426. 5. Crâne du Hibou commun — Strix otus — pour faire voir l'anneau, composé de fragments osseux, qui est appuyé à la circonférence de la cornée, et forme selon RUDOLPHI une espèce d'orbite accessoire.

427. 6. Globe de l'oeil du Hocco — Crax globicera — avec les paupières, la membrane nictitante et ses muscles moteurs. Outre les deux muscles de cette membrane, il y a ici encore un troisième petit, quadrilatère-oblong, situé à côté du muscle petit de la membrane nictitante, inséré au point, où le nerf optique pénètre dans le bulbe de l'oeil.

428. 7. Segment de l'oeil de la Demoiselle de Numidie — Ardea virgo — pour démontrer la présence du pecten, niée à tort par PERRAULT dans son mémoire pour servir à l'histoire naturelle des animaux.

429. 8. Anneau osseux de l'oeil de la Grue — Ardea Grus —.

430. 9. Globe de l'oeil de l'Autruche — Struthio-camelus —.

431. 10. Globe de l'oeil de l'Autruche, divisé en deux segments.

432. 11. Segments de l'oeil du Casoar — Casuarius Nov. Hollandiae.

REPTILES ET AMPHIBIES.

433. 1. Les deux yeux avec l'anneau osseux de la cornée du Caméléon — Chamaeleo carinatus —. Dans l'un des deux la sclérotique est ôtée pour faire voir la choroïdée très noire; dans l'autre celle-ci est enlevée pareillement pour faire voir le pecten et la tâche jaune de Soemmeringh. — Voyez W. Vrolik, *Natuur- en Ontleedk. Opmerkingen over den Chameleon*, Amst. 1827, p. 35.

434. 2. Glande lacrymale de la Tortue.

POISSONS.

435. 1. Globe de l'oeil de l'Égrefin — Gadus Aeglefinus — pour faire voir la glande, qui se trouve entre la sclérotique et la choroïdée.

436. 2. Globe de l'oeil de la Perche-Loup — Perca labrax — séché pour la démonstration des segments cartilagineux sémilunaires, qui entourent la cornée.

437. 3. Corps de l'Anableps — Anableps tetrophthalmus — à la démonstration des yeux.

438. 4. Crystallin de l'Égrefin.

439. 5. Globe de l'oeil ouvert du Mole — Orthagoriscus mola —.

440. 6. Globe de l'oeil du Mole, dont un segment antérieur est enlevé pour faire voir l'iris et le crystallin globiforme; l'insertion des muscles est distinctement visible.

441. 7. Globe de l'oeil séché du Squale, où la membrane conjonctive est séparée en partie de la sclérotique.

442. 8. Globe de l'oeil avec ses muscles et le cartilage qui soutient le bulbe, de l'Aiguillat — Squalus acanthias —.

443. 9. Préparation semblable du Milandre — Squalus Galeus —.

444. 10. Globe de l'oeil du même, ouvert pour faire voir son tapis luisant argenté.

445. 11. Globe de l'oeil ouvert du Squale-nez — Squalus cornubicus —.

INVERTÉBRÉS.

446. 1. Globe de l'oeil ouvert, veine cave avec ses pores et organe de l'odorat(?) du Nautile — Nautilus Pompilius —.

14*

5. ORGANE DU GOÛT.

HOMME.

447. 1. Langue d'un homme adulte, qui montre très distinctement les papilles lenticulaires et le trou borgne. Les vaisseaux sont remplis d'une matière rouge.

448. 2. Langue avec le larynx, le pharynx et la partie supérieure de la trachée-artère d'un jeune homme. Les vaisseaux sont injectés en rouge.

449. 3. Langue d'un homme adulte avec une partie de la voile du palais, la luette et le larynx, les vaisseaux injectés en rouge.

450. 4. Langue d'un homme adulte, les vaisseaux remplis de la même matière.

ANIMAUX MAMMIFÈRES.

451. 1. Langue d'un Chimpansé — Simia troglodytis — fém. adulte.

452. 2. Langue d'un Chimpansé fém. jeune.

453. 3. Langue d'un Orang — Simia satyrus — fém. jeune.

454. 4. Langue d'un Mandrill mâl. — Simia mormon —.

455. 5. Langue d'un Singe — Simia — ?

456. 6. Langue et Larynx d'un Sajou jeune — Simia Apella —.

457. 7. Langue du Loris grêle — Stenops gracilis —.

458. 8. Langue du Loris de Java — Stenops Javanicus —.

459. 9. Langue du Loris paresseux — Stenops tardigradus —,

460. 10. Langue de la Roussette noire — Pteropus edulis — fém.

461. 11. Langue de la Mangouste d'Égypte — Viverra Ichneumon — couverte de papilles cornées.

462. 12. Langue de l'Ours blanc — Ursus maritimus —.

463. 13. Moitié de la langue de l'Ours jongleur — Ursus labiatus —.

464. 14. Moitié de la langue du pharynx et du larynx de l'Ours Américain — Ursus Americanus —.

465. 15. Langue du Lion — Felis leo — mâl.

466. 16. Langue de l'Hyène rayée — Hyaena striata — mâl. vieux. Les papilles présentent une enveloppe cornée.

467. 17. Langue et larynx de la Suricate du Cap — Ryzaena capensis —. Soc. Zool. N. A. M.

468. 18. Langue du Wombat — Phascolomus ursinus —.

469. 19. Langue du Porc-épic commun — Hystrix cristata —. Dans la base de la langue il y a des plâques osseuses.

470. 20. Langue et larynx du Cabiai — Cavia capibara — principalement
pour démontrer la disposition de la voile du palais, contractée
en anneau.

471. 21. Glandes labiales dans la commissure des lèvres de l'Eléphant
des Indes — Elephas Indicus — Soc. Zool. N. A. M.

472. 22. Papilles lenticulaires et cannélure latérale de la langue de l'E-
léphant, décrite par MAYER. — Soc. Zool. N. A. M. — Voyez
la note de Mr. W. VROLIK.

473. 23. Langue de l'Hippopotame nouveau-né.

474. 24. Langue du Rhenne — Cervus tarandus —.

475. 25. Langue du Dromadaire — Camelus Dromedarius —.

476. 26. Langue du Lama — Auchenia Lacma —.

477. 27. Langue de la Giraffe — Camelopardalis — fém.

478. 28. Langue, larynx et pharynx du Tamanoir — Myrmecophaga jubata —.

479. 29. Langue du même.

480. 30. Langue filiforme, os hyoïde et larynx du Fourmillier — Myrmecophaga didactyla —.

481. 31. Langue de l'Echidné soyeux — Echidna setosa —.

482. 32. Langue de l'Echidné épineux — Echidna hystrix —.

483. 33. Langue du Tatou géant — Dasypus giganteus —.

484. 34. Langue du Kanguroe des arbres — Dendrolagus inustus —.

485. 35. Langue du Dugong — Trichechus Dugong —.

486. 36. Langue du Lamantin — Manatus australis — mâl. adulte, dont
le squélette est dans le Musée de Berlin.

487. 37. Partie de l'enveloppe de la langue de la Balénoptère — Balaenoptera arctica —.

OISEAUX.

488. 1. Langue du grand Manchot — Aptenodya patagonica —.

489. 2. Langue du Cygne à bec rouge — Cygnus olor —.

490. 3. Tête de la Pie verte — Pica viridis — dans laquelle on voit la
langue avec l'appareil de l'os hyoïde qui la meut.

491. 4. Langue du Flammant ordinaire — Phoenicopterus ruber —.

REPTILES ET AMPHIBIES.

492. 1. Langue, os hyoïde et larynx de la Tortue verte — Chelonia
viridis —.

493. 2. Langue, os hyoïde et larynx de la Tortue des Indes — Testudo indicus —.

494. 3. Langue du Monitor — Tupinambis bivittatus —.

495. 4. Langue et os hyoïde du Lezard-Teju du Brésil — Tejus crocodilinus —.

496. 5. Jeune Caïman à museau de brochet — Crocodilus lucius — la gueule ouverte, pour faire voir la langue et sa partie postérieure membraneuse, qui forme selon l'opinion de HUMBOLDT, une valve, pour empêcher l'eau d'entrer dans l'oesophage.

497. 6. Chaméléon — Chamaeleo margaritaceus — dont la langue à été tirée hors de la bouche.

498. 7. Deux langues de Chaméléon; l'une plus grande mais contractée, de Chamaeleo carinatus, l'autre plus petite mais étendue de Chamaeleo planiceps, Ch. du Sénégal, pour servir à la démonstration de la manière dont la langue est tirée et rétirée dans la bouche. — Voyez sur ce méchanisme W. VROLIK, *Natuur- en Ontleedk. Opmerkingen over den Chameleon*. Amsterdam 1827, bl. 44.

499. 8. Langue de l'Amphisbène — Amphisbaena alba —.

POISSONS.

500. 1. Lamproye — Petromyzon Planeri —, la tête ouverte du côté dorsal, pour faire voir la langue et le méchanisme par lequel elle sert à la locomotion de l'animal.

---

d. ORGANES DE LA DIGESTION.

1. DENTS.

HOMME.

501. 1. Mâchoire supérieure et inférieure d'un homme adulte pour la démonstration de la gencive.

502. 2. Crâne d'une femme adulte, dans lequel les parois antérieures des alvéoles ont été enlévées dans les deux mâchoires, afin de mettre à nu les racines des dents.

503. 3. Moitié droite de la mâchoire supérieure d'un enfant nouveau-né. Les germes des dents sont encore cachés dans les alvéoles.

504. 4. Mâchoire inférieure d'un enfant nouveau-né.

505. 5. Crâne d'un enfant de quelques mois pour la démonstration de la dentition.

506. 6. Mâchoire inférieure d'un enfant d'environ 16 mois, dans laquelle on ne voit qu'une seule dent molaire, tandis qu'il n'y a point d'incisives, dont les alvéoles sont fermées. Il est probable par conséquent qu'une cause morbide a fait tomber les incisives.

507. 7. Crâne d'un enfant d'environ deux ans; dans la mâchoire inférieure les racines et les parties inférieures des couronnes des incisives se sont réunies en une seule dent à couronne bifide.

508. 8 Mâchoire supérieure et inférieure d'un enfant d'environ 3 ans; les dents de laits sont toutes poussées, les permanentes sont enfermées dans les alvéoles et non pas encore entièrement développées.

509. 9. Les deux moitiés de la mâchoire supérieure d'un enfant de 4 ans, dans lesquelles on voit les dents de lait.

510. 10. Crâne d'un enfant d'environ 7 ans, pour la démonstration de la seconde dentition.

511. 11. Mâchoire inférieure d'un enfant de sept à huit ans, dans laquelle les deux incisives médianes sont des dents permanentes, tandisque la première paire des molaires permanentes est poussée et que toutes les autres sont dents de lait.

512. 12. Moitié droite de la mâchoire supérieure d'un garçon de 13 ans, dans laquelle au-dessous de la seconde molaire primordiale la partie supérieure de la dent permanente commence à paraître. La cinquième dent molaire est déjà présente en rudiment.

513. 13. Mâchoire inférieure d'un jeune homme, dans laquelle toutes les dents permanentes sont visibles; les molaires dites de la sagesse sont encore cachées dans leurs alvéoles.

514. 14. Mâchoire inférieure d'un homme adulte, dont toutes les dents sont enlevées pour faire voir la forme des alvéoles.

515. 15. Mâchoire inférieure d'un vieillard, dans laquelle les alvéoles de toutes les dents molaires ont disparu complètement, de ceux des incisives on n'aperçoit que quelques traces. Les deux dents canines sont encore là intègres, mais à peine retenues par les derniers restes de leurs alvéoles à-peu-près résorbées.

516. 16. Mâchoire inférieure d'un vieillard; les dents sont tombées des alvéoles résorbées.

517. 17. Préparation semblable.

518. 18. Figure en plâtre de la mâchoire inférieure d'un vieillard, dans laquelle quatre dents molaires présentent une situation abnormale, en ce qu'elles sont couchées horizontalement, avec les couronnes dirigées en arrière.

519. 19. Specimens différents de dents parmi lesquelles il y en a plusieurs
sciées en deux pour faire voir la structure intérieure. — Ajoutez
ici bon nombre de préparations faites pour la démonstration de
la structure microscopique des dents.

520. 20. Mâchoire supérieure et inférieure d'un jeune homme, déterrées
entre Lauzanne et Yverdun, d'un tertre du 5me—7me siècle de
notre ère. Dans la moitié droite de la mâchoire supérieure la
seconde dent molaire fausse est plantée dans le palais osseux. —
Don de Mr. TROJON.

ANIMAUX MAMMIFÈRES.

521. 1. Dents du Tigre — Felis tigris —.

522. 2. Mâchoires et dents du Blaireau — Meles taxus —.

523. 3. Dents du Cochon — Sus scrofa —.

524. 4. Dent canine supérieure gauche du Sanglier — Sus scrofa fera —.

525. 5. Dents molaires du Rhinocéros des Indes — Rhinoceros Indicus —.

526. 6. Dent molaire supérieure du même.

527. 7. Dent incisive latérale gauche de la mâchoire inférieure de l'Hippopotame — Hippopotamus —.

528. 8. Dent incisive médiane de la mâchoire inférieure du même.

529. 9. Trois dents incisives latérales inférieures du même.

530. 10. Dents de l'Hippopotame.

531. 11. Mâchoire supérieure et inférieure d'un foetus de l'Hippopotame,
dans lesquelles les germes de toutes les dents apparaissent.

532. 12. Deux segments polis d'une dent molaire de l'Éléphant des Indes — Elephas Indicus —.

533. 13. Dent molaire du côté droit de la mâchoire inférieure du même.

534. 14. Dent molaire du côté droit de la mâchoire supérieure du même.

535. 15. Dent molaire du côté gauche de la mâchoire supérieure du même.

536. 16. Dent molaire de l'Éléphant, dont une petite partie seulement
avait été poussée hors de l'alvéole.

537. 17. Dent molaire fossile du Mammouth — Elephas primigenius de
Sibérie —. El. panicus de FISCHER: *Notice sur quelques animaux
fossiles de la Russie, dans Nouveaux mémoires de la Société impériale
des Naturalistes de Moscou,* Tom. I. Mosc. 1829.

538 18. Dents molaires du Mammouth déterrées près de Maersbergen.

539 19. Dents molaires fossiles du Mammouth de Sibérie — Elephas
peribolites de FISCHER. — Voyez l. c.

540. 20. Dent molaire fossile d'un animal de la même espèce.

541. 21. Dent molaire du côté droit de la mâchoire supérieure de l'Éléphant d'Afrique — Elephas Africanus —.

542. 22. Dent molaire de la mâchoire inférieure du même.

543. 23. Dent molaire postérieure de la mâchoire supérieure du même.

544. 24. Figure en plâtre d'une dent molaire d'un animal fossile, que G. CUVIER a nommé le Mastodon.

545. 25. Partie antérieure de la tête et mâchoire inférieure du Rhenne — Cervus tarandus — à l'explication de la dentition. De l'os supra-maxillaire on ne voit qu'un rudiment. — Voyez W. VROLIK, *Aanteekening over een bijzonder en nog onbeschreven beenstuk van den schedel en over het kuitbeen des Rendiers. Bijdragen tot de natuurkundige wetenschappen.* Dl. II. St. 1.

546. 26. Moitié gauche de la mâchoire inférieure du Dauphin — Delphinus — ?

547. 27. Lames cornées, qui remplacent les dents chez la Balénoptère — Balaenoptera arctica —.

548. 28. Lames cornées avec la gencive et le palais osseux du même animal.

549. 29. Gencive avec les papilles en forme de bulbes, dont les lames cornées sont rétirées en partie, du même.

550. 30. Les mêmes papilles avec les lames cornées de la partie postérieure de la bouche du même.

551. 31. Papilles en forme de bulbes, où les lames cornées sont encore attachées, du même.

552. 32. Lames cornées séchées, du même.

553. 33. Papilles sur lesquelles les lames cornées sont appuyées, dans l'état séché, du même. N°. 28—33. Don de Mr. GOODSIR, Professeur à Edimbourg.

554. 34. Fibres cornées, résultant de la dissolution des lames cornées, du même.

555. 35. Trois dents de la mâchoire inférieure du Cachelot — Physeter macrocephalus —,

556. 36. Dent du même animal. — Don de Mr. POOL.

557. 37. Dent droite en rudiment, qui reste ordinairement cachée dans l'alvéole chez le Narval — Monodon monoceros —.

558. 38. Dent abortive de l'os intermaxillaire droite du Lamantin — Manatus australis — mâle jeune.

559. 39. Os maxillaires supérieurs et intermaxillaire du Morse — Trichechus Rosmarus — pour faire voir la disposition des dents.

AMPHIBIES ET REPTILES.

560. 1. Dents du Crocodile — Crocodilus — ? Les germes des dents
permanentes sont contenus dans les dents de lait.

561. 2. Dents du Crocodile — Crocodilus — ?

562. 3. Dents du Devin — Boa constrictor —.

POISSONS.

563. 1. Dents du Loup marin — Anarrhichas lupus —.

564. 2. Dents du même.

565. 3. Dents de l'Orbe épineux — Diodon hystrix —.

566. 4. Mâchoire du Mole — Tetrodon mola —.

567. 5. Moitié gauche de la mâchoire supérieure avec les dents d'un
poisson dont l'espèce n'est pas notée.

568. 6. Moitié gauche de la mâchoire inférieure de la Sargue ordinaire
— Sparus sargus — avec ses dents rondes et mousses et les
germes de dents nouvelles cachés dans les alvéoles.

569. 7. Les deux mâchoires du Scare — Scarus —.

570. 8. Mâchoire inférieure du Brochet — Esox lucius —.

571. 9. Grande dent fossile d'un Squale — Squalus — ?

572. 10. Deux dents fossiles du Milandre — Squalus galeus —.

573. 11. Dents fossiles du Requin — Squalus carcharias —.

574. 12. Quelques dents de Squale.

575. 13. Mâchoire d'un jeune Squale — Squalus — ?

576. 14. Mâchoire d'un Squale.

577. 15. Mâchoire d'un Squale.

578. 16. Mâchoire du Requin.

579. 17. Mâchoire du Bleu — Squalus glaucus —.

580. 18. Dents de l'Aigle de mer — Raja aquila —.

581. 19. Dents de la Gastrobranche — Myxine glutinosa —.

INVERTÉBRÉS.

582. 1. Os et mâchoires de la Seiche commune — Sepia officinalis —.

583. 2. Préparation semblable.

584. 3. Mâchoires de la Seiche commune.

585. 4. Mâchoire de la Seiche, contenue dans l'Ambre gris.

2. SACS BUCCAUX.

586. 1. Crâne du Singe bonnet-Chinois — Simia sinica —, pour la démonstration du sac buccal et des dents.

587. 2. Crâne du Hamster commun — Cricetus vulgaris —, à la démonstration du sac buccal, qui se trouve dans chaque joue.

3. TUBE INTESTINAL.

HOMME.

588. 1. Estomac d'un enfant nouveau-né, les vaisseaux remplis d'une injection rouge.

589. 2. Segment de l'intestin grêle d'un enfant nouveau-né, les vaisseaux injectés en rouge.

590. 3. Préparation semblable.

591. 4. Partie du colon d'un enfant nouveau-né.

592. 5. Estomac distendu d'un homme paralytique des extrémités supérieures et inférieures, dont le squelette est conservé.

593. 6. Intestin coecum et colon du même. — Voyez W. Vrolik dans J. van der Hoeven et de Vriese, *Tijdschr. voor Natuurl. Gesch.* Dl. I. 3e St.

594. 7. Estomac d'une femme, étroit et court, semblable à l'estomac de l'Orang.

595. 8. Partie inférieure de l'intestin grêle, les vaisseaux remplis d'une matière rouge. Les villosités sont distinctement visibles.

596. 9. Partie moyenne de l'intestin des iles, les vaisseaux injectés en rouge et en bleu.

597. 10. Partie supérieure de l'intestin grêle, les vaisseaux injectés en rouge et en bleu.

598. 11. Partie moyenne de l'intestin des iles, les vaisseaux injectés en rouge et en bleu.

599. 12. Préparation semblable.

600. 13. Membrane muqueuse de l'intestin grêle, les vaisseaux remplis d'une injection rouge.

601. 14. Segment de l'intestin grêle, dont la membrane muqueuse a été séparée et répliée, les vaisseaux sont injectés.

602. 15. Membrane externe de l'intestin grêle, séparée des tissus sous-jacents.

603. 16. Segment du colon et du coecum avec la partie inférieure de l'intestin grêle, pour la démonstration de la valvule du colon.

604. 17. Préparation semblable, les vaisseaux injectés en rouge et en bleu.

605. 18. Segment du colon avec sa tunique interne muqueuse, les vaisseaux remplis de matière rouge et bleue.

606. 19. Intestin des îles avec un diverticle.

607. 20. Iléon d'un enfant nouveau-né avec un diverticle.

608. 21. Intestin iléon avec un diverticle.

609. 22. Intestin iléon avec un diverticle.

610. 23. Intestin des îles avec un diverticle.

611. 24. Diverticle du duodénum, situé au point où le conduit cholédoque s'ouvre dans l'intestin.

612. 25. Estomac d'un fœtus.

613. 26. Estomac d'un enfant nouveau-né.

614. 27. Passage de l'intestin grêle dans le coecum d'un enfant nouveau-né.

615. 28. Estomac d'un enfant de 3 ans.

616. 29. Estomac très allongé d'une femme.

617. 30. Estomac d'un homme adulte.

618. 31. Partie de l'intestin grêle ouverte, pour faire voir les valvules conniventes.

619. 32. Coecum et partie de l'iléon pour faire voir la valvule du colon ou de Tulp.

620. 33. Coecum d'un enfant.

621. 34. Intestin coecum d'un embryon de 3 mois.

622. 35. Intestin coecum d'un embryon de 4 mois.

623. 36. Intestin coecum d'un embryon de 5 mois. — Ces trois préparations ont été faites pour la démonstration des métamorphoses de l'appendice vermiforme.

ANIMAUX MAMMIFÈRES.

M. QUADRUMANES.

624. 1. Estomac du Chimpansé — Simia troglodytis — fém. jeune.

625. 2. Coecum du même. — L'appendice vermiforme est semblable à celle de l'homme.

626. 3. Intestin grêle du même.

627. 4. Colon du même.

628. 5. Estomac de l'Orang — Simia satyrus — fém. jeune.

629. 6. Intestin coecum avec l'appendice vermiforme du même.

630. 7. Colon du même.

631. 8. Intestin grêle du même.

632. 9. Estomac du Gibbon noir-rouge — Hylobates variegatus — variété noire, nommé improprement Simia Lar. — Le squélette est conservé dans le Musée de la Société Zoologique N. A. M.

633. 10. Intestin coecum du même. — L'appendice vermiforme est très minime.

634. 11. Estomac du Gibbon cendré — Hylobates leuciscus —.

635. 12. Intestin coecum du même. — L'appendice vermiforme est très petite.

636. 13. Estomac de l'Entelle — Semnopithecus entellus —.

637. 14. Intestin coecum du même.

638. 15. Estomac du Maure — Semnopithecus Maura —.

639. 16. Intestin coecum du même.

640. 17. Estomac du Maimon — Inuus nemestrinus — vieux mâle.

641. 18. Intestin coecum du même.

642. 19. Estomac du Maimon, fém. adulte.

643. 20. Intestin coecum du même.

644. 21. Estomac du Patas à queue courte — Inuus rhesus — vieux mâle.

645. 22. Intestin coecum du même.

646. 23. Estomac du Magot — Inuus ecaudatus —.

647. 24. Intestin coecum du même.

648. 25. Estomac du Moustac — Cercopithecus cephus — fém.

649. 26. Intestin coecum du même.

650. 27. Estomac du Papion — Cynocephalus sphynx —.

651. 28. Intestin coecum du même.

652. 29. Estomac du Papion noir — Cynocephalus porcarius —.

653. 30. Intestin coecum du même.

654. 31. Estomac du Papion à queue courte — Cynocephalus leucophaeus —.

655. 32. Intestin coecum du même.

656. 33. Estomac du Mandrill (Choras) — Cynocephalus mormon —. Le squélette est conservé dans le Musée de la Société Zoologique N. A. M.

657. 34. Intestin coecum du même.

658. 35. Estomac du Coaïta — Ateles paniscus —.

659. 36. Estomac du Sajou — Cebus apella —.

660. 37. Intestin coecum du même.

661. 38. Estomac du Singe à pélage laineux — Lagothrix canus —.

662. 39. Intestin coecum du même.

663. 40. Estomac de l'Ouïstiti ordinaire — Hapale Jacchus —.

664. 41. Intestin coecum du même.

665. 42. Estomac du Mongoux — Lemur Mongos —.

666. 43. Intestin coecum du même.

667. 44. Estomac du Loris de Java — Stenops Javanicus —.

668. 45. Tube intestinal du même.

669. 46. Tube intestinal du Loris paresseux — Stenops tardigradus —.

670. 47. Estomac du Loris grêle — Stenops gracilis —.

671. 48. Tube intestinal du même.

672. 49. Intestin coecum du même.

M. CHEIROPTÈRES.

673. 1. Estomac de la Roussette noire — Pteropus edulis —.

674. 2. Passage des Intestins grêles dans le gros intestin de la même.

675. 3. Intestins grêles de la même.

676. 4. Estomac de la même.

677. 5. Tube intestinal de la même.

M. INSECTIVORES.

678. 1. Estomac de l'Hérisson ordinaire — Erinaceus Europaeus —.

M. CARNIVORES.

679. 1. Partie de l'intestin duodénum dans laquelle les villosités sont très grandes; dans une autre partie du même intestin comme dans une portion de l'intestin jejunum on voit les glandes de PEYER. — De l'Ours noir d'Amérique — Ursus Americanus —. Les vaisseaux sont remplis d'une matière jaune.

680. 2. Parties de l'intestin iléon et du rectum du même; les vaisseaux injectés.

681. 3. Intestin duodénum de l'Ours blanc — Ursus maritimus — les vaisseaux injectés.

682. 4. Intestin droit du même, les vaisseaux également injectés.

683. 5. Estomac de l'Ours brun d'Europe — Ursus arctos — mâle.

684. 6. Partie de l'intestin grêle du même.

685. 7. Partie du gros intestin du même.

686. 8. Estomac et tube intestinal de l'Ours des Indes — Ursus malayanus — jeune fém. de la Soc. Zoolog.

687. 9. Estomac et tube intestinal du Kinkajou — Viverra caudivolvula — le coecum manque, de la Soc. Zool.

688. 10. Estomac du même.

689. 11. Estomac du Raton — Procyon lotor —.

690. 12. Estomac du Raton crabier — Procyon cancrivorus —, de la
Soc. Zool.

691. 13. Passage de l'intestin grêle dans le colon du même.

692. 14. Estomac du Coati roux — Viverra nasua —.

693. 15. Estomac du Taira — Mustela barbara —.

694. 16. Estomac de la Loutre du Brésil — Lutra Brasiliensis —.

695. 17. Estomac de la Loutre —? — Lutra inunguis —.

696. 18. Tube intestinal de la même.

697. 19. Estomac du Chacal — Canis aureus —.

698. 20. Intestin coecum du même.

699. 21. Estomac du même. — de la Société Zool.

700. 22. Intestin coecum du même.

701. 23. Estomac du Renard — Canis Vulpes —.

702. 24. Intestin coecum du même.

703. 25. Intestins grêles du Crabier — Canis cancrivorus —. Les vais-
704. 26. seaux injectés.

705. 27. Estomac du Zibeth — Viverra Zibetha — de la Soc. Zool.

706. 28. Intestin coecum du même.

707. 29. Estomac du même.

708. 30. Estomac du même.

709. 31. Tube intestinal de la Civette rasse — Viverra rasse —.

710. 32. Estomac de la Mangouste à queue roulée — Paradoxurus typus — Martre des palmiers.

711. 33. Intestin coecum de la même.

712. 34. Estomac d'une autre espèce de Paradoxure — Parad. musonga —.

713. 35. Intestin coecum de la même.

714. 36. Estomac de la Suricate — Ryzaena capensis —.

715. 37. Intestin coecum de la même.

716. 38. Estomac de la Mangouste d'Egypte — Viverra Ichneumon —.

717. 39. Estomac de l'Hyène rayée — Hyaena striata — vieux mâle.

718. 40. Intestin coecum de la même.

719. 41. Estomac du Lion — Felis leo —.

720. 42. Intestin coecum du même.

721. 43. Estomac d'un Lion nouveau-né.

722. 44. Tube intestinal du même.

723. 45. Estomac du Tigre — Felis tigris —.

724. 46. Intestin coecum du même.

725. 47. Estomac du Léopard — Felis leopardus — jeune fém.

726. 48. Intestin coecum du même.

727. 49. Estomac de l'Ocelot — Felis pardalis —.

728. 50. Intestin coecum du même.

729. 51. Estomac du Couguar — Felis concolor —. Soc. Zool.

730. 52. Intestin coecum du même.

M. AMPHIBIES.

731. 1. Partie de l'estomac du Phoque commun — Phoca vitulina — les vaisseaux injectés en rouge.

732. 2. Autre partie du même estomac.

733. 3. Estomac et intestin duodenum du même. On voit comment le conduit cholédoque, avant de s'ouvrir dans le duodenum s'étend en forme de sac. — Voyez W. VROLIK, *de Phocis*; *speciatim de Phoca vitulina*, Traj. ad Rh. 1822, p. 111.

734. 4. Estomac du même.

735. 5. Membrane musculaire de l'oesophage du même.

736. 6. Membrane muqueuse de l'oesophage du même.

737. 7. Passage de l'intestin grêle dans le gros intestin du même.

738. 8. Estomac du même — vieux mâle; exempl. très grand. Le squélette est conservé dans le musée de la Soc. Zool.

739. 9. Intestin coecum du même.

740. 10. Partie de l'intestin grêle du même.

741. 11. Mésenterium avec l'intestin grêle du même pour la démonstration des nerfs. Les vaisseaux sont injectés.

742. 12. Pancréas Asellii du même; les vaisseaux injectés.

743. 13. Intestin coecum du même; les vaisseaux injectés.

744. 14. Partie de l'intestin grêle du même; les vaisseaux injectés.

745. 15. Partie du colon du même; les vaisseaux injectés.

746. 16. Partie de l'estomac du même; les vaisseaux injectés.

747. 17. Partie de l'intestin grêle près du coecum du même; les vaisseaux injectés.

M. MARSUPIAUX.

748. 1. Estomac du Kanguroe — Macropus Bellardieri —(?).

749. 2. Tube intestinal du même (?).

750. 3. Estomac du même (?).

751. 4. Estomac du Sarigue à oreilles bicolores — Didelphis Virginiana —.

752. 5. Estomac du même.

753. 6. Intestin coecum du même.

754. 7. Estomac du Phalanger Renard — Didelphis s. Phalangista le-
       murina — de la Soc. Zoöl.

755. 8. Intestin coecum du même.

756. 9. Estomac avec une partie des intestins grêles du Wombat
       — Phascolomus ursinus — fém.; de la Soc. Zoöl.

757. 10. Les autres intestins du même. Spécialement pour faire voir
       l'appendice vermiforme du coecum et la dilatation du colon.

758. 11. Tube intestinal du Dasyure à longue queue — Dasyurus ma-
       crourus — mâle; de la Soc. Zoöl.

759. 12. Estomac du Dasyure de Maugé — Dasyurus Maugei — fém.; de
       la Soc. Zoöl.

760. 13. Passage des intestins grêles dans le colon, sans intermédiaire
       d'un coecum; du même.

761. 14. Tube intestinal du Dasyure oursin — Dasyurus s. Sarcophilus
       ursinus —.

762. 15. Estomac du Kanguroe-rat — Hypsiprymnus —.

763. 16. Intestin coecum du même.

M. RONGEURS.

764. 1. Estomac de l'Écureuil commun — Sciurus vulgaris —.

765. 2. Intestin coecum du même.

766. 3. Estomac du Porc-épic commun — Hystrix cristata —.

767. 4. Intestin coecum du même.

768. 5. Intestin coecum du même.

769. 6. Estomac du Porc-épic à queue prenante — Hystrix prehensilis —
       de la Soc. Zoöl.

770. 7. Intestinum coecum du même.

771. 8. Intestins grêles du même.

772. 9. Estomac du Cabiai — Cavia capybara — de la Soc. Zoöl.

773. 10. Intestin coecum du même.

774. 11. Intestins grêles du même.

775. 12. Estomac du Paca — Cavia paca —. de la Soc. Zoöl.

776. 13. Estomac du même.

777. 14. Estomac du même.

778. 15. Estomac de l'Agouti ordinaire — Cavia aguti —.

779. 16. Intestin coecum du même.

780. 17. Estomac du même.

781. 18. Intestin coecum du même.

782. 19. Estomac du Rat taupe de FOURNIER — Capromus Fournieri — Soc. Z.

783. 20. Intestin cœcum du même.

784. 21. Estomac du Hamster commun — Cricetus vulgaris —.

785. 22. Intestin cœcum du même.

786. 23. Intestin colon du Lapin — Lepus cuniculus —.

787. 24. Intestin cœcum et colon du Rat-taupe des Dunes — Bathyergus maritimus —.

M. ÉDENTÉS.

788. 1. Estomac de l'Aï — Bradypus tridactylus —.

789. 2. Estomac du même.

790. 3. Estomac de l'Unau — Bradypus didactylus — fém. adulte. Soc. Z.

791. 4. Intestin cœcum du même.

792. 5. Estomac du Tamandua — Myrmecophaga tetradactyla —.

793. 6. Intestin cœcum du même.

794. 7. Estomac du Tamanoir — Myrmecophaga jubata —.

795. 8. Passage des intestins grêles dans le gros intestin du même.

796. 9. Estomac du Tatou à neuf bandes — Dasypus novemcinctus —.

797. 10. Intestin cœcum du même.

M. MONOTRÈMES.

798. 1. Estomac de l'Echidné épineux — Echidna hystrix —.

799. 2. Intestins grêles du même.

800. 3. Intestin cœcum du même.

801. 4. Segments des intestins du même.

802. 5. Filaments de végétaux trouvés dans l'estomac de l'Échidné.

M. PACHYDERMES.

803. 1. Estomac de l'Éléphant des Indes — Elephas Indicus — jeune fém. de trois ans.

804. 2. Intestin grêle du même.

805. 3. Intestin cœcum et colon du même. Le squélette de cet éléphant se trouve au musée de la Soc. Zoöl. N. A. M.

806. 4. Péritoine d'un jeune Éléphant des Indes, de la Soc. Zoöl.

807. 5. Intestin droit du même.

808. 6. Intestin grêle du même.

809. 7. Intestin grêle d'un Éléphant des Indes, mâle adulte, Soc. Zoöl.

810. 8. Intestin duodénum d'un Éléphant des Indes, mâle adulte, avec l'insertion du conduit cholédoque, qui se termine en cellules, qui tiennent lieu de vésicule de fiel.

811. 9. Intestin duodénum avec le conduit cholédoque, qui s'étend en forme de sac dans les parois de l'intestin, pour remplacer la vésicule du fiel, qui manque.

812. 10. Segment de l'intestin colon.

813. 11. Segment de l'intestin colon.
Ces trois spécimens sont pris de l'Éléphant, dont le squélette se trouve également au musée VROLIK.

814. 12. Intestin colon de l'Éléphant des Indes, mâle adulte. Soc. Zoöl.

815. 13. Segment de l'intestin grêle du même.

816. 14. Segment de l'intestin colon du même.

817. 15. Segment de l'intestin droit du même.

818. 16. Estomac du Tapir américain — Tapirus Americanus — Soc. Zoöl.

819. 17. Intestin coecum du même.

820. 18. Estomac d'un Tapir américain nouveau-né.

820*. 18*. Noix de Baetre (Nux Bactris), dont un Tapir américain au Jardin de la Société Zoöl. N. A. M. a retenu une quarantaine dans son tube intestinal pendant plus de trois mois.

821. 19. Surface interne de l'estomac du Cochon-cerf — Sus Babyrussa —.

822. 20. Estomac du même.

823. 21. Intestin coecum du même.

824. 22. Intestin grêle du même.

825. 23. Surface interne de l'Estomac du même. — Voyez W. VROLIK, *Recherches d'Anat. comparée sur le Babyrussa*, dans *N. Verh. der 1e Klasse v. h. Koninkl. Ned. Instituut*, Dl. X, bl. 207.

826. 24. Estomac du Cochon domestique — Sus scrofa —.

827. 25. Intestin coecum du même.

828. 26. Intestin coecum du Pécari à collier — Dicotyles torquatus —.

829. 27. Estomac du Tajassou — Dicotyles labiatus —.

830. 28. Intestin coecum du même.

831. 29. Intestin coecum et colon avec les appendices vermiformes du Daman — Hyrax capensis —.

832. 30. Estomac du même.

833. 31. Tube intestinal grêle du même, dans lequel manquent les amas de cellules, que décrit Mr. R. OWEN. — Voyez *Proceedings*.

834. 32. Partie pylorique de l'estomac d'un Hippopotame nouveau-né, ouvert par une section longitudinale. En liqueur.

835. 33. Segment ouvert de l'intestin grêle du même. Dans l'intestin grêle on voit de nombreuses villosités très compactes, mais point de valvules. En liqueur.

15*

836. 34. Segment ouvert de l'intestin colon du même, couvert de plis longitudinaux. En liqueur.

837. 35. Passage de l'intestin colon dans le rectum du même. En liqueur.

838. 36. Oesophage avec ses appendices borgnes et la partie cardiaque
de l'estomac ouverte pour voir les valvules transverses, du même.

839. 37.
840. 38. } Préparations du tube intestinal du même.
841. 39.

M. RUMINANTS.

842. 1. Partie oesophagienne de l'estomac premier du Dromadaire — Camelus Dromedarius — pour faire voir le sémi-canal formé par
l'oesophage.

843. 2. Deuxième estomac du même animal ouvert, pour faire voir les
cellules, dans lesquelles l'eau est conservée.

844. 3. Fond (sac borgne) du premier estomac du même, pour faire voir
les cellules, qui s'y trouvent.

845. 4. Troisième et quatrième estomac du même.

846. 5. Intestin coecum du même.

847. 6. Estomac d'un Lama — Auchenia lama — nouveau-né.

848. 7. Sac, destiné à contenir l'eau, partie du deuxième estomac ou
réticulum et troisième estomac du même.

849. 8. Deuxième et troisième estomac du même.

850. 9. Partie réticulée ou celluleuse du premier estomac ou panse du
même.

851. 10. Oesophage, estomac et duodénum du même.

852. 11. Intestin coecum du même.

853. 12. Intestin coecum d'un Lama nouveau-né.

854. 13. Segment du premier estomac du Lama; les vaisseaux injectés.

855. 14. Premier estomac du Gnou — Antilope Gnu — mâle, de la Soc. Zool.

856. 15. Deuxième estomac du même.

857. 16. Troisième estomac du même.

858. 17. Segment du premier et deuxième estomac du Boeuf des Indes
— Bos taurus Indicus — pour faire voir le demi-canal, formé
par l'oesophage.

859. 18. Segment du premier estomac du même.

860. 19. Estomac du Zébu — Bos Zebu —.

861. 20. Intestin coecum du même.

862. 21. Estomac d'un veau difforme, dont le squelette est conservé. E. c. H. 2.

863. 22. Intestin coecum du même.

864. 23. Estomac d'un jeune Cerf Guazouti — Cervus campestris —.

865. 24. Intestin coecum du même.

866 25. Épithélium du premier estomac d'un jeune Rhenne — Cervus tarandus —.

867. 26. Estomac d'un Rhenne nouveau-né de la Soc. Zoöl.

868. 27. Intestin coecum du même.

869. 28. Segment du premier estomac, dont l'épithèle a été ôté en partie pour faire voir comment il forme de petites gaînes autour des papilles de la membrane muqueuse, du Cerf-porc — Cervus porcinus —.

870. 29. Segment du deuxième estomac du même; préparé d'une manière semblable.

871. 30. Segment du troisième estomac du même, préparé d'une manière semblable.

872 31. Estomac du Guazouti — Cervus campestris —.

873. 32. Intestin coecum et colon du même.

874 33. Estomac du Bélier — Ovis aries —. L'exemplaire était cyclope; son crâne est conservé sous E. b. III. 30 le Corps: E. b. III. 29.

875. 34. Intestin coecum du même.

876. 35. Estomac d'un Bélier nouveau-né.

877. 36. Intestin coecum du même.

878. 37. Estomac du Chevrotain de Java — Moschus Javanicus —.

879. 38. Estomac du même.

880. 39. Intestin coecum du même.

881. 40. Intestin coecum du même.

882. 41. Estomac du même, les vaisseaux injectés afin de faire voir sa surface villeuse. Selon F. S. Leuckart il n'y a point de troisième estomac. (J. Müller, *Archiv* 1834. p. 24).

883. 42. Passage des intestins grêles dans le gros intestin du Giraffe — Camelopardalis —.

M. CÉTACÉS.

884. 1. Estomac du Dauphin ordinaire — Delphinus delphis —.

885. 2. Intestin grêle du Marsouin — Delphinus phocaena —.

886. 3. Intestin colon du même.

887. 4 Partie du second estomac musculaire du même, pour faire voir ses plis et les réseaux vasculaires qui s'y trouvent.

888. 5. Autre partie de l'estomac du même, les vaisseaux remplis artificiellement.

889. 6. Partie des intestins grêles du même, pour faire voir les valvules longitudinales ; les vaisseaux injectés.

890. 7. Partie postérieure du tube intestinal du Hyperoodon.

891. 8. Partie antérieure du tube intestinal du même.

892. 9. Passage de la partie du tube intestinal couverte de cellules dans la partie qui porte des plis longitudinaux, du même.

893. 10. Partie du duodénum du même.

894. 11. Follicules muqueux de l'isthme du gosier du même.

895 12. Omentum du même. — Voyez W. VROLIK, *Natuur. en Ontleedk. beschouwing van den Hyperoodon.* 1848, in *Natuurk. Verh. van de Holl. Maatsch. der Wet. te Haarlem.* 2e Verz. 5e Dl. 1e St. 1848.

896. 13. Intestin grêle du même.

897. 14. Partie moyenne des intestins du même.

898. 15. Partie postérieure des intestins du même.

899. 16. Partie postérieure de la région cellulifère des intestins du même.

900. 17. Estomac du Dugong — Halicore Dugong — ouvert.

901. 18 Estomac du Lamantin — Manatus australis —.

902. 19. Intestin coecum du même.

903. 20. Segment du gros intestin du même.

904. 21. Segment de l'intestin grêle du même.

905. 22. Appendice du sac borgne de l'estomac, couverte de villosités, du même.

906. 23. Estomac et intestin coecum d'un Lamantin nouveau-né.

907. 24. Intestin grêle de la Balénoptère à longues mains — Balaenoptera (Ogmobalaena) longimana —.

908. 25. Intestin grêle du même.

909. 26. Intestin grêle du même, ouvert pour faire voir les plis longitudinaux.

910. 27. Partie de l'oesophage renversée pour faire voir la muqueuse couverte de cryptes muqueux, de la Balénoptère arctique.

911. 28. Partie de l'intestin droit du même animal, préparée d'une manière semblable.

912. 29. Segment du premier estomac du même.

913. 30. Partie des intestins grêles du même.

914. 31. Partie de l'intestin colon du même.

915. 32 Partie inférieure de l'intestin droit avec les follicules muqueux qui entourent l'anus, du même.

916. 33. Intestin coecum du même.

917 34. Partie de l'intestin colon du même.

918. 35. Partie de l'intestin duodénum du même.

919. 36. Partie de l'intestin iléon du même.

920. 37. Partie du troisième estomac du même, pour faire voir sa membrane musculaire très forte.

921. 38. Segment du deuxième estomac du même.

922. 39. Appendice glanduleuse, qui se trouve dans le mesentère de la Balénoptère. — Voyez sur l'Anatomie de la Balénoptère arctique, W. VROLIK, *Ontleedk. Aanmerkingen over den Noordschen Finvisch*, in J. VAN DER HOEVEN en W. H. DE VRIESE, *Tijdschr.* Amsterd. 1837—1838. Dl. IV, bl. 1 et *Ann de Sciences naturelles.* 2e Série, Tom. IX. Zoologie. Paris 1838, p. 65.

OISEAUX.

923. 1. Intestins coecum du Casoar —Casuarius nov. Hollandiae— Soc. Z.

924. 2. Vésicule du fiel du même.

925. 3. Insertion du conduit vitello-intestinal dans l'intestin iléon du même.

926. 4. Oesophage, estomac et tube intestinal du même.

927. 5. Partie du tube intestinal du Toucan — Rhamphastus nigricans — pour faire voir qu'il ne possède point de coecum.

928. 6. Oesophage, estomac et partie des intestins grêle du Calao — Buceros malabaricus — de la Soc. Zoöl.

929. 7. Tube intestinal du même pour faire voir qu'il manque de coecum.

930. 8. Tube intestinal du Touracou violet — Musophaga violacea — Les intestins coecums manquent.

931. 9. Intestin iléon de la Corneille — Corvus coroue — exemplaire jeune avec le saccus vitelli.

932. 10. Oesophage, jabot et estomac musculaire du Hocco — Crax alector —.

933. 11. Intestin colon avec les rudiments de coecums du Pygargue — Falco ossifragus —.

934. 12. Estomac membraneux, ventricule succenturié et musculaire du Condor — Sarcoramphus gryphus —.

935. 13. Partie de l'intestin jejunum du même.

936. 14. Intestins coecum de l'Oedicnème ordinaire — Charadrius oedicnemus —.

937. 15. Oesophage et estomac du même.

938. 16. Estomac d'un Héron — Ardea helias — de la Soc. Zoöl.

939. 17. Intestins coecums du même.

940. 18. Intestins coecums du Flammant — Phoenicopterus ruber —, Soc. Z.

941. 19. Intestins grêles du Coq commun — Phasianus gallus —, les vaisseaux injectés.

942. 20. Oesophage, estomac et intestins grêles du même avec le pancréas et le foie.

943. 21. } Deux préparations des intestins grêles du même, les vaisseaux
944. 22. } remplis d'une matière rouge pour faire voir les villosités intestinales.

Ces quatre préparations ont été faites par l'habile prosecteur de l'Académie d'Utrecht, Mr. VAN DER WURFT.

945. 23. Segment du ventricule succenturié de l'Autruche — Struthio camelus —, les vaisseaux injectés.

946. 24. Partie du duodénum du même, les vaisseaux injectés pour faire voir les valvules conniventes.

947. 25. Partie des intestins grêles du même, les vaisseaux injectés, pour la démonstration des villosités.

948. 26. Intestin colon du même.

949. 27. Partie des intestins grêles du même, près du duodénum, pour faire voir les villosités.

950. 28. Partie inférieure des intestins grêles du même, dans le voisinage du coecum, couverte de villosités nombreuses.

951. 29. Partie supérieure borgne d'un des intestins coecums du même, dont la texture est glanduleuse.

952. 30. Partie inférieure de ce même intestin, où l'on voit des valvules situées en spirale.

953. 31. Partie inférieure du colon près de l'intestin droit du même. Dans ces cinq préparations les vaisseaux sont remplis de matière rouge et jaune.

954. 32. Mésentère du même, les vaisseaux injectés; les vaisseaux lactifères se montrent également remplis d'une matière jaune.

955. 33. Partie de l'estomac membraneux et musculaire du même.

956. 34. Segment de l'estomac musculaire et epithèle de l'estomac du même.

957. 35. Ventricule succenturié du même.

958. 36. Partie de l'oesophage du même.

959. 37. Cloaque, bourse de Fabrice et organes sexuels féminins du même.

960. 38. Intestins coecums du même.

961. 39. Segment de l'intestin colon du même.

962. 40. Partie des intestins grêles du même.

963. 41. Oesophage et estomac de la grande Outarde — Otis tarda —.

964. 42. Intestins coecums du Céréopse — Cereopsis nov. Hollandiae —.

965. 43. Oesophage et estomac du Cormoran — Pelecanus carbo —.

966. 44. Estomac du Cygne à bec rouge — Cygnus olor —, ouvert.

967. 45. Estomac de l'Albatrosse — Diomedea exulans —.

968. 46. Oesophage et estomac du Sécrétaire — Falco serpentarius —.

AMPHIBIES ET REPTILES.

969 1. Estomac du Caïman á museau de brochet — Alligator lucius — Soc. Z.

970. 2. Estomac du Caïman à lunettes — Alligator sclerops —.

971. 3. Partie de l'oesophage, estomac ouvert, duodénum et foie avec la vésicule du fiel du même.

972. 4. Tube intestinal du Chaméléon — Chameleo carinatus —.

973. 5. Tube intestinal du Monitor — Tupinambis bivittatus —.

974. 6. Oesophage et estomac du même.

975. 7. Estomac de l'Iguane — Iguana sapidissima —, de la Soc. Zoöl.

976. 8. Passage des intestins grêles dans le gros intestin du même.

977. 9. Organes de la digestion du Chaméléon.

978. 10. Partie de l'oesophage et estomac de la Tortue franche — Chelonia viridis —.

979. 11. Partie des intestins grêles du même animal.

980. 12. Passage des intestins grêles dans le gros intestin du même.

981. 13. Partie de l'intestin colon du même.

982. 14. Cloaque avec l'intestin droit, la vessie urinaire et les oviducts du même.

983. 15. Oesophage du même, la surface interne tournée en dehors pour faire voir les papilles longues, coniques et dures.

984. 16. Intestin duodénum du même, les vaisseaux injectés.

985. 17. Intestin grêle du même, les vaisseaux injectés.

986. 18. Partie renflée, qui commence l'intestin colon, du même, les vaisseaux injectés.

987. 19. Partie de l'estomac du même, les vaisseaux injectés.

988. 20. Partie inférieure de l'intestin colon du même.

989. 21. Estomac du même.

990. 22. Intestin coecum du même.

991. 23. Oesophage, estomac et partie de l'intestin duodénum ouverte, du Caret — Chelonia imbricata —.

992. 24. Partie de l'intestin grêle du même, ouverte.

993. 25. Intestin droit avec la vessie urinaire, qui s'ouvrent dans la cloaque, du même. — Dans ces trois préparations les vaisseaux sont remplis d'une matière rouge et bleue.

994. 26. Segment de l'estomac du Python — Python bivittatus — les vaisseaux injectés en rouge.

995. 27. Oesophage et estomac du même.

996. 28. Partie de l'estomac du même.

997. 29. Partie de l'intestin grêle avec les glandes mésentériques du même.

998. 30. Oesophage et estomac du même.

999. 31. Partie antérieure du tube intestinal du même.

1000. 32. Segment des intestins grêles du même.

1001. 33. Intestins grêles, coecum et colon du même. Au point où le colon se continue dans le rectum, il y a une valvule.

1002. 34. Omentum du même.

1003. 35. Oesophage, estomac et tube intestinal d'un autre Python — Python hieroglyphicus —.

1004. 36. Tube intestinal de l'Amphisbène — Amphisbaena alba —.

POISSONS.

1005. 1. Surface intérieure du tube intestinal de l'Esturgeon — Accipenser sturio —.

1006. 2. Ouverture de la vessie natatoire dans l'oesophage du même.

1007. 3. Oesophage et estomac de l'Aiguillat — Squalus acanthias — tournés le dedans en dehors, pour faire voir la face intérieure.

1008. 4. Tube intestinal du même, préparé pareillement pour la démonstration de la valvule spirale, qu'il possède.

1009. 5. Estomac, tube intestinal et vésicule du fiel du Pélerin — Squalus maximus —. Voyez G. VROLIK, *Natuur- en Oudheek. Op-*
1010. 6. *merkingen over den Haai. Bijdragen tot de Natuurk. Wetensch.* Dl. I, bl. 304.

1011. 7. Partie inférieure de l'Estomac avec le pancréas et la partie supérieure du tube intestinal de l'Esturgeon.

1012. 8. Estomac et tube intestinal du Squale-Chat — Squalus catulus —.

1013. 9. Estomac et tube intestinal de l'Aiguillat.

1014. 10. Tube intestinal de l'Esturgeon, pour faire voir sa valvule spirale.

1015. 11. Estomac et tube intestinal du Squale-nez — Squalus cornubicus — de la Soc. Zoöl.

1016. 12. Tube intestinal du Congre commun — Muraena conger —.

1017. 13. Tube intestinal de la Silure — Silurus glanis —.

1018. 14. Appendices pyloriques du Lump — Cyclopterus Lumpus —.

1019. 15. Estomac de la Baudroye commune — Lophius piscatorius —.

1020. 16. Partie de l'estomac du même, les vaisseaux injectés.

1021. 17. Passage des intestins grêles dans le gros intestin du même.

1022. 18. Tube intestinal séché du Mole — Tetrodon mola —.

1023. 19. Tube intestinal de la Lamproye — Petromyzon fluviatilis — pour faire voir ses plis longitudinaux.

1024. 20. Tube intestinal avec les appendices pyloriques de la Sciène — Sciaena —.

1025. 21. Segment de l'intestin grêle et segment du gros intestin du Mole — Orthagoriscus mola —. Dans l'intestin grêle on voit des villosités.

1026. 22. Intestin duodénum du même, dans lequel se voient des villosités nombreuses et très développées.

INVERTÉBRÉS.

1027. 1. Estomac du Crâbe — Cancer oenas —.

1028. 2. Estomac du Homard — Astacus gammarus —.

1029. 3. Estomac du même.

1030. 4. Organes de la digestion de la Seiche commune — Sepia officinalis —.

1031. 5. Tube intestinal de la Larve Ronge-bois — Cossus ligniperda — Préparation de Mr. BERGHUIS.

1032. 6.
1033. 7. Trois Astéries, préparées de manière à faire voir le tube intestinal, les appendices borgnes et les autres viscères.
1034. 8.

4. GLANDES APPARTENANT AU SYSTÈME CHYLOPOETIQUE.

HOMME.

1035. 1. Trabécules de la râte, isolées par la macération.

1036. 2. Râte et pancréas; les vaisseaux injectés en rouge.

1037. 3. Vésicule du fiel avec les conduits bilifères.

ANIMAUX MAMMIFÈRES.

1038. 1. Foie du Loris paresseux — Stenops tardigradus —, Soc. Z.

1039. 2. Foie du Loris de Java — Stenops Javanicus —, la veine porte et la vésicule du fiel remplies de mercure.

1040. 3. Foie avec la vésicule du fiel du Chimpansé — Simia troglodytis —

1041. 4. Foie du Macaque — Cercopitheeus cynomolgus —; les vaisseaux injectés en rouge.

1042. 5. Segment de la râte de l'Ours d'Amérique — Ursus Americanus — les vaisseaux injectés.

1043. 6. Râte du Panthère — Felis pardus —; variété noire. Les vaisseaux injectés.

1044. 7. Foie du Rat-taupe du Cap — Capromus Fournieri — divisé en
petites lobules, de sorte qu'il présente l'aspect d'une glande
conglomérée.

1045. 8. Segment du foie de l'Eléphant des Indes — Elephas indicus —,
dont le squélette est au Musée. Le système de la veine porte
est remplie d'une matière bleue, les conduits bilifères d'une
matière jaune. Il est évident que les conduits bilifères sont
très larges et se terminent en sacs borgnes. — Voyez Schrod-
der v. d. Kolk, *Verslagen en Mededeel. der Afd. Naturkunde
der Koninkl. Akad. v. Wetensch.*

1046. 9. Foie avec la vésicule du fiel de l'Echidné épineux — Echidna
hystrix —.

1047. 10. Glande parotis du Castor — Castor fiber —.

1048. 11. Glande parotis gauche du Cochon-cerf — Sus Babyrussa —.

1049. 12. Glande buccale d'un Eléphant des Indes, jeune fém. Soc. Zoöl.

1050. 13. Glande lymphatique du cou de l'Echidné épineux.

1051. 14. Pancréas et rein du même.

1052. 15. Glandes salivaires sous-maxillaires avec la langue; du même.

REPTILES ET AMPHIBIES.

1053. 1. Foie du Python — Python bivittatus —.

1054. 2. Vésicule du fiel du même, couverte d'une glande lymphatique.

1055. 3. Foie et râte de Tortue — Testudo tessellata —.

1056. 4. Crâne du Serpent à sonnettes de Guyane — Crotalus durissus — avec la glande salivaire, qui sécerne le vénin.

1057. 5. Crâne du Trigonocéphale verd avec la glande salivaire véné-
neuse.

POISSONS.

1058. 1. Râte et pancréas d'un Squale —Squalus corumbicus —, Soc. Zoöl.

1059. 2. Foie, râte et pancréas du Squale chat — Squalus catulus —,

1060. 3. Glande, située à la partie supérieure du tube intestinal et remplaçant le pancréas, de la Lamproie — Petromyzon fluviatilis —·

INVERTÉBRÉS.

1061. 1. Foie du Nautile — Nautilus Pompilius —.
1062. 2. Foie du Crâbe — Cancer oenas —.
1063. 3. Foie du Homard — Astacus gammarus —.
1064. 4. Corps adipeux de la Larve Ronge-bois — Cossus ligniperda —.
Préparation de M. BRONDGEEST.

e. ORGANES DE LA RESPIRATION
ET DE LA VOIX.

HOMME.

1065. 1. Lèvres de la bouche, les vaisseaux remplis d'une matière rouge.
1066. 2. Préparation semblable.
1067. 3. Nez et lèvres d'un homme adulte, les vaisseaux préparés de la même manière.
1068. 4. Larynx d'un enfant nouveau-né.
1069. 5. Larynx d'un homme adulte, ouvert du côté postérieur pour faire voir les ligaments de la glotte avec les ventricules.
1070. 6. Cartilages du Larynx d'un homme adulte.
1071. 7. Larynx et os hyoïde d'un homme; les petites cornes avec le ligament suspenseur de l'os hyoïde, qui s'y attache, convertis en une seule masse osseuse.
1072. 8. Larynx d'un homme adulte.
1073. 9. Larynx préparé pour la démonstration de l'art. thyreoïdée sup.
1074. 10. Larynx et os hyoïde d'un jeune homme.
1075. 11. Larynx, os hyoïde et glande thyreoïdée.
1076. 12. Larynx et os hyoïde d'une femme, dont les crédules amants du merveilleux assuraient dans le temps, qu'elle n'avait absolument rien mangé pendant une longue suite d'années — ENGELTJE VAN DER VLIES du village de Pijnacker.
1077. 13. Segment du Poumon, les vaisseaux injectés en matière rouge et bleue.

ANIMAUX MAMMIFÈRES.

M. QUADRUMANES.

1078. 1. Os hyoïde et larynx avec le sac aërifère du Chimpansé — Simia troglodytes — mâle jeune de la Soc. Zoöl.

1079. 2. Préparation semblable du même.

1080. 3. Os hyoïde et larynx du Chimpansé — jeune fém.

1081. 4. Larynx d'un jeune Orang — Simia satyrus — dans lequel il n'y a pas encore un sac aërifère.

1082. 5. Larynx de l'Orang: vieux mâle, dont le squélette est au Musée sous le N°. B. 586. Le sac aërifère est très développé.

1083. 6. Larynx et sac aërifère de l'Orang. fém. dont le squélette est au Musée sous le N°. B. 587.

1084. 7. Prép. semblable de l'Orang, jeune fém. de la Soc. Zoöl.

1085. 8. Os hyoïde de l'Orang.

1086. 9. Os hyoïde et larynx d'un jeune Orang; le sac du larynx n'est pas encore formé.

1087. 10. Larynx du Gibbon-noir —, Ungko — Hylobates variegatus —. Il n'y a pas de sac aërifère; de la Soc. Zoöl.

1088. 11. Os hyoïde et larynx du Gibbon cendré — Hylobates leuciscus — fém. Il n'y a pas de sac aërifère; de la Soc. Zoöl.

1089. 12. Larynx et sac aërifère du Singe nasique — Semnopithecus nasicus — mâle, de la Soc. Zoöl.

1090. 13. Larynx et sac aërifère du Roloway — Cercopithecus Diana — Soc. Z.

1091. 14. Larynx et sac aërifère d'un très petit Macaque — Cercopithecus cynomolgus —.

1092. 15. Larynx et sac aërifère d'un Macaque, vieux mâl. Soc. Zoöl.

1093. 16. Os hyoïde et larynx d'un Macaque, jeune fém.

1094. 17. Os hyoïde et larynx du Macaque rayé — Cercopithecus radiatus — le sac aërifère manque.

1095. 18. Os hyoïde et larynx du Singe Bonnet Chinois — Cercopithecus sinicus — vieux mâle, pareillement dépourvu de sac aërifère.

1096. 19. Larynx du même, mâle jeune, sans sac aërifère.

1097. 20. Os hyoïde et larynx du même, individu jeune; il n'y a pas de sac aërifère.

1098. 21. Larynx et os hyoïde du Moustac — Cercopithecus cephus — jeune fém. de la Soc. Zoöl. Le sac aërifère s'y trouve.

1099. 22. Langue, larynx et pharynx du Macaque — Cercopithecus cynomolgus —.

1100. 23. Larynx et sac aërifère du singe Maimon — Inuus nemestrinus — vieux mâle De la Soc. Zoöl. Le sac aërifère est très grand.

1101. 24. Larynx et sac aërifère du même, individu fém. adulte, Soc. Zoöl. Le sac aërifère est moins grand que dans le spéc. précédent.

1102. 25. Larynx et sac aërifère du même; fém. adulte, de la Soc. Zoöl.

1103. 26. Larynx avec le sac laryngien et l'os hyoïde du même; jeune mâle. Le sac aërifère est petit.

1104. 27. Larynx, os hyoïde et sac aërifère du Patas à queue courte Inuus Rhesus — vieux mâle, de la Soc. Zoöl.

1105. 28. Larynx et os hyoïde du Maimon du Japon — Inuus speciosus — fém. Le sac aërifère est petit.

1106. 29. Os hyoïde avec le larynx et son sac, du Magot — Inuus ecaudatus —, mâle adulte.

1107. 30. Larynx et sac aërifère du Papion à queue courte — Cynocephalus leucophaeus — mâle.

1108. 31. Larynx et sac aërifère du Mandrill — Cynocephalus mormon — vieux mâle, de la Soc. Zoöl. Le sac est très grand.

1109. 32. Larynx et sac aërifère du même, jeune mâle, de la Soc. Zoöl. Le sac est petit.

1110. 33. Os hyoïde, larynx et sac aërifère du Papion noir (?) — Cynocephalus niger — de la Soc. Zoöl.

1111. 34. Os hyoïde et larynx du Papion noir — Cynocephalus porcarius —. Le sac aërifère n'a pas été trouvé.

1112. 35. Os hyoïde et larynx du même, individu mâle; le sac aërifère n'a pas été trouvé.

1113. 36. Os hyoïde et larynx du Papion commun — Cynocephalus cynocephali — il y a un petit sac aërifère.

1114. 37. Os hyoïde et larynx avec un sac aërifère très petit du Papion sphinx — Cynocephalus sphinx — jeune mâl. Soc. Zoöl. Le fond du sac a été coupé pour faire voir son ouverture dans le larynx.

1115. 38. Os hyoïde et larynx du même, jeune mâle. En dépit d'une dissection très soignée on n'a pu trouver un sac laryngien. — Mr. Campⁿ a trouvé dans un individu fém. de ces singes un sac très petit et dans un individu mâle un plus grand.

1116. 39. Os hyoïde et larynx du Papion à perruque, Singe de Moco — Cynocephalus hamadryas — jeune fém. Il y a un petit sac laryngien dont la présence dans cette espèce de Papion a été niée par l'illustre Cuvier. — Voyez à l'article de ces sacs laryngiens. W. Vrolik, *Recherches d'Anatomie comparée sur le Chimpansé*, p. 44 et son art. Quadrumana dans Todd's *Cyclop. of Anat. and Physiol.* T. III. p. 205.

1117. 40. Os hyoïde et larynx du Singe à pélage laineux —Lagotrix canus—.

1118. 41. Os hyoïde et larynx du Coaita noir — Ateles ater —.

1119. 42. Os hyoïde, dont la base est creusée en forme de tympan, de l'Alouatte ordinaire — Hurleur roux — Mycetes seniculus —.

1120. 43. Section verticale de la tête et du cou du même singe, pour faire voir la base creuse de l'os hyoïde et sa position au-dessus du larynx. Cette préparation est de la main de Mr. G. SANDIFORT, qui l'a décrite *Nieuwe Verh. der 1e Kl. v. h. K. N. Instituut*.

1121. 44. Langue, os hyoïde et larynx du même.

1122. 45. Os hyoïde et larynx du Saï — Cebus capucinus —.

1123. 46. Larynx du Loris grêle — Stenops gracilis —.

1124. 47. Os hyoïde et larynx du Loris de Java —Stenops javanicus — Soc. Z.

M. CARNIVORES.

1125. 1. Os hyoïde et larynx du Lion — Felis leo — mâle, Soc Zoöl.

1126. 2. Os hyoïde et cartilages du larynx séparés, d'un Lion jeune mâle.

1127. 3. Larynx avec la partie supérieure de la trachée-artère et l'os hyoïde du Lion.

1128. 4. Segment du poumon du même, les vaisseaux injectés.

1129. 5. Larynx avec la partie supérieure de la trachée-artère du Tigre — Felis tigris —.

1130. 6. Segment du poumon du Panthère noir — Felis pardus var. nigra —, les vaisseaux injectés.

1131. 7. Os hyoïde et larynx du Couguar — Felis concolor —.

1132. 8. Os hyoïde et larynx du Dogue Danois — Canis familiaris Danicus —.

1133. 9. Os hyoïde et larynx du Chien domestique — Canis familiaris —.

1134. 10. Os hyoïde et larynx de l'Hyène rayée — Hyaena striata —.

1135. 11. Os hyoïde et larynx du même, vieux mâle.

1136. 12. Os hyoïde, larynx et trachée-artère du Coati roux — Viverra nasua —.

1137. 13. Larynx du Kinkajou — Cercoleptes caudivolvulus —.

1138. 14. Os hyoïde et larynx du même.

1139. 15. Os hyoïde, larynx et trachée-artère du Zibeth — Viverra Zibetha —, de la Soc. Zoöl.

1140. 16. Segment de poumon de l'Ours blanc — Ursus maritimus — les vaisseaux injectés.

1141. 17. Segment de poumon du même, les vaisseaux pareillement injectés.

1142. 18. Larynx et os hyoïde de l'Ours Malais — Ursus Malayanus — jeune fém., de la Soc. Zoöl.

1143. 19. Os hyoïde, larynx et trachée-artère de l'Ours blanc.

1144. 20. Larynx de l'Ours blanc avec le sac formé par la muqueuse du pharynx.

1145. 21. Larynx et trachée-artère de l'Ours jongleur — Ursus labiatus — avec le sac formé par une expansion de la muqueuse du bord postérieur du pharynx. — Ces sacs ont été décrits par MAYER. FRORIEP's *Neue Not.* Bd. XIV, N°. 1, N°. 287, 1840.

1146. 22. Os hyoïde, larynx et sac pharyngien de l'Ours brun — Ursus arctos —, jeune.

1147. 23. Os hyoïde et larynx du Raton — Procyon lotor —.

1148. 24. Os hyoïde et larynx de la Loutre commune — Lutra vulgaris —.

1149. 25. Larynx d'une Loutre — Lutra inunguis —.

1150. 26. Os hyoïde, larynx et trachée-artère du Phoque commun — Phoca vitulina — vieux mâle. — Le squélette se trouve dans le Musée de la Soc. Zoöl.

1151. 27. Préparation semblable du Phoque.

1152. 28. Langue, larynx et pharynx avec la partie supérieure de l'oesophage et de la trachée-artère du même.

1153. 29. Larynx et trachée-artère du même.

1154. 30. Os hyoïde et larynx du Morse — Trichechus Rosmarus —.

M. MARSUPIAUX.

1155. 1. Trachée-artère du Kanguroe — Macropus Bellardieri —.

1156. 2. Segment de poumon du même, les vaisseaux injectés.

1157. 3. Os hyoïde et larynx du Kanguroe des arbres — Dendrolagus inustus —.

1158. 4. Os hyoïde et larynx du Phalanger Renard — Phalangista lemurina —.

1159. 5. Os hyoïde et larynx du Wombat — Phascolomus ursinus — fém., de la Soc. Zoöl.

1160. 6. Os hyoïde et larynx du Dasyure à queue longue — Dasyurus macrourus —, de la Soc. Zoöl.

1161. 7. Os hyoïde et larynx du Dasyure oursin — Dasyurus — Sarcophilus ursinus —, de la Soc. Zoöl.

1162. 8. Os hyoïde et larynx de la Sarigue à oreilles bicolores — Didelphis virginiana —.

1163. 9. Os hyoïde et larynx du Dasyure de Maugé — Dasyurus Maugei —.

M. RONGEURS.

1164. 1. Larynx et trachée-artère de l'Agouti ordinaire — Cavia aguti —.

1165. 2. Larynx du Rat-taupe de Fournier — Capromus Fournieri —.

1166. 3. Os hyoïde et larynx du Porc-épic commun — Hystrix cristata —.

M. ÉDENTÉS.

1167. 1. Larynx et trachée-artère de l'Aï — Bradypus tridactylus, jeune.

1168. 2. Larynx et trachée-artère de l'Unau — Bradypus didactylus —.

1169. 3. Larynx et os hyoïde du même, fém. adulte.

1170. 4. Os hyoïde, larynx et trachée-artère du Tamanoir — Myrmecophaga jubata —.

1171. 5. Os hyoïde et larynx du Tamandua — Myrmecophaga tetradactyla —.

1172. 6. Os hyoïde et larynx du Tamanoir.

1173. 7. Langue, larynx et partie supérieure de la trachée-artère du
Fourmillier à deux doigts — Myrmecophaga didactyla —,

1174. 8. Os hyoïde et larynx du Tatou villeux — Dasypus villosus —.

1175. 9. Os hyoïde et larynx de l'Échidné épineux — Echidna hystrix —.

1176. 10. Poumons du même; le poumon droit est composé de trois lobes,
le poumon gauche n'en présente qu'un seul.

1177. 11. Os hyoïde et larynx de l'Ornithorynque — Ornithorynchus paradoxus —.

1178. 12. Os hyoïde, larynx et trachée-artère de l'Aï — Bradypus tridactylus —.

M. PACHYDERMES.

1179. 1. Crâne du Cochon-cerf — Sus Babyrussa — male; avec les sacs
aërifères, qui s'ouvrent dans les choanes du nez.

1180. 2. Larynx du même, avec le sac aërifère, qui se continue dans
la cavité du nez. — Voyez sur ces sacs W. VROLIK, *Recherches
d'Anat. Comp. sur le Babyrussa. N. Verh. d. 1e Kl. v. h. Kon.
Ned. Inst. Dl. X.*

1181. 3. Os hyoïde et larynx du Tajassou — Dicotyles labiatus —.

1182. 4. Os hyoïde et larynx de l'Éléphant des Indes — Elephas indicus —. Indiv. âgé de 3 ans. Le squelette est conservé dans le
Musée de la Soc. Zoöl.

1183. 5. Larynx d'un jeune Éléphant des Indes, dont le squelette se
trouve au Musée VROLIK.

1184. 6. Os hyoïde et larynx d'un Tapir Américain — Tapirus americanus — nouveau-né.

1185. 7. Larynx du même. Indiv. jeune fém., de la Soc. Zoöl.

1186. 8. Crâne du Cheval — Equus Caballus —, dans lequel sont préparés les sacs, qui s'ouvrent dans les tubes d'Eustache.

1187. 9. Os hyoïde du même.

1188. 10. Moitié du larynx et de l'os hyoïde de l'Éléphant des Indes.

M. RUMINANTS.

1189. 1. Larynx et trachée-artère de l'Élan — Cervus alces —.

1190. 2. Larynx d'un Rhenne — Cervus tarandus — nouveau-né, avec
un sac aërifère très petit.

1191. 3. Os hyoïde et larynx avec le sac laryngien du même, individu
mâle, adulte.

1192. 4. Os hyoïde et larynx du Cerf-Guazouti — Cervus campestris —.

1193. 5. Os hyoïde, larynx et trachée-artère du Cerf-cochon — Cervus
porcinus —.

1194. 6. Os hyoïde du Chevreuil — Cervus capreolus —.

1195. 7. Larynx du même.

1196. 8. Os hyoïde, larynx et trachée-artère du Zébu — Boeuf des Indes — Bos Zebu —.

1197. 9. Os hyoïde et larynx du même, mâle, de la Soc. Zoöl.

1198. 10. Os hyoïde et larynx du Bélier — Ovis aries — var. Espagnole.

1199. 11. Os hyoïde, larynx et trachée-artère du Dromadaire — Camelus
dromedarius.

N. CÉTACÉS.

1200. 1. Segment de poumon de la Balénoptère arctique.

1201. 2. Bronches de la Balénoptère arctique.

1202. 3. Os hyoïde du même animal.

1203. 4. Langue et larynx du Marsouin — Delphinus phocaena —.

1204. 5. Langue, os hyoïde, larynx et trachée-artère du même.

1205. 6. Crâne du même, dans lequel ont été préparés les organes de
la respiration, le pharynx et les sacs, qui servent à l'odorat,
pour mettre en évidence le méchanisme de la diglutition et de
la respiration.

1206. 7. Larynx du grand Dauphin — Souffleur — Delphinus tursio —.

1207. 8. Poumon du Marsouin — Delphinus phocaena —, dans les bronches duquel se trouve le Strongylus. Les vaisseaux sont injectés.

1208. 9. Anneaux de la trachée-artère de l'Hyperoodou.

16*

1209. 10. Os hyoïde et larynx du Dugong — Halicore Dugong —.

1210. 11. Os hyoïde et larynx du Lamantin — Manatus australis — mâle adulte. Le squélette se trouve au Musée de Berlin.

1211. 12. Anneaux de la trachée-artère du Lamantin, indiv. mâle jeune, dont le squélette est au Musée VROLIK.

1212. 13. Larynx, trachée-artère, poumons et coeur d'un fetus de Lamantin.

OISEAUX.

1213. 1. Os hyoïde, langue et larynx du Roi des Vautours — Vultur papa —.

1214. 2. Langue, os hyoïde et larynx du Vautour fauve — Vultur fulvus —.

1215. 3. Langue, larynx et trachée-artère du Pigargue — Falco ossifragus —.

1216. 4. Os hyoïde, larynx et trachée-artère du même.

1217. 5. Os hyoïde et larynx du Sécrétaire — Falco serpentarius —.

1218. 6. Larynx du Goura — Pigeon couronné — Columba coronata —.

1219. 7. Trachée-artère se courbant en arc sur l'os sternal, du Jacou — Penelope cristata —.

1220. 8. Os hyoïde et trachée-artère du grand Coq de bruyère — Tetrao urogallus — mâle.

1221. 9. Os hyoïde du Coq commun — Phasianus Gallus —.

1222. 10. Langue, os hyoïde et larynx du Coq de bruyère à queue fourchue — Tetrao tetrix —.

1223. 11. Larynx et trachée-artère du Courlis de terre — Oedicnemus —.

1224. 12. Os hyoïde, langue et partie supérieure de la trachée-artère du Flammant — Phoenicopterus ruber —.

1225. 13. Os hyoïde et trachée-artère de la Spatule blanche huppée — Platalea leucorodia —.

1226. 14. Trachée-artère du Butor d'Europe — Ardea stellaris —.

1227. 15. Os hyoïde, larynx et trachée-artère de la Grue commune — Ardea Grus —.

1228. 16. Trachée-artère du Héron commun — Ardea cinerea —.

1229. 17. Os hyoïde, larynx et trachée-artère de la Cigogne à sac — Ardea dubia —.

1230. 18. Os hyoïde et trachée-artère de l'Oiseau trompette — Psophia crepitans —.

1231. 19. Os hyoïde et trachée-artère de l'Autruche — Struthio camelus —.

1232. 20. Trachée-artère et larynx inférieur du même.

1233. 21. Segment de poumon du même; les vaisseaux injectés.

1234. 22. Os hyoïde et larynx du Casoar à casque — Struthio casuarius —.

1235. 23. Trachée-artère du Casoar de la Nouv. Hollande — Casuarius Novae Hollandiae —, avec le sac qui occupe sa paroi postérieure, de la Soc. Zoöl.

1236. 24. Os hyoïde, larynx et partie supérieure de la trachée-artère du même. Par rapport au sac aërifère et à la trachée-artère du Casoar de la Nouvelle Hollande, voyez HARRISON, *Proceedings of the Royal irish Academy for the year* 1846. Vol. III. Part. 2, p. LXVII, N°. VII. — Mr. W. VROLIK, a annoté ici, qu'il n'a pu trouver l'éminence dans la paroi postérieure de la trachée-artère, qui dans l'état collabé du sac aërifère devrait diviser la trachée-artère comme une sorte de cloison en deux moitiés latérales. Dans le specimen mentionné ci-dessus il n'y a pas la plus légère indice d'une pareille éminence et Mr. VROLIK présume que cette assertion de HARRISON répose sur une erreur.

1237. 25. Langue, os hyoïde et larynx de l'Autruche.

1238. 26. Tronc du Cygne à bec noir (C. chanteur) — Cygnus musicus — pour faire voir la situation de la trachée-artère.

1239. 27. Os sternal du Cygne chanteur — C. musicus BEWICKII — avec la trachée-artère qui y pénètre. — Voyez a ce sujet le rapport de Mr. W. VROLIK, dans la séance de la 1ᵉ *Classe de l'Institut royal* 27 Avril 1850.

1240. 28. Langue, os hyoïde, larynx et trachée-artère du Harle huppé — Mergus serrator —.

1241. 29. Os hyoïde, larynx et trachée-artère du Cravant — Anas berniela —.

1242. 30. Langue, os hyoïde et trachée-artère du Bernache (?) — Anas leucophrys —.

1243. 31. Os hyoïde, larynx et partie supérieure de la trachée-artère du Canard ordinaire — Anas Boschas —.

1244. 32. Partie inférieure de la trachée-artère du même, ind. mâle.

1245. 33. Os hyoïde du même.

1246. 34. Trachée-artère du Millouïnan — Anas marila —.

1247. 35. Os hyoïde du même.

1248. 36. Os hyoïde et trachée-artère du Garrot — Anas clangula —, mâle.

1249. 37. Trachée-artère de la Piëtte-petit Harle — Mergus albellus —.

1250. 38. Larynx et trachée-artère de l'Albatrosse — Diomedea exsulans —.

1251. 39. Os hyoïde et larynx du même.

1252. 40. Os hyoïde, langue, larynx et trachée-artère du Fou de Bassan — Sula alba —.

1253. 41. Os hyoïde et larynx du Goéland à manteau noir — Larus marinus —.

1254. 42. Larynx et trachée-artère du Céréopse — Cereopsis Nov. Hollandiae —, de la Soc. Zoöl.

1255. 43. Langue, os hyoïde, larynx et trachée-artère du Perroquet gris — Jaco — Psittacus erythracus —. Dans la partie inférieure de la trachée-artère on apperçoit les muscles du larynx inférieur.

1256. 44. Os hyoïde et trachée-artère du même.

1257. 45. Langue, os hyoïde et trachée-artère de l'Ara noir à trompe (?) Psittacus Goliath —, de la Soc. Zoöl.

1258. 46. Langue, os hyoïde et partie supérieure de la trachée-artère du Toucan noir — Rhamphastus nigricans —.

1259. 47. Sac laryngien de la Litorne — Turdus pilaris —, changé en substance osseuse.

1260. 48. Os hyoïde du Corbeau — Corvus corax —.

1261. 49. Os hyoïde, langue et larynx du Calao de Malabar — Buceros Malabaricus —.

1262. 50. Os hyoïde, langue et partie de la trachée-artère du Grimpereau — Certhia — ?.

REPTILES ET AMPHIBIES.

1263. 1. Os hyoïde du Chaméléon ordinaire — Chamaeleo carinatus —.

1264. 2. Larynx, trachée-artère et poumons du Chaméléon du Sénégal — Chamaeleo planiceps —.

1265. 3. Larynx et langue du Chaméléon cariné, le sac laryngien rempli de mercure et la langue tirée.

1266. 4. Langue, larynx et pharynx du Caïman à lunettes — Crocodilus sclerops —.

1267. 5. Larynx du Caïman à museau de brochet — Crocodilus lucius —.

1268. 6. Os hyoïde, langue et partie supérieure de la trachée-artère de l'Iguane — Iguana esculenta —.

1269. 7. Poumons du Sauvegarde — Tejus crocodilinus —.

1270. 8. Os hyoïde et larynx du Tupinambis — Tupinambis bivittatus —.

1271. 9. Moitié du poumon, divisé par une coupe longitudinale de la Tortue verte — Chelonia viridis —; les vaisseaux injectés.

1272. 10. Poumons du Caret — Chelonia imbricata —.

1273. 11. Larynx et partie supérieure de la trachée-artère avec l'os hyoïde de la Tortue verte.

1274. 12. Préparation semblable.

1275. 13. Langue et larynx du Python — Python bivittatus —.

1276. 14. Trachée-artère et poumons du même.

1277. 15. Segment de poumon du même; les vaisseaux injectés.

1278. 16. Trachée-artère et poumons du Boa — Boa constrictor —.

1279. 17. Poumon ouvert du serpent à sonnettes de Guyane — Crotalus
durissus —.

1280. 18. Poumon de l'Amphisbène — Amphisbaena alba —.

POISSONS.

1281. 1. Branches de l'Esturgeon — Accipenser sturio —; les vaisseaux
injectés.

1282. 2. Organes de la respiration et de la circulation du Gastrobranche
— Myxine glutinosa —, du Cap de Bonne Espérance.

INVERTÉBRÉS.

1283. 1. Organes de la respiration du Nautile — Nautilus Pompilius —
avec la glande.

1284. 2. Organes de la respiration, de la circulation du sang etc. du
Poulpe — Octopus vulgaris —.

1285. 3. Branches céphaliques de l'Amphitrite.

1286. 4. Organes respiratoires du Homard — Cancer gammarus —.

1287. 5. Poumons de l'Holothurie.

1288. 6. Tube intestinal, organes salivaires, conduits bilifères et trachées de la Larve rouge-bois — Cossus ligniperda —.

1289. 7. Trachées du même animal, se distribuant dans le corps adipeux.

1290. 8. La même larve, disséquée de manière à montrer distinctement
les trachées et les stigmates.

1291. 9. La même larve disséquée pour faire voir la distribution des
trachées dans le tube intestinal. — Ces quatre préparations du
Cossus sont de la main de Mr. BERGHUIS.

---

f. ORGANES DE LA CIRCULATION.

HOMME.

1292. 1. Coeur de fétus, ouvert des deux côtés, pour faire voir le trou
ovale.

1293. 2. Coeur d'un enfant nouveau-né, rempli d'une injection rouge, dans lequel le trou ovale est rendu visible par la même préparation.

1294. 3. Coeur d'un homme adulte, ouvert des deux côtés pour faire voir les valvules bicuspidale et tricuspidale.

1295. 4. Coeur d'un jeune homme.

1296. 5. Segment de l'artère aorte dans lequel apparaissent les valvules semilunaires.

1297. 6. Trois coeurs de fétus.

1298. 7. Coeur de fétus; les ramifications des vaisseaux pulmonaires sont injectés.

1299. 8. Coeur d'enfant.

1300. 9. Coeur de jeune homme.

1301. 10. Coeur de jeune homme; les artères sont injectés en rouge, les veines en bleu; de l'arc de l'aorte quatre troncs vasculaires prennent naissance.

1302. 11. Coeur d'enfant; les vaisseaux injectés en rouge et en bleu; pour la démonstration des vasa vasorum.

1303. 12. Coeur d'un homme adulte rempli d'une injection bleue.

1304. 13. Coeur très développé d'un homme adulte, les artères injectées en rouge, les veines en bleu.

1305. 14. Coeur d'un homme adulte, les artères remplies d'une matière rouge, les veines d'une matière bleue; les rameaux des vaisseaux pulmonaires sont préparés distinctement.

1306. 15. Coeur rempli d'une matière rouge et bleue et séparé dans sa moitié artérieuse et veineuse.

1307. 16. Arc de l'aorte qui donne naissance à quatre troncs vasculaires.

1308. 17. Préparation semblable. Dans ces spécimens le nombre anomal des artères qui naissent de l'arc aortique dépend de la situation de l'artère vertébrale gauche qui se détache de l'aorte au lieu d'être un rameau de l'artère sous-clavière.

1309. 18. Thorax ouvert, l'artère aorte injectée en rouge, les veines sous-clavières en bleu; le canal thoracique rempli de mercure est distinctement visible jusqu'au point où il s'ouvre dans la veine sous-clavière droite.

1310. 19. Tronc d'enfant avec les parties supérieures des extrémités; le coeur et les artères sont remplis d'une matière rouge et préparés avec soin.

1311. 20. Bassin d'un homme adulte, les artères et veines iliaques remplies d'une matière rouge et bleue.

1312. 21. Bassin d'un homme adulte, les artères et les veines iliaques sont injectées en rouge et en bleu. — On voit l'artère obturatoire des deux côtés prendre naissance de l'artère iliaque externe.

1313. 22. Arc aortique, rempli d'une matière rouge.

1314. 23. Préparation semblable.

1315. 24. Crâne d'un jeune homme, les artères remplies d'une matière rouge.

1316. 25. Articulation du genou, les artères injectées en rouge.

1317. 26. Préparation semblable.

1318. 27. Bras gauche, l'artère brachiale avec ses ramifications remplies d'une injection rouge.

1319. 28. Main droite séchée, les artères et les veines remplies de mercure pour faire voir le passage des dernières ramifications artérielles dans les racines des veines.

1320. 29. Deux mains, préparées de la même manière.

1321. 30. Pied droit dans lequel les vaisseaux sont préparés pareillement.

VAISSEAUX LYMPHATIQUES.

1322. 1. Vaisseaux lymphatiques de la région inguinale, remplis de mercure et après avoir été disséqués et ôtés du corps, exposés sur un morceau de vessie de porc.

1323. 2. Morceau de la peau avec les vaisseaux lymphatiques, remplis de mercure.

1324. 3. Vaisseaux lymphatiques de la région lombaire.

1325. 4. Vaisseaux lymphatiques de la région inguinale.

1326. 5. Glande axillaire avec les vaisseaux lymphatiques qui y pénètrent.

1327. 6. Vaisseaux lymphatiques du poumon.

1328. 7. Vaisseaux lymphatiques du foie. — Dans les cinq préparations précédentes les vaisseaux sont remplis de mercure.

1329. 8. Canal thoracique situé à droite.

1330. 9. Tronc avec la partie supérieure des fémurs, les vaisseaux injectés, les muscles séchés et les vaisseaux lymphatiques remplis de mercure.

1331. 10. Bassin avec la partie supérieure des fémurs, les muscles séchés endurcis, les vaisseaux sanguins injectés en cire, et les lymphatiques remplis de mercure.

1332. 11. Partie postérieure du tronc séchée, dans laquelle on voit le canal thoracique, rempli de mercure et s'ouvrant dans la veine sous-clavière gauche.

ANIMAUX MAMMIFÈRES.

M. QUADRUMANES.

1333. 1. Coeur du Chimpansé — Simia troglodytes —; jeune fém.

1334. 2. Coeur de l'Orang — Simia satyrus —; jeune fém.

1335. 3. Coeur de l'Orang fém., dont le squélette se trouve au Musée de la Soc. Zoöl.

1336. 4. Coeur du Gibbon cendré — Hylobates leuciscus —.

1337. 5. Coeur du Magot — Inuus ecaudatus —.

1338. 6. Coeur du Macaque — Cercopithecus cynomolgus —.

1339. 7. Coeur du Papion sphinx — Cynocephalus sphynx —.

1340. 8. Coeur du Mandrill — Cynocephalus mormon —; mâle adulte. Le squélette se trouve au Musée de la Soc. Zoöl.

1341. 9. Coeur du Coaïta noir — Ateles ater —.

1342. 10. Coeur et réseau vasculaire de l'extrémité supérieure droite du Loris paresseux — Stenops tardigradus —; de la Soc. Zoöl.

1343. 11. Réseau vasculaire de l'extrémité inférieure droite du même.

M. CARNIVORES.

1344. 1. Coeur de l'Ocelot — Felis pardalis —.

1345. 2. Coeur du Lion — Felis leo — mâle adulte. Le squélette se trouve au Musée de la Soc. Zoöl.

1346. 3. Coeur du Dogue Danois — Canis familiaris Danicus —; mâle.

1347. 4. Coeur du Taïra — Mustela barbara —.

1348. 5. Coeur de la Loutre commune — Lutra vulgaris —; avec le receptacle veineux de la veine cave postérieure.

1349. 6. Coeur du même animal.

1350. 7. Coeur de la Loutre d'Amérique — Lutra Brasiliensis —.

1351. 8. Coeur de l'Hyène rayée — Hyaena striata —.

1352. 9. Coeur de l'Hyène tachetée — Hyaena crocuta —.

1353. 10. Coeur de l'Ours brun — Ursus arctos —; jeune fém.

1354. 11. Coeur de l'Ours Malais — Ursus malayanus —.

1355. 12. Coeur du Phoque commun — Phoca vitulina —; mâle adulte, le trou ovale fermé.

1356. 13. Coeur du Phoque commun, ouvert pour faire voir le trou ovale non fermé. Le canal artériel est fermé.

1357. 14. Coeur du même, les vaisseaux injectés, particulièrement pour faire voir le renflement de la veine cave postérieure.

1358. 15. Partie du muscle grand pectoral du même, les vaisseaux injectés en rouge pour faire voir leurs réseaux musculaires.

1359. 16. Partie du muscle droit abdominal du même; l'artère et la veine épigastrique injectées en rouge.

1360. 17. Fragment du tissu cellulaire avec des fibres du muscle subcutané du même, pour faire voir les réseaux capillaires.

1361. 18. Os sternal du même, avec les cartilages des côtes, l'artère mammaire interne et ses rameaux injectés en rouge.

1362. 19. Réseau capillaire veineux sur la surface antérieure du thorax, du même.

1363. 20. Réseau capillaire de la peau du même.

1364. 21. Partie du tronc avec l'extrémité antérieure gauche du même; le coeur et les vaisseaux du sang sont remplis de cire pour la démonstration des réseaux veineux, dits — retia mirabilia —.

1365. 22. Rein du même — individu mâle, très grand. Les veines sont injectées en bleu.

1366. 23. Glande mésentérique du même; les vaisseaux sont remplis de mercure. — Destinée à la démonstration de l'anastomose entre les veines et les vaisseaux chylifères.

M. MARSUPIAUX.

1367. 1. Coeur du Wombat — Phascolomus ursinus — fém. De la Soc. Z.

1368. 2. Coeur du Kanguroe — Macropus Bellardieri —.

1369. 3. Coeur du Dasyure oursin — Dasyurus — Sarcophilus ursinus —. De la Soc. Zoöl.

M. RONGEURS.

1370. 1. Coeur du Paca — Cavia Paca —.

1371. 2. Coeur du Hérisson à queue prénante — Hystrix prehensilis —.

1372 3. Coeur du Cabiai — Cavia Capibara —.

M. ÉDENTÉS.

1373 1. Coeur de l'Echidné épineux — Echidna hystrix —; le ventricule droit ouvert, pour faire voir que la valvule tricuspidale présente quelque ressemblance de forme avec celle des oiseaux. — Voyez R. OWEN, dans l'art. Monotremata. TODD's *Cyclop. for Anat. and Physiol.*

M. PACHYDERMES.

1374. 1. Coeur du Cochon-cerf — Sus babyrussa — le ventricule gauche ouvert, pour faire voir l'anneau osseux incomplet, qui entoure l'origine de l'artère aorte.

1375. 2. Coeur du même.

1376. 3. Coeur du Tapir Américain — Tapirus Americanus —, Soc. Zoöl.

1377. 4. Coeur du Tajassou — Dicotyles labiatus —.

1378. 5. Coeur du Pécari à collier — Dicotyles torquatus —.

1379. 6. Valvules sémilunaires de l'artère pulmonaire de l'Éléphant des Indes — Elephas indicus —.

1380. 7. Valvule tricuspidale du même.

M. RUMINANTS.

1381. 1. Coeur du Dromadaire — Camelus dromedarius —; les artères carotides communes sont très longues. La droite donne naissance à 72, la gauche à 58 rameaux pour la trachée-artère et l'oesophage. Tous ces rameaux ont été liés avant l'injection.

1382. 2. Coeur du Boeuf Zébu — Bos taurus Zebu —, mâle. Le squélette se trouve dans le Musée de la Soc. Zoöl.

1383. 3. Anneaux osseux autour de l'origine de l'artère aorte dans le coeur du même.

1384. 4. Coeur du Mouton de Thibet — Ovis Thibetanus —; mâle.

1385. 5. Artère aorte de l'Antilope Gnu, vieux mâle, avec des vestiges d'ossification (concrétion calcaire) à son origine.

1386. 6. Coeur du Cerf-cochon — Cervus porcinus —.

1387. 7. Coeur du Cerf guazouti — Cervus campestris —.

1388. 8. Coeur de l'Élan — Cervus alces —. De chaque tronc carotide commun on voit sortir un grand nombre de rameaux, de la même manière, que dans le Dromadaire.

1389. 9. Artère carotide commune du Giraffe — Camelo pardalis — pour faire voir la capacité des rameaux, qui se détachent d'elle.

M. CÉTACÉS.

1390. 1. Artère de la Balénoptère arctique, pour la démonstration des trois membranes, qui la composent.

1391. 2. Segment du ventricule gauche du coeur de la Balénoptère.

1392. 3. Segment de l'artère aorte du même animal, pour faire voir ses fibres musculaires transverses ou circulaires.

1393. 4. Veine mésentérique du même, tournée le dedans en dehors, pour faire voir sa membrane interne.

1394. 5. Segment de l'oreillette droite du coeur de l'Hyperoodon.

1395. 6. Segment du ventricule gauche du coeur de l'Hyperoodon, pour la démonstration des muscles papillaires.

1396. 7. Coeur du Marsouin — Delphinus phocaena —.

1397. 8. Coeur du Dugong — Halicore Dugong —; les vaisseaux injectés en rouge.

1398. 9. Réseaux vasculaires (Retia mirabilia) dans les muscles abdominaux du Lamantin — Manatus australis —.

OISEAUX.

1399. 1. Coeur de l'Autruche — Struthio camelus —.

1400. 2. Coeur ouvert du Casoar de la N. Holl. — Casuarius Nov. Hollandiae —, pour faire voir la valvule atrio-ventriculaire droite, qui remplace la valvule tricuspidale.

1401. 3. Coeur du Héron commun — Ardea cinerea —, ouvert pour faire voir la valvule atrio-ventriculaire droite.

1402. 4. Coeur du Cravant — Anas bernicla — ouvert.

1403. 5. Coeur du Pigeon couronné — Columba coronata —.

1404. 6. Coeur du Pygargue — Falco albicilla —.

1405. 7. Coeur de l'Oie sauvage — Anser cinereus —.

1406. 8. Jambe du Cygne à bec rouge — Cygnus olor — dans laquelle on voit le réseau veineux autour de l'artère tibiale antérieure.

1407. 9. Aile gauche du même, dans laquelle se voit le plexus veineux autour de l'artère brachiale.

1408. 10. Aile droite du Pygargue — Falco albicilla —, dans laquelle apparaît également un réseau de veines autour de l'artère brachiale.

1409. 11. Aile droite de l'Epervier — Falco nisus — pareillement pourvue d'un réseau veineux. — Voyez *Nasporingen omtrent vaatvlechten bij onderscheidene diervormen*, door SCHROEDER VAN DER KOLK en W. VROLIK, in *Bijdragen tot de Dierkunde*, uitgegeven door het Genootschap *Natura Artis Magistra* te Amsterdam, Afl. 1.

REPTILES ET AMPHIBIES.

1410. 1. Coeur du Caiman à museau de brochet — Crocodilus lucius —, ouvert pour faire voir la communication entre les deux artères aortes. — Voyez W. VROLIK, *Note sur le coeur d'un Caiman à museau de brochet in Instituut, etc.* 1841, p. 272.

1411. 2. Coeur de la Tortue verte — Chelonia viridis —.

1412. 3. Préparation semblable.

1413. 4. Segment du coeur de la Tortue verte.

1414. 5. Coeur du Caret — Chelonia imbricata —.

1415. 6. Coeur de Tortue — Testudo tessellata —.

1416. 7. Coeur du Python — Python bivittatus —.

1417. 8. Coeur lymphatique de la Tortue verte, de la Soc. Zoöl.

POISSONS.

1418. 1. Coeur de l'Esturgeon — Accipenser sturio —.

1419. 2. Coeur du même.

1420. 3. Coeur d'un Squale — Squalus — ? séché et ouvert.

1421. 4. Coeur du Pélerin — Squalus maximus —,

1422. 5. Coeur du Squale-nez — Squalus cornubicus —.

1423. 6. Coeur du Wels — Silurus glanis — Meerval, séché et ouvert.

1424. 7. Coeur du Môle — Orthagoriscus mola —. .

INVERTÉBRÉS.

1425. 1. Coeur et organes glanduleux excréteurs, situés sur les vaisseaux
des branches de la Seiche commune — Sepia officinalis —.

1426. 2. Coeur et organes glanduleux excréteurs des vaisseaux des branches du Nautilus — Nautilus pompilius —. Dans le péricarde
on découvre un trou. — Voyez W. Vrolik, *Over het ontleedk.
zamenstel van den Nautilus Pompilius.* — *Tijdschr. voor de Wis-.
en Natuurk. Wetensch.*, uitgeg. door de 1e Kl. v. h. Kon. Ned. Inst.
Dl. I, bl. 307.

1427. 3. Vaisseau dorsal de la Lave rouge-bois — Cossus ligniperda —
Préparation de M. Berghuis.

---

g. ORGANES POUR LA SÉCRÉTION DE L'URINE ET DE QUELQUES LIQUIDES PARTICULIERS.

HOMME.

1428. 1. Rein d'un enfant nouveau-né, les vaisseaux remplis d'une injection rouge.

1429. 2. Rein d'un enfant nouveau-né, divisé en deux moitiés pour faire
voir la différence entre la substance corticale et médullaire, et

pour la démonstration des papilles rénales ; les vaisseaux sont injectés en rouge.

1430. 3. Moitié d'un rein d'enfant.

1431. 4. Les deux reins d'un enfant, les vaisseaux injectés en rouge.

1432. 5. Rein macéré.

1433. 6. Moitié de la vessie urinaire d'un enfant, les vaisseaux remplis d'une matière rouge.

1434. 7. Segment de la vessie urinaire, la membrane muqueuse séparée et réfléchie pour faire voir la membrane musculaire très forte.

1435. 8. Vessie urinaire avec les urétères et la verge d'un garçon, les vaisseaux injectés en rouge.

1436. 9. Vessie urinaire avec le vagin et la matrice d'un enfant nouveau-né.

1437. 10. Vessie urinaire très large d'un homme adulte.

ANIMAUX MAMMIFÈRES.

1438. 1. Rein du Macaque — Cercopithecus cynomolgus —.

1439. 2. Rein de l'Orang — Simia satyrus — mâle.

1440. 3. Rein et glande surrénale du Loris paresseux — Stenops tardigradus —, de la Soc. Zoöl.

1441. 4. Rein de l'Ours blanc — Ursus maritimus —; de la Soc. Zoöl.

1442. 5. Rein de l'Ours d'Amérique — Ursus Americanus —; Soc. Zoöl.

1443. 6. Rein de l'Ours Malais — Ursus Malayanus —; de la Soc. Zoöl.

1444. 7. Rein de l'Ours d'Amérique.

1445. 8. Les deux reins de la Loutre de mer — Lutra marina —.

1446. 9. Segment de rein du Chien crabier — Canis cancrivorus —.

1447. 10. Rein du Lion — Felis leo — mâle; de la Soc. Zoöl.

1448. 11. Segment de rein du Lion, fém. les vaisseaux injectés.

1449. 12. Reins du Wombat — Phascolomus ursinus —; de la Soc. Zoöl.

1450. 13. Rein avec une petite glande surrénale du Kanguroe — Macropus Belladieri —.

1451. 14. Rein et glande surrénale du Dasyure oursin — Dasyurus — Sarcophilus ursinus —.

1452. 15. Rein du Castor — Castor fiber —.

1453. 16. Reins et glandes surrénales du Cabiai — Cavia capibara —.

1454. 17. Vessie urinaire du même.

1455. 18. Rein et glande surrénale du Cochon-cerf — Sus babyrussa —.

1456. 19. Reins de l'Eléphant des Indes, jeune fém.

1457. 20. Rein du Tapir Americain, fém. De la Soc. Zoöl.

1458. 21. Vessie urinaire du même.

1459. 22. Vessie urinaire du Daman — Hyrax capensis —.

1460. 23. Reins du Cerf-cochon — Cervus porcinus —.

1461. 24. Rein de l'Antilope Gnu, mâle. De la Soc. Zoöl.

1462. 25. Moitié de rein du Dromadaire — Camelus Dromedarius —.

1463. 26. Reins du Tatou villeux — Dasypus villosus —.

1464. 27. Rein du Marsouin — Delphinus phocaena —, avec la glande surrénale sous la forme d'une capsule.

1465. 28. Rein du même, la glande surrénale étendue en long et située à côté du rein.

1466. 29. Vessie urinaire de la Balénoptère — Balaenoptera arctica —.

OISEAUX.

1467. 1. Rein de l'Autruche — Struthio Camelus —.

REPTILES ET AMPHIBIES.

1468. 1. Partie de rein du Python — Python bivittatus —, les vaisseaux injectés.

1469. 2. Reins du serpent aveugle — Coluber typhlus —.

1470. 3. Rein du Python — Python bivittatus —; les vaisseaux injectés d'une matière jaune et bleue.

1471. 4. Rein de la Tortue verte — Chelonia viridis —.

1472. 5. Reins et organes de la génération masculins, de la Tortue des Indes — Testudo indica —.

1473. 6. Vessie urinaire de la même Tortue, divisée en deux lobes.

ORGANES SERVANT à DES SÉCRÉTIONS PARTICULIÈRES.

1474. 1. Sac avec les follicules sébacés, qui s'ouvrent dans l'intestin droit du Blaireau d'Europe — Ursus meles —.

1475. 2. Glande dorsale du Tajassou — Dicotyles labiatus —.

1476. 3. Masse adipeuse située dans la région du pubis du Chaméléon — Chamaeleo carinatus —.

1477. 4. Glandes jugulaires du Caiman à museau de brochet — Crocodilus lucius — fem., de la Soc. Zoöl.

1478. 5. Trachée-artère avec la glande thyreoide du même, fém., Soc. Z.

1479. 6. Fulgore porte Lanterne — Fulgora laternaria —.

b. ORGANES SEXUELS MASCULINS.

HOMME.

1480. 1. Verge d'un Nègre.

1481. 2. Préparation semblable.

1482. 3. Testicule et epididyme.

1483. 4. Testicule, epididyme et canal déférent.

1484. 5. Testicule, préparé par voie de macération, pour isoler les canaux séminifères.

1485. 6. Préparation semblable.

1486. 7. Testicule, dans lequel se voit distinctement la vésicule de MORGAGNI.

1487. 8. Vésicules séminales ouvertes.

1488. 9. } Préparations destinées à la démonstration de la descente des
à   à
1495. 16. } testicules de la cavité abdominale dans le scrotum.

1496. 17. Vessie urinaire, articulation du pubis, verge et vésicules séminales.

1497. 18. Verge, dont les vaisseaux sont remplis de cire.

1498. 19. Verge d'un jeune homme.

1499. 20. Scrotum d'un homme adulte, dans lequel on voit la cloison.

1500. 21. Préparation semblable.

1501. 22. Préparation semblable.

1502. 23. Vésicules séminales et canaux déférents, remplis de mercure.

1503. 24. Vessie urinaire avec les vésicules séminales, remplies de mercure.

ANIMAUX MAMMIFÈRES.

1504. 1. Organes sexuels masculins séchés du Mandrill — Simia Maimon —, les vésicules et les canaux déférents remplis de mercure.

1505. 2. Organes sexuels masculins du Loris grêle — Lemur gracilis —.

1506. 3. Verge et testicules du Lion — Felis leo —.

1507. 4. Organes masculins de la Zibethe — Viverra zibetha —, pour la démonstration de l'appareil glanduleux, qui sert à la sécrétion d'une matière odoriférante.

1508. 5. Intestin droit et vessie urinaire du même animal, pour faire voir les glandes anales.

1509. 6. Organes masculins du Paradoxure — Paradoxurus musonga —.

1510. 7. Glandes anales de l'Hyène rayée — Hyaena striata —, mâle.

17

1511. 8. Vésicules séminales et glande prostate de l'Hyène rayée.

1512. 9. Organes masculins de la Loutre commune — Lutra vulgaris —, où l'on voit un indice d'utérus masculin.

1513. 10. Organes masculins du Ratel — Viverra mellivora —. Soc. Zoöl.

1514. 11. Organes masculins du Sarigue à oreilles bicolores — Didelphis virginiana —.

1515. 12. Organes masculins de la Marmose — Didelphis murina —.

1516. 13. Organes sexuels masculins du Dasyure à longue queue — Dasyurus macrourus —.

1517. 14. Organes masculins du Phalanger renard — Phalangista lemurina —.

1518. 15. Organes masculins du Kanguroe — Halmaturus Bennettii —.

1519. 16. Organes masculins du Paca — Cavia paca —.

1520. 17. Organes masculins du Cochon d'Inde — Cavia cobaya —.

1521. 18. Organes masculins de l'Agouti ordinaire — Cavia aguti —.

1522. 19. Organes masculins de Cabiai — Cavia capibara —.

1523. 20. Organes masculins du Castor — Castor fiber —.

1524. 21. Organes masculins du Rat-taupe de FOURNIER — Capromus Fournieri —.

1525. 22. Région hypogastrique du Rat ordinaire — Mus Rattus — mâle; pour faire voir les testicules contenus dans l'abdomen.

1526. 23. Organes sexuels externes du Tatou villeux — Dasypus villosus —.

1527. 24. Parties inférieures des muscles abdominaux du même, avec les réseaux veineux — Retia mirabilia — et les testicules.

1528. 25. Glandes inguinales du Dromadaire — Camelus Dromedarius — mâl.

1529. 26. Sac préputial du Musc. — Moschus moschiferus —.

1530. 27. Organes masculins de l'Adax — Antilope Addax — pour faire voir le rudiment d'utérus masculin.

1531. 28. Organes masculins du Sanglier — Sus scrofa fera —.

1532. 29. Organes masculins du Pécari à collier — Dicotylus torquatus —.

1533. 30. Partie inférieure de la vessie urinaire avec l'origine de l'urèthre et les canaux déférents du Rhenne — Cervus tarandus —, l'utérus masculin y manque.

1534. 31. Verge du grand Dauphin — Delphinus tursio —.

1535. 32. Organes masculins du Marsouin — Delphinus phocaena —.

1536. 33. Organes masculins du même.

1537. 34. Verge et prépuce du Lamantin — Manatus australis —.

1538. 35. Col de la vessie urinaire, origine de l'urèthre, partie inférieure des conduits déférents et vésicules séminales de l'Élan — Cervus alces —.

1539. 36. Os de la verge du Maimon — Inuus nemestrinus —.

1540. 37. Os de la verge du Renard — Canis vulpes —.

1541. 38. Os de la verge du Chien — Canis fameliaris —.

1542. 39. Os de la verge du Chacal — Canis aureus —.

1543. 40. Os de la verge du même.

1544. 41. Os de la verge avec l'urèthre du Kinkajou — Viverra caudivolvula —.

1545. 42. Os de la verge du Coati roux — Viverra nasua —.

1546. 43. Os de la verge de la Mangouste d'Egypte — Herpestes Ichneumon —.

1547. 44. Os de la verge du Raton — Procyon lotor —.

1548. 45. Os de la verge de l'Ours blanc — Ursus maritimus —.

1549. 46. Os de la verge du même.

1550. 47. Os de la verge du Glouton — Ursus gulo —.

1551. 48. Os de la verge de la Loutre commune — Lutra vulgaris —, dans lequel on voit les traces d'une fracture guérie.

1552. 49. Os de la verge du Morse — Trichechus Rosmarus —.

OISEAUX.

1553. 1. Verge de l'Autruche — Struthio-camelus —.

1554. 2. Cloaque et bourse de Fabrice de l'Autruche mâle. — Cette préparation confirme les observation de J. Müller, touchant la structure des corps caverneux de la verge de cet animal.

1555. 3. Verge, vessie urinaire et canaux déférents de l'Autruche.

REPTILES ET AMPHIBIES.

1556. 1. Organes sexuels du Caïman à lunettes — Crocodilus sclerops —.

1557. 2. Organes masculins du Chaméléon — Chamaeleo carinatus —.

1558. 3. Organes masculins du Teju — Tejus crocodilinus —.

1559. 4. Organes masculins du Python — Python bivittatus —.

1560. 5. Organes masculins de la Tortue — Testudo tessellata —.

POISSONS.

1561. 1. Organes masculins du Wels — Silurus glanis —.

1562. 2. Testicule de l'Esturgeon — Accipenser sturio —.

1563. 3. Organes masculins du Pélerin — Squalus maximus —.

INVERTÉBRÉS.

1564. 1. Organes masculins de la Seiche commune — Sepia officinalis —.

i. ORGANES SEXUELS FÉMININS.

HOMME.

1565. 1. Organes sexuels féminins d'un fœtus de 5 mois.

1566. 2. Organes féminins externes et internes d'un enfant nouveau-né.

1567. 3. Organes sexuels féminins d'un enfant.

1568. 4. Organes sexuels externes d'une femme adulte, avec un hymen intègre.

1569. 5. Organes sexuels féminins ouverts par une coupe longitudinale.

1570. 6. Organes sexuels externes d'une femme imbécille. Ils sont peu développés et n'ont point d'Hymen. Le crâne est conservé B. 86, le bassin B. 180.

1571. 7. Organes sexuels d'une fille de 10 ans, avec un parovaire.

1572. 8. Organes sexuels d'une femme de 45 ans, dans lesquels se trouve pareillement un parovaire.

1573. 9. Matrice oblique d'une femme adulte, semblable à celle qu'a depeint TIEDEMANN: *Von den Duverneyschen, Bartholinischen oder Cowperschen Drüsen des Weibs und der schiefen Gestaltung und Lage der Gebärmutter.* Heidelberg u. Leipzig 1840.

1574. 10. Ovaire et tube de Fallope, dans les franges duquel se trouve une vésicule attachée à une longue pétiole, reste du Canal de MÜLLER. — Voyez KOBELT.

1575. 11. Matrice d'une vierge, morte dans la période de la menstruation, l'orifice extérieur est légèrement ouvert et présente la forme d'une papille.

1576. 12. Matrice d'une femme, morte dans la période de la menstruation, l'orifice extérieur est légèrement ouvert.

1577. 13. Matrice d'une femme, accouchée plusieurs fois, l'orifice externe présente la forme d'une fente.

1578. 14. Matrice d'une femme, accouchée plusieurs fois, l'orifice externe est aplati et la lèvre postérieure profondément échancrée.

1579. 15. Matrice d'une femme morte peu d'heures après l'accouchement, la contraction ne s'est pas encore faite; l'orifice extérieur ouvert.

1580. 16. Matrice d'une femme morte peu de temps après l'accouchement, ouverte d'une coupe longitudinale pour faire voir la grosseur de ses parois.

1581. 17. Préparation semblable.

1582. 18. Matrice d'une femme morte peu de temps après l'accouchement.

1583. 19. Préparation semblable.

1584. 20. Matrice d'une femme morte le septième jour après l'accouchement, la contraction est plus avancée.

1585. 21. Matrice d'une femme morte un peu plus de temps après les couches, la contraction est plus avancée encore et l'orifice se ferme.

1586. 22. Préparation semblable.

1587. 23. Matrice d'une femme, morte dans la septième semaine après les couches; l'utérus est retourné à son premier volume, l'orifice est très rugueux.

1588. 24. Matrice d'une femme enceinte, dans laquelle on a artificiellement imité la dilatation du col et de l'orifice, obtenue par l'introduction de la tête de l'enfant.

1589. 25. Matrice, dans laquelle on a imité artificiellement l'introduction des membranes ovulaires dans le col et l'orifice extérieur, en forme de sac rempli des eaux de l'amnios, comme cela se fait dans l'accouchement.

1590. 26. Ovaire ouvert pour faire voir les corps jaunes.

1591. 27. Préparation semblable.

1592. 28. Préparation semblable.

1593. 29. Partie de la matrice avec le tube de Fallope et l'ovaire, dans laquelle on voit les follicules Graafiens.

1594. 30. Ovaire d'une femme suicide, ouvert, présentant les indices d'une hydropisie à son début.

1595. 31. Autre ovaire de la même femme, dans laquelle se montrent les corps jaunes.

ANIMAUX MAMMIFÈRES.

1596. 1. Organes sexuels féminins externes du Chimpansé — Simia troglodytis — adulte.

1597. 2. Organes sexuels féminins de l'Orang — Simia satyrus — jeune.

1598. 3. Papille du Chimpansé, fém. adulte.

1599. 4. Organes sexuels féminins du même.

1600. 5. Matrice et vagin du Gibbon noir — Hylobates variegatus —.

1601. 6. Matrice du Maïmon — Inuus nemestrinus —.

1602. 7. Organes sexuels féminins du Coaïta — Ateles paniscus —.

1603. 8. Organes féminins du Sajou — Cebus apella — jeune.

1604. 9. Organes féminins du Loris grêle — Lemur gracilis —.

1605. 10. Organes féminins du même.

1606. 11. Vessie urinaire, vagin et intestin droit du Loris paresseux

— Stenops tardigradus — avec les organes sexuels externes,
pour faire voir comment l'urèthre passe par le clitoris.

1607. 12. Matrice et vagin du Loris de Java — Stenops Javanicus —.
Le tube de Fallope est rempli de mercure pour rendre visible
ses circonvolutions.

1608. 13. Organes sexuels féminins de la Roussette noire — Pteropus
edulis —, de la Soc. Zoöl.

1609. 14. Organes sexuels féminins de la Civette rassé — Viverra rasse —.

1610. 15. Organes féminins externes avec les glandes anales de l'Hyène
rayée — Hyaena striata —.

1611. 16. Organes sexuels féminins de la Suricate — Ryzaena capensis —.

1612. 17. Organes féminins de la Loutre commune — Lutra vulgaris —.

1613. 18. Organes féminins du Phoque commun — Phoca vitulina —.

1614. 19. Corps entier de l'Opossum — Didelphis opossum —, allaitant,
pour faire voir les papilles allongées dans le sac marsupial.

1615. 20. Corps entier de l'Opossum, fém. pour la démonstration du
Sac — Marsupium —, où les embryons après la naissance sont
gardés comme dans une matrice extérieure pour leur développement ultérieur.

1616. 21. Marsupium et mammelles du Kanguroe — Macropus Bellardierii —.

1617. 22. Organes de la génération extérieurs et intérieurs avec le marsupium et les mammelles, auxquelles adhèrent les muscles ilio-
marsupiaux, du Kanguroe — Macropus Bellardierii — ?

1618. 23. Organes sexuels féminins du même.

1619. 24. Organes sexuels féminins du Kanguroe-rat — Hypsiprymnus —.

1620. 25. Organes féminins du Dasyure de Maugé — Dasyurus Maugei —.

1621. 26. Organes féminins du Wombat — Phascolomus ursinus —.

1622. 27. Organes féminins du Dasyure-oursin — Dasyurus ursinus —.

1623. 28. Mammelles entourées d'un pli de l'abdomen de la Marmose
— Didelphis murina —.

1624. 29. Organes uro-genitaux de l'Agouti ordinaire — Cavia aguti —.

1625. 30. Matrice bicorne gravide, vagin et organes génitaux externes
du Cobiai — Cavia Cobaya —.

1626. 31. Organes sexuels féminins du Porc-épic à queue prenante — Hystrix prehensilis —.

1627. 32. Matrice en gestation du Lièvre commun — Lepus timidus —

1628. 33. Organes génitaux féminins du Lapin — Lepus cuniculus —.

1629. 34. Organes féminins de l'Unau — Bradypus didactylus — adulte.

1630. 35. Organes sexuels féminins de l'Echidné épineux — Echidna hys-

trix —. La cloaque est ouverte pour faire paraître comment
l'urèthre, qui reçoit elle-même les deux cornes de la matrice,
s'ouvre dans le receptacle commun, en même temps que l'intestin droit.

1631. 36. Clitoris d'un Éléphant des Indes — Elephas indicus — jeune, S.Z.

1632. 37. Utérus du Tapir d'Amérique — Tapirus Americanus —, Soc. Z.

1633. 38. Organes génitaux féminins du Tajassou — Dicotyles labiatus —.

1634. 39. Organes génitaux féminins du Cheval — Equus Caballus —
après l'acte du coït. La membrane de l'hymen est déchirée,
ses débris persistent encore.

1635. 40. Organes génitaux externes du même, le coït n'ayant pas encore été fait. L'hymen est intact.

1636. 41. Cloison de la matrice bicorne du Lama — Auchenia Lacma —,
les vaisseaux injectés.

1637. 42. Surface interne d'une corne de l'utérus du même; les vaisseaux
injectés.

1638. 43. Surface interne de l'orifice de l'utérus du même, les vaisseaux
injectés.

1639. 44. Organes sexuels féminins du Zébu — Bos Zebu —.

1640. 45. Matrice et vagin d'un veau.

1641. 46. Matrice d'une vache des Indes — Bos indicus — jeune fém.

1642. 47. Organes féminins d'un foetus du Lamantin — Manatus Australis —.

1643. 48. Organes féminins externes du Marsouin — Delphinus phocaena —.

1644. 49. Matrice et vagin du même.

1645. 50. Clitoris du Dugong — Halicore Dugong —.

1646. 51. Membrane de l'Hymen du même.

1647. 52. Partie du vagin de l'Hyperoodon, couverte de plis longitudinaux.

1648. 53. Cannelure de la peau près de la vulve, dans laquelle la mammelle est située, de la Balénoptère — Balaenoptera arctica —.

1649. 54. Vagin ouvert du même animal.

1650. 55. Mammelle et papille d'une Baleine — Balaena mysticetus — ?
M. VROLIK les a réprésentées dans *Natuurk. en Ontleedk. Besch.
van den Hyperoodon*, Pl. IX, fig. 27.

OISEAUX.

1651. 1. Ovaire de l'Autruche — Struthio camelus —.

1652. 2. Partie de l'oviduct de l'Autruche. — Dans ces deux préparations les vaisseaux sont injectés.

1653. 3. Ovaire et oviduct de la Poule commune — Phasianus gallus —,
   Les vaisseaux injectés en rouge.

1654. 4. Tronc ouvert du même, les vaisseaux remplis d'une matière
   rouge, pour la démonstration de l'ovaire et de l'oviduct.

1655. 5. Préparation semblable.

REPTILES ET AMPHIBIES.

1656. 1. Organes sexuels féminins du Caiman à lunettes — Crocodilus
   sclerops — jeune.

1657. 2. Organes sexuels féminins du Caiman à museau de Brochet
   — Crocodilus lucius — pour la démonstration des canaux du
   péritoine, qui s'ouvrent dans la cloaque.

1658. 3. Organes sexuels féminins du même. De la Soc. Zoöl.

1659. 4. Corps entier du Chaméléon — Chamaeleo carinatus — l'abdomen ouvert pour faire voir les ovaires.

1660. 5. Organes génitaux féminins du même.

1661. 6. Oviduct de l'Anacondo — Boa scytales —.

1662. 7. Organes génitaux de la Tortue verte — Chelonia viridis —.

1663. 8. Organes sexuels féminins et uropoétiques d'une autre Tortue
   — Testudo tessellata —.

1664. 9. Corps entier de la Grenouille commune — Rana esculenta —,
   l'abdomen ouvert, pour la démonstration des ovaires.

1665. 10. Corps entier de la Pipa — Rana pipa — fém. portant ses oeufs
   dans des cellules sur le dos.

POISSONS.

1666. 1. Organes sexuels féminins du Squale-nez — Squalus cornubi-
   eus —, de la Soc. Zoöl.

1667. 2. Cloaque et reins du même; de la Soc. Zoöl.

1668. 3. Oviduct de l'Aiguillat — Squalus acanthias — en état de gestation.

1669. 4. Oviduct ouvert du même.

1670. 5. Organes uropoétiques et génitaux féminins de la Lamproye
   — Petromyzon fluviatilis —, non enceinte. De chaque côté de
   la cloaque il y a une glande.

1671. 6. Corps entier de la Lamproye enceinte, l'abdomen ouvert, dans
   lequel on voit les reins et les ovaires.

1672. 7. Reins et testicules de la Lamproye. — Cette préparation appartenant plutôt à la subdivision précédente est inscrite ici
   pour la comparaison, afin de faire voir que Home a eu tort en
   rangeant le petromyzon entre les hermaphrodites. — Voyez

H. RATHKE, *Ueber den inneren Bau der Pricken oder den Petromyzon fluviatilis*, Dantzig 1825, p. 51 seq.

1673. 8. Ovaires et oviducts de l'Exocet — Exocetus volitans —.

1674. 9. Corps entier du Platyste — Platystacus cotylophorus — portant les oeufs attachés au ventre.

1675. 10. Ovaire de la Baudroye commune — Lophius piscatorius —.

1676. 11. Corps entier de la Baveuse — Blennius viviparus — l'abdomen ouvert pour faire voir l'ouverture de l'ovaire dans la cloaque.

1677. 12. Préparation semblable.

INVERTÉBRÉS.

1678. 1. Ovaire et oviduct du Nautile — Nautilus pompilius —.

1679. 2. Organes génitaux du Limaçon.

1680. 3. Organes génitaux du grand Escargot — Helix pomatia — avec les intestins, les glandes salivaires et le foie.

APPENDICE.

1681. 1. Mammelle de la femme.

k. PRÉPARATIONS EMBRYOLOGIQUES.

MATRICE ENCEINTE.

1682. 1. Matrice ouverte par une incision cruciforme, par laquelle on voit un oeuf contenant un foetus d'environ trois mois.

1683. 2. Matrice et oeuf dans lequel il y a un foetus de cinq mois.

1684. 3. Matrice ouverte portant un foetus de la même période.

1685. 4. Matrice ouverte avec un foetus de huit mois.

1686. 5. Matrice ouverte dans laquelle, le chorion ayant été ôté, on voit un foetus de huit mois entouré de l'amnios.

1687. 6. Matrice avec un foetus de huit mois.

1688. 7. Préparation semblable.

1689. 8. Matrice ouverte par une incision longitudinale, pour faire voir les secondines adhérentes à sa surface intérieure.

1690. 9. Préparation semblable.

1691. 10. Partie de la matrice d'une femme morte dans la dernière période de la gestation. Préparation servant à la démonstration de la structure de l'utérus enceint, dont les fibres musculaires sont disposées en fortes couches superposées l'une à l'autre.

1692. 11. Segments de la matrice avec des parties du placenta qui lui adhèrent; les vaisseaux sont injectés.

1693. 12.
1694. 13. } Préparations semblables.
1695. 14.

PLACENTA.

1696. 1. Placenta injecté par les artères ombilicales avec une matière rouge, par la veine ombilicale avec une matière bleue.

1697. 2.
1698. 3. } Préparations semblables.

1799. 4. Matrice d'une femme morte peu de moments après l'accouchement; le placenta se trouve encore dans sa position normale.

1700. 5. Placenta macéré après l'injection de ses vaisseaux pour faire voir distinctement les villosités du chorion, dont il se compose et les réseaux vasculaires qui les entourent.

1701. 6. Préparation semblable. — Voyez SCHROEDER VAN DER KOLK, *Waarnemingen omtrent het maaksel van de menschelijke placenta, Verh. der 1e Kl. v. h. Kon. Ned. Inst. 3e Reeks. 4e Dl.*

1702. 7. Partie du cordon ombilical avec un noeud.

1703. 8. Préparation semblable.

1704. 9. Cordon ombilical plié et contourné de plusieurs manières.

1705. 10. Placenta de jumeaux.

1706. 11. Deux placenta's distincts de jumeaux, les membranes ovulaires ne sont pas séparées.

1707. 12. Placenta de trijumeaux divisé en trois parties distinctes et pourvu de trois cordons ombilicaux.

1708. 13. Préparation semblable.

1709. 14. Cordon ombilical, double à son origine dans le placenta séché.

GRAVIDITÉ EXTRA-UTÉRINE.

1710. 1. Fragments d'un foetus à terme, fruit d'une gravidité extra-utérine, extraits par la gastrotomie. — Voyez les annotations de Mr. W. VROLIK, *De menschelijke vrucht.* D. I, p. 311.

OVULES ET EMBRYONS.

HOMME.

1711. 1. Ovule d'environ un mois dont la partie supérieure est couverte des villosités du chorion — Chorion frondosum —, la partie inférieure au contraire de la même membrane lisse et pellucide — Chorion glabrum —. Voyez *De menschelijke vrucht*. Dl. I, p. 12. Mr. VROLIK a fait dépeindre cette ovule un peu au-dessus de sa grandeur effective. Pl. I, fig. 4. Cette préparation à été citée par l'illustre écrivain comme une preuve de ce que l'oeuf humain dans la première période de la gravidité se trouve en quelque sorte libre dans la cavité de la membrane caduque utérine, qui ne forme pas autour de lui un sac fermé, ni ne l'entoure d'une partie réfléchie, dite caduque réfléchie, de sorte qu'on ne peut admettre la théorie, qui a eu cours dans la science sous le nom de *Einstülpungs-theorie*.

1712. 2. Ovule de deux mois, non ouvert et pourvu de la membrane de Hunter.

1713. 3. Ovule d'environ deux mois, dont la membrane caduque de Hunter est incidée pour faire voir le chorion et l'amnios.

1714. 4. Oeuf de deux mois, la caduque de Hunter est ôtée en partie pour faire paraitre les villosités du chorion.

1715. 5. Préparation semblable.

1716. 6. Ovule de deux mois, dans lequel on voit le chorion frondosum et glabrum.

1717. 7. Ovule de deux mois, dans lequel le chorion a été ouvert, l'amnios fait hernie par l'ouverture.

1718. 8. Ovule abortif, dont les parois sont infiltrées de sang coagulé. L'abortus avait été précédé par de fortes haemorrhagies.

1719. 9. Ovule d'environ deux mois, couvert du chorion.

1720. 10. Préparation semblable.

1721. 11. Ovule d'environ deux mois couvert en partie par la caduque de Hunter.

1722. 12. Ovule d'environ deux mois.

1723. 13. Ovule semblable, le chorion ouvert.

1724. 14. Ovule semblable, les membranes ouvertes pour faire voir l'embryon.

1725. 15. Préparation semblable.

1726. 16. Préparation semblable d'un ovule de 10 semaines environ.

1727. 17. Ovule de quelques semaines avec le germe de l'embryon.

1728. 18. Membrane de l'amnios contenant l'embryon de six semaines.

1729. 19.
1730. 20. } Préparations semblables.

1731. 21. Membrane de l'amnios avec l'embryon de six semaines. La vésicule ombilicale et son canal sont petits et contractés. — Voyez l'*Ouvrage cité*, Pl. VI, fig. 6.

1732. 22. Ovule de 4 à 5 mois, excerné sans aucune haemorrhagie par une femme atteinte de Choléra Asiatique.

1733. 23. Ovule d'environ cinq mois dans lequel, le chorion ayant été ôté, l'embryon se voit distinctement.

1733*. 23*. Cordon ombilical et placenta, appartenant à l'ovule précédent et séparés de lui pendant le partus, le cordon ayant été déchiré.

1734. 24. Série d'embryons, de la première semaine après la conception jusqu'au neuvième mois, soit contenus dans l'ovule, soit libres.

1735. 25. Embryon féminin de dix semaines environ.

1736. 26. Embryon masculin de la même période.

1737. 27. Embryon masculin de onze semaines.

1738. 28. Embryon d'environ la même période, contenu dans l'oeuf.

1739. 29. Embryon d'environ douze semaines contenu dans l'oeuf.

1740. 30. Embryon féminin de trois mois environ.

1741. 31. Embryon masculin de trois mois et demi.

1742. 32. Embryon féminin de la même période.

1743. 33. Embryon féminin de quatre mois.

1744. 34. Embryon d'environ quatre mois, contenu dans l'amnios.

1745. 35. Embryon masculin de quatre mois et demi, avec le placenta.

1746. 36. Foetus féminin d'environ cinq mois.

1747. 37. Foetus féminin de la même période.

1748. 38. Foetus de la même période.

1749. 39. Foetus de cinq à six mois.

1750. 40. Foetus de la même période avec le placenta.

1751. 41. Ovule de la même période.

1752. 42. Ovule de la même période ouvert.

1753. 43. Ovule de six mois.

1754. 44. Ovule de la même période.

1755. 45. Ovule de la même période ouvert.

1756. 46. Foetus de six mois avec le placenta.

1757. 47. Foetus de la même période avec le placenta.

1758. 48. Ovule de six à sept mois.

1759. 49.
1760. 50. } Ovules de la même époque.

1761. 51. Foetus de six mois et demi.

1762. 52. Ovule de sept mois.

1763. 53.
1764. 54. Foetus mûr, et embryon de 4 mois environ, formés dans une même grossesse et mis au monde ensemble au terme normal. L'embryon qu'on voit encore avec son placenta paraît être mort au quatrième mois, mais retenu avec le foetus vivant dans la matrice, où il a subi une sorte de mummification. — Voyez W. Vrolik dans *l'Ouvrage cité*. Pl. XIX, fig. 1—2 avec l'explication.

1765. 55. Deux placentas, dont l'un est plus grand que l'autre, unis ensemble et ne formant en quelque sorte qu'un seul corps; au plus petit on voit un foetus d'environ quatre mois, qui fut mis au monde en même temps que le foetus mûr de l'autre placenta.

1766. 56. Foetus mûr, dont il a été question dans le N°. précédent.

1767. 57. Placenta d'un foetus mort dans le cinquième mois de la grossesse, mais retenu dans la matrice jusqu'à la maturité d'un foetus jumeau et né en même temps que celui-là. — Don de Mr. van Rhee.

ANIMAUX MAMMIFÈRES.

1768. 1.
1769. 2. Trois embryons de Singes, dont l'espèce n'a pas été déterminée.
1770. 3.

1771. 4. Petit nouveau-né de la Panthère — Felis pardus —.

1772. 5. Embryon du Jaguar — Felis onca —. Don de Mr. F. Insinger.

1773. 6. Embryon du Tigre — Felis tigris —. Don de Mr. A. Bleeker.

1774. 7. Petit nouveau-né du Hérisson commun — Erinaceus Europaeus —.

1775. 8. Petit nouveau-né de la Loutre commune — Lutra vulgaris —.

1776. 9. Foetus du Paca — Cavia Paca —.

1777. 10. Foetus du Lièvre commun — Lepus timidus — avec le placenta.

1778. 11. Foetus du Pécari à collier — Dicotyles torquatus —.

1779. 12. Embryon du Tapir d'Amérique — Tapirus Americanus —.

1780. 13. Embryon du Daman — Hyrax capensis —.

1781. 14. Embryon de la Brebis — Ovis arietis —.

1782. 15. Embryon de la même, contenu dans l'oeuf.

1783. 16. Ovule et embryon de la Chèvre — Capra hircus —.

1784. 17. Embryon du Chevrotain de Java — Moschus Javanicus —.

1785. 18. Embryon de la vâche, avec le placenta.

1786. 19. Embryons marsupiaux de l'Opossum — Didelphis opossum —.

1787. 20. Embryon du même pour faire voir que les vaisseaux ombilicaux n'existent pas.

1788. 21. Embryon du Tatou à neuf bandes — Dasypus novemcinctus —.

1789. 22. Chorion du Lama — Auchenia Lacma —; les vaisseaux injectés.

1790. 23. Foetus du Rhenne — Cervus Tarandus —.

1791. 24. Embryon d'un Dauphin (l'espèce n'a pas été déterminée).

1792. 25. Embryon du Lamantin — Trichechus manatus —.

1793. 26. Embryon de la Brébis, mort bien avant le terme, mais retenu dans la matrice avec un autre embryon vivant et mis au monde en même temps que celui-ci. — Don de Mr. Amersfoordt.

OISEAUX.

1794. 1. Poussin, extrait d'un oeuf parvenu au terme de l'incubation, presqu'au point d'en sortir. Le vitelle n'est pas encore complètement entré dans l'abdomen.

1795. 2. Embryon de la Poule ordinaire — Phasianus gallus —.

1796. 3. Oeuf d'une Poule de Java — Gallus Bankiva —.

1797. 4. Foetus du Sphénisque du Cap — Aptenodytes demersa —.

1798. 5. Oeufs de l'Autruche — Struthio camelus —.

1799. 6. Oeuf du Casoar à casque — Struthio casuarius —.

1800. 7. Figures en plâtre des oeufs de l'Epiornis. Jardin des Plantes de Paris.

1801. 8. Jumeaux venus d'un seul oeuf du Canard ordinaire — Anas boschas —. Don de Mr. Westerman.

REPTILES ET AMPHIBIES.

1802. 1. Oeufs de la Grenouille verte — Rana esculenta —.

1803. 2. Embryons de la première période de la même Grenouille.

1804. 3. Têtard du Crapaud brun — Bufo fuscus — les extrémités antérieures étendues hors du corps, la queue longue.

1805. 4. Têtard de la Jakie — Rana paradoxa — l'abdomen ouvert dans lequel les extrémités antérieures sont encore cachées, la queue longue.

1806. 5. Oeuf et embryon d'une Couleuvre — Natrix torquatus —.

1807. 6. Embryon de l'Anacondo — Boa scytalis —, avec le vitelle.

POISSONS.

1808. 1. Embryon de l'Aiguillat — Squalus acanthias —, avec le vitelle.

1809. 5. Embryon du même, l'ombilic n'étant pas encore fermé.

1810. 3. Embryon d'un Squale, dont l'espèce n'a pas été déterminée.

1811. 4. Petits du Wels — Silurus Glanis— (Meerval), liés en partie au vitelle, contenus en partie dans l'oeuf.

1812. 5. Oeufs du Lump — Cyclopterus Lumpi —.

1813. 6. Foetus du Squale —(?); des franges abortives pendent aux branches. — Voyez Leuckart.

INVERTÉBRÉS.

1814. 1. Queue du Crâbe — Cancer oenas — portant les oeufs pour l'incubation.

1815. 2. Oeufs de la Seiche commune — Sepia officinalis —.

NIDS.

OISEAUX.

1816. 1. Nid du Bec-fin — Motacilla pinc-pinc —, formé de la pluche des sémences de l'Eriocephalus Africanus. — Voyez Vaillant *Histoire naturelle des Oiseaux d'Afrique.* T. III. Pl. 131.

1817. 2. Nid du Roitelet — Motacilla regulus —, Campagne de Drakenburg.

1818. 3. Nid du Merle jaune — Oriolus icterus — de Surinam. Ces nids sont suspendus aux rameaux très minces des arbres, afin que les singes et autres animaux ne puissent prendre et dévorer les oeufs. — Don de Mr. Splitgerber.

1819. 4. Nid semblable.

1820. 5. Nid du Loriot — Oriolus persicus — ?

1821. 6. Nid dont il a été impossible de déterminer l'origine, venu de Surinam. — Don de Mr. Splitgerber.

1822. 7. Nid de la Salangane — Hirundo esculenta —.

1823. 8. Nid du même, des Indes Orientales. Le nid n'étant pas encore achévé, on peut voir de quelle manière son squélette est formé de filaments végétaux (de fucus). — Don de Mr. Knoops.

1824. 9. Nid du Grimpereau — Certhia familiaris —, Campagne de Drakemburg.

1825. 10. Nid du Colibri — Trochilus — ?

1826. 11. Nid de la Pie d'Europe — Corvus pica —, de Hilversum. — Don de Mr. Eyk van Zuilichem.

INSECTES.

1827. 1. Morceau du tronc d'un Chêne creusé de Guêpes.

1828. 2. Coupe verticale d'un nid de la Guêpe cartonnière — Vespa nidulans s. chartaria —, pour faire voir sa composition intérieure.

1829. 3. Coupe transversale d'un nid de Guêpes.

1830. 4. Nid de la Guêpe cartonnière.

1831. 5. Nid d'une autre Guêpe — Vespa Holsatica —.

1832. 6. Nid de la même.

1833. 7. Nid de Guêpes, attaché à un rameau d'orme. — Don de Mr. VAN DER HELDEN.

1834. 8. Nid de la Fourmi roussâtre — Formica fuliginosa —, trouvé derrière la tapisserie d'une chambre dans la maison Spaarnzigt de Mr. VAN PERNEN. Juillet 1828.

1835. 9. Larve du Burchus nucleorum, trouvé dans le fruit du Cocos lapidea. — Don de Mr. D'AILLY.

1836. 10. Bernard l'Hermite, contenu dans une coquille.

1837. 11. Amas de Moules.

1838. 12. Organes, qui servent à sécerner les fils, dont s'entourent les larves du Cossus ligniperda.

PRÉPARATIONS D'ENFANTS NOUVEAU-NES POUR L'INSTRUCTION OBSTÉTRIQUE.

1839. 1. Squélette d'un enfant nouveau-né, dans l'attitude du foetus dans la matrice.

1840. 2. Tronc d'un enfant nouveau-né, avec les pieds fixés contre les fesses par la pression du cordon ombilical.

1841. 3. Crâne d'un enfant nouveau-né divisé par une coupe verticale.

1842. 4. Crâne d'un enfant nouveau-né divisé par une coupe oblique dans la direction du menton vers la partie supérieure de l'occiput.

1843. 5. Crâne d'un enfant nouveau-né, qui présente dans l'os pariétal une impression, faite par le forceps mal appliqué.

1844. 6. Crâne d'un enfant nouveau-né, les os brisés à cause d'une application maladroite du forceps.

D. PARTIE PATHOLOGIQUE.

D. PARTIE PATHOLOGIQUE.

a. MALADIES DU SYSTÈME OSSEUX.

1. EXSUDATION, HYPEROSTOSE, EXOSTOSES.

1. 1. Crâne d'un homme adulte dont tous les os sont tuméfiés; le crâne est très lourd; la surface des os est rugueuse, inégale, comme couverte d'une couche verruqueuse et parsémée de petits trous; la couleur des os est brune, les sutures sont oblitérées et ont disparu en partie. L'affection des os est de nature syphilitique.

2. 2. Crâne d'un homme adulte, dont les os sont épaissis; la surface est rendue inégale, verruqueuse, comme cicatrisée profondément, surtout dans l'os frontal; la couleur est blanche. A côté de cette hyperostose on voit les traces d'une nécrose qui a enlevé un fragment du palais osseux; le trou qu'elle y a pratiqué est oblong, s'étendant de l'ouverture du canal incisif jusqu'à la suture transversale du palais; la nécrose a détruit aussi une partie de l'os nasal gauche. La nature de l'affection est syphilitique.

3. 3 Crâne d'un homme adulte, dont les os sont très épais et lourds, la surface est parfaitement lisse; les sutures persistent en partie. Deux trous faits au moyen du trépan dans la voûte du crâne montrent que les os ont une épaisseur de 5 à 10 m.m. et qu'il n'y a point de diploë; l'os ressemble à un morceau d'ivoire.

4. 4 Partie inférieure du crâne d'un homme, qui avait été infecté de syphilis à plusieurs reprises; les os sont épaissis; le diploë n'a pas encore disparu tout-à-fait, mais il commence à être remplacé par une substance osseuse dure.

5. 5. Partie supérieure d'un crâne également syphilitique, dont les os sont épaissis; le diploë persiste encore en général, mais en quelques endroits il a disparu et les deux tables n'y font qu'une masse osseuse très dure.

6. 6. Partie supérieure d'un crâne d'un homme affecté de syphilis et

guéri depuis; le diploë a disparu presque complètement; les os
sont très épais et extrêmement lourds.

7. 7. Crâne épaissi et difforme par cause syphilitique: les os ont acquis
une épaisseur de 10 à 15 m.m.; la cavité du crâne en est rétrécie
considérablement, sa forme est changée, les lignes âpres sont
émoussées, les points saillants ont disparu; la surface extérieure
est inégale, verruqueuse au plus haut dégré; excepté en deux ou
trois endroits il n'y point de vestige de nécrose. La pésanteur
du crâne qui n'est pas des plus grands, est énorme.

8. 8. Crâne d'un homme syphilitique, qui présente ensemble l'hyperostose et le caries, les os sont très épais, le crâne est lourd.
L'épaisseur des os se déclare aussi dans la face, surtout à la
mâchoire sup. La surface ext. des os du crâne, qui ont été atteints de l'exsudation est superficiellement corrodée par une nécrose
carieuse, qui s'étend sur presque toute la surface du crâne. L'aplatissement de l'occiput à la base du crâne est très remarquable.

9. 9. Crâne d'homme adulte qui présente une difformité singulière et
monstrueuse par un épaississement considérable de tous les os du
crâne et de la face; les premiers ont acquis une épaisseur de
10 à 18 m.m.; du diploë il ne reste que quelques fentes vides,
qui apparaissent par ci et là sur la coupe verticale des os. A la
face ce sont surtout les os maxillaires sup. et les os jugaux, qui
ont acquis des dimensions énormes et une difformité affreuse; les
arcs jugaux ont été enlevés; la base du crâne est fortement im-
primée en haut ou en dedans, comme cela se rencontre dans les
crétins. Cette difformité s'est faite apparemment dans une période antérieure de la maladie par un rammollissement, auquel
a succédé une nouvelle formation de substance osseuse avec endurcissement. Le crâne par conséquent est très lourd.

10. 10. Moitié gauche d'un crâne dont les os sont très épais, leur diamètre varie de 10 jusqu'à 25 m.m.; les os sont spongieux; le crâne
est léger par rapport à son épaisseur. Les impressions ramifiées
pour les vaisseaux artériels sont devenues de profondes crévas-
ses; la surface extérieure est plus inégale que l'intérieure; elle
présente sur une grande étendue des traces d'un caries superficiel, qui vers la base du crâne l'a percé d'un trou triangulaire
d'un diamètre de 2 c m. L'affection anatomique est donc compliquée; il y a expansion, atrophie et nécrose; nous avons rangé
ce spécimen ici parceque l'épaississement des os est le changement le plus marqué; si la maladie avait pu parcourir une seconde période, le crâne aurait acquis la dureté et la pésanteur
du précédent.

11. 11. Fragment de crâne épaissi, à surface rugueuse, couvert à l'in-

térieur d'ostéophytes; les bords inégaux du fragment portent les
marques de carie, par laquelle tout le fragment a été séparé.

12. 12. Autre fragment de crâne plus petit, mais non moins épaissi que
le précédent; de deux côtés le fragment paraît être séparé du
crâne par la scie, le troisième côté porte les traces d'une destruction carieuse.

13. 13. Crâne, qui porte dans la cavité nasale droite une exostose ovale,
dépendant de l'os spongieux inf. auquel elle est attachée par
une base rétrécie. Les os du crâne sont érodés superficiellement
par une carie, apparemment syphilitique.

14. 14. Mâchoire inférieure d'un sujet déjà vieux, comme l'indique la
disparition de la plupart des alvéoles; elle est un peu tuméfiée
vers ses angles et porte un ostéophyte, qui couvre l'os comme
une couche mince, rugueuse et jaune sur les trois quarts de sa
circonférence et dans une étendue de 3 c.m. d'avant en arrière.

14*. 14*. Mâchoire inférieure fortement tuméfiée dans toute son étendue.

15. 15. Clavicule droite, tuméfiée dans toute l'étendue de son corps; la
surface est rugueuse, la couleur brune.

16. 16. Os claviculaire gauche tuméfié dans sa partie moyenne. Une
pointe saillante, regardant en arrière et en dedans semble indiquer une fracture guérie. Cependant la forme régulière de la
tuméfaction n'est pas favorable à cette supposition; en tous cas
la fracture n'a pu être qu'incomplète.

16*. 16*. Deux clavicules tuméfiées d'une femme, conservées séparément
au spiritus. L'une a été divisée en deux parties longitudinales
pour faire voir que l'exostose a pris son origine du périoste.

17. 17. Humérus gauche avec les os de l'avant-bras du même côté, dont
les extrémités sont hérissées d'ostéophytes épineux, qui se montrent surtout autour de l'articulation du coude. Les corps des
os sont couverts en quelques endroits d'une masse d'ostéophytes
plate et plus ou moins verruqueuse.

18. 18. Fémur, tibia et péroné gauches, couverts de plaques verruqueuses
d'ostéophytes, qui ont acquis sur le tibia une grande étendue; sur
le fémur elles ont une forme lamelleuse. (Ces N°⁰ˢ. 16, 17 et 18
sont mis ensemble comme provenant du même sujet).

19. 19. Humérus gauche, tuméfié dans sa moitié inf. par une masse osseuse considérable et difforme, qui présente en quelques endroits
les traces d'une carie secondaire.

20. 20. Humérus gauche qui porte sur sa face post. une couche d'ostéophytes verruqueux de peu d'étendue, occupant à peu près la
partie moyenne de l'os.

21. 21. Humérus gauche couvert d'un ostéophyte verruqueux, qui occupe

le tiers inf. de l'os dans toute sa circonférence. L'ostéophyte a
sa plus grande épaisseur sur la face post. de l'os. Un ostéophyte
d'une moindre étendue se montre sur la face post. du tiers sup.

22. 22. Cubitus épaissi dans sa moitié sup. qui est couverte d'ostéophytes. L'hyperostose de l'os jointe à la couche superposée d'ostéophytes le rend très lourd. La moitié inf. de l'os est normale.

23. 23. Radius tuméfié dans presque toute son étendue, à surface inégale,
le bord interosseux est couvert d'ostéophytes verruqueux ; l'os
est très lourd, sa forme un peu monstrueuse.

24. 24. Cubitus droit, présentant une petite plaque d'un ostéophyte très
fin sur le milieu de sa face ant. et latérale, couvrant la ligne
interosseuse.

25. 25. Radius tuméfié dans toute la circonférence de ses trois quarts
inf. ; la partie tuméfiée a partout les mêmes dimensions ; la surface est inégale, les lignes âpres sont émoussées ou bien elles ont
disparu tout-à-fait. Les cannelures pour les tendons vers l'extrémité inf. de l'os persistent, mais leurs bords sont peu prononcés.

26. 26. Deux os huméri ayant appartenu à la même personne ; ils sont
tuméfiés et couverts d'ostéophytes fins, verruqueux dans le tiers
inf. de leur face post. ; la face ant. est restée libre.

27. 27. Cubitus tuméfié et couvert d'ostéophytes dans toute son étendue ;
vers l'extrémité sup. la tuméfaction est la plus grande ; la surface est inégale, percée de petits trous. Dans le tiers inf. de
l'os la couche superposée d'ostéophytes est nécrosée et la nécrose s'est communiquée à la surface de l'os, qui se montre à
découvert dans une étendue de 2 c.m., inégale et rugueuse.

28. 28. Radius appartenant au même bras, couvert d'ostéophytes dans
sa moitié inf. ; la surface de l'os en est rendue inégale, en quelques endroits verruqueuse ; les sillons des muscles et des tendons
y sont profondément tracés.

29. 29. Fémur droit, très long et fort, la surface est parfaitement normale, de couleur brune ; l'os est très pesant à cause d'une hyperostose, qui a rendu la substance osseuse dure et compacte
comme l'ivoire et qui a rempli la cavité centrale, comme on peut
voir dans un endroit, où l'on a enlevé une pièce de l'os.

30. 30. Fémur gauche, tuméfié dans les trois quarts inférieurs de son
étendue ; la pésanteur de l'os fait soupçonner une hyperostose
interne qui occupe la cavité centrale. La surface est hérissée
d'un ostéophyte fin, qui a la forme de petites barres, qui se croi-
sent en plusieurs directions, assez semblable à la vermicelli ;
ailleurs l'ostéophyte s'élève plus haut et forme une masse spongieuse, dont les cavités, grandes comme des pois, sont ouvertes

à l'extérieur et communiquent entr'elles; en d'autres endroits
l'ostéophyte est épineux ou forme des plaques à surface lisse.

31. 31. Fémur gauche tuméfié dans ses trois quarts inf. et couvert d'un
ostéophyte, qui le recouvre comme une couche de lava; la surface est égale; en quelques endroits la masse osseuse, qui s'est
étendue sur l'os présente des bords à demi libres, comme résultant de nouvelles couches qui se sont superposées aux plus an-
ciennes, ou comme si une masse à demi liquide se fut étendue
sur l'os à plusieurs reprises.

32. 32. Partie inf. du fémur tuméfiée considérablement et divisée transversalement; sur la section l'écorce de l'os a une grosseur qui
varie de 5 à 21 m.m.; elle est en quelques endroits dure comme
l'ivoire; là où elle a sa plus grande dimension la cavité centrale
en est d'autant plus rétrécie.

33. 33. Os de la jambe avec la partie inf. du fémur et la rotule. Le
tibia et le péroné sont couverts d'un ostéophyte verruqueux,
dont la surface est surtout fort inégale sur le péroné. Sur le tibia il forme plutôt une couche à surface presque lisse; cependant
vers l'extrémité inf. de l'os la formation acquiert plus d'étendue.
La partie inf. des os est confondue dans une masse osseuse de
nouvelle formation. Le fémur et la rotule sont libres.

34. 34. Os de la jambe avec le calcanéum et l'astragale; le tibia et le
péroné sont parsemés dans toute leur étendue d'un ostéophyte
épineux, qui se prononce d'autant plus qu'il descend vers les malléoles; en quelques endroits il se continue du tibia sur le péroné,
remplaçant le ligament interosseux. Dans sa partie inf. le tibia
est fortement tuméfié, référant la forme d'une massue. Dans leur
partie inf. les os sont solidement réunis ensemble par une masse
osseuse qui s'étend aussi sur l'astragale et le calcanéum. Il y
a une certaine difformité au malléole interne qui ferait soupçonner une fracture irrégulièrement guérie. Toutefois les annotations trouvées n'en font pas mention et il serait fort hasardeux
d'attribuer tout l'état pathologique de ces os à une fracture du
malléole.

35. 35. Tibia droit, tuméfié considérablement dans toute son étendue et
très lourd; la surface est couverte d'une couche d'ostéophytes
fins, verruqueux en général, épineux en quelques endroits.

36. 36. Tibia et fibula droits, hérissés d'ostéophytes en forme de petites verrues et épines isolées; une partie de la membrane intéros-
seuse est ossifiée. Dans une étendue de 7 c.m. au-dessus de
l'articulation inf. les os sont réunis par une masse osseuse. La
tête du péroné est carieuse, par suite d'une affection syphilitique.

37. 37. Fémur gauche avec deux plaques d'ostéophytes; la première située

à la face int. de l'os vers son milieu, a une étendue de 9 c.m. et une surface verruqueuse; l'autre à la face ant. au-dessus de la fosse patellaire, se montre comme une tuméfaction circonscrite de l'os à surface lisse.

38. 38. Fémur droit du même sujet, tuméfié vers son milieu dans une étendue de 14 c.m.; la surface de la tuméfaction est rugueuse, présentant un grand nombre de petites fentes et de petits trous.

39. 39. Fémur droit couvert dans sa face ant. d'un ostéophyte verruqueux, qui occupe presque toute son étendue; l'os a une couleur jaune brune et continue toujours de suinter de la graisse.

40. 40. Tibia droit tuméfié dans toute son étendue et couvert d'une couche assez épaisse d'ostéophytes, qui ont une forme verruqueuse, en d'autres endroits lamelleuse; sur une assez grande étendue à la face ant. la couche d'ostéophytes est cariée; probablement cette affection de l'os était compliquée d'une ulcération de la peau; mais l'histoire est inconnue.

41. 41. Tibia droit dont la face postérieure-externe est couverte d'ostéophytes épineux qui occupent la surface du haut en bas.

42. 42. Tibia droit tuméfié et couvert d'un ostéophyte verruqueux dans toute son étendue; il n'y a qu'un petit endroit libre à la face post. de l'os.

43. 43. Deux os tibiens du même sujet, considérablement tuméfiés et rendus colossals; les lignes âpres sont couvertes d'ostéophytes; le tissu de la tête est rendu solide, éburné, comme il paraît sur une section horizontale faite dans l'un des deux.

44. 44. Tibia tuméfié dans toute son étendue; le bord ant. de l'os est resté libre jusqu'à la partie inf. où il s'évanouit sur la face tuméfiée; les autres bords saillants ont disparu, la surface est inégale, raboteuse; à la partie sup. l'ostéophyte est épineux; l'os est très pesant.

45. 45. Tibia droit non tuméfié mais couvert d'ostéophytes qui occupent la face post. et le bord interosseux, qui est inégal, peu saillant en haut, tout-à-fait émoussé et arrondi en bas. La face ant. est libre d'ostéophytes; seulement vers l'extrémité inf. elle est un peu tuméfiée et arrondie.

46. 46. Tibia droit, tuméfié et couvert d'ostéophytes dans sa partie moyenne, la tuméfaction est inégale, bossue; l'os en est rendu difforme, surtout à sa face post.

47. 47. Tibia droit tuméfié dans sa partie inf., où l'os est couvert d'ostéophytes, qui forment en partie une couche lamelleuse, tandis qu'ailleurs à la surface ant., ils sont épineux, formant de petites aiguilles, qui sont situées verticalement sur la surface de

l'os; au milieu de cette partie hérissée se montre un petit
canal, qui pénètre jusque dans la cavité médullaire; apparemment
la suite d'une ulcération fistuleuse.

48. 48. Tibia gauche, tuméfié et couvert d'un ostéophyte, qui forme une
couche superposée à la face post. de l'os; sa surface est assez
lisse, mais hérissée de temps à temps de petites pointes osseuses. L'ostéophyte paraît être très dur. La surface libre de
l'os est tuméfiée et rugueuse, parsémée d'innombrables petits trous.

49. 49. Tibia gauche, normal dans toute son étendue excepté un endroit
à la surface ant. où se trouve une couche d'ostéophytes fort
mince et brune, à surface rugueuse. L'étendue de cette plaque
ne dépasse pas 5 mms.

50. 50. Tibia droit, qui présente une tuméfaction circonscrite à sa partie
moyenne, où l'os est couvert d'un ostéophyte verruqueux qui
s'étend sur la face ant. et int.; la face post. quoiqu'un peu tuméfiée, est libre.

51. 51. Tibia et fibula gauches, un peu tuméfiés et couverts d'ostéophytes
verruqueux; à la face ant. du tibia il y a une plaque d'ostéophytes ovalaire (3 et 2 cm en long et en large), à surface
lisse. L'ostéophyte de la partie inf. du tibia s'est étendu sur
le péroné et a causé une anchylose totale des deux os; le péroné
est inégal, raboteux, portant en quelques endroits des masses
osseuses des diverses formes.

52. 52. Tibia et péroné gauches non tuméfiés, mais parsémés d'ostéophytes qui rendent la surface des os inégale, hérissées de petites
pointes et de tubercules osseux.

53. 53. Tibia et péroné gauches, couverts en grande partie d'une couche
d'ostéophytes, qui s'élève en pointes aigües et en lignes tranchantes et qui acquiert surtout une étendue considérable vers
la partie inf. du péroné, qui en est rendue entièrement difforme. L'espace interosseux est rempli d'une lame osseuse inégale, qui s'étend jusqu'à 12 cm. au dessus de l'articulation; celle-
ci a disparu dans la masse de nouvelle formation; les os sont
unis solidement.

54. 54. Tibia et péroné droits, dont le premier présente une tuméfaction
dans sa face int. et post., qui se continuent l'une dans l'autre
sans être séparées par une ligne saillante; la surface de la
tuméfaction est rugueuse. Le péroné est normal.

55. 55. Tibia et péroné gauches dont le premier est tuméfié dans sa
partie sup.; la tuméfaction est circonscrite et se borne à la
face ant. de l'os; le péroné est tuméfié dans toute la circonférence de sa partie inf., où il a acquis la forme d'une navette.

56. 56. Os péroné couvert dans toute son étendue d'un ostéophyte
épineux qui s'élève en pointes dressées, dont l'os est hérissé
de toute part et rendu très difforme; il est cassé par le milieu;
le canal médullaire n'a pas été comblé.

57. 57. Péroné assez semblable au précédent; les ostéophytes forment des
crêtes, très élévées et tranchantes; toute la surface est inégale
et difforme; la couleur de l'os est un brun foncé.

58. 58. Péroné tuméfié dans sa partie inf. et couvert d'un ostéophyte
verruqueux assez fin; la forme de l'os tuméfié est irrégulière.

59. 59. Péroné gauche qui porte à la face externe de sa partie sup.
une petite plaque d'ostéophytes verruqueux.

60. 60. Rotule couverte à sa face ant. d'un ostéophyte qui forme des
lignes longitudinales, répondant à la direction des fibres ten-
dineuses qui récouvrent l'os; son bord externe est hérissé d'aiguilles osseuses, qui se détachent de la masse et s'étendent en pointes libres.

61. 61. Os sternal, considérablement tuméfié et couvert d'une couche
d'ostéophytes dont la disposition à la face ant. de l'os rappelle
l'appareil ligamenteux qui la recouvre; la face post. est aussi
inégale, couverte d'ostéophytes linéaires qui suivent l'axe longitudinal de l'os en se ramifiant et se réunissant en plusieurs
manières pour faire une surface réticulée; l'épaisseur du manubrium est de 2 cm., dans le corps de l'os elle ne dépasse pas 15
mm : l'appendice xyphoide est ossifiée et unie par une anchylose au corps de l'os.

62. 62. Os métacarpien troisième avec la phalange post. du doigt; les
bords articulaires sont couverts d'ostéophytes, qui les rendent
très difformes; l'articulation elle-même est libre, non anchylosée.

EXOSTOSES DANS LES ANIMAUX.

63. 1. Crâne d'un Mouton — surmonté d'une exostose énorme de
forme globuleuse, occupant le sommet de la tête, immédiatement
derrière le sinus frontal. La tumeur osseuse a un diamètre
de 6 cm; elle s'est développée dans le tissu des os du crâne, qui
se continuent en elle sans limites visibles; l'expansion de l'os n'a
pas seulement eu lieu en dehors, mais aussi en dedans, c. à. d.
que la tumeur fait saillie dans la cavité cranienne; la substance est dure, osseuse, elle contient beaucoup de graisse et sa
couleur est jaune.

64. 2. Crâne d'une Poule —, qui porte une exostose très grosse à son
sommet; la tumeur est formée par la table ext. de l'os, au dedans elle est creuse.

65. 3. Os calcané d'un Cheval, — couvert d'ostéophytes, qui occupent

surtout la face inf. de l'os ; tous ses bords en sont plus ou moins hérissés ; la cause de ces ostéophytes était une irritation permanente par une inflammation de l'articulation tibio-tarsienne. (v. D. a. VI. 93.)

66. 4. Os métatarsien du même pied, qui présente à son bord ext. une masse d'ostéophytes grande et irrégulière, se détachant de l'os et se continuant à coté de lui dans une étendue de 9 cm.

67. 5. Phalange post. d'un doigt du même pied, dont la partie ant. est environnée d'un cercle d'ostéophytes, qui ne laisse libre qu'une petite partie de la face inf. ; l'articulation est libre.

68. 6.
69. 7.
70. 8. Trois os des extrémités du Dindon — Meleagris gallopavo — tuméfiés et couverts d'un ostéophyte lamelleux, à surface lisse, et d'une couleur jaune ; les os en sont entièrement enveloppés, ne laissant libres que les extrémités articulaires ; la forme des os est plus ou moins pervertie : ils ont l'air d'être courbés, à cause de l'épaisseur différente des couches d'ostéophytes sur les faces diverses des os.

71. 9. Tibia de la Perdrix grise — Tetrao cinereus — ; sur la face ext. de l'os vers sa partie inf. il y a une plaque d'un ostéophyte fin, à surface rugueuse. Cette exostose est apparemment la conséquence d'une lésion traumatique.

72. 10.
73. 11.
74. 12. Cinq os cylindriques d'oiseaux, dont l'espèce n'a pas été notée ; ils sont couverts plus ou moins complètement d'un ostéophyte assez semblable à celui qu'on voit sur les os de Dindon, mentionnés ci-dessus sous les Nos. 68 à 70.
75. 13.
76. 14.

2. NÉCROSE ET CARIE.

77. 1. Crâne d'une femme atteinte de syphilis et morte à l'hôpital ; les os sont tuméfiés, surtout à la voûte du crâne, où la section verticale montre à l'intérieur une nouvelle couche osseuse blanche et très dure, aussi épaisse que les os mêmes ; la surface ext. de la voûte est raboteuse, sillonnée de petites fentes comme de cicatrices ; en quelques endroits l'os est érodé par une nécrose carieuse, qui a fait dégat à l'intérieur comme à l'extérieur ; la destruction est partout très circonscrite.

78. 2. Crâne d'une femme divisé par une section sagittale en deux moitiés latérales ; les os spongieux inférieurs et une grande partie de la cloison du nez ont été détruits.

79. 3. Crâne d'une femme qui présente un érosion carieuse à la surface interne de la base, occupant la partie basilaire de l'os occipital et s'étendant en avant jusqu'aux apophyses clinoïdes post. et en

arrière jusqu'à la partie latérale gauche de l'occipital; la moitié gauche de l'os basilaire est entièrement nécrosée et séparée des parties avoisinantes. — La cause syphilitique est probable mais non certaine, puisque l'histoire de la maladie est inconnue. — Acheté à la vente de SANDIFORT.

80. 4. Voûte du crâne, dont la surface est très inégale à cause d'une nécrose irrégulièrement étendue sur toute la table ext. jusqu'à mettre à découvert une grande partie de la table int. Au milieu de cette destruction il y a quelques endroits où la table ext. a résisté et forme de petits îlots de forme irrégulière. En d'autres endroits la nécrose a percé la table int. formant des trous, dont on compte jusqu'à dix, de plus ou moins d'étendue.

81. 5. Voûte du crâne, dans laquelle il y a six trous de différente grandeur, de forme irrégulière, dont l'un, situé à la partie latérale gauche, a un diamètre antéro-postérieur de 11 cm., la surface est lisse. La nécrose s'est étendue sur la table int. plus que sur l'ext., qui a été découverte en plusieurs endroits.

82. 6. Voûte du crâne d'une femme, couverte en partie du cuir chevelu. Au milieu de la voûte un fragment d'une longueur de 16 cm. sur 12 de large, est tout à fait nécrosé: sur toute la surface la table ext. est détruite, excepté en deux endroits où elle est éburnée. A la circonférence du séquestre le crâne est percé en plusieurs endroits.

82*. 6*. Tête de la même femme avec les parties molles, défigurées d'une manière terrible par une ulcération de la face, qui a détruit le nez avec sa cloison, de sorte que la cavité nasale est pleinement ouverte au dehors et de plus confluant avec la cavité de la bouche par la destruction des os maxill. sup.; il n'y a que la partie post. du palais que a persisté. Dans la cavité crânienne ouverte on voit le cerveau, dont l'hemisphère droit a été atteint d'une ulcération à la partie ant.; l'autre hémisphère est intact. La malade, agée de 60 ans, était jusqu'à la fin dans la possession libre de toutes ses facultés intellectuelles; elle niait constamment d'avoir été infectée de syphilis et attribuait le mal à un érysipèle bulleux de la face.

82**. 6**. Fragments osseux provenant de la nécrose des os maxill. sup. de la même femme, qui furent éliminés de temps en temps, dans le cours de la maladie.

83. 7. Crâne d'une femme présentant une destruction carieuse de grande étendue. Toute la cloison du nez est détruite; il n'en reste qu'un petit fragment dans l'aperture pyriforme; l'os du front est atteint de hyperostose avec destruction carieuse au-dessus de

la bosse frontale gauche. — Du même individu le musée possède quelques os tuméfiés, notés D. a. I. 37, 38.

84. 8. Crâne d'homme atteint d'une carie, qui a pratiqué un trou irrégulièrement triangulaire dans l'os pariétal droit, bouché à demi par un fragment nécrosé. La partie ant. de l'os frontal au dessus de l'apophyse orbitaire externe est érodée superficiellement; en arrière de cette apophyse la destruction pénètre jusque dans l'orbite.

85. 9. Crâne d'un homme portant en plusieurs endroits les traces d'une destruction carieuse. Du côté droit, au dessus de l'arcade sourcilière l'os frontal est percé. L'os pariétal droit est également érodé mais la carie s'y borne à la table ext.

86. 10. Crâne d'homme, qui présente les indices non équivoques d'une affection vénérienne; les os du crâne et de la face sont tuméfiés à surface un peu rugueuse; au milieu du front il y a un endroit tuméfié et profondement érodé jusque dans le diploë de l'os.

87. 11. Crâne d'une femme offrant une érosion carieuse de forme irrégulière au sommet de la tête, située sur les deux os pariétaux, le long de la suture sagittale et s'étendant un peu sur le frontal; la carie a fait de petites impressions dans l'os, elle a découvert le diploë, mais ne pénètre pas plus avant.

88. 12. Crâne d'une femme, affecté d'une hyperostose presque générale, occupant la plus grande partie de la voûte et les os de la face; il y a des érosions carieuses dans l'os frontal, les pariétaux, l'occipital et les os jugaux; la difformité du crâne en général est considérable.

89. 13. Crâne d'une femme affecté d'une carie très étendue; l'os frontal est parsemé de plaques cariées: ce qui reste de la table ext. est miné et en partie détaché de la table int. Dans les os pariétaux la table ext. a disparu dans une très grande étendue. La face n'est pas restée intacte; il y manque la partie moyenne des os max. sup. et le palais osseux dans toute son étendue d'avant en arrière.

90. 14. Crâne d'homme portant à la partie gauche de l'os frontal une érosion carieuse d'un diamètre de 4 à 5 cm. Sur un point elle a percé la table int.; les os du palais sont attaqués et percés du côté gauche; la destruction se continue sur le bord alvéolaire, de sorte que les racines des deux incisives ant. sont tout à fait libres. De ce côté la perte de substance s'étend jusque dans la cavité nasale.

91. 15. Crâne d'une femme très lourd à cause d'une hyperostose générale; l'os frontal et les pariétaux présentent de petites érosions, qui

pénètrent dans le diploë, une ulcération très superficielle se montre au côté gauche de la mâchoire inf.

92. 16. Crâne d'une femme présentant les traces de la destruction la plus épouvantable; une érosion carieuse s'étend sur tout le crâne depuis la racine du nez jusqu'à la partie post. de l'occipital; d'arrière en avant elle devient plus profonde jusqu'à percer l'os frontal en plusieurs endroits; au-dessus des orbites elle a fait un trou irrégulier de 6 cm. de largeur sur 3 de hauteur; les marges sup. des orbites et les os du nez sont détruits en partie, comme aussi une portion des os max. sup. avec la partie moyenne du palais, qui présente une fente antéro-post., large de 5 a 15 mm.

93. 17. Crâne d'homme très lourd; les os sont épaissis, la surface est inégale, raboteuse, superficiellement cariée dans l'os frontal et la partie ant. des os pariétaux.

94. 18. Crâne d'homme d'un poids très grand à cause de la tuméfaction des os, la surface est rendue inégale par une érosion carieuse, qui s'étend sur tout le côté droit de la tête. Dans l'os occipital, à la hauteur de la ligne semicirculaire post. il y a des séquestres tout-à-fait séparés et enfoncés dans l'os d'une manière étrange. Au dedans le crâne est fortement tuméfié à cette hauteur.

95. 19. Crâne de femme, qui présente une difformation considérable par la destruction du palais osseux, dont il ne reste aucune trace. Le mal s'est étendu sur le bord alvéolaire, dont la partie moyenne manque avec le vomer, les os spongieux inf. et une partie de l'os ethmoidal, qui sont entièrement détruits.

96. 20. Crâne d'homme portant sur l'os frontal vers son milieu une plaque cariée irrégulièrement ronde, du diamètre de 5 cm., la table ext. y est détruite; mais sur le fond de l'ulcération on reconnaît une nouvelle formation de substance osseuse, sous la forme de petites éminences verruqueuses, qui constituent une cicatrice osseuse.

97. 21. Crâne d'homme très lourd. Dans les os pariétaux non loin de la suture sagittale et près de l'angle post. de ces os il y a deux trous à peu près du diamètre de 1 cm., à bords amincis mais lisses; suites d'une nécrose dont la nature syphilitique reste douteuse.

98. 22. Crâne de femme avec une large destruction à la partie faciale; les os du nez avec une partie de l'apophyse nasale de l'os max. sup. des deux côtés ont disparu, toute la cloison du nez et la moitié ant. du bord alvéolaire, comprenant les dents incisives et molaires ant. ont été détruites, ainsi que le palais osseux, dont il ne reste que deux bandes osseuses assez minces à son

extrémité ant. et post.; les os lacrymaux et une partie de la face orbitaire de l'os max. sup. ont disparu. Par ce degât énorme les cavités buccale, nasale et orbitaires communiquent largement ensemble, ce qui fait que la difformation de la face est horrible.

99. 23. Crâne qui présente une destruction énorme dans les os de la face au côté droit. Elle s'est étendue sur tout l'os max. sup. droit, sur l'os nasal droit et une partie du gauche, sur la paroi médiane des deux orbites, une grande partie de l'os ethmoïdal, les os spongieux inf., une partie du sphénoïdal et du bord alvéolaire de la machoire inférieure. La partie horizontale des os palatins a résisté. — De la vente de SANDIFORT.

100. 24. Crâne d'une femme détruit en partie par une nécrose qui a fait de larges ouvertures dans la voûte, dont l'une au côté droit du crâne à les dimensions de 8 à 9 c.m.; ses bords sont inégaux. Des séquestres nécrosés, mais non encore séparés entièrement, se trouvent dans l'os occipital. Dans la dure-mère on trouve des vestiges d'une nouvelle formation osseuse. — Don de Mr. VAN DER HOUT.

100*. 24*. Fragments nécrosés détachés du crâne pendant la maladie.

101. 25. Voûte du crâne, érodée par une carie superficielle, qui occupe toute la surface; vers la partie post. la nécrose a percé l'os et y a pratiqué un trou, irrégulièrement quadrangulaire, de quelques c.m. de dimension. La couleur de l'os est brune. Quoiqu'on ait attribué cette destruction a une teigne de nature maligne (*favus*); l'aspect du crâne accuse plutôt la syphilis. — N. Dans les specimens mentionnés jusqu'ici la nature de la destruction, pour autant qu'elle n'a pas été indiquée, est évidemment syphilitique.

102. 26. Crâne d'un jeune homme de 25 ans, qui de son vivant souffrait beaucoup des suites d'une constitution scrofuleuse. Il n'avait que 4'—8''' de hauteur (Més. Rhinl. = 1.32 m.); sa disposition scrofuleuse se manifestait par la tuméfaction des glandes; une inflammation scrofuleuse des deux yeux le rendit aveugle, un an avant sa mort. Les bords alvéolaires des deux mâchoires sont entièrement détruites; il ne reste que les deux molaires post. de la mâchoire inf. Par suite d'une inflammation articulaire il y a une anchylose de l'atlas avec l'os occipital. La paroi sup. des orbites est considérablement épaissie; la scie y a passé en ouvrant le crâne.

102*. 26*. Peau de la face avec les globes des yeux du même individu.

103. 27. Crâne d'un homme superficiellement érodé par une carie, qui s'est étendue sur toute sa surface. Dans l'os pariétal gauche il y a a

un trou rond à bords lisses à l'extérieur, hérissés de quelques ostéophytes fins à l'intérieur. On a attribué cette carie à la teigne dite maligne.

104. 28. Crâne dont toute la surface est corrodée par une carie superficielle et couverte d'un ostéophyte lamelleux. L'affection paraît dépendre de la même cause que dans le specimen précédent.

105. 29. Crâne d'une fille adulte, présentant une destruction énorme ; l'os frontal est nécrosé et séparé dans la totalité de sa partie frontale, qui forme un séquestre détaché de 11 c.m. de large sur 10 de haut. Au-dessous de ce séquestre la dure mère est en pleine activité de réparation pour remplir la perte, que la nécrose a fait dans le crâne ; on la voit couverte de fragments osseux de forme irrégulière, qui du côté droit, où l'ouverture est bordée d'un os non nécrosé, semblent avoir leur point de départ dans cette marge osseuse ; au côté gauche, où l'ouverture est limitée par une partie nécrosée mais non encore détachée, ces nouveaux fragments n'y adhèrent pas, mais se sont insinués au-dessous d'elle, comme pour accélérer sa séparation. — La cause de cette nécrose a été une lésion traumatique, un coup frappé sur le front, qui dans un sujet scrofuleux a produit une ostite chronique dont on voit les conséquences terribles.

106. 30. Crâne d'un Chinois, affecté d'une ulcération carcinomateuse de la face, qui a atteint les os et détruit au côté droit la partie ant. de l'arcade zygomatique, avec la partie avoisinante de l'os max. sup ; son bord alvéolaire, sa partie orbitaire et palatine, la paroi médiane de l'orbite et la cloison du nez, ce qui fait une large cavité qui se continue en arrière jusqu'à la partie basilaire de l'os occipital.

107. 31. Crâne d'une femme, dont toute la partie faciale a été détruite par une tumeur fongueuse, qui s'était formée dans le sinus max. gauche. A la base du crâne il y a une ouverture large et irrégulière, séparée en arrière du grand trou occipital par une bande osseuse très mince, ses bords latéraux sont formés par les extrémités ant. des pyramides des os temporaux, par une partie de l'os sphénoïdal, qui au côté gauche présente encore un vestige de l'apophyse ptérygoïdienne ; plus en avant par la partie orbitaire de l'os frontal et par une partie de l'ethmoïdal, qui n'est pas entièrement détruit. Tout ce qui est circonscrit par ces diverses parties osseuses manque avec tous les os de la face dont il ne reste au crâne que les os du nez et un fragment nécrosé de l'apophyse nasale de l'os max. sup. La base du crâne présente ainsi une ouverture béante. Quelques fragments nécrosés sont conservés séparément ; on y reconnaît un fragment d'un os

jugal et d'un os max. sup., des fragments orbitaires et quelques petites pièces des os du palais. — v. E. Sandifort; *Muséum Anatom.* II. p. 161 et planch. 30, 31, 32 et 33.

108. 32. Crâne, auquel une partie considérable manque à cause d'une destruction énorme, faite par le développement d'une tumeur, dont la nature est inconnue; toute la face osseuse est absolument détruite, le dégat s'étend sur la partie verticale de l'os frontal, jusqu'à 4½ c.m. de la suture coronale; la base du crâne est entièrement détruite jusque dans le grand trou occipital; des os de la face il ne reste que la mâchoire inf., qui est anchylosée avec les os temporaux et nécrosée à ses angles. L'ensemble de ce qui reste présente quelque ressemblance avec un casque, muni de sa mentonnière. — v. *Geneesk. Mengelingen van het Genootschap Arti salutiferae*, I. Dl., 4ᵉ St., p. 121.

109. 33. Crâne d'une femme Javanaise, dans lequel la partie moyenne de la mâchoire sup. avec le palais, la cloison du nez, les os spongieux inf., une partie de l'os ethmoïdal et les parties verticales des os palatins ont été détruits par une ulcération carcinomateuse. — Don du Dr. Swaving.

110. 34. Crâne d'homme, dans lequel la partie gauche de la mâchoire inf. est détruite depuis la 1ᵉ dent molaire vraie jusqu'à la base de l'apophyse articulaire, qui est intacte comme aussi l'apophyse coronoïde, qui forment un fragment qui n'est uni au corps de l'os que par une mince bande ligamenteuse. La cause de la destruction est inconnue.

111. 35. Crâne d'un sujet jeune encore, qui présente la perte de la mâchoire sup. entre les dents molaires vraies; la partie correspondante du palais osseux et la partie inf. du contour des narines manquent également; les bords de la surface ulcérée sont lisses, comme récourbés en arrière. La destruction des os dépendait d'un cancer aquatique (ulcus noma), qui cependant était guéri et cicatrisé avant la mort du malade.

112. 36. Crâne d'un sujet jeune, apparemment une fille, avec une perte de substance très grande. L'ulcération a détruit les os max. sup. à l'exception d'une partie du bord alvéolaire gauche, contenant justement l'implantation des deux incisives de ce côté. Par la destruction de la partie palatine de ces os le sinus max. est ouvert en bas et la bouche communique avec la cavité nasale. A la mâchoire inf. une partie du bord alvéolaire au côté droit a été nécrosé et séparé de l'os. La cause apparente du mal est la même que dans le spécimen précédent.

112*. 36*. Crâne, qui a perdu par une érosion carieuse le bord alvéolaire de l'os maxill. sup. gauche et une bonne partie de la mâ-

choire inf. du même côté; il n'en reste qu'une partie creusée
en forme de gouttière à parois très minces. La carie s'est étendue sur la branche de l'os, elle l'a percé de deux trous et
corrodé très sensiblement l'apophyse coronoïde.

113. 37. Mâchoire inf. d'un homme, qui à la racine de la première molaire vraie du côté droit présente une ouverture fistuleuse, qui
conduit dans l'alvéole, où l'on apperçoit la racine de cette dent
cariée. Au côté gauche il y a une semblable ouverture à la même
hauteur, mais plus petite que la première.

114. 38. Mâchoire inf. avec une ouverture fistuleuse du côté droit, qui
conduit à l'alvéole de la dent molaire pénultime, dont la racine
se montre dans l'ouverture, blanche et pour autant qu'on en peut
juger, sans affection carieuse.

115. 39. Fragments de la mâchoire inf. d'une fille de 6 ans, qui perdit la
partie moyenne de cet os par une nécrose après la petite vérole.

116. 40. Mâchoire inf., dont la moitié gauche est nécrosée et séparée du
corps de l'os; la branche avec les apophyses ont persisté; la moitié droite est superficiellement cariée et rugueuse.

117. 41. Fragments nécrosés de la mâchoire inf. d'une femme, qui a été
détruite presqu'en totalité par une ulcération scorbutique.

118. 42. Partie moyenne de la mâchoire inf. d'une fille de 4 ans, nécrosée et détachée de l'os après une inflammation chronique.

119. 43. Partie palatine de la mâchoire sup. d'un vieillard, nécrosée et
détachée du crâne.

120. 44. Partie de la mâchoire inf. d'un enfant de 5 ans, éliminée par
nécrose.

121. 45. Fragments des os de la voûte du crâne, nécrosés et détachés.

122. 46. Deux omoplates avec les clavicules, apparemment du même sujet. La clavicule droite est tuméfiée dans sa moitié ant. et
profondément cariée; la destruction s'étend jusque dans l'extrémité articulaire sternale de l'os; la scapule de ce côté est normale, excepté une érosion nécrotique peu étendue, mais pénétrant
dans l'épine de cet os. La clavicule gauche présente une tuméfaction plus circonscrite mais également cariée; la scapule de ce
côté est corrodée à sa surface ant., vis-à-vis l'extrémité post.
de l'épine dans une étendue de 3 c.m.; contournant la base de
l'omoplate l'érosion s'étend un peu sur la face post. de l'os,
mais elle n'y est pas considérable.

123. 47. Humérus droit tuméfié en quelques endroits de la face post.
et nécrosé à la tête, immédiatement au-dessus des tubercules,

l'os y est corrodé superficiellement et la tête est en partie dénudée de cartilage.

124. 48. Humérus gauche d'une femme, corrodée sur toute sa surface par une carie syphilitique; le tiers sup. est libre, ainsi que l'extrémité articulaire inf. En quelques endroits la carie a pénétré jusque dans la cavité médullaire. L'os fut enlevé par exarticulation; mais avec un insuccès complet, car la malade succomba sous les suites de l'opération.

125. 49. Cubitus droit, tuméfié dans sa partie sup. et inf.; à la partie sup. la tuméfaction est la plus considérable; la surface est rongée par une carie superficielle.

126. 50. Radius difforme à son extrémité sup. par la tuméfaction du col et la destruction carieuse de la tête.

127. 51. Radius tuméfié dans le col de son extrémité sup.; la partie tuméfiée est atteinte de carie, qui a pénétré dans l'intérieur de l'os; le capitule est intact.

128. 52. Fémur droit tuméfié dans sa partie moyenne, la surface de la partie tuméfiée est assez lisse, parsémée de petits trous; une ouverture fistuleuse conduit dans la cavité médullaire. A l'extrémité inf. la carie a détruit une grande partie du condyle interne; elle a attaqué aussi l'externe, dont le cartilage est miné et percé en deux endroits.

129. 53. Fémur très lourd, de couleur brune; l'épiphyse inf. en est séparée par nécrose; elle n'a pas été conservée; la surface, où cette séparation s'est faite, est assez égale. Il y a une petite érosion carieuse à la tête et au grand trochanter; le col a une direction très verticale.

130. 54. Fémur gauche, grêle, mais assez lourd, de couleur blanche; l'épiphyse inf. est détachée par nécrose; la surface de la séparation est réticulée, le sommet du trochanter a été détruit pareillement; une coupe verticale de la tête et du col montre que la substance est très dure et qu'il y a encore un vestige de la séparation primitive de la tête, ce qui démontre la jeunesse du sujet.

131. 55. Partie inf. d'un fémur couverte d'ostéophytes, qui entourent les condyles, le condyle externe est détruit par la carie, sa surface ant. est hérissée d'ostéophytes épineux. Cette partie de l'os est fort légère.

132. 56. Partie inf. d'un fémur superficiellement nécrosée; la nécrose s'étend sur toute la face articulaire, où le cartilage est presqu'entièrement détruit; au côté ant. elle ne s'étend pas au delà de

19*

cette face, mais au côté post. elle occupe toute la fosse poplitée, où elle acquiert aussi une plus grande profondeur.

133. 57. Partie sup. d'un fémur, dont le grand trochanter est carié et
présente une large ouverture, qui conduit dans la cavité médullaire; la tête est aplatie, nécrosée, dépourvue de cartilage.

134. 58. Tibia, affecté de nécrose dans toute sa moitié inf., où l'os est
tuméfié à surface inégale; trois ouvertures fistuleuses conduisent
à une cavité centrale, où l'on voit un séquestre nécrosé et corrodé en partie, tout-à-fait libre. La partie inf. est très difforme,
nécrosée à la face interne, où le malléole a été détruit entièrement. A l'extrémité de l'os on rencontre une pièce osseuse irrégulière, munie de trois facettes articulaires et ne faisant qu'un
corps avec le tibia; il paraît que c'est l'astragal, entièrement
confondu avec l'extrémité du tibia, de sorte qu'à l'extérieur on
ne peut plus découvrir les limites séparatoires.

135. 59. Tibia portant les indices d'une carie superficielle, s'étendant
sur une grande partie de la face ext. et int. de l'os.

136. 60. Tibia auquel manque l'extrémité inf., séparée par la scie; l'os
est tuméfié dans toute son étendue, couvert d'ostéophytes, qui
s'accumulent vers la partie inf. A la face ant. entre la tubérosité et le bord de la tête une large ouverture conduit dans une
cavité carieuse, qui a creusé une grande partie de la tête.

137. 61. Tibia, dont la partie moyenne est atteinte d'une carie, qui semble avoir détruit en partie un ostéophyte lamelleux, dont la
surface de l'os était couverte, et dont il reste encore quelques
fragments. Là, où l'ostéophyte a été détruit, la carie s'est communiquée à la surface de l'os, qui est corrodée superficiellement
dans une grande étendue. En quelques endroits la destruction
a pénétré plus avant et paraît avoir été en train de former un
séquestre, qui pourtant n'est pas encore séparé de la substance
de l'os, qui l'environne.

138. 62. Tibia gauche, tuméfié dans toute son étendue et superficiellement carié au bord ext. de la tête et de son extrémité inf., justement là, où le péroné se joint au tibia en haut et en bas.

139. 63. Tibia gauche, tuméfié, courbé et couvert d'une couche étendue
d'ostéophytes verruqueux, qui sont atteints de carie en quelques
endroits; l'érosion est superficielle.

140. 64. Tibia gauche, dont la partie moyenne est superficiellement cariée dans une étendue de 8 c.m.; vers la partie inf. de l'érosion celle-ci pénètre plus avant et a percé l'écorce de l'os jusque
dans la cavité médullaire; les bords de l'érosion sont hérissés
d'ostéophytes.

141. 65. Tibia droit présentant à sa face interne une érosion carieuse
dans une étendue de 10 c.m.; les bords sont élevés par une formation d'ostéophytes; l'ulcération elle-même pénètre bien au-
dessous du niveau de l'os; la cavité médullaire n'est pas ouverte
à cause d'une masse osseuse, très spongieuse, qui couvre le fond
de l'ulcération.

142. 66. Tibia gauche avec une exfoliation carieuse très superficielle, produite par une lésion extérieure.

143. 67. Tibia gauche non tuméfié mais très lourd, portant à sa face externe une exfoliation carieuse, qui s'étend sur plus d'un tiers
de la hauteur de l'os, surtout le long de son bord ant.

144. 68. Tibia et péroné atteints de nécrose. De la face ext. du tibia des
séquestres lamelleux sont détachés par une véritable exfoliation
à grandes lames. Autour de la nécrose il y a des ostéophytes
lamelleux. Le péroné présente également un ostéophyte lamelleux très fin en quelques endroits et une érosion très superficielle et peu étendue à sa face externe.

145. 69. Tibia et péroné gauches, dont le premier est atteint d'une nécrose superficielle très étendue, qui occupe plus de la moitié de
l'os; la destruction est pour la plupart carieuse, mais vers le
milieu de la face ext. elle a détaché des séquestres nécrosés,
sans pénétrer cependant dans la cavité médullaire. Dans le péroné la carie se borne à la partie inf. de la face externe.

146. 70. Tibia et péroné gauches, dont le premier est détruit en partie
par une nécrose, qui s'étend sur toute la face ant. et ext. de
l'os. Commençant en haut par une érosion superficielle elle a
bientôt détaché un séquestre du bord ant.; des ostéophytes verruqueux s'élèvent à l'entour. Un peu au-dessous de son milieu
l'os est nécrosé dans toute sa profondeur et divisé dans un grand
nombre de séquestres, qui n'ont plus aucun rapport ensemble.
Le péroné n'est pas nécrosé, mais tuméfié dans sa partie moyenne
et courbé vers le tibia.

147. 71. Tibia et fibula droits, dont la partie inf. presqu'à la même hauteur, est atteinte de nécrose. Du tibia un séquestre superficiel
d'une longueur de 8 c.m. a été détaché; un séquestre un peu
plus petit a été formé sur le péroné, mais lui adhère encore.
Des ostéophytes lamelleux se montrent à l'entour. Les épiphyses
inf. non encore confondues avec le corps des os démontrent
l'âge encore jeune du sujet.

148. 72. Os du membre inf. d'une fille de 12 ans, qui fut atteinte d'une
balle de fusil dans le tibia, qui y a excité une inflammation et
nécrose centrale s'étendant par tout le corps de l'os, qui est

enflé et réduit à l'état d'une gaîne osseuse, qui a entouré les séquestres et qui est percée de 8 trous ou cloaques, dont l'un, à la face ant. de l'os, justement au-dessous de la tête, est énorme. La grande suppuration commandait l'ablation du membre, qui fut suivie de guérison.

148*. 72*. Séquestres osseux, détachés pendant la suppuration avec le globe de plomb, qui fut la cause du mal.

149. 73. Partie sup. d'un tibia tuméfiée et couverte d'ostéophytes; à l'intérieur la tête est creusée par une destruction carieuse; le cartilage de la face articulaire est éburnée; métamorphose, qui indique une inflammation chronique comme dans le *malum coxae senile.*

150. 74. Partie sup. du tibia, dont la tête est en partie détruite, dénudée de cartilage et bordée d'ostéophytes épineux.

151. 75. Péroné droit tuméfié dans sa partie sup. et nécrosé dans une petite étendue, formant une dépression presque circulaire dans l'os.

152. 76. Péroné portant à sa partie sup. un ostéophyte lamelleux très fin et peu étendu, qui est nécrosé au milieu, ce qui forme une petite lacune ovoïde, où l'os est découvert, la surface découverte est parsemée de petits trous, indiquant un commencement de carie.

153. 77. Partie sup. du péroné d'un sujet jeune encore, dont la tête est superficiellement cariée.

154. 78. Pied droit avec une carie superficielle du calcané, surtout à la face ext. de cet os.

155. 79. Pied droit présentant les traces d'une carie superficielle, qui s'est étendue sur la face latérale du calcané, sur la face dorsale du scaphoïde et des os tarsiens de la lignée ant., ainsi que sur l'extrémité post. des os métatarsiens 1, 2 et 3; la face plantaire des os est saine.

156. 80. Os calcané et astragale profondément nécrosés, couverts d'ostéophytes et défigurés de telle manière, qu'on a peine à les reconnaître.

157. 81. Os sternal avec les deux clavicules et les extrémités ant. des côtes. Le manubrium sterni est superficiellement corrodé d'une carie, qui a pénétré dans l'articulation sterno claviculaire droite. Les cartilages costaux montrent un commencement d'ossification.

158. 82. Os d'un doigt, dont la première phalange est nécrosée en partie à la suite d'un panaritium.

159. 83. Phalange post. du gros orteil, dont la partie ant. a été détruite par nécrose.

160. 84. Fémur droit, dont le grand trochanter est détruit en partie par

une nécrose carieuse, qui a fait une érosion elliptique à bords élévés. Durante vita le mal fut méconnu et pris pour un lipome.

161. 85. Partie sup. du fémur, dont la moitié inf. avait été amputé avec tout le membre pour une cause, qui n'est pas parvenue à notre connaissance. La partie sup. a été attaqué par une inflammation étendue, suivie de nécrose, qui a fait périr une grande partie de l'os. Une masse nouvelle s'est développée autour de l'os nécrosé comme une gaine osseuse, percée de plusieurs cloaques; en bas elle s'ouvre par une ouverture large et irrégulière. La partie nécrosée n'est pas séparée, mais adhère à la gaine.

162. 86. Moitié sup. du fémur formé pour la plus grande partie par une gaine osseuse, assez régulière, qui s'est développée autour de l'os nécrosé dans sa totalité, depuis l'epiphyse sup. jusqu'au point où l'os a été divisé dans l'amputation du membre qui s'était faite pour une maladie du genou. Le séquestre est tout-à-fait séparé et libre.

163. 87. Moitié sup. du fémur tumifiée, difforme, dont la surface appartient à une capsule osseuse, épaisse, lourde, à surface verruqueuse et percée de trous; elle renferme un séquestre énorme, résultant d'une nécrose totale de cette partie de l'os.

164. 88. Partie sup. d'un fémur divisé dans une amputation; l'extrémité est couverte d'ostéophytes qui sont nécrosés consécutivement; la nécrose s'étend superficiellement jusque sur le grand trochanter et la tête fémorale.

165. 89. Os iliaque et fémur avec une carie superficielle.

166. 90. Tibia droit dont la partie sup. est tumifiée et forme une capsule osseuse percée de plusieurs trous et qui renferme un séquestre, qui représente une grande partie de l'os, entièrement détaché et libre. Dans la surface articulaire il y a quelques petits trous qui conduisent dans la cavité de la capsule et qui ont laissé pénétrer le pus dans l'articulation.

167. 91. Os de la jambe et partie inf. du fémur; le tibia est couvert d'ostéophytes, surtout à sa face interne; la partie inf. est corrodée et l'écorce de l'os forme une gaine interrompue par de larges ouvertures, qui renferme un séquestre tout-à-fait séparé, grêle et pointu, long de 19 c.m.

168. 92. Fémur amputé, couvert d'ostéophytes, nécrosé et séparé de ses condyles. — v. la description historique: H. W. EERMSEN, *Nieuwe Verhand. van het Genootsch. ter bevord. der Heelk. te Amsterdam.* IVe Dl. 1e St. 1825.

169. 93. Fémur d'un sujet jeune encore dont la tête a été détruite pour la plus grande partie par une nécrose périphérique; le trochanter

est creusé à l'intérieur par une consomption interstitielle; son
écorce percée de petites ouvertures.

170. 94. Partie sup. du tibia dont la moitié inf. a été amputée; l'extrémité est atteinte de nécrose, qui s'étend superficiellement jusqu'à la tête de l'os.

171. 95. Tibia droit, affecté d'inflammation et de nécrose à son extrémité inf.; le malléole en est à demi détaché.

172. 96. Tibia et péroné gauches atteints de carie dans leur extrémité
inf., produit d'une inflammation, qui tendait à la séparation du
pied, qui avait été sphacélé. Le procès éliminatoire avait eu
son cours, le pied était tombé; les os de la jambe se sont solidement réunis à leur extrémité inf. et leurs bouts commencent
à s'arrondir.

173. 97. Tibia, dont la tête est profondément cariée et creusée; de la face
articulaire il ne reste presque rien; à la face ant., justement
au-dessous du bord de la tête il y a un trou, communiquant
avec la cavité carieuse, qui a donné issue au pus.

174. 98.
175. 99. {Fragments osseux nécrosés et détachés.
176. 100.

177. 101. Crâne d'un enfant, qui a perdu la partie moyenne de la mâchoire inf. à la suite d'une stomatite ulcéreuse — Ulcus noma —.

178. 102. Os du crâne d'un enfant superficiellement érodé de carie, qui
paraît avoir dépendu d'une teigne faveuse, qui résidait dans le
cuir chevelu.

NÉCROSE DANS LES ANIMAUX.

179. 103. Partie de la mâchoire inf. d'un jeune Taureau — Bos taurus —,
atteinte d'une nécrose, dont la cause est inconnue. Le bord
alvéolaire est détruit jusqu'aux dents molaires, qui ne sont pas
tombées, mais dont les racines sont à demi dénudées. A la place
du bord alvéolaire on trouve une grande cavité dans le corps
de la mâchoire, s'ouvrant en haut par une large fente, longue
de 7 c.m. La partie ant. de la mâchoire est aussi nécrosée.

180. 104. Crâne d'un Saï — Simia capucina — atteint d'une nécrose carieuse, qui a détruit la partie post. des os pariétaux et la partie
ant. de l'occipital, et formé deux grandes ouvertures; une partie
des os pariétaux qui n'est pas entièrement détruite est pourtant
superficiellement corrodée. L'os frontal présente deux points
carieux et sa marge coronale est également affectée. La cause
est inconnue.

181. 105. Partie post. d'une côte du Porc — Sus scrofa — nécrosée dans

toute sa circonférence et séparée par la nécrose de la partie ant.;
la surface est spongieuse; la côte est creusée à l'intérieur dans
une étendue de plus d'un centimètre.

3. DÉGÉNÉRATIONS.

182. 1. Enfant nouveau-né du sexe féminin, dont les os, rammollis par
une affection rhachitique, sont fortement courbés; surtout dans
les extrémités inf. qui présentent des pseudofractures.

183. 2. Onze préparations d'os de foetus et d'enfant, rammollis par
à à rhachitisme, conservés en liqueur, 2 et 2* os de foetus; 3 os
189. 8. sphénoïdal d'enfant; 4 os temporaux, 4* os maxill. inf.; 5
omoplates; 6 côtes; 7 os iliaques; 8 fémur; 8* et 8** fémur
et tibia.

190. 9. Squélette d'un enfant de 1½ ans, affecté d'ostéomalacie, dont les
conséquences sont visibles dans les courbures singulières des os
des extrémités, dont plusieurs présentent les traces de pseudo-
fractures, qui sont guéries avec beaucoup de difformité. Les
côtes sont aussi courbées irrégulièrement. — Don de Mr. van Dam.

191. 10. Squélette d'un enfant de 2 à 3 ans, difforme à la suite d'une
maladie rhachitique au plus haut dégré; l'épine dorsale est courbée à convexité post.; les corps des vertèbres sont aplatis; ceux
de la dernière v. thoracique et de la 1ᵉ lombaire sont comprimés en avant en forme de coin, sans aucune trace d'ulcération. Le bassin est horizontal; les os pubiens sont fortement
enfoncés dans la cavité pelvienne. Les os des extrémités sont
tous courbés, surtout ceux des extrémités inf., le tibia et le
peroné sont à-peu-près pliés en deux, d'où résulte une position
très vicieuse des pieds.

192. 11. Squélette d'un enfant de 14 ans. A la suite d'un rammollissement partial, sans cause rhachitique, pour autant qu'on a pu
observer pendant la vie de l'enfant, les os sont courbés et affectés de pseudo-fractures, qui sont guéries avec beaucoup de difformité; ce qui est très frappant surtout dans les deux fémurs,
dont la partie inf. est courbée à convexité post. et dans la clavicule gauche courbée à angle aigu, qui s'élève jusqu'à la hauteur
de la 4ᵐᵉ v. cervicale.

193. 12. Squélette d'une femme adulte, affectée de rhachitisme et morte
en couches; le thorax est très plat à cause de la courbure exagérée des côtes, le bassin est large, son inclinaison trop grande;
les os des extrémités inf. sont courbés.

194. 13. Partie sup. du crâne, qui présente les indices d'une résorption
interstitielle très étendue. Dans chaque os pariétal il y a une

fosse assez profonde, résultant de la disparition du diploë et de l'amincissement des tables de l'os. Celle du côté droit a une longueur de 7 et une largeur de 5 c.m. Dans cette fosse l'os est transparent dans une étendue de 4 c.m.; la lame osseuse n'est pas loin d'être percée; on y remarque une petite crévasse. Dans l'os pariétal gauche la fosse est longue de 5 et large de $3\frac{1}{2}$ c. m.; l'os n'y a pas acquis la transparence du côté droit; le diploë n'y est résorbé que dans une plus petite étendue. Entre ces deux fosses, justement dans la suture sagittale il y a un commencement de résorption qui se montre dans une dépression de la surface de l'os, de la forme d'une impression du doigt.

195. 14. Partie sup. du crâne, dans laquelle il y a deux fosses dans les os pariétaux assez semblables à celles du N°. précédent, mais plus étendues encore avec moins de profondeur; elles sont symmétriques. Leurs dimensions diffèrent de 5 à 6 c.m. Au milieu de celle du côté gauche l'os est percé d'une ouverture de 2 sur 3 c.m. de dimension. L'histoire du malade est inconnue; seulement on sait, qu'il n'y avait aucune tumeur, qui avait pu exercer une pression sur l'os, ni au dedans, ni au dehors.

196. 15. Voûte du crâne qui présente à l'intérieur des sillons très profonds, pour recevoir les artères meningiennes moyennes. Dans ces sillons la table interne et le diploë ont disparu; il ne reste que la table ext. qui est demi transparente. Ces sillons aboutissent à un espace circulaire dans l'os pariétal des deux côtés, assez près de la suture sagittale, où la résorbtion s'est étendue. La table ext. de l'os, qui seule a persisté, y est un peu bombée, transparente et du côté droit percé d'une ouverture linéaire.

197. 16. Crâne d'une vieille femme, dont les os sont rendus très minces et légers par une consomption interstitielle, qui s'est étendue sur tout le crâne: les os sont presque partout demi-transparents.

198. 17. Voûte du crâne, dont les os sont très minces, dépourvus de diploë, à cause d'une consomption interstitielle (appartenant au N°. 11).

199. 18. Deux omoplates rammollies, minces, très légéres, spongieuses, courbées et difformes. Des pseudo-fractures, non guéries entièrement, se montrent dans les apophyses et même dans le bord ext. du corps de l'os.

200. 19. Omoplate gauche, dont le corps est attaqué par une consomption interstitielle qui a fait deux trous assez grands et deux autres plus petits dans le corps de l'os au-dessous de l'épine

(fosse sous-épineuse), et qui au-dessus de l'épine a rongé une grande partie du bord sup. de l'os.

201. 20. Humérus très court, courbé et tordu; la tête est aplatie et même enfoncée dans sa partie inf. Le développement des apophyses, des crêtes et des condyles est normal, quoique l'os n'ait acquis que la moitié de sa longueur ordinaire.

202. 21. Humérus semblable; la tête est fortement aplatie et labourée de sillons assez profonds. En quelques endroits la surface commence à s'endurcir, comme cela se rencontre après l'inflammation sèche des articulations.

203. 22. Humérus très court et courbé; l'os est difforme, la tête n'est pas aplatie, mais dénudée de cartilage en quelques endroits.

204. 23. Extrémité inférieure d'un humérus détruit en partie par une dégénération médullaire, qui a enflé la partie inf. de l'os et n'en a laissé qu'une coque osseuse très mince.

205. 24. Avant-bras d'un homme, dont les os sont rendus minces et légers par atrophie à la suite d'ulcérations chroniques des téguments dans la région carpienne.

206. 25. Fémur droit affecté d'ostéoporose, qui l'a rendu très léger; la surface de l'os est saine.

207. 26. Fémur droit, atteint d'ostéoporose, très léger; la tête et l'extrémité articulaire inf. sont superficiellement cariées.

208. 27. Tibia droit très léger et courbé à convexité médiane.

209. 28. Tibia droit, rendu très léger par consomption interstitielle. A la face post. de l'os on remarque un ostéophyte circonscrit; entre lui et le bord de la tête l'os est superficiellement carié; au bord ant. de la tête la carie pénètre plus avant.

210. 29. Partie sup. du tibia, légère, poreuse; la tête est bordée d'ostéophytes; le cartilage articulaire a disparu pour la plupart et est remplacé par une surface poreuse, très fine.

211. 30. Fémur droit d'une femme qui portait une grande tumeur fongueuse à la cuisse; l'os est léger, hérissé d'ostéophytes, surtout à sa face post. A cause du néoplasme voisin l'os est atteint à certain dégré d'une atrophie interstitielle. De la tumeur fongueuse un moule en plâtre est conservé. D. i. 10.

212. 31. Fémur droit dont la partie moyenne est changée en une coque osseuse irrégulièrement percée de trous plus ou moins grands et dont la partie post. manque tout-à-fait. Quoique nous ne possédons point l'histoire de ce spécimen, il est évident que cette dégénération dépend d'une tumeur fongueuse (osteo-carcinome ou

sarcome). Le col de l'os est profondément, le condyle int. superficiellement carié.

213. 32. Fémur gauche, dont la partie sup. avec le col de l'os est changé en une tumeur osseuse, ovoïde, d'une longueur de 14 c.m., au dedans la tumeur est creusée et renferme une cavité, interrompue par des cloisons. Les interstices ont été remplis par une matière pulpeuse ou médullaire. — v. E. SANDIFORT, l. c. Vol. I. p. 211. Tab. LXXX, S. 4 et 5.

214. 33. Fémur gauche dont la partie inf. est dégénérée, irrégulièrement tuméfiée et cariée à cause d'une suppuration environnante.

215. 34. Partie inf. d'un fémur, enflée et creusée à l'intérieur jusqu'à former une bourse osseuse, à parois épaissies en quelques endroits, percée au côté post. d'un trou circulaire et divisée par une cloison incomplète en deux compartiments; les parois et la cloison sont en quelques endroits éburnées. Toute la dégénération est sans doute la suite d'un abscès, qui s'est formé dans le tissu spongieux de l'os.

216. 35. Fémur droit portant à sa face ext. une exostose d'une forme particulière, creusée d'interstices et de fentes, comme ils sont propres aux tumeurs des os de nature mixte, à demi tumeurs molles, à demi osseuses, connues sous le nom d'osteosarcomes, d'osteosteatomes etc. La partie osseuse ou squélette de la tumeur est longue de 19, large de 7 c.m.

217. 36. Partie inf. du fémur avec une tumeur de la même nature, très lourde, à surface inégale et creusée.

218. 37. Partie sup. du fémur avec une tumeur de la même nature, qui enveloppe le col entier et une partie de la tête. La substance est très lourde et dure, probablement une incrustation d'une tumeur qui était molle à son début. C'est à notre grand regret que nous n'avons pu trouver des notices historiques touchant les spécimens remarquables Nᵒˢ. 34, 35, 36 et 37.

219. 38. Fémur gauche d'un garçon, tuméfié et couvert d'un ostéophyte à longues épines, l'épiphyse inf. est détachée. Le malade avait une tumeur fongueuse des parties molles de la cuisse, qui avait entraîné l'os dans la dégénération.

220. 39. Fémur d'un homme adulte, métamorphosé dans les deux tiers inf. de sa longueur en une tumeur osseuse énorme, presque solide à l'intérieur, mais inégale, creusée de fosses à sa surface; elle a une longueur de plus de 20 c.m. — L'histoire raconte que c'est un osteo-melicère, développé à la suite d'une fracture du fémur. — Peut-être une dégénération médullaire du cal. En

tout cas ce qui reste dans l'os séché n'est qu'une partie de la tumeur, comme elle existait pendant la vie du malade.

221. 40. Partie de la mâchoire inf. d'un enfant près de l'angle droit, tuméfiée et dégénérée en une substance spongieuse, qui présente encore les cavités des alvéoles et la couronne d'une dent molaire ; les autres dents sont tombées.

222. 41. Main droite dont les doigts à l'exception du premier et du troisième sont garnis de tumeurs rondes ou ovoïdes, dont quelques unes très grandes, elles sont lisses à la surface et couvertes d'une membrane fibreuse qui est le périoste des phalanges, comme il résulte d'un examen de la coupe verticale d'une des tumeurs. La masse elle même est cartaligineuse — Enchondrome —.

223. 42. Main gauche du même sujet, dont les doigts ont subi la même dégénération à l'exception du pouce et de l'index. — Ces deux spécimens sont d'un jeune homme de 19 ans ; le commencement du mal datait de la 2ᵐᵉ année de sa vie. — v. pour la description et l'examen microscopique. J. L. DUSSEAU, *Vergel. mikrosk. onderzoek van het Beenw. en verbeeningen*, *Verh. der 1ᵉ Klasse Koninkl. Ned. Instit.* 1850, p. 187 overdruk ; et GLUGE, *Atlas der pathol. Anat.* Lief. V, Tab. 5.

224. 43. Tumeur fongueuse du crâne, qui s'est développée dans l'os frontal, dont la table ext. est tout-à-fait détruite. La nouvelle formation a fait saillie au-dehors comme une tumeur d'un diamètre transv. de 12 c.m. et d'un diam. vert. de 9 c.m. La racine du nez et les paupières sup. sont déprimées par la nouvelle masse. Au dedans la tumeur s'est faite jour dans la cavité crânienne et y forme un corps globuleux, couvert de la dure mère, de la grosseur d'un poing d'enfant. Par l'irritation de la surface du cerveau la tumeur y avait produit une suppuration superficielle.

225. 44. Moule en plâtre d'une omoplate affectée d'une tumeur ovoïde à sa marge ext., commençant au-dessous de l'acromion. L'exstirpation a été faite par Mr. RIGOUD à Strassbourg, qui a nommé la tumeur un osteo-steatome. — Don de Mr. CARON DE VILLARDS.

226. 45. Moule en papier mâché d'un bassin, rempli pour la plus grande partie d'une tumeur à surface osseuse, formant une coque, percée de plusieurs trous et creusée au dedans. La tumeur prend son origine au sacrum. L'original est dans le musée BRAUN à Vienne. Le moule a été fait par Mr. FLEISCHMANN.

227. 46. Moule en papier mâché d'un bassin, rempli par une enorme tumeur, qui entoure le sacrum et les synchondroses sacro-iliaques, se continuant sur la face ext. du bassin par l'incisure ischiadi-

que sup. du côté gauche. — v. *Monatsch. f. Gebärtsk.* 1854. Bd.
IV. H. 1. p. 12. L'originel est à Mr. Brehm à Stettin.

DÉGÉNÉRATIONS D'OS DANS LES ANIMAUX.

228. 47. Squélette d'un Perroquet, atteint d'ostéoporose; le sternum est
si mince qu'il est à demi transparent, ainsi que la mâchoire inf.

229. 48. Crâne d'un Sajou — Simia Apella — ; les os sont rammollis et
très minces.

230. 49. Crâne d'un Papion noir — Cynocephalus porcarius — ; tous les
os sont rammollis et tuméfiés.

231. 50. Crâne d'une Guénon — Cercopithecus cynomolgus —, dont tous
les os, même ceux de la face, sont tuméfiés; la voûte du crâne
a acquis une épaisseur de 1 à 2 c.m.

232. 51. Corne de cerf, dont la racine est dégénérée et tuméfiée.

233. 52. Autre partie de la même corne, présentant à sa racine une altération de la même nature.

234. 53. Extrémité post. d'une vache, dont l'articulation du genou présente une tumeur osseuse énorme, ayant tous les caractères d'un
squélette osseux d'une tumeur fongueuse, qu'on nommait autrefois *Spina ventosa.* Les diamètres sont de 20 et 16 c.m.

235. 54. Corne d'un Rhenne — Cervus tarandus —, divisée en deux
parties latérales; toute la corne est tuméfiée, la peau présente
une maladie particulière, sorte d'ulcération circonscrite; la substance osseuse a été rammollie, probablement dans une période
antérieure de la maladie, après quoi elle s'est endurcie et est
rendue très lourde.

4. DÉVIATIONS ET DIFFORMITÉS.

COLONNE VERTÉBRALE.

236. 1. Squélette d'un jeune homme avec une lordose de la partie inf.
de la région cervicale. Les corps font saillie dans l'ouverture
sup. du thorax; le reste de la colonne est singulièrement droite
n'ayant ni la courbure normale de la région thoracique ni celle
de la région lombaire. Les côtes gauches sont plus courbes que
les droites. Le sujet a été rhachitique; ses fémurs et les os des
jambes sont fortement courbés à convexité antérieure.

237. 2. Squélette d'une femme atteint de scoliose au plus haut dégré,
qui s'étend à droite sur la région thoracique et puis à gauche
sur la lombaire — *Scoliosis thoracico lumbalis dextro-convexa —.*
Les corps vertébraux présentent une rotation sur leur axe très

prononcée, jusqu'à tourner leur face ant. à droite dans la courbure sup., à gauche dans la courbure inf.; la hanche droite est beaucoup plus haute que la gauche, au reste le bassin est assez normal. Les os de la jambe sont courbés d'une manière effrayante, surtout du côté gauche, où la partie inf. du tibia touche presque la terre à côté du pied, fortement porté en dedans.

238. 3. Squélette d'une vieille femme rhachitique; avec une incurvation de la colonne vertébrale — *Scol. thor.-lumb. sinistro-convexa* —, la déviation scoliotique se porte à gauche depuis la sixième vertèbre thoracique jusqu'à la dernière, de-là elle va à droite jusqu'à la cinquième lombaire. Les os des extrémités, même des sup., sont fortement courbés. Le bassin est comprimé latéralement, tourné sur son axe et très difforme.

239. 4. Squélette d'un nain natif de Prusse; la hauteur du squélette est de 1,160 mètres; la colonne dévie très peu à gauche sans courbure sécondaire — *Scol. thoracica sinistro-convexa* —; le thorax est bombé; la pointe du sternum élevée; les extrémités très courtes, portant les marques du rhachitisme; les os huméri sont surtout courts et forts, les crêtes osseuses y sont très prononcées; la tête est assez grande; les mâchoires sont fortes, la racine du nez est déprimée; la tête est portée en arrière.

240. 5. Squélette d'un homme adulte, difforme au plus haut dégré par une scoliose thoracique-lombaire — *Scol. thoracico-lumbalis dextro-convexa* —. La déviation commence à la première vertèbre thoracique, allant à droite jusqu'à la cinquième, de-là elle se porte à gauche dans une ligne horizontale jusqu'à la dixième vertèbre, de sorte que ces cinq vertèbres ne se succèdent pas de haut en bas, mais sont situées à côté l'une de l'autre. De la dixième v. thor. jusqu'à la dernière v. lombaire la déviation va de gauche à droite. Les côtes sont fortement courbées dans leur partie post., jusqu'à récouvrir les vertèbres en arrière, de la sixième à l'onzième côte gauche; l'épaule gauche est élevée, la droite abaissée; les omoplates sont tellement tournées que leurs bords post. se sont superposés, celui de l'omoplate gauche couvrant l'autre. Le bassin se penche latéralement, la hanche droite est plus haute que la gauche et dirigée en avant; les parties latérales du bassin sont très comprimées; entre la partie latérale du sacrum et le bord pubien au-dessus de la cavité cotyloïde, il n'y a pour toute distance que 25 m.m.; la conjugata est de 37 m.m. Les os des extrémités sont courbés comme par le rhachitisme, es têtes des fémurs sont à demi sorties de leurs cavités cotyloïdes, et mal développées à cause de la difformité de celles-ci. Tout le squélette est singulièrement tortu. — L'individu portait pendant sa vie

une hernie scrotale très grande, il était aliéné d'esprit (idiot) comme
on peut voir aisément au moule de plâtre de son visage, conservée sous le N°. 5*. Malgré ses facultés intellectuelles très bor-
nées, il savait se rappeller parfaitement les périodes les plus ré-
marquables de sa vie, comme son entrée dans l'hôpital des aliénés etc.

241. 6. Squélette d'une femme adulte avec une déviation à droite sans
courbure sécondaire — *Scol. thoracica dextro-convexa* —, le dégré
de la difformité est semblable à celui de la pièce précédente.
La partie cervicale de la colonne incline fortement en avant et
à gauche, au point que le menton touche le sternum. La courbure elle-même est bornée à la partie thoracique, où les vertèbres sont tellement comprimées que les pointes des épines de la
1ᵉ à la 5ᵉ vertèbre sont situées dans une direction horizontale;
de cette dernière vertèbre à la première lombaire il n'y a qu'une
distance verticale de 7 c.m. Ce qui frappe surtout dans cette
colonne vertébrale, c'est la rotation des vertèbres sur leur axe
vertical et l'extrême courbure des côtes, qui en dépend. Celles
du côté droit surtout doivent se courber au plus haut dégré
dans leur partie post. pour contourner les corps des vertèbres,
qui les ont entraînées dans leur rotation; l'extrême courbure de
ces côtes leur a coûté quelques fractures et infractions. Les côtes gauches sont courbées en dedans, ce qui fait que le thorax
présente dans sa coupe horizontale une figure allongée d'arrière
en avant et courbée à convexité droite, à concavité gauche, que
la cavité thoracique a sa plus grande largeur près du sternum,
qu'elle va se rétrécissant jusqu'aux vertèbres, où elle finit en
pointe au côté droit des corps vertébraux. — Les os des extrémités ne sont pas courbés.

242. 7. Squélette d'un homme de grande taille avec une courbure considérable de la colonne vertébrale — *Scoliosis thoracico-lumb. dextro
conv.* — ; commençant à la première vert. thoracique, elle va à
droite jusqu'à la 8ᵐᵉ et de-là à gauche jusqu'à la 2ᵐᵉ v. lombaire
pour revenir ensuite dans la ligne médiane. On y voit de la manière la plus évidente la compression des vertèbres au côté concave de la courbure. La 2ᵐᵉ v. lombaire, située au sommet de la
courbure inf. a une hauteur normale de 3 c.m. au côté convexe,
tandis qu'au côté concave elle ne mésure que 1 c.m.; la 9ᵐᵉ v. thoracique est tout-à-fait tranchante au côté concave de la courbure
sup. L'épaule droite s'élève à 7 c.m. plus haut que la gauche; la
courbure des côtes est inégale, mais le thorax est en général assez
régulier et peu rétréci; le bassin est presque droit, mais son inclinaison est très grande. Les genoux sont tournés en dedans.

243. 8. Squélette d'un homme adulte avec une déviation de la colonne

vertébrale dans sa partie thoracique — *Scoliosis thoracico-lumbalis dextro-convexa* —, si considérable, que les corps des vertèbres touchent la face interne des côtes à 9 c.m. au delà du tubercule costal; la contre-courbure lombaire est relativement petite. La rotation des vertèbres thoraciques est si grande, que les côtes gauches semblent s'insérer au côté droit des vertèbres, passant au devant d'elles pour atteindre leur point d'insertion; tout le tronc et particulièrement le cou avec la tête, est incliné en avant; le bassin est à peu près droit, mais fortement incliné. L'épaule droite est portée à 8 c.m. plus haut que la gauche.

244. 9. Squélette d'une femme adulte, qui présente une courbure simple à gauche et en arrière — *Scol. thoracico-lumb. sinistro-conv.* —. La courbure comprend toute la région thoracique et lombaire de l'épine. De la 7ᵐᵉ à la 12ᵐᵉ vertèbre thoracique les corps et les arcs sont confondus en une masse osseuse, où il est impossible de distinguer les diverses parties des vertèbres. La rotation autour de l'axe vertical existe au même dégré que dans le spécimen précédent. Les gros vaisseaux de la poitrine sont injectés en rouge pour faire voir les courbures, qu'ils sont obligés de faire, afin de s'assimiler à la direction de la colonne épinière. Le rétrécissement de la cavité thoracique, surtout au côté concave et le peu de place, qui reste pour le poumon de ce côté, y sont très évidents.

245. 10. Squélette d'homme adulte difforme par une déviation de la colonne des plus grandes — *Scol. thorac.-lumb. sinistro-conv.* —. La courbure occupe toute la région thoracique; la contre-courbure lombaire est petite; la rotation des vertèbres considérable comme dans les Nᵒˢ précédents. Aussi les côtes qui correspondent au sommet de la courbure, fortement entrainées et courbées outre mésure du côté convexe, n'ont pu se ranger à cette pression anomale; la 8ᵐᵉ est cassée, la 9ᵐᵉ présente une infraction. Ce qui frappe surtout dans ce spécimen c'est l'inclinaison du tronc en avant; la face regarde la terre, la région cervicale approche de la direction horizontale près du commencement de la courbure, à la première v. thoracique le dos se relève assez brusquement jusqu'au sommet de la courbure, ce qui donne au dos une ressemblance frappante avec le dos voûté du dromadaire. Le bassin est singulièrement incliné; la symphyse pubienne regarde la terre comme chez les quadrupèdes; les genoux sont à demi fléchis, la main n'est qu'à 15 c.m. au-dessus du sol.

246. 11. Squélette d'un homme de 37 ans, qui présente une forte courbure scoliotique droite de la région thoracique — *Scol. thorac.*

dextro-conv. —. Il n'y a point de courbure secondaire, mais le tronc est incliné en arrière et à gauche de telle manière, qu'on ne peut se représenter l'individu autrement que dans une position assise. Aussi le patient était paralytique des extrémités inf. — V. *Tijdschrift voor de Natuurl. Gesch.* van J. VAN DER HOEVEN en W. H. DE VRIESE. I^e Dl. 3e St. 193

247. 12. Tronc d'une femme adulte avec déviation de l'épine — *Scol. thorac.-lumb. sinistro-conv.* —. La scoliose occupe les régions thoracique et lombaire. Elle va à gauche de la première v. thoracique jusqu'à la 7me, delà elle se reporte à droite, croise la ligne médiane dans la 10me, et continue à s'étendre au côté droit jusqu'à la 2me v. lombaire. Du reste le tronc ne présente rien de remarquable.

248. 13. Tronc d'une femme difforme au plus haut dégré par une déviation scoliotique — *Scol. thorax. dextro-conv.* —, qui s'étend à droite dans la partie sup. du thorax, puis à gauche dans sa partie inf. Au côté concave de la première courbure les côtes ne se touchent pas seulement mais se couvrent l'une l'autre; les deux dernières côtes sont paralelles à la partie inf. de la colonne, celle-ci étant tellement courbée, que son axe longitudinal, au lieu d'avoir une direction presque verticale, devient paralelle à la direction des côtes du côté convexe, les interstices des côtes sont plus grandes qu'à l'ordinaire, celle entre la 2me et 3me vertèbre thoracique a une hauteur de 3 c.m. L'extrémité ant. de la 2me côte touche la crête iliaque, surtout au côté droit; l'appendice xyphoïde, située à peu près dans une même ligne horizontale avec la marge inf. des cartilages costaux communs, est descendu plus bas que le promontoire, jusqu'au niveau de la ligne iléo-pectinée au devant de la symphyse sacro-iliaque. Le bassin est normal.

249. 14. Colonne vertébrale avec le bassin d'une femme atteinte de scoliose — *Scol. thorac.-lumb. dextro-conv.* —. La courbure sup., dont la convexité regarde à droite, est peu développée; plus considérable est la courbure inf. dans la région lombaire. La rotation des vertèbres, tournants les corps à droite dans la courbure sup., à gauche dans la courbure inf., ne manque pas tout-à-fait, quoiqu'elle n'ait pas atteint un dégré considérable. Les dernières vertèbres lombaires, qui se rapprochent de la ligne médiane, ont les corps tournés à droite, ce qui est un commencement d'une nouvelle courbure paralelle à la supérieure.

250. 15. Tronc d'une femme adulte scoliotique — *Scol. thorac.-lumb. dextro conv.* —. La courbure sup. s'étend de la 3me à la 9me v. thoracique, la seconde de ce dernier point jusqu'à la 2me v.

lombaire. Cette dernière courbure est peu importante. Ce qui frappe surtout dans ce spécimen c'est l'applatissement des corps vertébraux au côté concave et la courbure des côtes à angle aigu au côté convexe de la courbure sup.

251. 16. Tronc d'homme avec une déviation à peu près semblable à la précédente — *Scol. thor. lumb. dextr. conv.* —. Le sommet de la courbure sup. répond au corps de la 7me v. thoracique; la rotation des vertèbres est très sensible.

252. 17. Tronc d'homme scoliotique — *Scol. thor. lumb. sinistr. conv.* —. En haut la déviation commence par une petite courbure à gauche, qui s'étend de la 1re à la 3me v. thoracique; delà une large courbure à droite descend jusqu'à la 3me v. lombaire. Les v. suivantes, quoique situées dans la ligne médiane, simulent une déviation à droite par la rotation sur leur axe, qui a tourné les corps à droite. L'aorte est injectée en rouge.

253. 18. Tronc d'un jeune homme, qui présente une déviation de la colonne vertébrale à droite — *Scol. thor. lumb. dextr. conv.* —; elle dévie de ce côté de la première jusqu'à la 7me v. thoracique, de là elle se reporte à gauche pour atteindre la ligne médiane dans la région lombaire. Il n'y a point de contre-courbure lombaire; mais il paraît que la région cervicale et la tête penchaient un peu à gauche. Le coeur et les gros vaisseaux sont injectés, pour faire voir comment l'arc aortique est fléchi brusquement pour maintenir son rapport avec la colonne vertébrale.

254. 19. Tronc d'un homme adulte, dans lequel il y a une déviation scoliotique des plus grandes — *Scol. thor. dextro conc.* —. La courbure s'étend à droite de la 1re jusqu'à la 8me v. thoracique; de ce point la colonne retourne à gauche jusqu'à la 3me v. lombaire. La rotation des vertèbres est très forte. La hanche droite est plus haute que la gauche, l'os des îles du côté droit est moins incliné, il s'élève plus verticalement qu'ordinaire. (La position oblique du bassin équivaut à une flexion secondaire).

255. 20. Tronc d'homme scoliotique — *Scol. thor. dextro conc.* —. La courbure s'étend à droite de la 5me à la 8me v. thoracique; de là se reportant à gauche jusque dans les lombes, mais ne dépassant plus la ligne médiane. Dans les v. lombaires 2, 3 et 4 on aperçoit une forte rotation, qui tient lieu de contre-courbure.

256. 21. Colonne vertébrale, qui présente une forte scoliose à droite de la 3me à la 9me v. thoracique — *Scol. thor. dextr. conv.* —. De ce dernier point la colonne tend à regagner la ligne médiane, qu'elle atteint dans la région lombaire. Dans celle-ci les vertèbres présentent une rotation considérable avec les corps tournés à gauche.

257. 22. Partie de la colonne vertébrale depuis la 5me v. thoracique jusques en bas avec le bassin. La partie lombaire est fortement déviée à convexité gauche — *Scol. lumb. sinistr. conv.* — avec une rotation très sensible des vertèbres, qui tournent les corps du côté de la convexité.

258. 23. Tronc d'une vieille femme avec une déviation à gauche et en arrière — *Kypho-scol. thor. sinistr. conv.* —. La courbure est courte mais profonde, s'étendant de la 1re jusqu'à la 5me v. thor. à gauche, pour retourner ensuite à la ligne médiane. Du côté concave les corps vertébraux sont unis solidement et presque confondus entr'eux. Les cartilages costaux sont incrustés, les deux articulations coxo-fémorales dégénérées; les cavités cotyloides larges mais peu profondes, les têtes fémorales consumées, celle du côté droit sans laisser aucun reste; à gauche la tête fémorale est aplatie comme un champignon, le col est détruit et tellement déprimé, que ce qui reste de la tête est directement appliqué sur le corps du fémur, à 5½ c.m. au-dessous du grand trochanter. — Complication de scoliose avec une coxarthrite sèche double — *Malum coxae senile* —.

259. 24. Tronc d'une femme adulte difforme au plus haut dégré — *Kypho-scol. thor. sinistr. conv.* —. La colonne se porte en arrière de la 1re jusqu'à la 3me, de là en arrière et à gauche jusqu'à la 11me v. thoracique, puis à droite et en avant jusqu'à la 5me v. lombaire; il n'y a point de courbure secondaire latérale ni de lordose compensatrice dans la région lombaire, mais la partie sup. de la colonne vertébrale dans sa partie thoracique s'avance plus qu'à l'ordinaire en avant, ce qui donne au dos la forme voûtée d'un dos de chameau.

260. 25. Tronc de femme avec une déviation en arrière et à droite — *Kypho-scol. thor. dextr. conv.* —. Depuis la partie inf. de la région cervicale les vertèbres se dirigent en arrière, ce qui va si brusquement, que les corps des deux dernières vertèbres cervicales et des trois premières thoraciques forment une ligne presque horizontale, regardant la terre par leur surface ant.. Cependant les trois premières v. thoraciques se tournent un peu à gauche, plutôt par torsion que par une vraie déviation latérale; depuis la 4me v. thoracique elles se tournent à droite dans une large courbure, qui a son sommet à la hauteur de la 8me ou 9me v. thor. Plus loin la colonne ne dévie plus latéralement, mais la lordose dans la région lombaire est plus forte que d'ordinaire.

261. 26. Tronc de femme difforme par une déviation en arrière et à droite — *Kypho-scol. lumb. dextr. conv.* —. Toute la colonne vertébrale jusqu'à la 2me v. lombaire est étendue dans une ligne

horizontale. Le thorax est assez régulier, mais sa position est horizontale, regardant la terre par sa face sternale, comme dans les animaux quadrupèdes. Les vertèbres se trouvent dans une légère rotation avec les corps à gauche dans la partie sup. de la région thoracique; depuis la 10me v. thor. la colonne se porte assez brusquement à droite; le sommet de cette courbure se trouve à la hauteur de la 4me v. lombaire, de là elle retourne sur la ligne médiane; la partie ant. et inf. du thorax est comme enfoncée dans le bassin sup. jusqu'à 5 m.m. au-dessus de l'ouverture sup. du petit bassin.

262. 27. Figure en papier mâché de la partie inf. de la colonne vertébrale avec le bassin; les vertèbres lombaires dévient à gauche et se courbent à convexité ant., ce qui fait que la colonne fait saillie dans l'ouverture sup. du bassin, qui en est rétrécie, surtout au côté gauche. La 5me v. lombaire est réunie au sacrum. Du reste le bassin est régulier.

BASSIN.

Explication des lettres indiquant les mesures.

a. Distance entre les épines ant.-sup. des os iliaques.
b. Distance entre le sommet des crêtes iliaques des deux côtés.
c. Diamètre ant.-post. de l'ouverture sup. — Conjugata —.
d. Diamètre droit incliné de l'ouverture sup. — Conjugata inclinata —.
e. Diamètre transversal de l'ouverture.
f. Diamètre oblique premier de l'ouverture (pris de la synchodrose sacro-iliaque droite dans la ligne ilio-pectinée jusqu'au point opposé de cette ligne au-dessus de la cavité cotyloïde gauche).
g. Diamètre oblique second de l'ouverture (pris de la synchodrose sacro-iliaque gauche au point indiqué du côté droit).
h. Diamètre ant.-post. de l'ouverture inf.
i. Diamètre transversal de l'ouverture inf. entre les épines ischiadiques.
k. Diamètre transversal de l'ouverture inf. entre les tubérosités des ischions.

(Les mesures sont exprimées en millimètres).

263. 28. Bassin d'une femme adulte, très ample, d'une forme qui se rapproche de la forme masculine par la direction trop verticale des os iliaques; la forme de l'ouverture sup. est ovalaire. L'os coccygis est très long et directement dirigé en avant.

a 250. b 200. c 95. d 115. e 137. f 136. g 136. h 85. i 127. k 117.

264. 29. Bassin de femme très ample mais régulier, le coccys est dirigé
en avant.

a 250. *b* 270. *c* 118. *d* 125. *e* 145. *f* 135. *g* 135. *h* 90. *i* 120. *k* 116.

265. 30. Bassin d'une femme adulte, généralement plus ample qu'à l'ordinaire; les os sont forts et pésants.

a 260. *b* 290. *c* 120. *d* 133. *e* 155. *f* 143. *g* 148. *h* 91. *i* 122. *k* 128.

266. 31. Bassin de femme adulte; grand et spatieux, mais oblique; le sacrum est comprimé du côté gauche; sa partie latérale comme
enfoncée dans le bassin: le corps de l'os est fortement courbé,
la pointe brusquement dirigée en avant; delà résulte un rétrécissement de l'ouverture inf. dans son diamètre antéro-postérieur.

a 260. *b* 265. *c* 110. *d* 118. *e* 152. *f* 130. *g* 145. *h* 80. *i* 112. *k* 111.

267. 32. Bassin de femme généralement trop ample, mais régulier; la
colonne vertébrale présente dans la région lombaire une déviation scoliotique à convexité gauche.

a 285. *b* 300. *c* 115. *d* 127. *e* 155. *f* 143. *g* 148. *h* 87. *i* 112. *k* 105.

268. 33. Bassin de femme, très spatieux dans toutes ses dimensions.
L'ouverture sup. est ovalaire dans la direction antéro-post., l'os
coccys est subitement dirigé en avant.

a 240. *b* 270. *c* 128. *d* 145. *e* 128. *f* 135. *g* 135. *h* 108. *i* 105. *k* 115.

269. 34. Bassin de femme très grand et robuste; les os iliaques ont une
position assez verticale pour donner au bassin une forme masculine. Les parties ant. des os iliaques sont recourbées en dedans.

a 230. *b* 260. *c* 121. *d* 138. *e* 148. *f* 140. *g* 140. *h* 94. *i* 120. *k* 115.

270. 35. Bassin d'une femme scoliotique; la colonne vertébrale présente
dans la région lombaire une déviation à convexité du côté droit;
le bassin est irrégulièrement large et oblique; le sacrum a six
pièces vertébrales.

a 260. *b* 245. *c* 103. *d* 115. *e* 188. *f* 182. *g* 120. *h* 90. *i* 114. *k* 124.

271. 36. Bassin de femme généralement très ample; les épines sup. et
ant. des os iliaques sont récourbées en dedans; l'entrée du bassin est légèrement oblique; le sacrum a six vertèbres, l'os coccys est brusquement dirigé en avant. Les deux dernières vertèbres lombaires dévient à droite.

a 200. *b* 270. *c* 140. *d* 148. *e* 152. *f* 145. *g* 140. *h* 93. *i* 125. *k* 134.

272. 37. Bassin de femme ample et légèrement oblique; le coccys est
dirigé en avant et à droite.

a 250. *b* 270. *c* 110. *d* 120. *e* 138. *f* 125. *g* 135. *h* 85. *i* 115. *k* 120.

273. 38. Bassin de femme dont toutes les dimensions excèdent les normales. Il est parfaitement régulier, de belle forme et présente
quelque chose de gigantesque.

a 290. *b* 290. *c* 135. *d* 150. *e* 156. *f* 145. *g* 146. *h* 95. *i* 110. *k* 115.

274. 39. Bassin d'une femme adulte, qui de son vivant a souffert de rhachitisme, comme l'indiquent ses fémurs courbés à convexité antéro-ext. Le bassin n'est que peu rétréci et altéré dans sa forme.
a 260. b 245. c 103. d 115. e 138. f 132. g 129. h 90. i 114. k 124.

275. 40. Bassin de femme avec une légère difformité, les os iliaques ont une position trop verticale comme dans un bassin d'homme. La courbure du sacrum est très forte, ce qui donne une grande excavation antéro-post. au bassin. Dans cette même direction l'ouverture sup. du bassin est un peu trop petite par la proéminence du promontoire; elle est au contraire élargie dans la direction transversale.
a 230. b 240. c 100. d 118. e 141. f 132. g 131. h 75. i 100. k 103.

276. 41. Bassin de femme rétréci dans le diamètre antéro-post. de l'ouverture sup.; les os sont forts et pésants; la forme du bassin est assez régulière excepté dans l'entrée, dont le diamètre transversal est trop grand par rapport à la conjugata.
a 260. b 280. c 90. d 111. e 146. f 135. g 137. h 80. i 115. k 125.

277. 42. Bassin de femme remarquable par la forme masculine des os iliaques, qui ont une position verticale; le sacrum est long, il descend en arrière sans se courber en avant comme à l'ordinaire.
a 190. b 230. c 100. d 117. e 117. f 115. g 115. h 85. i 105. k 107.

278. 43. Bassin de femme difforme par une longueur extraordinaire du sacrum, dans lequel on compte six pièces vertébrales. L'os iliaque droit est moins développé que le gauche et sa position est plus verticale. L'entrée du bassin est légèrement rétrécie. La colonne vertébrale présente une déviation à convexité gauche dans la partie sup. de la région lombaire et les vertèbres thoraciques inférieures.
a 220. b 240. c 105. d 115. e 130. f 125. g 125. h 73. i 111. k 108.

279. 44. Bassin de femme rétrécie dans le diamètre antéro-post. de l'entrée; le sacrum est difforme parce que sa partie inf. se dirige en avant et à gauche.
a 220. b 245. c 90. d 100. e 130. f 120. g 125. h 50. i 106. k 104.

280. 45. Bassin d'une femme rhachitique, fortement rétréci dans le diamètre antéro-post. de l'entrée, dont la forme ressemble à celle d'une fève, par la préponderance du diamètre transversal par rapport aux autres et par la saillie, que le corps du sacrum fait au devant de ses parties latérales. Les dernières vertèbres sacrales sont réunies entr'elles sans aucun vestige de séparation. Les os iliaques sont petits, leur position est verticale, leur parties ant. sont dirigées en dehors, ce qui leur donne la forme d'éventail; les os ischions sont recourbés en dehors, les fémurs courbés comme à l'ordinaire dans le rhachitisme.
a 260. b 250. c 56. d 75. e 129. f 120. g 121. h 63. i 110. k 100.

De l'histoire lamentable qui se lie à ce bassin nous savons, que la femme, agée de 40 ans, avait accompli sa première grossesse et ressentit les premières douleurs de l'enfantement le 18 Avril 1841. La sage-femme, qui la soignait, ne remarqua que la lenteur du travail pendant plusieurs jours et ce ne fut que le 23me que l'orifice utérin s'étant dilaté suffisamment, elle put reconnaître la position de l'enfant, qui présentait ses pieds au doigt explorateur. Alarmée de cette anomalité elle vint implorer le secours des gens de l'art, qui trouvèrent la femme pâle et épuisée, presque sans douleurs, tandis que l'enfant, du sexe masculin, était né jusqu'aux hanches, et que la partie sup. du tronc remplissait si parfaitement le vagin, que toute exploration du bassin était impossible. L'enfant présentait des signes non équivoques d'être mort. Dès qu'on se fut convaincu de l'impossibilité de l'extraction, on se mit à essayer la démembration de l'enfant, qui ne réussit qu'en partie par l'impossibilité absolue d'atteindre le crâne dans le but de la perforation ou de l'écrasement. A la fin le cou fut arraché, mais l'extraction de la tête ne réussit pas; la femme commençait à ressentir de légères convulsions qui pouvaient être les précurseurs d'une éclampsie générale. Dans ce cas pressant on ne voyait d'autre ressource que dans la section casarienne, qui fut exécutée dans le soir de ce même 23 Avril. Après cette opération la femme se trouvait assez bien; les deux jours suivants sa situation restait à-peu-près la même jusqu'au 26me au matin, lorsqu'elle s'empirait subitement et mourut dans le cours de la soirée.

281. 46. Bassin de femme, qui se distingue par la position verticale des deux os iliaques et par la configuration abnormale du sacrum, qui au lieu d'être courbé dans son diamètre transversal, est entièrement plat et présente la forme d'un coin. Le coccys est fortement dirigé en avant, à pointe rélévée.

    a 190. b 125. c 119. d 125. e 127. f 117. g 118. h 78. i 107. k 112.

282. 47. Bassin d'une femme adulte, difforme à cause d'une scoliose dans la région lombaire de la colonne, qui à étendu ses conséquences sur le bassin; le sacrum est déprimé, le promontoire réfoulé à droite; au côté gauche l'apophyse transverse de la dernière vertèbre lombaire s'est confondue avec la partie latérale du sacrum dans une masse osseuse irrégulière; de l'autre côté elle est restée libre, les os iliaques ont une position très verticale, surtout celui du côté droit; les crètes iliaques sont recourbées en dedans.

    a 190. b 230. c 100. d 125. e 129. f 180. g 119. h 125. i 106. k 125.
    (La mesure h a été prise jusqu'à la pointe du sacrum; le coccys manquant).

283. 48. Bassin de femme, rétréci dans toutes ses dimensions; les os iliaques ont une position trop verticale.

    a 200. b 215. c 90. d 110. e 116. f 109. g 113. h 91. i 99. k 96.

284. 49. Bassin de femme, régulier mais trop petit dans toutes ces dimensions, surtout dans le diamètre antéro-post. de l'entrée; celle-ci a la forme d'une fève.

a 215. *b* 225. *c* 78. *d* 90. *e* 130. *f* 120. *g* 120. *h* 90. *i* 106. *k* 105.

285. 50. Bassin de femme, rétréci dans le diamètre antéro-post. de l'entrée et élargi dans le diamètre transversal; le sacrum est peu courbé, la pointe avec le coccys dirigée en arrière, ce qui élargit l'ouverture inf. du bassin dans son diamètre antéro-post.

a 225. *b* 235. *c* 89. *d* 105. *e* 145. *f* 128. *g* 132. *h* 105. *i* 120. *k* 118.

286. 51. Bassin de femme, rétréci obliquement par un défaut de courbure dans la ligne iléo-pectinée du côté droit; les os iliaques sont trop peu inclinés.

a 210. *b* 225. *c* 90. *d* 104. *e* 129. *f* 120. *g* 114. *h* 84. *i* 96. *k* 100.

287. 52. Bassin de femme à inclinaison forte, masculine, les os iliaques affectent une position verticale; le promontoire est déprimé, le sacrum courbé outre mesure; l'ouverture sup. rétrécie dans le diamètre antéro-post.

a 230. *b* 240. *c* 85. *d* 97. *e* 140. *f* 125. *g* 118. *h* 82. *i* 116. *k* 117.

288. 53. Bassin de femme obliquement rétréci dans son ouverture sup. par un défaut de courbure dans la ligne iléo-pectinée au côté droit; le sacrum dévie à gauche; les tubérosités ischiadiques sont dirigées en dehors.

a 215. *b* 235. *c* 85. *d* 98. *e* 123. *f* 124. *g* 106. *h* 68. *i* 106. *k* 120.

289. 54. Bassin d'une femme, qui était atteinte d'une déviation scoliotique assez forte dans la partie lombaire de la colonne vertébrale, tournant sa convexité à gauche. L'ouverture du bassin a une forme triangulaire et oblique, non rétrécie.

a 230. *b* 240. *c* 99. *d* 110. *e* 139. *f* 126. *g* 132. *h* 85. *i* 113. *k* 120.

290. 55. Bassin d'une femme scoliotique, obliquement rétréci, le sacrum a six pièces vertébrales, le coccys est brusquement dirigé en avant; les os iliaques ont une inclinaison trop grande. Le promontoire est dirigé à gauche; la symphyse pubienne regarde à droite; à l'aplatissement de la ligne iléo-pectinée sur le pubis gauche répond une excavation plus grande du côté droit post.; ce qui fait que les diamètres obliques sont égaux.

a 225. *b* 235. *c* 74. *d* 95. *e* 121. *f* 113. *g* 113. *h* 70. *i* 99. *k* 94.

291. 56. Bassin d'une femme rhachitique, rétréci dans toutes ses dimensions, présentant les suites d'une synchondrotomie, qu'on a pratiqué sur la femme pour terminer l'accouchement, qui était impossible par la voie ordinaire. La femme était dans sa deuxième gravidité. La première fois on avait été réduit à la perforation

de l'enfant, qu'on n'avait pu extraire à cause du rétrécissement
du bassin. Pour quelles raisons on avait choisi la synchondrotomie cette fois, nous n'avons pu trouver des éclaircissements à
ce sujet, ni touchant le sort de l'enfant. Quant à la mère, atteinte d'une péritonite aigue, elle mourut à la suite de l'opération. L'espace ouvert par la synchondrotomie dans la paroi ant.
du bassin, est de 7 c.m., tânt les pubis se sont écartés après la
division de leur symphyse. Cet écartement en dehors suppose
un déplacement notable des parties dans la paroi post. du bassin, et effectivement dans la synchondrose sacro-iliaque droite
on voit une large hiate s'ouvrant en avant, parceque les surfaces articulaires ont été arrachées l'une de l'autre; celle de l'ilion
reculée en arrière, tandis que la partie latérale du sacrum s'est
avancé dans la cavité pelvienne. Les ligaments de la synchondrose gauche n'ont pas été rompus, quoique le déplacement des
parties n'y manque pas absolument.

A cause de ces changements dans la forme du bassin et de
l'ouverture béante dans la paroi ant., il était impossible de prendre les mesures.

292. 57. Bassin d'une femme morte en couches, régulier, mais un peu trop
petit dans quelques dimensions.

a 225. *b* 240. *c* 108. *d* 118. *e* 124. *f* 112. *g* 114. *h* 87. *i* 100. *k* 104.

293. 58. Bassin d'une femme rhachitique, agée de 27 ans, qui dans sa
première grossesse a dû être accouchée par la section caesarienne. Elle était de petite stature, rhachitique dans sa jeunesse,
mais depuis bien portante. L'enfant, assez bien développé, donnait encore quelques signes de vie quand il fut mis au monde
par l'opération; il mourut bientôt à près. La mère mourut le
7me jour après l'opération. Le bassin appartient aux plus ré-
trécis, il est difforme par l'enfoncement du sacrum et de la
dernière vertèbre lombaire, tellement que le bord sup. du sacrum est situé plus bas que celui de la symphyse pubienne;
vis à-vis de celui-ci on rencontre le bord sup. de la dernière
vertèbre lombaire qui remplace le promontoire.

a 245. *b* 230. *c* 50. *d* 75. *e* 118. *f* 110. *g* 115. *h* 84. *i* 89. *k* 90.

294. 59. Bassin d'une fille Hollandaise agée de 19 ans, qui par sa petitesse, sa forme ronde et l'excavation du sacrum se rapproche
du type aethiopien, son crâne est au Musée sous le N°. A. 169.

a 205. *b* 225. *c* 100. *d* 110. *e* 130. *f* 125. *g* 125. *h* 76. *i* 100. *k* 108.

295. 60. Bassin de femme, régulier mais rétréci, qui présente en général
la forme masculine; le sacrum est peu courbé; le coccys anchylosé.

a 230. *b* 240. *c* 105. *d* 122. *e* 105. *f* 105. *g* 105. *h* 77. *i* 91. *k* 85.

296. 61. Bassin de femme rétréci dans le diamètre antéro-post. de l'entrée, large dans son diamètre transversal. L'ouverture est irrégulièrement ovoïde. Les os sont très légers ; les os iliaques presque percés dans leur centre. Le sujet était scoliotique, comme il paraît aux deux vertèbres lombaires inf., qui présentent une convexité à droite. Le bassin est légèrement oblique.

a 230. b 230. c 87. d 100. e 140. f 120. g 125. h 72. i 130. k 128.

297. 62. Bassin de femme rétréci, présentant la forme masculine par la position verticale des os iliaques.

a 245. b 230. c 86. d 100. e 140. f 130. g 125. h 87. i 122. k 122.

298. 63. Bassin de femme, difforme par obliquité ; le sacrum, qui est composé de six pièces vertébrales, affecte une position trop verticale ; de là résulte une situation très haute du promontoire, ce qui fait que l'inclinaison du bassin est très grande et que les diamètres antéro-post. sont très longs.

a 230. b 235. c 138. d 145. e 130. f 127. g 117. h 92. i 90. k 100.

299. 64. Bassin de femme, légèrement difforme à cause d'une déviation scoliotique des vertèbres dans la région lombaire, dont la convexité regarde à droite. Le sacrum est aplati dans sa partie sup., plus bas il est très concave.

a 240. b 235. c 105. d 120. e 142. f 130. g 135. h 95. i 106. k 110.

300. 65. Bassin d'une femme rhachitique, fortement rétréci dans le diamètre antéro-post. de l'entrée ; le sacrum est difforme, n'ayant point de courbure dans son diamètre transversal et descendant en arrière sans courbure, depuis la première jusqu'à la quatrième pièce vertébrale, pour changer ensuite de direction à angle aigu et se porter directement en avant dans sa pointe avec le coccyx.

a 240. b 230. c 65. d 84. e 128. f 110. g 124. h 100. i 125. k 130.

301. 66. Bassin d'une fille de 20 ans, morte à l'hôpital après des couches très difficiles, promovées artificiellement. Du côté gauche il n'y a point de vestige d'une synchondrose sacro-iliaque ; les deux os n'y font qu'une pièce ; l'ilion se tient vertical et l'apophyse transversale de la dernière vertèbre lombaire est comme enfoncée dans la partie postérieure de la crête ; le sacrum descend perpendiculairement, déviant de gauche à droite ; la ligne ilio-pectinée sans courbure au côté gauche, s'avance obliquement en avant, ce qui fait que la symphyse pubienne est déplacée bien au delà de la ligne médiane, vis-à-vis de la synchondrose sacro-iliaque droite.

a 180. b 200. c 65 *). e 99. f 80. g 115. h 90. i 70. k 95.

---

*) La mesure c est prise vis-à-vis du promontoire ; la mesure d n'a pu être prise à cause de l'obliquité ; vis-à-vis du promontoire elle descend jusqu'à la tubérosité ischiadique gauche.

302. 67. Bassin de femme; peu développé et rétréci obliquement; le sacrum est fortement courbé et ne possède que quatre vertèbres, à cause d'une fusion entre la 2me et la 3me.

    a 245. *b* 235. *c* 67. *d* 97. *e* 130. *f* 114. *g* 122. *h* 82. *i* 80. *k* 95.

303. 68. Bassin de femme rétréci; les fémurs portent les traces du rhachitisme.

    a 250. *b* 245. *c* 92. *d* 100. *e* 133. *f* 125. *g* 125. *h* 83. *i* 117. *k* 125.

304. 69. Bassin de femme difforme, oblique et trop large dans le diamètre antéro-post. de l'ouverture et de la cavité. Le sacrum forme une courbure irrégulière, dont le sommet est dirigé en haut et en arrière. La partie inf. forme un plan incliné en avant.

    a 210. *b* 250. *c* 121. *d* 130. *e* 135. *f* 135. *g* 124. *h* 75. *i* 99. *k* 114.

305. 70. Bassin d'une femme Hollandaise, plutôt large qu'étroit; se rapprochant par sa forme du type asiatique (Mongole); le sacrum est peu courbé dans sa longueur; assez bien dans son diamètre transversal; la position des os iliaques est plus verticale qu'à l'ordinaire; la forme de l'ouverture sup. est ovale, dans le diamètre antéro-post.

    a 250. *b* 260. *c* 125. *d* 138. *e* 132. *f* 125. *g* 124. *h* 105. *i* 95. *k* 101.

306. 71. Bassin d'homme obliquement rétréci à la suite d'une scoliose dans la région lombaire de la colonne vertébrale, dont la convexité regarde à gauche; l'os iliaque de ce côté a une position plus verticale que l'autre; il s'élève plus vers la colonne vertébrale, jusqu'à ne laisser qu'une fente entre lui et les deux dernières vertèbres lombaires. L'os pubien du côté droit est courbé en dedans et fait saillie à la hauteur de la cavité cotyloïde.

    a 240. *b* 230. *c* 80. *d* 100. *e* 118. *f* 112. *g* 120. *h* 75. *i* 74. *k* 80.

307. 72. Bassin d'homme rétréci en général; mais surtout dans son ouverture inf.

    a 200. *b* 235. *c* 93. *d* 114. *e* 110. *f* 105. *g* 111. *h* 73. *i* 68. *k* 65.

308. 73. Bassin d'homme qui par la largeur et la position des os iliaques, ainsi que par la largeur de l'arc pubien se rapproche du type féminin.

    a 246. *b* 260. *c* 101. *d* 115. *e* 124. *f* 119. *g* 119. *h* 78. *i* 84. *k* 84.

309. 74. Bassin d'homme d'une grandeur extra-ordinaire dans toutes ses dimensions; mais ce sont surtout les dimensions antéro-post. qui excèdent la mesure normale. La forme de l'entrée est oblongue d'avant en arrière, la dimension antéro-post. égalant presque la transverse. L'entrée est un peu oblique.

    a 260. *b* 260. *c* 135. *d* 150. *e* 137. *f* 140. *g* 137. *h* 92. *i* 100. *k* 91.

310. 75. Bassin d'homme ample, les os iliaques ont une position très ver-

ticale et leur partie ant. est recourbée en dedans. L'entrée est légèrement oblique.

    a 210. *b* 230. *c* 121. *d* 185. *e* 137. *f* 127. *g* 180. *h* 86. *i* 109. *k* 100.

311. 76. Bassin d'homme assez large. Le sacrum est fortement dirigé en arrière, sa partie inf. est d'une forme irrégulière par une ossification dans les ligaments sacro-tub.; le coccys est dirigé horizontalement en avant. Par cette forme de la paroi post. du bassin, la cavité pelvienne s'élargit en arrière, et l'ouverture inf. est très ample.

    a 210. *b* 230. *c* 109. *d* 105. *e* 136. *f* 130. *g* 130. *h* 92. *i* 113. *k* 115.

MOULES.

312. 77. Figure en papier mâché d'un bassin de femme oblique et trop large dans toutes ses dimensions.

    a 250. *b* 285. *c* 124. *d* 145. *e* 160. *f* 155. *g* 145. *h* 100. *i* 135. *k* 130.

313. 78. Figure en papier mâché d'un bassin de femme oblique et généralement au-dessous des dimensions normales.

    a 230. *b* 235. *c* 96. *d* 108. *e* 124. *f* 110. *g* 123. *h* 75. *i* 92. *k* 88.

V. MARTIN, *Beitrage zur Gynaekologie*, 1ᵉ Heft. Jena 1848.

314. 79. Moule en papier mâché d'un bassin de femme oblique et rétréci considérablement, la paroi du bassin est comprimée du côté droit; la partie latérale du sacrum de ce même côté moins développée que de l'autre; la ligne ilio-pectinée se dirige, dès la synchondrose sacro-iliaque, obliquement en avant; l'os iliaque droit est moins développé et situé plus verticalement que le gauche; l'épine ischiadique fait saillie dans la cavité pelvienne.

    a 138. *b* 212. *c* 102. *d* 118. *e* 103. *f* 115. *g* 55. *h* 83. *i* 68. *k* 85.

Pour bien apprécier combien l'os iliaque droit est rétardé dans son développement, il faut comparer des deux côtés la distance du point, où la ligne ilio-pectinée touche la synchondrose sacro-iliaque, jusqu'à l'épine ant. et inf. de l'os iliaque. Cette distance mésure à droite 55, à gauche 83 m.m. La partie latérale droite du sacrum manque presque totalement; de la ligne médiane du sacrum jusqu'au bord de la synchodrose on mésure à droite 32, à gauche 55 m.m.; la partie latérale droite elle-même ne mésure pas 1 c.m. — V. NAEGELE, *Das schräg-verengte Becken*. Mainz 1839, p. 49.

315. 80. Figure en papier mâché d'un bassin de femme trop étroit dans sa dimension latérale, à cause d'une conformation vicieuse de la paroi post. Les parties latérales du sacrum manquent absolument; il n'y a aucun vestige d'une synchondrose sacro-iliaque ni à droite, ni à gauche; la ligne ilio-pectinée se dirige des deux côtés, dès le point d'union au sacrum, en avant, presque

sans courbure et convergeant peu-à-peu vers la symphyse pubienne. Par conséquent le bassin présente une ouverture en forme de fente antéro-post.; l'inclinaison du bassin est très grande; la cavité pelvienne ne se rétrécit presque pas vers son ouverture inf.; vu en profil et renversé avec le pubis en bas, le bassin présente une ressemblance très grande avec un bassin de quadrupède.

a 168. b 185. c 95. d 107. e 65. f 80. g 75. h 112. i 50. k 80.

V. Rosser, *Beschreib. eines im höchsten Grade quer verengten Beckens*, Carlsruhe 1842.

316. 81. Figure en papier mâché d'un bassin de femme, rétréci et difforme à la suite d'une ostéo-malacie, dont la femme, âgée de 36 ans, fut atteinte après sa quatrième couche. Le mal s'empirant de plus en plus, on fut obligé de la sécourir au terme de sa sixième gravidité par la section caesarienne, dont elle mourut. Le bassin présente la difformité de l'ostéo-malacie au plus haut dégré; c'est comme si les deux articulations coxo-fémorales avec les parties correspondantes de la paroi pelvienne fussent enfoncées dans la cavité du bassin. De là le rapprochement de la paroi latérale avec le promontoire; la partie ant. de la paroi, formée par les deux branches horizontales du pubis, a la forme d'une fente ouverte en arrière. Les deux os iliaques sont pliés en deux et forment une profonde gouttière de haut en bas.

a 210. b 250. c 65. d 80. e 75. f 85. g 100. h 86. i 70. k 60.

Ces mésures sont en quelque sorte fictives, ne servant qu'imparfaitement à se former une idée de l'aspect qu'offrait réellement le bassin, parce qu'il était rétréci irrégulièrement par des incurvations des branches horizontales du pubis; celle du côté gauche ne laissait entr'elle et le promontoire qu'une distance de 4 c.m. Au point de vue obstétrique c'était la vraie conjugata de l'entrée du bassin. — V. von Siebold, *Zeitsch. f. d. Geburtskunde*, 1848. Bd. XVIII. S. 45. Bd. XIX, S. 28. *Lehrb. d. Geburtsk.* 2e Aufl. 1854. S. 28.

317. 82. Moule en papier mâché d'un bassin difforme de la même manière et par suite de la même maladie. La coarctation dans le diamètre transverse est moins forte que dans le spéc. précédent. La compression latérale des pubis est plus grande, les deux branches horizontales, placées à côté l'une de l'autre, laissent entr'elles une fente, longue de 25 m.m., où l'on ne peut fourrer un doigt. Les os iliaques ont une position très verticale, le rebord ant. est recourbé en dedans.

a 160. b 175. c 95. d 105. e 80. f 85. g 88. h 84. i 60. k 55.

Ce qui a été dit de ces mésures au n°. précédent est également applicable à celles-ci. — V. *Zeitschr. f. Geburtsk.* Bd. XV. 1844, S. 69.

318. 83. Moule en papier mâché d'un bassin difforme d'ostéomalacie; les branches horizontales des os pubiens sont tellement comprimées latéralement, qu'elles se touchent par leurs surfaces inférieures et forment une carine de 35 m.m. de long; la forme de l'entrée est très pointue en avant. Par le rapprochement latéral des tubérosités ischiadiques et l'enfoncement très remarquable du sacrum l'ouverture inf. du bassin est singulièrement étroite. — Le bassin est généralement très petit.

    a 155. *b* 165. *c* 65. *d* 105. *e* 84. *f* 80. *g* 75. *h* 55. *i* 60. *k* 45.

319. 84. Figure en papier mâché d'un bassin de femme rétréci d'avant en arrière par suite de rhachitisme. La femme étant enceinte et ne pouvant accoucher par la voie ordinaire, on se vit réduit à pratiquer la section caesarienne (Août 1800). L'enfant, du sexe masculin, a été sauvé, mais la mère mourut le troisième jour après l'opération. L'entrée du bassin présente la forme d'une fente transversale; la sortie, quoique rétrécie d'avant en arrière, l'est en bien moindre dégré. Les fémurs sont courbés.

    a 230. *b* 220. *c* 28. *d* 45. *e* 128. *f* 105. *g* 120. *h* 80. *i* 105. *k* 121.

    V. OSIANDER, *Handb. der Entbind. kunst.* 1819. Th. I. p. 99. HOHL, *Lehrb. der Geburtsh.* 1855. p. 53. — Le bassin est connu sous le nom de Pelvis Hanoldii, de l'obstetricateur qui a assisté la femme.

320. 85. Moule en papier mâché d'un bassin de femme, oblique et rétréci à cause de rhachitisme; la colonne vertébrale est scoliotique dans la région lombaire, à convexité regardant à gauche; les os iliaques sont très perpendiculaires et pliés à concavité antéro-int., surtout celui du côté gauche, où le rétrécissement est aussi le plus sensible. Le bassin est situé obliquement par rapport au tronc; la hanche gauche élévée au-dessus de la droite; il est aussi tourné sur son axe vertical avec le côté droit en avant. — Tous ces moules en papier mâché ont été faits par Mr. FLEISCHMANN à Neurenberg.

    a 220. *b* 280. *c* 54. *d* 70. *e* 108. *f* 100. *g* 115. *h* 45. *i* 99. *k* 113.

321. 86. Moule en plâtre d'un bassin de femme du musée CAMPER, qui présente la difformité profuant de l'ostéomalacie, et ressemble béaucoup au moule décrit sous le N°. 81, excepté que le plus grand rétrécissement se trouve ici au côté droit; la symphyse pubienne a la forme d'une carine d'une longueur de 4 c.m., les os iliaques sont perpendiculaires et courbés en gouttière, surtout celui du côté droit. Le promontoire est tellement enfoncé que la ligne ilio-pectinée au lieu de descendre en avant doit remonter pour se continuer sur les branches horizontales du pubis.

    a 230. *b* 225. *c* 55. *d* 80. *e* 105. *f* 110. *g* 105. *h* 97. *i* 86. *k* 75.

OS DU SQUÈLETTE.

322. 87. Os claviculaire droit d'un enfant rhachitique, courbé tellement, que la partie moyenne est dirigée presque absolument d'avant en arrière dans un espace de 4 c.m. La courbure antérieure porte les traces d'une pseudo-fracture.

323. 88. Os de l'extrémité inf. droite d'un sujet non adulte encore, courbés d'une manière remarquable. L'os iliaque est récourbé en dedans par tout son bord, de sorte qu'il présente une excavation considérable, l'os est très mince, manquant de diploë en plusieurs endroits; la fosse cotyloide est percée en deux ou trois points. Le fémur est courbé à convexité ant. et ext., le col de l'os est déprimé de telle manière, que le sommet du trochanter s'élève plus haut que la tête du fémur; la partie inf. du fémur est comprimée d'avant en arrière; par conséquent les condyles sont aplatis et s'étendent dans la direction transversale. La ligne âpre du corps de l'os, qui forme le bord concave de la courbure est très prononcée. Le tibia est courbé plus fortement encore; l'axe de cet os est plié à angle aigu et bien que la longueur de l'os soit de 280 m.m., la distance rectiligne entre les deux extrémités n'est que de 120 m.m.; le péroné est courbé d'une manière analogue, formant un angle encore plus aigu. La distance réelle entre ses deux extrémités est de 80 m.m.; la longueur de l'os non courbé monte à 185 m.m.

324. 89. Fémur gauche, courbé à convexité ant. Quoique l'os porte les marques de l'âge adulte, il n'est que peu développé; la longueur est de 260 m.m., les apophyses et crêtes musculaires sont bien prononcées; le col est déprimé; la tête n'atteint pas à la hauteur du trochanter; la courbure très considérable de l'os est sans aplatissement.

325. 90. Fémur droit courbé à convexité ant. et ext. dans sa moitié sup.; l'os y est en même temps aplati comme un sabre de sarassin, le col est peu déprimé; l'os est très pesant.

326. 91. Fémur droit, courbé comme le précédent, mais sans un aplatissement aussi considérable; le col est plus déprimé; l'os moins lourd.

327. 92. Fémur gauche, courbé dans toute sa longueur; la forme de sabre y est très prononcée; à cause du développement de la ligne âpre du corps fémoral, située sur le bord concave de la courbure, le tranchant du sabre est concave et non convexe comme dans un sabre effectif. L'os est très poreux et léger; le condyle ext. a été enlevé.

328. 93. Fémur gauche très grand et courbé dans sa partie moyenne, et tellement tourné sur son axe, que dans sa position normale le

condyle interne fuit en arrière, tandis que l'externe se tourne en avant. Le col est déprimé; la tête descend au-dessous du niveau du trochanter.

329. 94. Fémur droit long et grêle, très léger; le col est déprimé et fait un angle droit avec le corps de l'os; la tête est aplatie, couronnée d'un anneau d'ostéophytes, sa surface est inégale par la consomption du cartilage, dont les restes ont acquis une dureté et un poli d'ivoire. Il est évident que ce sont ici les conséquences d'une coxarthrite sèche — *Malum coxae senile* —.

330. 95. Fémur d'un enfant, courbé à convexité ant. dans sa partie inf.; l'os n'est pas aplati; la partie courbée au contraire est tuméfiée, les épiphyses ne sont pas encore parfaitement développées, l'inférieure, cartilagineuse, ne s'est pas encore réunie au corps de l'os.

331. 96. Tibia et péroné de la jambe droite, courbés et tournés sur leur axe dans un dégré peu ordinaire. La courbure est à convexité post. Le bord concave commence à la tubérosité du tibia et finit sur le bord ant. du malléole. Le bord convexe commence sur le bord int. de la tête et finit en bas sur la face post. de l'os. Le corps du tibia est fortement aplati, les bords tranchants répondent à la convexité et à la concavité de la courbure. Dans sa moitié sup. l'os présente les traces d'une fracture oblique, guérie sans aucune difformité, apparemment une pseudo-fracture, comme elles se rencontrent souvent dans les os rhachitiques et courbés. La courbure du péroné répond en toutes manières à celle du tibia.

332. 97. Tibia gauche, courbé dans un moindre dégré, à convexité post.; la ligne concave descend de la tubérosité du tibia et se continue sur la face ant. de l'os jusqu'à sa partie inf.; la ligne convexe, qui commence au bord int. de la tête, se termine sur le bord post. du malléole.

333. 98. Tibia gauche, courbé dans sa partie inf. à convexité en avant et en dehors. Ce qui frappe surtout, c'est l'aplatissement extrême de l'os et la largeur, qu'il a acquise au niveau de la courbure.

334. 99. Tibia droit, courbé doublement en forme sigmoïde; la première courbure se dirige en dedans, la seconde est dirigée en dehors. Les courbures sont plus sensibles du côté ant. que de l'autre. L'os est latéralement comprimé. Les bords tranchants regardent en avant et en arrière.

335. 100. Tibia gauche avec une courbure dans sa moitié inf. présentant sa face convexe en avant et un peu en dedans. La compression latérale ne manque pas.

336. 101. Tibia gauche avec deux courbures moins prononcées que dans
le N°. 99; la première tourne sa convexité en dedans, la seconde en dehors; le bord ant. de l'os est tranchant et courbé
à convexité ant. dans la partie inf. de l'os.

337. 102. Tibia droit, courbé dans sa partie sup. à convexité en arrière
et en dehors. Par là la tête fait saillie en dedans. Cette difformité est encore agrandie par une dégénération des parties
articulaires. Les cartilages interarticulaires sont couvertis en
substance osseuse et tout-à-fait soudés à la tête du tibia. La
surface libre du méniscus interne ou médian est très grande
et polie comme l'ivoire; conséquences d'une gonarthrite sèche.

338. 103. Os péroné fortement courbé dans sa partie moyenne; la convexité regarde en arrière et en dedans. La crête interosseuse
est fortement prononcée dans la partie sup. de l'os, elle s'é-
carte de plus en plus de la face opposée et se continue dans
le bord convexe de la courbure; par là l'os acquiert une largeur
extraordinaire. Vers le malléole l'os reprend ses dimensions ordinaires.

339. 104. Os péroné courbé à convexité ant.; il est aplati latéralement;
vers le milieu de la courbure il a une largeur de 34 m.m.

340. 105. Os péroné, courbé de la même manière; l'aplatissement est
aussi fort que dans le spéc. précédent; la largeur de l'os au
sommet de la courbure est de 29 m.m.

DÉVIATIONS ET COURBURES DES OS DANS LES ANIMAUX.

341. 106. Colonne vertébrale avec les côtes et le bassin de l'Océlot — Felis pardalis — difforme par une courbure à convexité post.
— *Kyphosis* — dans la partie post. de la région thoracique. Jusqu'à la 7me v. thoracique la direction de l'épine est normale;
de ce point elle s'élève presque perpendiculairement jusqu'à la
15me v. thoracique; de là elle descend insensiblement jusqu'au
bassin. La courbure des côtes est régulière. Le bassin est comprimé latéralement; il est très étroit et les tubérosités ischiadiques sont recourbées en dehors. Cette difformité dépend sans
doute d'un rammollissement des os, joint à une attitude sédentaire trop longtemps prolongée, l'un et l'autre conséquences de
l'incarcération et du manque de mouvement.

342. 107. Squelette de l'Églefin — Gadus aeglefinus —, qui présente dans
son épine dorsale une courbure compliquée, qu'on peut nommer
scoliotique. Non loin de la tête l'épine est courbée à droite avec
une légère torsion, qui fait que les apophyses transverses du
côté convexe sont dirigées un peu en haut, celles du côté concave très sensiblement en bas, tandis que les apophyses épi-

neuses regardent à gauche ou dans le côté concave. Un peu plus loin la même chose se répète en sens inverse, formant une courbure secondaire à convexité gauche; cette courbure est plus courte et plus profonde que la première. Elle est suivie de près d'une courte courbure à convexité droite, dans laquelle la torsion des vertèbres sur leur axe est plus prononcée encore; enfin vers la partie caudale une dernière courbure plus large et moins profonde se manifeste à convexité regardant à gauche. De cette dernière courbure jusqu'aux rayons de la nageoire caudale l'épine est droite.

343. 108. Partie de l'épine dorsale du Flet — Pleuronectes flesus —, qui présente une courbure latérale très prononcée, s'étendant sur trois ou quatre vertèbres, sans torsion autour de l'axe longitudinal de l'épine.

344. 109. Partie de l'épine dorsale d'un poisson, dont l'espèce n'a pas été notée, dans laquelle on voit une déviation ou plutôt une inégalité dans la direction de haut en bas, dont la nature n'est pas très claire, soit une déviation kyphotique, soit la trace d'une fracture guérie.

345. 110. Bassin et omoplate difforme de l'Hyène — Canis hyaena —. La direction du bassin est tellement abnormal, qu'il forme avec l'épine dorsale un angle à-peu-près droit. Le bassin est rétréci latéralement; les tubérosités ischiadiques sont fortement courbées en dehors. Les omoplates sont courbées en dedans jusqu'à former par leur surface ant. une fosse naviculaire. l'épine de l'omoplate est pliée en deux et son bord libre réfléchi vers la surface de l'os. Ces difformités sont les suites d'un ramollissement des os, produit sans doute par la vie insalubre de la cage, où le sujet avait été longtemps gardé, jointe à l'attitude sédentaire trop longtemps prolongée.

5. FRACTURES.

346. 1. Crâne d'un Français présentant au côté gauche de la base, immédiatement derrière l'apophyse mammillaire, une fracture avec impression des os, qui a fait une ouverture, s'étendant de l'apophyse jusqu'au grand trou occipital, dont elle n'est séparée que par une lame osseuse mince. La balle de plomb, aplatie du choc, est conservée à côté de sa victime.

347. 2. Crâne d'un Anglais, qui fut atteint d'une balle au côté droit de la tête dans l'os pariétal, justement au-dessus de la ligne semicirculaire; tout près de la suture coronale, la balle a fait un trou ovalaire de $3\frac{1}{2}$ c.m. de long. De ce trou s'étend une

fissure, qui parcourt l'os pariétal jusque dans la suture sagittale, à 3 c.m. au-dessus de la lambdoïde. La balle pénétrant dans le crâne d'arrière en avant a continué sa route jusque sur la lame criblée de l'os ethmoïde, où elle s'est arrêtée en brisant la crista galli.

348. 3. Crâne d'un Elsassien, mutilé au côté gauche par une fracture compliquée, qui commence au bord supra-orbitaire et s'étend en arrière dans l'os pariétal et frontal, où il a détaché une esquille de 10 c.m. de long, qui comprend une partie de la suture coronale; des bords de cette suture des fissures s'étendent dans les os environnants, le bord sup. de la fracture s'étend en ligne droite, jusqu'à la hauteur de la bosse pariétale, où des esquilles ont été détachées. — Une plaie rectiligne, qui n'a pas pénétré dans la cavité cranienne se trouve dans l'os pariétal droit. Toute la mutilation a l'air d'avoir été fait par une arme tranchante (coup de sabre).

349. 4. Crâne avec une fracture double dans les deux os temporaux. Au côté droit un fragment a été détaché, qui comprend toute la pyramide avec la partie mastoïdienne; une petite esquille, qu'on peut insérer entre ce fragment, la squame du temporal et l'occipital, paraît être un os wormien, qui a été détaché en même temps. De l'autre côté un fragment beaucoup plus petit a été séparé, qui est la pointe de la pyramide. — La victime était un jeune homme, qui, tombant d'une voiture, eut la tête enclavée entre la roue et l'essieu.

349*. 4*. Parties molles de la face du même avec les traces d'une dilacération, dont on n'a pu apprécier l'étendue qu'à l'état frais. Maintenant encore on voit la partie de la peau, qui couvre le nez, entre les deux yeux et la lèvre sup., tout-à-fait déchirée. Du côté droit il y a des dilacérations comme des boutonnières à la joue jusque près de l'oreille. Les cheveux étaient arrachés en grande partie des tempes jusqu'à l'occiput, l'oreille droite était arrachée de sa place normale, le hélix déchiré. L'épiderme était enlevée sur une grande partie de la tête. La glande parotidée était déchirée dans sa partie ant. Les vaisseaux et les nerfs temporaux n'étaient pas blessés. Au côté gauche l'oreille et la peau derrière elle avaient été déchirées, mais dans une moindre étendue; les cheveux et l'épiderme y étaient arrachés comme de l'autre côté; en quelques endroits la peau était détachée des couches sousjacentes. — Partout il y avait du sang répandu sous la peau.

350. 5. Crâne d'une femme, qui tomba d'un escalier sur le sommet de la tête et mourut instantanément. Dans l'os pariétal gauche un

peu en arrière de la bosse il y a une fissure, qui commence comme une fente linéaire, mais qui se continuant en avant et à droite, acquiert plus de largeur jusqu'à ce qu'elle atteint la suture coronale, dans laquelle elle se continue à droite dans la forme d'une diastase, jusqu'à l'extrémité inf. de la suture, où la fissure se continue encore dans une petite diastase entre l'aile sphénoidale et la partie squameuse du temporal. Les os sont très hyperaemiques. — La mort subite doit être attribuée à une commotion du cerveau.

351. 6. Crâne d'un Javanais, qui montre les cicatrices de deux plaies considérables dans la voûte, faites par armes tranchantes; l'une est d'un coup de sabre dans le pariétal droit, qui est guéri avec une légère inégalité des bords de la plaie, l'autre dans le pariétal gauche a laissé une perte de substance, qui constitue une petite ouverture ovoide, qui pénètre dans la cavité du crâne.

352. 7. Voûte du crâne portant une cicatrice dans l'os pariétal droit, d'une plaie faite par arme tranchante. La surface ext. est inégale; à l'intérieur la cicatrice est accusée par une élévation de la table int. sans aspérités.

353. 8. Crâne d'un matelot, qui mourut à la suite d'une chute du haut d'une vergue. Dans la partie gauche il y a une fissure très fine dans l'os pariétal, s'étendant de son angle sphénoïdal en arrière presqu'en parallèle avec la suture squameuse.

354. 9. Partie du crâne, qui présente une plaie très étendue dans l'os pariétal, commençant à son bord ant. et s'étendant en arrière dans une longueur de 8 c.m. avec une largeur d'un c.m. — Plus de la moitié de la plaie est comblée et guérie avec une dépression de la surface ext.

355. 10. Voûte du crâne, qui présente les traces d'une plaie, qui s'étend obliquement par toute la partie frontale; la réproduction a été à l'oeuvre et en plusieurs endroits les bords de l'os sont réunis; il ne reste que deux ou trois petites ouvertures.

356. 11. Crâne, qui présente les traces d'une fracture transverse des os du nez. Au côté droit l'os est guéri sans aucune difformité; de l'autre côté, où la fracture était plus oblique, le fragment inf. a superposé sa marge sup. au fragment sup.

357. 12. Crâne, qui présente les traces d'une fracture oblique des deux os du nez, guérie presque sans aucune inégalité.

358. 13. Voûte du crâne atteinte d'une balle au milieu de l'os pariétal droit; un fragment de l'os a été détaché, probablement avec enfoncement, car on y a fait une ouverture au trépan, qui termine en arrière la perte de substance.

359. 14. Crâne d'un jeune homme, dans lequel on remarque un trou, irrégulièrement rond, à marges déprimées, dans la table int., d'où s'étend une fissure, qui descend jusque dans la suture squameuse. Le trou a été fait par une cheville de fer assez lourde et pointue, qui était tombée à pic sur la tête de l'homme.

359*. 14*. L'instrument de la mort du jeune homme, qui s'était enfoncé dans le crâne jusqu'à la ligne indiquée sur la surface.

360. 15. Voûte du crâne, dans laquelle on voit une fissure compliquée ; au côté gauche il y a une fente, qui de la suture coronale s'étend en arrière et une autre plus large, qui de l'extrémité de la première descend jusque dans la suture squameuse ; près de la jonction de ces deux fissures il y a un trou fait au trépan.

361. 16. Voûte du crâne d'un jeune homme, qui avait attrapé une fracture dans la moitié droite de la suture coronale, et qui fut trépané pour enlever des esquilles enfoncées ; du côté de la lésion la dure mère est épaissie, couverte d'une couche blanche et très dure, suite d'une inflammation, qui tendait probablement à réparer la perte de substance par une nouvelle formation osseuse.

362. 17. Crâne d'un homme, qui fut soumis à la trépanation, qui a laissé un trou d'un diamètre de 4 cm., dans la moitié gauche du crâne, à demi dans l'os frontal et à demi dans le pariétal. Cette ouverture est bouchée par une substance membraneuse pellucide, qui s'est développée des bords osseux de la plaie, indépendemment de la dure mère.

363. 18. Voûte du crâne d'un homme tombé d'une grande hauteur, dont une fracture avec compression du cerveau par le sang épanché avait été la suite, qui demandait la trépanation. L'ouverture faite au crâne est à demi remplie par une substance membraneuse, formée dans les bords osseux de l'ouverture. Des vestiges d'une formation osseuse se voient à ces bords, et au milieu de la membrane obturatrice il y a un point d'ossification entièrement libre.

364. 19. Voûte du crâne, qui présente dans l'os pariétal droit, tout près de la suture sagittale les traces d'une ouverture circulaire, d'un diamètre de 4 cm., faite au trépan selon toute apparence, l'ouverture est en grande partie comblée par une substance osseuse, qui s'est étendue des marges environnantes, de sorte qu'il ne reste qu'un petit trou au milieu ; si ce trou s'était bouché entièrement la guérison aurait été complète avec une cicatrice très déprimée.

365. 20. Mâchoire inf. d'un vieillard, dans laquelle il y a une fracture très oblique, guérie sans beaucoup de difformité, dans la moitié droite du corps.

366. 21. Côte gauche, cassée vers son extrémité ant.; le fragment post. est superposé à l'autre; une formation de cal de peu d'étendue les unit.

367. 22. Côte gauche, dans laquelle on voit les traces de deux fractures bien guéries, sans difformité considérable.

368. 23. Trois côtes droites, présentant les traces d'une fracture plus ou moins oblique, un peu au devant de leur angle; la guérison s'est faite par une formation de cal, qui s'est étendue dans les interstices des côtes, passant de l'une à l'autre et formant une lame osseuse, d'une longueur de 2 à 3 c.m.

369. 24. Trois côtes droites, cassées à différente hauteur; la réunion s'est faite par une lame osseuse, comme dans le spéc. précédent; mais cette lame est plus irrégulière et plus étendue.

370. 25. Os innominé gauche d'un militaire, qui fut atteint d'une balle au-dessus de la hanche droite, qui pénétra dans l'abdomen et en sortit par l'os iliaque gauche un peu au-dessous de l'épine ant.-sup., tout près du bord ant. de cet os; elle y a laissé un trou circulaire, nettement circonscrit au-dedans; à l'extérieur une esquille plus étendue a été emportée.

371. 26. Bassin d'une femme, qui présente les traces d'une fracture guérie, qui s'est étendue dans l'os iliaque gauche, descendant de la partie post. de la crête presque perpendiculairement sur la ligne ilio-pectinée près de l'articulation sacro-iliaque, dans l'os pubien vers son milieu et dans l'os ischiadique justement au-dessous de la fracture précédente. La femme était tombée d'une hauteur de 18 pieds, sur le bord d'un seau. Elle survécut à la chûte et la fracture est guérie sans difformité, excepté dans l'os iliaque, où il y a une perte de substance.

372. 27. Moule en plâtre d'un os innominé droit, avec des lignes indiquant une fracture compliquée de l'os, qui a été divisé en plusieurs parties; la fracture parcourt entr'autre la cavité cotyloidienne.

373. 28. Omoplate avec la clavicule et le humérus gauches. Dans ce dernier on voit les restes d'une fracture oblique un peu au-dessous de la tête, guérie presque sans difformité par une substance osseuse, qui entoure la fracture du côté ext. comme d'un anneau; au côté post. il y a une esquille, dont la pointe libre fait saillie.

374. 29. Humérus avec une fracture dans sa moitié sup., guérie avec une légère courbure.

375. 30. Humérus avec les traces d'une fracture guérie dans son milieu. La nouvelle masse osseuse est hérissée de quelques esquilles très pointues.

376. 31. Préparation semblable.

377. 32. Extrémité inf. de l'humérus avec les extrémités sup. des os de l'avant-bras atteintes d'une balle, qui a pénétré dans l'articulation sans causer de fracture, mais une inflammation carieuse, qui a laissé ses traces dans les surfaces des os.

378. 33. Préparation semblable; la guérison s'est faite avec plus de difformité à cause du déplacement des fragments.

379. 34. Humérus avec une fracture incomplète de la tête, guérie avec une dépression notable.

380. 35. Humérus avec une vieille fracture oblique guérie. L'os est divisé en long pour faire voir que la guérison s'est faite avec peu de difformité et que les écorces des fragments, situées l'une à côté de l'autre, sont détruites par absorption, afin de réintégrer la cavité médullaire.

381. 36. Humérus cassé vers son tiers sup. et guéri avec beaucoup de difformité à cause de la distance, qui est restée entre les fragments. La figure de l'os est en zigzag.

382. 37. Omoplate droite avec le humérus qui est divisé en deux par un coup de feu; le fragment inf. contient une esquille nécrosée, mais non tout-à-fait détachée encore. Dans le fragment sup. la cavité médullaire est fermée par le cal, qui s'est développé et de la membrane médullaire et des bords de l'os entr'elle et le périoste.

383. 38. Cubitus et radius fracturés dans leur milieu; les fragments se sont posés l'un à côté de l'autre en faisant un raccourcissement notable des os. Dans les fragments la cavité médullaire est fermée et ils se sont réunis sans aucune formation de cal surabondant.

384. 39. Cubitus gauche courbé dans sa partie inf., à cause d'une fracture mal réduite; l'extrémité inf. est dirigée en arrière.

385. 40. Ulna gauche, qui présente les traces d'une fracture au milieu, guérie sans autre difformité qu'un renflement à la hauteur de la fracture.

386. 41. Radius cassé dans sa partie moyenne; le déplacement a été anguleux et l'os en est rendu courbé à convexité latérale.

387. 42. Bassin d'un homme avec la partie inf. de la colonne vertébrale, qui est scoliotique à convexité gauche; dans la cavité cotyloïdienne gauche on voit la tête du fémur qui a été séparée du col et présente une surface plane, égale, qui forme un angle droit avec l'axe du col. — De la vente de SANDIFORT.

388. 43. Bassin d'une femme avec la partie sup. des fémurs; au côté gauche la tête du fémur a été séparée du col par une fracture intra-capsulaire complète; elle est libre dans la cavité cotyloïdienne et n'y est retenue que pas un reste du ligament capsu-

laire, qui réunit la tête et le col du fémur avec la marge sup. de la cavité articulaire.

389. 44. Bassin d'homme, dans lequel au côté droit la tête du fémur est séparée du col, au dedans de la cavité articulaire, comme dans le spec. précédent. L'articulation est ouverte du côté ant. pour faire voir les surfaces osseuses de la fracture, qui se touchent. On y voit comment elles sont rendues lisses et dures, couvertes en quelque sorte par une nouvelle écorce, comme pour subvenir au manque d'articulation.

390. 45. Os iliaque gauche d'une femme avec la partie sup. du fémur, qui présente une double fracture; l'une est dans le col du fémur; par elle la tête à été séparée du corps de l'os et parait s'être unie inséparablement avec la surface acétabulaire; le corps de l'os avec le trochanter tuméfié s'est élevé au-dessus du niveau de l'articulation et est uni solidement aux bords de la cavité; une seconde fracture au-dessous du trochanter, presque transverse et séparant le corps du fémur de son extrémité sup.; n'est pas guérie entièrement, mais laisse encore au fémur quelque mobilité comme dans une pseudarthrose. La direction du fémur (dans la pièce séchée) est directement en avant.

391. 46. Partie de l'os innominé droit avec la cavité cotyloïdienne, contenant la tête du fémur, qui est séparée du col par une fracture intracapsulaire. Il n'y a pas un indice de réunion; mais le ligament capsulaire est épaissi et contient en plusieurs endroits des points osseux de nouvelle formation.

392. 47. Os iliaque gauche avec la tête du fémur, détachée du col par une fracture intracapsulaire et rétenue dans l'acetabulum. La surface de la fracture s'est recouverte d'une nouvelle écorce très dure.

393. 48. Préparation semblable du côté droit.

394. 49. Bassin d'une fille de 4 ans avec les fémurs. Au côté gauche il y a une fracture intracapsulaire du col, avec un enfoncement du fond de la cavité cotyloïdienne, dont les parties se sont disjointes, ce qui donne une saillie très prononcée dans la cavité pelvienne. La tête et le col du fémur sont en partie resorbés.

395. 50. Partie sup. du fémur avec la tête après une fracture intracapsulaire non guérie. Au rebord sup. de la tête une partie du col est restée et ce fragment a été enfoncé dans la substance spongieuse du col, de telle manière cependant que ces pièces ne se sont pas réunies, mais que le fragment pointu à la tête s'est creusé une cavité dans le col où il se meut librement, quoiqu'avec peu d'étendue. Les surfaces osseuses qui se frottent

dans ce mouvement sont aplanies et dures. Le malade, homme robuste, avait fait une chute sur le trochanter et était resté boiteux pendant toute sa vie. — v. E. Sandifort l. c. Vol. 1 p. 205. Tab. LXXVIII. fig. 4, 5, 6, 7. De la vente de Sandifort.

396. 51. Partie sup. du fémur avec la tête, séparée par une fracture intracapsulaire, la tête est en partie résorbée, la surface de la fracture au contraire est endurcie et presque lisse. Le corps du fémur présente à la face interne de son extrémité sup. une excavation couverte d'une écorce dure et polie, qui couvre de ce côté la surface de la fracture et a été probablement en contact avec d'autres parties osseuses, comme la surface de la fracture dans la tête et les parois environnantes du bassin.

397. 52. Partie sup. du fémur, qui présente à-peu-près la même altération; les faces de la fracture sont plus irrégulières et éburnées.

397*. 52*. Articulation coxo-fémorale (en liqueur) avec une fracture du col fémoral au dedans de la membrane capsulaire.

398. 53. Partie sup. du fémur avec les suites d'une fracture extracapsulaire, avec enfoncement du fragment médian dans la substance du trochanter, guérie avec une dépression notable de la tête du fémur.

499. 54. Fémur droit, dont le col a été brisé en dehors de la membrane capsulaire, avec formation d'esquilles, qui se sont déplacées en bas et en dedans. La guérison s'est faite avec quelque difformité, par un cal surabondant. — v. Sandifort, l. c. II. 206. Tab. LXXVII. fig. 3, 4.

400. 55. Partie sup. du fémur avec une fracture oblique guérie. La tête avec le fragment sup. sont atrophiés. A l'intérieur on voit encore un reste d'une cloison dans l'os, formée par les écorces des fragments, qui se trouvaient à côté l'un de l'autre, à la suite du déplacement.

401. 56. Fémur droit après une fracture extracapsulaire du col, dont il ne reste qu'un tronçon défiguré; la tête manque. Dans toute sa partie sup. le fémur est un peu atrophié.

402. 57. Préparation semblable d'un fémur gauche; il n'y a plus aucune trace de col.

403. 58. Préparation semblable; le col n'est pas tout-à-fait détruit.

404. 59. Préparation semblable, le grand trochanter est atrophié et creusé profondément.

405. 60. Fémur droit, dont la partie sup. est très difforme à la suite d'une fracture du col avec enfoncement du fragment dans la substance du trochanter. Toute les parties réunies ainsi abnormément sont attaquées d'atrophie et de résorption interstitielle, qui les a pro-

fondément creusées et s'est étendue sur la tête, dont il ne reste qu'un tronçon.

406. 61. Fémur droit avec sa tête séparée par une fracture du col; cette dernière partie manque absolument ayant été résorbée. La surface de la fracture dans la tête est couverte d'une substance ligamenteuse, provenant sans doute du ligament capsulaire; celle dans le corps du fémur est couverte d'une nouvelle écorce dure.

407. 62. Fémur gauche après une fracture du col dont il ne reste aucun indice au corps de l'os; la tête manque. Dans la partie inf. du fémur il y a une fracture oblique guérie avec une légère difformation.

408. 63. Fémur droit, dont le col a été cassé en dehors de la membrane dans une direction oblique, de telle sorte qu'une partie est restée attachée au corps de l'os, formant à sa face ant. un fragment saillant et pointu. La surface de la fracture est couverte d'une nouvelle écorce dure. — Ces Nos. 61, 62 en 63 sont de la vente de Sandifort.

409. 64. Moitié sup. du fémur avec une fracture oblique, qui s'étend dans une longueur de 15 c.m. Les fragments ont subi un déplacement longitudinal et se sont réunis avec une difformité considérable.

410. 65. Fémur cassé un peu au-dessus de sa moitié; le déplacement a été angulaire, les deux parties se sont réunies sous un angle de 70° environ; l'os a perdu ses condyles; la tête et le col sont à demi détruits.

411. 66. Fémur droit qui présente une fracture compliquée avec un déplacement considérable des esquilles, qui sont réunies par une masse osseuse exubérante et difforme, qui constitue une tumeur d'une circonférence de 25 c.m.

412. 67. Fémur droit avec les traces d'une fracture oblique, guérie sans autre difformité qu'une courbure de l'os à convexité regardant en dehors.

413. 68. Fémur droit avec les suites d'une fracture double, guérie avec un déplacement angulaire et selon la circonférence, ce qui donne à l'os une forme très singulière, moitié courbure, moitié rotation.

414. 69. Préparation semblable; la difformité est moindre que dans le spec. précédent, par ce qu'il n'y a point de déplacement angulaire.

415. 70. Préparation semblable; le déplacement angulaire existe dans la fracture inf., la convexité de la courbure regarde en avant; une esquille de la fracture sup. fait saillie à la face ant. de l'os.

416. 71. Fémur gauche, dont la fracture, au milieu de l'os, est guérie sans autre difformité qu'une courbure à convexité en dehors. La surface est très peu inégale.

417. 72. Préparation semblable, la courbure est encore moindre que dans le spéc. précédent; il n'y a qu'une inégalité à la hauteur de la fracture.

418. 73. Préparation semblable; l'inégalité de la surface et le renflement de l'os sont plus considérables.

419. 74. Fémur avec une fracture dans la partie sup. de l'os; les fragments se sont posés latéralement l'un contre l'autre et se sont réunis dans cette position. La guérison n'est qu'imparfaite, puisque la cavité médullaire dans le fragment sup., qui fait saillie, ne s'est pas fermée.

420. 75. Partie sup. du fémur avec une fracture oblique. Les fragments se sont déplacés longitudinalement, glissant l'un sur l'autre, ce qui a rendu l'extrémité beaucoup plus courte et la partie sup. de l'os très difforme.

421. 76. Préparation semblable; la fracture est située un peu plus bas; les fragments ont glissé l'un sur l'autre et se joignent dans une direction angulaire; la difformité en est plus grande.

422. 77. Fémur cassé avec formation d'esquilles; il y a un déplacement angulaire considérable; la cavité médullaire est fermée dans les deux fragments; la partie osseuse intermédiaire est en voie de résorption pour rétablir la communication dans la cavité médullaire, comme on voit dans la section longitudinale de l'os.

423. 78. Bassin avec les deux fémurs d'un militaire, qui reçut une balle dans la cuisse gauche, qui fracassa l'os vers son milieu et en emporta quelques esquilles; le fragment sup. s'est tourné fortement en dehors, ce qui fait que sa direction fait un angle avec celle du fragment inf. Dans cette position ils se sont réunis par une matière osseuse qui entoure les esquilles, quelques unes ont été détachées, une autre tout-à-fait nécrosée, est environnée par la nouvelle masse comme un séquestre dans sa capsule osseuse, mais parfaitement libre et mobile. Une autre balle était entrée dans l'aponévrose du muscle grand fessier.

424. 79. Fémur avec une fracture avec déplacement angulaire des fragments et rotation du fragment inf. La réunion s'est faite sans autre difformité.

425. 80. Fémur gauche, cassé au-dessous de sa moitié; le fragment inf. s'est dirigé en dedans et a glissé sur l'extrémité du fragment sup., ce qui fait un déplacement angulaire, dont l'interstice est rempli par une masse osseuse, ce qui rend le fémur très difforme.

426. 81. Fémur gauche, cassé dans sa partie inf. et guéri avec un déplacement angulaire, à convexité en dehors; le fragment inf. est atrophié et creux.

427. 82. Fémur gauche avec une difformité pareille, après une fracture
au milieu de l'os; le déplacement angulaire est peu considérable, mais les fragments ont glissé l'un sur l'autre.

428. 83. Préparation semblable, la réunion s'est faite par un cal peu
volumineux.

429. 84 Fémur cassé dans sa partie inf.; le fragment inf. s'est tourné
sur son axe et a dirigé sa pointe en dehors; il y a par conséquent déplacement angulaire et en même temps longitudinal; la
pointe du fragment inf. est saillante et sa cavité médullaire n'est
pas fermée.

430. 85. Fémur droit cassé dans sa partie inf. et guéri avec un déplacement longitudinal considérable; les fragments sont situés l'un
sur l'autre sans interstice.

431. 86. Préparation semblable à la précédente.

432. 87. Préparation semblable; le déplacement longitudinal est considérable (10 c.m.); la direction des fragments est parfaitement rectiligne et la réunion s'est faite par une formation osseuse aussi
mince que possible. Là, où les surfaces se touchent, il n'y a
qu'une petite masse osseuse pour combler l'intervalle.

433. 88 Fémur cassé dans sa partie inf.; les fragments sont déplacés
selon la longueur de l'os, le fragment inf. a dirigé sa pointe en
arrière, ce qui donne une distance entre les os, qui est comblée
par la formation de bandes osseuses, qui passent de l'un à l'autre;
la cavité médullaire du fragment sup. est restée ouverte.

434. 89. Préparation semblable à la précédente pour ce qui regarde le mode
de déplacement; la fracture réside dans la partie sup. de l'os.

435. 90. Fémur cassé dans sa partie inf., dont les fragments sont restés
à quelque distance l'un de l'autre; l'intervalle a été comblé par
une formation nouvelle, qui a fait une masse osseuse d'une hauteur de 4 c.m. et d'une largeur de 2 c.m.; la difformité est
très grande.

436. 91. Préparation semblable.

437. 92. Préparation semblable mais beaucoup plus difforme, à cause de
la plus grande distance entre les fragments, leur direction angulaire et le déplacement longitudinal plus considérable. Le fragment inf. fait saillie en haut.

438. 93. Fémur avec une fracture oblique vers son milieu. Les fragments
ont glissé l'un sur l'autre dans une étendue de 10 c.m.; ils ont
laissé un espace de 2 c.m. entr'eux, de sorte qu'une lame osseuse a dû se former pour combler cet intervalle et les réunir.
Cette lame est creusée et percée dans son milieu par un procès
de résorption secondaire. Les écorces des fragments, qui sont

ouverts en long, n'offrent aucune trace d'avoir participé à ce procès. La cavité médullaire est fermée dans tous les deux.

439. 94. Partie inf. du fémur, cassé obliquement au-dessus des condyles et guéri avec déplacement longitudinal, le fragment sup. s'est placé avec son extrémité au-dessus du condyle interne; la cavité médullaire est ouverte. Les mouvements du genou étaient fort bornés.

440. 95. Préparation semblable; la fracture oblique s'étend d'arrière en avant et en bas; la pointe du fragment sup. s'est mis justement au-dessus du bord interne du condyle ext.

441. 96. Fémur cassé au-dessous de sa moitié avec déplacement longitudinal.

442. 97. Fémur gauche atteint d'une balle dans sa partie inf. et cassée en plusieurs fragments; le fragment sup. et inf. ont glissé l'un sur l'autre; la pointe du premier s'est enfoncé dans la substance du condyle int.; la guérison s'est faite par une masse osseuse, qui ne réunit qu'imparfaitement les divers fragments.

443. 98. Partie inf. du fémur avec la partie sup. des os de la jambe; le fémur présente une fracture oblique; les fragments ont glissé l'un sur l'autre dans une grande étendue; l'inférieur en avant, le supérieur en arrière; la rotule a été cassée, sa partie inf. est restée dans le voisinage du tibia, l'autre est libre et à une grande distance, attachée à une lanière de la peau.

444. 99. Fémur avec les os de la jambe; le fémur a été atteint par une balle, qui n'a fait qu'effleurer le périoste à la face post. de l'os, où, à la suite d'une périostite traumatique il s'est développé un produit osseux de forme singulière, réprésentant un arc déprimé, qui s'élève sur l'os, avec une longueur de 9 et une hauteur de 3 centimètres.

445. 100. Partie sup. d'un fémur cassé par une balle, non réunie au fragment inf.

446. 101. Partie inf. du fémur, atteint d'une balle, qui a détaché le condyle ext. et plusieurs esquilles qui se sont perdues, d'où résulte une grande perte de substance. Au-dessus de la fracture l'écorce de l'os est nécrosée dans une grande étendue. On aperçoit déjà les premières traces d'un procès éliminatoire.

447. 102. Articulation du genou; le ligament de la rotule a été déchirée et la rotule elle-même déplacée en haut contre le corps du fémur, jusqu'à 5 c.m. au-dessus de la fosse patellaire; elle y a produit une excavation assez profonde, comme une nouvelle fosse articulaire. Vis-à-vis de l'articulation du genou il y a une nouvelle masse osseuse déposée dans l'appareil ligamenteux, irrégulière, difforme, mais qui réprésente une nouvelle rotule.

448. 103. Articulation du genou avec la rotule, qui présente au milieu de sa face post. une dénudation de cartilage dans une ligne transversale. Ce premier indice d'atrophie doit être considéré comme l'avant-coureur d'une fracture spontanée de l'os.

449. 104. Articulation du genou gauche avec une fracture verticale de la rotule près de son bord externe, guérie sans aucune difformité.

450. 105. Rotule présentant une fracture transverse; les fragments se sont écartés à une grande distance, qui est remplie par une masse ligamenteuse (Prépar. en liqueur).

451. 106. Articulation du genou, difforme au plus haut dégré, à la suite d'une plaie d'arme à feu; la balle a brisé la partie inf. du fémur et cette fracture est guérie avec déplacement par une masse osseuse très volumineuse; les extrémités articulaires des os sont excessivement tuméfiées; la surface cartilagineuse est inégale, rouge, entourée d'un anneau d'ostéophytes verruqueux, la rotule est difforme, une pièce osseuse lui adhère au bord inf. et interne; les condyles du fémur proéminent en arrière et ont l'air d'avoir été détachés et réunis au corps de l'os sans réposition normale. Tout indique une lésion du genou indépendente de la fracture du fémur. — Puisque les annotations historiques manquent il n'est pas possible de savoir, si toute la blessure a été faite par le même projectile.

452. 107. Partie inf. du fémur et partie sup. des os de la jambe; l'articulation a été frappée d'une balle, qui a pénétré et qui a emporté une esquille très étendue de la partie sup. et post. du tibia.

453. 108. Articulation du genou, atteinte d'une balle, qui a déchiré les ligaments, entr'autres les lig. cruciés. Les extrémités articulaires sont dénudées de cartilage, ce qui dépend de l'inflammation et de l'ulcération, qui ont été les suites de la blessure.

454. 109. Préparation semblable; la balle a brisé le bord ant. de la tête du tibia, derrière le ligament de la rotule; les surfaces articulaires sont dépourvues de cartilage.

455. 110. Articulation du genou atteinte d'une balle, qui a causé une fracture oblique dans la partie inf. du fémur, avec impression de la substance osseuse et détaché l'épiphyse inf. du fémur avec ses condyles. Les surfaces articulaires sont dépourvues de cartilage; le ligament de la rotule est déchiré.

456. 111. Partie sup. du tibia droit, avec une contusion de l'extrémité articulaire, dont la surface est enfoncée et nécrosée; la partie moyenne du cartilage est détruite. A la face post. de l'os on voit une fissure perpendiculaire y pénétrer à une profondeur de 2 c.m.; les bords de cette fissure sont nécrosés. La cause est inconnue.

457. 112. Tibia gauche d'un soldat, qui eût la jambe fracassée par un caisson, passant par-dessus; la fracture était compliquée de lésions considérables des parties molles et l'os fut entièrement divisé en deux. La réunion ne s'est pas faite. Les fragments sont cariés à la surface et dans le centre on voit un séquestre détaché, mais retenu encore par les parties voisines; son bord sup. présente trois dentelures fort prononcées. Le péroné est intact.

458. 113. Tibia cassé au-dessous de sa tubérosité, dans une direction oblique, les fragments se sont déplacés, l'inférieur est échappé en haut, tandis que la tête est déprimée et déplacée en dehors.

459. 114. Tibia gauche avec les restes d'une fracture compliquée dans sa partie sup., cette partie est enflée et difforme; on y reconnaît encore les esquilles, qui se sont confondues dans une seule masse osseuse. La direction de l'os ne présente rien d'abnormal, si ce n'est une très légère courbure à convexité ant.

460. 115. Tibia gauche, cassé dans sa partie sup. par une fracture très oblique, dirigée de dehors et d'enhaut en dedans et en bas; les fragments ne sont pas restés entièrement en contact, ce qui fait que la partie fracturée est enflée et inégale.

461. 116. Préparation semblable, le déplacement est un peu angulaire; les fragments se dirigent en dehors; le sup. aussi en arrière; toutefois la difformité est moindre que dans le Nᵒ. précédent. Dans la section longitudinale on voit que la communication de la cavité médullaire ne s'est pas rétablie, puisqu'il y a encore une cloison de substance dure, qui la divise.

462. 117. Tibia droit, présentant dans sa partie moyenne une fracture oblique descendant d'avant en arrière et en bas; les fragments ont glissé l'un sur l'autre, les deux extrémités font saillie; celle du fragment inf. regardant en avant et en haut, celle du fragment sup. en sens inverse.

463. 118. Tibia avec une fracture semblable; les fragments sont déplacés latéralement.

464. 119. Tibia avec une fracture semblable; les pointes libres sont
465. 120. moins saillantes.

466. 121. Préparations semblables, les pointes des fragments, moins saillantes encore, commencent à se cacher dans une partie épais-
467. 122. sie de l'os, autour de la fracture.

468. 123. Tibia dans lequel une fracture au milieu de l'os est guérie sans autre difformité qu'un renflement. Les pointes des fragments ne sont point du tout saillantes.

469. 124. Tibia droit cassé et guéri avec un déplacement angulaire; les fragments chassés en partie l'un sur l'autre, forment un angle obtus, fermé du côté int. Le fragment inf. a tourné sur son axe avec sa face médiane en avant.

470. 125. Préparation semblable; la courbure angulaire de l'os est moins prononcée.

471. 126. Tibia cassé un peu au-dessous de son milieu; les fragments se sont tellement déplacés, que l'os forme une courbure à convexité post. Au reste la difformité de la fracture n'est pas grande.

472. 127. Tibia, dont la fracture oblique est guérie avec une difformité considérable, puisque les fragments se sont posés l'un à côté de l'autre; le sup. déviant en dedans, l'autre en dehors.

473. 128. Tibia avec une fracture oblique de peu d'étendue dans sa partie inf., guérie sans autre difformité qu'un renflement circulaire, et une petite bosselure, formée par l'extrémité du fragment inf.

474. 129. Tibia avec une fracture oblique beaucoup plus longue dans la même partie de l'os, guérie également sans difformité.

475. 130. Tibia dans lequel une fracture semblable est guérie avec un peu plus de difformité; les pointes des fragments faisant saillie.

476. 131. Préparation semblable; la fracture descend plus bas.

477. 132. Tibia avec une fracture oblique immédiatement au-dessus de son extrémité inf.; les fragments ont glissé l'un sur l'autre, le sup. déplacé en avant, l'autre en arrière. Une ouverture fistuleuse, située à la face médiane au-dessus du malléole int., conduit dans une cavité, où l'os est creusé par une carie secondaire.

478. 133. Tibia avec une fracture oblique dans sa partie inf.; les os se sont déplacés en long et le fragment inf. s'est dirigé en dehors.

479. 134. Fracture semblable dans le tibia, située un peu plus bas; le fragment inf. présente une pointe très affilée en haut et en dehors.

480. 135.
481. 136. Préparations semblables; la pointe libre du fragment inf. est
482. 137. moins prononcée; mais ce fragment lui-même est toujours dirigé en dehors et plus ou moins en avant ou en arrière.
483. 138.

484. 139. Tibia avec une fracture transverse, guérie avec un renflement circulaire de l'os.

485. 140. Tibia cassé dans sa partie inf.; les fragments se sont déplacés à angle obtus, ouvert en avant.

486. 141. Tibia cassé dans son tiers inf., le fragment inf. s'est porté avec le malléole en dedans, quoique sa pointe sup. ne fait point sail-

lie en dehors. Par conséquent l'os semble courbe dans sa partie inf. à concavité en dedans.

487. 142. Tibia gauche, qui présente dans sa partie inf. les traces d'une lésion précédente; l'extrémité est enflée, couverte en quelques endroits d'ostéophytes; la surface cartilagineuse pour l'articulation de l'astragale est divisée en trois parties, et vers le bord ext. l'os est creusé par une carie secondaire, suite de la fracture.

488. 143. Péroné avec une fracture oblique dans sa partie sup.; les fragments se sont déplacés en angle, ouvert latéralement.

489. 144. Partie sup. du péroné, séparée de la partie inf. par une fracture, dont les bords ne présentent aucun signe d'un travail réparateur; la forme de la fracture est un peu en bec de flûte.

490. 145. Partie moyenne d'un péroné, présentant une fracture guérie; les fragments sont posés l'un à côté de l'autre et réunis ensemble à la hauteur de leurs extrémités par une couche osseuse très mince; mais comme ils sont déplacés selon le diamètre longitudinal dans une étendue de 4 c.m., il reste entre les deux points de réunion un espace libre, formant une ouverture ou un petit canal ovalaire, d'une longueur de 15 c.m.

491. 146. Péroné cassé vers son milieu; le fragment inf. s'est dirigé en avant et en dedans, les extrémités sont juxta-posés.

492. 147. Péroné cassé dans son quart inf.; les fragments sont guéris dans un déplacement angulaire; le sup. est dirigé en dedans, l'autre est collé à sa face ext.

493. 148. Péroné cassé à la même hauteur; les fragments se sont juxtaposés dans une étendue de 1 c.m.; les extrémités sont tout-à-fait libres, celle du fragment inf. regarde en haut et en arrière, l'autre en bas et en avant.

494. 149. Péroné avec une fracture assez semblable à la précédente, guérie avec une égale difformité.

495. 150. Péroné, cassé un peu au dessus du malléole; le mode de déplacement et de guérison est semblable à celui du N°. 147. La déformation cependant est moins grande.

496. 151. Partie inf. du péroné avec une fracture oblique, très longue et compliquée, qui a divisé cette partie de l'os en trois esquilles, qui ont glissé l'une sur l'autre et se sont réunies avec un déplacement considérable.

497. 152. Péroné avec une fracture double; la première un peu au-dessous du tiers sup., l'autre dans le tiers inf.; dans la première le fragment sup. s'est mis au côté interne de l'autre; ils se couvrent dans une étendue de 2 c.m.; dans la seconde fracture

le déplacement est absolument semblable et tout aussi grand ; l'os est hérissé de petits ostéophytes.

498. 153. Tibia et péroné gauches avec les indices d'une fracture oblique dans la partie inf. du tibia et d'une autre, également oblique, dans la partie sup. du péroné. La direction de la fracture dans les deux os est d'enhors et d'enhaut en dedans et en bas ; toutes deux sont guéries avec très peu de difformité.

499. 154. Tibia et péroné droits, cassés à la même hauteur vers le milieu de la jambe ; les fragments se sont déplacés en long et à angle fermé en avant et en dedans ; la courbure est plus forte dans le péroné que dans le tibia, aussi les fragments ont glissé plus avant dans ce premier des deux os.

500. 155. Os de la jambe gauche cassés vers le milieu ; les fragments se sont déplacés considérablement ; les deux fragments sup. se sont tournés ensemble vers le côté interne et en arrière ; ils ont glissé sur les fragments inf., qui se sont dirigés en avant et tournés sur leur axe avec le bord interne en avant. Cette déviation se prononce surtout dans le tibia ; le raccourcissement et la difformité sont très grands. A la hauteur de la double fracture une matière osseuse réunit les os ensemble ; la cavité médullaire est à-peu-près rétablie et dans la plaque osseuse, étendue entre les deux os, il y a aussi une substance spongieuse.

501. 156. Os de la jambe droite ; le tibia présente les traces d'une fracture oblique dans sa moitié inf., allant de dehors en dedans et en bas ; elle est guérie sans beaucoup de difformité, seulement un plan osseux, long de 2 c.m., unit les deux os à cette hauteur ; le péroné est cassé dans sa partie sup. Les fragments ne se sont pas réunis, mais le fragment sup. est uni au tibia par une plaque osseuse, semblable à la première, qui s'étend entre les deux os.

502. 157. Partie moyenne des deux os de la jambe ; le péroné a été cassé d'une fracture, qui paraît avoir été oblique, quoique la direction ne soit pas très apparente. Un isthme osseux réunit les deux os ensemble.

503. 158. Préparation semblable ; la fracture a été dans le tibia ; elle est guérie sans aucune difformité, si ce n'est un renflement vers le côté interne et une plaque osseuse, qui s'étend sur le péroné.

504. 159. Préparation semblable, représentant les suites d'une fracture double, oblique dans les deux os, avec un déplacement des fragments peu considérable en arrière.

505. 160. Tibia et péroné droits. Dans le premier on voit les traces d'une

fracture oblique descendant de dedans en dehors. Le péroné
est uni au tibia de la manière, que nous venons de mentionner
ci-dessus. Vers le bout sup. le péroné est cassé et guéri sans
difformité et sans réunion au tibia.

506. 161. Tibia et péroné droits; le tibia est cassé d'une fracture oblique vers son extrémité inf.; le péroné vers son extrémité sup.;
les fragments se sont beaucoup déplacés dans le diamètre longitudinal; la réunion s'est faite sans plaque osseuse entre les
deux os.

507. 162. Os de la jambe gauche; le péroné est brisé avec formation de
plusieurs esquilles dans son tiers inf.; les fragments se sont
appuyés sur le tibia et réunis solidement à cet os; quelques
esquilles nécrosées n'ont pas été séparées encore tout-à-fait.

508. 163. Os de la jambe gauche avec une double fracture vers le milieu. A la hauteur de la fracture les os se sont rapprochés
l'un de l'autre et une lame osseuse les réunit. La partie sup.
du péroné manque.

509. 164. Os de la jambe droite, cassés vers le milieu; les fragments
ont glissé l'un sur l'autre et se sont déplacés, les sup. en dehors, les inf. en dedans, de telle sorte que le fragment sup.
du tibia est enclavé entre le fragment inf. de cet os et celui
du péroné, tandis que le fragment inf. du péroné se trouve
entre les fragments sup. du tibia et du péroné. Le fragment
inf. du tibia fait saillie en dedans; le fragment sup. du péroné
le fait également en dehors. Le difformité par conséquent est
très grande.

510. 165. Tibia et péroné droits; le tibia est cassé dans son tiers inf.;
les fragments se sont déplacés selon le diamètre longitudinal,
il paraît qu'il y a eu des esquilles; la fracture est guérie avec
peu de difformité, seulement une plaque osseuse s'étend entre
les deux os. Une fracture oblique dans la partie sup. du péroné est guérie sans difformité.

511. 166. Os de la jambe droite cassés, le tibia dans son quart inf., le
péroné vers son milieu; les fragments inf. se sont déplacés en
haut, en dehors et en avant, leurs extrémités font saillie, surtout celle du tibia.

512. 167. Os de la jambe gauche, cassés dans le milieu; la fracture oblique se continue du péroné dans le tibia selon une ligne, qui
descend de dehors en dedans; les fragments ont glissé les uns
sur les autres; le sup. du tibia fait une grande saillie en dedans et une lame osseuse réunit les deux os, justement dans
la ligne oblique de la fracture.

513. 168. Os de la jambe gauche, cassés un peu au-dessous du milieu et guéris avec une difformité considérable, parceque les fragments se sont tournés en arrière et se sont réunis dans cette direction perverse; le tibia fait par conséquent un angle ouvert en avant; à la hauteur de la fracture le péroné est confondu avec le tibia; plus bas il y a des plaques osseuses, qui les réunissent. La partie sup. du péroné manque.

514. 169. Os de la jambe gauche avec une fracture double et compliquée; la fracture du tibia, située dans la moitié inf. de l'os, est guérie avec un déplacement latéral; le fragment inf. s'étant posé au côté ext. du fragment sup., entre lui et le péroné; tous ces os sont réunis en ce point par une masse osseuse, qui les entoure; le péroné est cassé un peu plus bas; le fragment sup. s'est insinué entre le tibia et le fragment inf. du péroné, qui fait saillie au côté ext. A leur extrémité inf. les os de la jambe sont confondus avec l'astragale et le calcané, sans qu'on puisse décider si cette anchylose est le résultat de la fracture.

515. 170. Os de la jambe droite, cassés dans leur moitié inf., le tibia plus haut que le péroné; les fragments ont glissé les uns sur les autres dans une grande étendue. Les fragments inf. se trouvent déviés au côté ext. des autres et tous alternent entr'eux, comme nous l'avons décrit au N°. 169. La guérison s'est faite sans beaucoup de difformité, mais l'espace interosseux s'est perdu pour la moitié de la longueur des os.

516. 171. Os de la jambe gauche, cassés en deux endroits avec complication et guéris avec beaucoup de difformité. La fracture sup., située dans la moitié sup. des deux os, a été suivie d'un déplacement angulaire, très visible surtout dans le tibia, l'angle est ouvert en avant, ce qui donne aux os une courbure à convexité post. Une seconde fracture dans la moitié inf. est guérie avec une courbure, dont la convexité regarde en avant et en dedans. La difformité déjà considérable, est rendue plus grande encore par une anchylose totale des os de la jambe avec l'astragale et le calcané.

517 172. Os de la jambe droite avec une fracture guérie au-dessus du malléole ext. A cause de l'irritation l'extrémité inf. du tibia a été atteinte d'inflammation; elle est enflée et réunie par une matière osseuse avec les fragments du péroné.

518. 173. Os de la jambe gauche avec une fracture du péroné au-dessus du malléole ext.; les fragments se sont dirigés vers le tibia et se sont réunis à cet os par une masse osseuse, qui s'est étendue entre les deux os jusqu'à l'articulation.

519. 174. Os de la jambe gauche d'une femme, qui avait une tumeur médullaire à la jambe, dont l'influence sur la nutrition des os est visible dans leur légéreté. Toutefois une fracture dans les deux os, un peu au dessus des malléoles, est guérie solidement, avec peu de difformité. Seulement le fragment inf. du tibia, qui s'est dirigé en arrière, y fait saillie. Les extrémités articulaires des deux os sont unis par ossification. Pour la tumeur médullaire v. D. i. 4.

520. 175. Fracture oblique des deux os de la jambe droite au-dessus des malléoles, s'élévant dans une ligne oblique du tibia vers le péroné. Le déplacement est comme d'ordinaire: le fragment inf. du tibia s'est placé entre le fragment sup. et le péroné; les os sont réunis à cette hauteur dans une seule masse. L'extrémité inf. du péroné au-dessous de la fracture manque.

521. 176. Os de la jambe droite avec le malléole ext. cassé; l'astragale s'est glissé entre les extrémités des deux os et s'est tourné avec sa tête en avant et en bas; il s'y est réuni avec les os de la jambe par une masse osseuse très difforme.

522. 177. Os du tarse avec une fracture dans le corps du cuboïde, dont la partie ant. est entièrement séparée de la partie post. Dans le calcané il y a des traces d'une carie superficielle.

PSEUD-ARTICULATIONS.

523. 178. Partie moyenne du tibia avec une fracture transverse incomplétement guérie; le fragment inf. est arrondi, le sup. est creusé à son bout et forme une sorte de coupole. A la face ant. de l'os la réunion commence à se consolider, mais il reste toujours encore quelque mobilité.

524. 179. Os de la jambe gauche, présentant une fracture compliquée du tibia, la fracture est transverse vers le milieu de l'os; dans la partie inf. une fracture descend obliquement vers l'espace interosseux et a séparé une esquille pointue en bas. Les surfaces de la fracture ne se sont pas réunies, elles sont arrondies et couvertes d'un périoste épaissi, de sorte que les deux fragments inf. se sont formés deux faces articulaires sur le fragment sup., le péroné n'est pas cassé mais épaissi et courbé; il rend tout mouvement impossible, dont sans lui les fragments du tibia seraient capables.

525. 180. Fémur avec les extrémités sup. des os de la jambe. Le fémur présente une double fracture. Dans l'extrémité articulaire inf. il y a une fracture transverse, qui sépare un fragment de la face articulaire entre les condyles, et dans le tiers inf. de l'os se trouve une seconde fracture transverse. Ces fractures ne

— 343 —

sont pas solidement guéries; la dernière forme une pseudarthrose, parceque les fragments se sont amincis et ont acquis
un bout pointu; la cavité médullaire est fermée; les extrémités sont entièrement libres, n'étant liées ensemble que par une
substance ligamenteuse.

526. 181. Partie sup. du tibia et du péroné, dont la partie inf. est amputée; l'extrémité des os est nécrosée, un cercle inflammatoire
s'est formé et la partie nécrosée commence à être détachée.

527. 182. Partie sup. du péroné qui présente les mêmes changements.
(L'épiphyse sup. est perdue).

528. 183. Omoplate avec la clavicule et la partie sup. de l'humérus, entourées des muscles et d'autres parties molles séchées. La partie inf. du bras a été amputé. On voit comment tout le bras,
l'os, les muscles etc. ont perdu de volume; la peau forme une
coupole à l'extrémité du tronçon et s'est unie à l'os dans le
voisinage de la cicatrice.

529. 184. Main d'un jeune homme, à qui les phalanges sup. des quatre
doigts ont été amputées pour une cause inconnue. Il est remarquable comment les bouts devenus libres des phalanges
moyennes présentent un changement de figure, qui leur donne
quelque ressemblance aux phalanges sup. par l'aplatissement
de l'extrémité libre et son arrondissement. Dans le 4me et le 5me
doigt ce changement est tel, qu'on croirait voir un vice de conformation, dans lequel la phalange moyenne ne serait pas formée.

530. 185. Bassin d'un homme adulte avec les deux fémurs. La cuisse
droite ayant été amputée auparavant, on voit comment le fémur de ce côté est rendu plus grêle, surtout vers l'extrémité
du tronçon, où il est aminci et arrondi; le canal médullaire
est fermé. L'artère crurale, qu'on a rempli d'une matière rouge,
montre une capacité amoindrie, son extrémité, qui vers le bout
du tronçon se perd dans les parties molles, est changée en
une substance ligamenteuse.

531. 186. Os de la jambe droite après l'amputation de la partie inf. L'extrémité du tibia est tuméfiée, celle du péroné aplatie; les os se
sont réunis ensemble et la cavité médullaire est fermée; à l'extrémité du tibia il y a une trace de carie.

532. 187. Préparation semblable; l'extrémité des deux os confondus ensemble, est parfaitement arrondie. A la face post. il y a quelques ostéophytes qui s'élèvent entre les deux os.

533. 188. Préparation semblable de la jambe gauche.

534. 189. Préparation semblable de la jambe gauche d'un sujet jeune

encore; les ostéophytes qui entourent le bout des os sont plus développés.

535. 190. Extrémité inf. des os des deux jambes, amputées à cause de congélation par D. VAN GESSCHER. A la partie inf. des fragments on voit les surfaces dont les parties sphacélées ont été séparées; à l'autre bout, celui de l'amputation, on voit une masse calleuse noirâtre, entourant les os par un anneau de quelques m.m. de largeur. (En liqueur). — v. D. VAN GESSCHER, *Beschrijv. van eenige zonderlinge heelk. gevallen. Verhand. van de Holl. Maatsch. van Wetensch. te Haarlem.* —

Nous laissons suivre ici quelques préparations touchant les conséquences des amputations, qui s'observent dans les parties molles. Quoiqu'elles n'appartiennent pas aux maladies des os, elles s'enchaînent tout naturellement aux préparations, que nous avons mentionnées en dernier lieu.

536. 191. Omoplate et clavicule après l'exarticulation de l'humérus; la surface articulaire de l'omoplate est rétrécie. Les nerfs du plexus brachial sont réunis à leur bout comme dans un noeud, qui est immédiatement uni à la peau dans la cicatrice. La partie inf. de l'artère brachiale est rétrécie et changée en un ligament.

537. 192. Partie sup. de la cuisse amputée; la peau s'est unie dans la cicatrice immédiatement à l'extrémité de l'os. Les nerfs finissent dans un noeud, et l'artère fémorale dans une partie ligamenteuse, comme dans le spéc. précédent.

538. 193. Partie sup. de la jambe après une amputation au-dessous du genou.

539. 194. Tronçon de l'avant-bras d'un homme, à qui l'amputation de ce membre avait été faite. On voit comment toutes les parties sont amincies et convergent vers la cicatrice, où la peau s'est collée à l'extrémité des os, qui est arrondie. Les nerfs finissent par des tumeurs comme des noeuds.

539*. 194*. Doigt, dont la phalange ant. a été amputée. Le bout du tronçon a une forme conique.

540. 195. Moule en plâtre du genou d'un homme, à qui la jambe fut amputée par le Chir. SCHROEDER, 20 Oct. 1815.

541. 196. Moule en plâtre d'un pied, dont la partie ant. avait été amputée selon la méthode de CHOPART par le Chir. VAN DER HOUT.

FRACTURES DANS LES ANIMAUX.

542. 197. Crâne d'un Chien qui présente dans sa moitié droite une fracture, qui s'étend d'avant en arrière, comme une large fissure,

longue de 5 c.m. et remplie par une substance ligamenteuse. Cette fracture, qui a l'aspect d'une plaie faite par une arme tranchante, est l'effet d'un coup de dents.

543. 198. Crâne d'un Cheval, qui fut atteint au côté gauche de la mâchoire inf. près du menton d'un coup si violent, qu'il cassa l'os; l'inflammation et la suppuration consécutives ont empêché la réunion; une fistule maxillaire s'est formée avec nécrose de l'os.

544. 199. Crâne d'un Cheval avec une fracture non guérie à la mâchoire inf. près du menton.

545. 200. Partie du squélette d'un Cerf-cochon — Cervus porcinus —, qui après avoir été libre dans le navire, qui le transporta, fut mis en cage dans le Soc. Zoöl., où il fit des mouvements si impétueux, qu'il s'attira plusieurs fractures. L'une d'elles, guérie imparfaitement et avec beaucoup de difformité, a été dans la paroi gauche du bassin, qui a été enfoncée et dont les fragments se sont réunis d'une manière très irrégulière avec rétrécissement du bassin; une partie de la tête du fémur a été séparé en même temps. A l'extrémité ant. droite, la tête de l'humérus a été séparée du corps, et ne s'y est pas réunie.

546. 201. Squélette d'un Ecureuil — Sciurus vulgaris —. L'extrémité post. droite présente une fracture du tibia et du péroné, guérie sans aucune tuméfaction; seulement les os se sont courbés à convexité ant. et médiane; à la hauteur de la fracture une lame osseuse réunit les deux os. (Une fracture qu'on voit dans le fémur gauche près de la tête, a été faite après la mort).

547. 202. Squélette d'une Taupe commune — Talpa Europea —, qui présente une fracture de l'os pubo-ischiatique, guérie avec quelque difformité, mais sans tuméfaction et sans aucune substance osseuse exubérante.

548. 203. Partie du pied d'un Sai — Simia Capucina —. Dans l'un des os métatarsiens il y a une fracture transverse, guérie sans aucune difformité.

549. 204. Partie de l'os coccygien d'un Singe, amputé avec la moitié post. de la dernière vertèbre.

550. 205. Os de l'avant-bras d'un Renard, frappés d'un coup de feu et brisés en esquilles qui se sont réunies avec beaucoup de tuméfaction; les deux os sont solidement réunis entr'eux à la hauteur de la fracture.

551. 206. Collection d'os cylindriques de quelques petits mammifères, dont les espèces n'ont pas été notées, avec des fractures guéries avec plus ou moins de difformité.

552. 207. Crâne d'une Oie — Anas anser —, qui a perdu l'extrémité ant. gauche de son bec.

553. 208. Extrémité post. d'un Faucon — Falco peregrinus —; le tibia et le fibula ont été cassés par une fracture oblique; les fragments se sont posés à côté les uns des autres et guéris avec une difformité assez grande.

554. 209. Pied droit d'un Grèbe huppé — Podiceps cristatus —; le tarse est courbé et les doigts sont perdus en partie, à la suite d'une lésion traumatique, dont la nature est inconnue.

555. 210. Humérus d'un Canard — Anas Boschas — cassé dans sa partie sup.; les fragments ont glissé l'un sur l'autre et la guérison s'est faite avec une grande difformité.

556. 211. Humérus d'un Coq cassé dans son milieu; la guérison s'est faite avec une légère courbure de l'os; la pointe du fragment inf. fait saillie, mais elle est en voie de résorption.

557. 212. Extrémité post. d'un Oiseau, dont l'espèce n'est pas notée; le tibia a été brisé par un coup de feu en plusieurs fragments, qui se sont réunis très irrégulièrement; l'os est resté fort difforme et de plus il s'est porté en arrière sur les condyles du fémur, au point de constituer une luxation incomplète du tibia en arrière.

558. 213. Fémur d'un Oiseau, cassé; les fragments ne se sont pas réunis, ils sont restés à une grande distance l'un de l'autre; le déplacement est angulaire; une grande masse osseuse les réunit et forme une tumeur volumineuse; à l'intérieur cette masse est creusée de grandes cellules, comme on les voit dans l'os lui-même.

559. 214. Collection d'os cylindriques d'oiseaux, cassés et guéris avec plus ou moins de difformité. Dans plusieurs le déplacement est angulaire.

560. 215. Squelette d'une Grenouille verte — Rana esculenta — qui présente dans les os de la jambe droite une fracture guérie par une masse osseuse exubérante avec beaucoup de difformité.

561. 216. Queue d'un poisson; quelques apophyses épineuses sont courbées comme par une fracture mal guérie.

562. 217. ⎰ Grenouille avec une des extrémités ant. mutilée, et autre
563. 218. ⎱ grenouille qui présente une mutilation semblable à l'extrémité post. Ces mutilations sont apparemment les suites de lésions traumatiques; les tronçons ont un bout arrondi couvert par la peau.

6. INFLAMMATION ET ULCÉRATION DES ARTICULATIONS.
— ARTHROCACES —.

a. ÉPINE DORSALE ET BASSIN.

564. 1. Squélette d'une femme, dont la colonne vertébrale est atteinte de carie dans sa partie thoracique. Les corps des 5 ou 6 vertèbres inf. sont détruits et l'épine s'est affaissée à cet endroit, formant une courbure à convexité post. (Kyphosis de Pott) très forte; les apophyses épineuses se sont aplaties et réunies ensemble, les côtes sont latéralement aplaties; leurs extrémités post. se sont rapprochées; le sternum est très élevé; sa pointe fait saillie. L'artère aorte et ses ramifications sont remplies d'une matière rouge, pour faire voir comment la courbure de l'épine a changé la direction des troncs vasculaires. — v. W. Vrolik, *De mutato sang. vasor. decursu etc.*

565. 2. Squélette d'un homme adulte, qui présente une destruction des corps des dernières vertèbres thoraciques et des 3 ou 4 premières des lombes. La colonne vertébrale s'étant courbée à cette hauteur, il en résulte une gibbosité angulaire dans les lombes. Au-dessus de cet angle tout le corps est penché en avant; les côtes ne sont pas aplaties latéralement, mais elles se dirigent presque verticalement en bas, les extrémités ant. de quelques unes descendent jusque dans la fosse iliaque. L'aorte et ses ramifications sont injectées en rouge, pour faire voir comment cette artère fait un pli dirigé à gauche, pour se conformer aux dimensions raccourcies du tronc. — Par l'injection des vaisseaux on ne peut juger qu'imparfaitement de l'étendue de la destruction dans ce spécimen et dans le précédent.

566. 3. Squélette d'un homme, qui avait souffert d'une inflammation carieuse des vertèbres et de l'articulation coxo-fémorale gauche. Dans l'épine les corps des 5 vert. thor. inf. et de la 1me lombaire ont été détruits. La partie sup. de l'épine s'est réunie en ce point à la partie inf. dans un angle droit et même un peu pointu, ce qui donne au thorax la position de celui des quadrupèdes; les côtes inf. du moins sont directement dirigées en bas. Dans l'articulation coxo-fémorale gauche, la tête du fémur est superficiellement nécrosée; l'extrémité affecte la position qui est propre à cette maladie articulaire. (Coxarthrite) — Don du Dr. M. Luber.

567. 4. Squélette d'un garçon de 9 ans, qui présente une destruction très étendue de l'épine; les deux dernières vert. cervic. sont corrodées superficiellement. Cette érosion acquiert des dimen-

sions croissantes dans les corps de la 1me vert. thor. jusqu'à la 5me; de ce dernier il ne reste qu'un tronçon. Depuis cette vert. jusqu'à la 2me lombaire on ne voit qu'un terrible hiate, qui laisse le canal médullaire ouvert et dans lequel on n'aperçoit qu'un reste de la dernière vert. thor. et de la 1me lombaire. Malgré cette destruction énorme l'épine n'est pas fortement courbée; elle ne forme qu'un segment d'un cercle très grand. La destruction était trop grande pour que les vert. voisines pussent se réunir; par là point de courbure aigue et point de guérison; les côtes se sont très rapprochées à leur bout post.; mais leur courbure diffère peu de la normale. La maladie a duré 4 ans et finit par la mort. On n'avait observé point d'abscès à l'extérieur; mais après la mort on trouva le thorax rempli de pus.

568. 5. Tronc d'un homme, atteint de spondylarthrocace dans la partie inf. de la région thoracique. La carie commence superficiellement à la vert. 7me, et s'étendant en bas elle a détruit presqu'entièrement les 3 vert. thor. inf. De la dernière il reste encore une pièce nécrosée; il n'y a pas de trace de guérison; l'épine est en deux pièces. Le malade était jardinier et avait eu le malheur de tomber du haut d'un arbre.

569. 6. Tronc d'une jeune fille, où l'on voit les corps vertébraux, depuis la 3me jusqu'à la dernière vert. thor., atteints de carie. Commençant par un petit point, elle s'étend de plus en plus en descendant; de la 7me jusqu'à la 11me les corps sont tout-à-fait détruits. Dans quelques uns, dont il reste encore les ruines, on voit des cloisons verticales osseuses, qui s'élèvent de la surface inf. à la sup., comme des piliers qui portent un bâtiment; l'épine est fléchie à angle obtus.

570. 7. Tronc d'un homme, Nègre de naissance, qui avait longtemps souffert de douleurs très vives dans les lombes, dont on n'avait pu venir à bout. Depuis la 7me vert. thor. jusqu'au sacrum les corps sont cariés superficiellement, aucun n'a été détruit; dans la 2me vert. lombaire la destruction acquiert le plus haut dégré. Dans le bassin la carie s'étend encore un peu sur le sacrum et la partie voisine de l'os iliaque gauche. La vert. thor. 7me est unie à la 8me par une exostose aplatie au côté droit du corps.

571. 8. Colonne vertébrale avec le bassin d'un jeune homme, souffrant pendant sa vie d'une spondylarthrocace des dernières vert. thor. et des premières lombaires. Les 4 vert. thor. inf. ont été détruites avec la 1me des lombes; les vert. qui limitent la destruction se sont rapprochées à angle droit; leurs marges ant. se touchent. L'intervalle qui reste en arrière est rempli par quel-

ques fragments difformes des os détruits; la partie de l'épine au-dessus de la destruction est dirigée horizontalement en avant.

572. 9. Crâne avec les trois vert. cervicales sup., dont les deux premières sont atteintes d'une inflammation, qui a produit une anchylose entre l'atlas et l'occiput, tandis que l'épistrophée est enfoncée dans la cavité médullaire, après que le corps avait été séparé de son arc, qui au contraire est solidement uni à l'atlas.

573. 10. Partie cervicale de l'épine, où l'on aperçoit une carie circonscrite de la 3me et 4me vert. La destruction est peu étendue, mais elle pénètre bien profondément dans les corps vertébraux, surtout dans la 3me vert.

574. 11. Partie inf. de la région thoracique de l'épine, comprenant les 8 vert. inf., dont les corps sont cariés et détruits; ce qui reste des vertèbres est courbé à convexité post., de telle manière que les corps des vertèbres 5me et 12me se touchent, quoiqu'eux mêmes n'existent plus qu'en partie. Les arcs de ces vertèbres sont anchylosés et forment un corps de la forme d'un demi-ellipse.

575. 12. Partie sup. de la région thor., comprenant 7 vert., dont les corps sont presqu'entièrement détruits; les arcs courbés et anchylosés forment un corps de la forme d'un demi cercle. Le canal vertébral paraît élargi et à demi ouvert en avant par le défaut des corps vertébraux; deux côtes anchylosées avec les vert. se voient dans la préparation.

576. 13. Part. inf. de l'épine, comprenant les trois vert. lomb. inf. et le sacrum. Une carie qui commence à la 3me vert. a détruit une grande partie de la 4me et la 5me, qu'elle a percées jusque dans le canal vertébral. Dans le sacrum l'ulcération qui s'y continue, est restée plus superficielle. Les derniers vestiges s'étendent jusqu'à la partie inf. de cet os.

577. 14. Partie inf. de la colonne vertébrale avec le sacrum. Les deux dernières vert. lomb. sont atteintes de carie, qui en a détruit une portion notable.

578. 15. Sacrum affecté d'une carie des corps vertébraux, qui dans quelques endroits pénètre profondément dans la substance de l'os; du reste elle est superficielle en général; l'os est difforme, courbé à convexité ant.

579. 16. Bassin d'une femme morte en couche de phthisie. Pendant la dernière période de la vie, une inflammation de la synchondrose pubienne s'était développée avec la formation d'un abscès ext., qui n'avait pas encore percé les téguments, lors du décès de la malade. A la suite de la solution de la synchondrose les os pubiens ont cédé aux efforts de l'accouchement et se sont

disjoints; ils laissent un espace libre de 2 c.m., qui n'est rempli que très imparfaitement par quelques brides ligamenteuses, qui s'étendent entre les os.

β. ARTICULATION DE L'ÉPAULE.

580. 1. Os de l'épaule, qui présentent une séparation entre la clavicule et l'acromion, à la suite d'une inflammation et de carie de leur synchondrose.

581. 2. Os de l'épaule avec le ligament capsulaire de l'articulation ouvert; dans ses lambeaux se trouve un grand nombre d'osselets, qui se sont formés à la suite d'une inflammation chronique, qui s'est bornée à la capsule.

582. 3. Omoplate dont l'apophyse glénoïdale est difforme; la face articulaire est tuméfiée, les bords sont récourbés en arrière, ce qui rend la surface irrégulièrement bombée.

583. 4. Omoplate dont la face articulaire est inégale, cariée, profondément creusée et à bords rédressés.

γ. ARTICULATION DU COUDE.

584. 1. Os de l'avant-bras, qui se sont confondus à leur extrémité sup. à la suite d'une inflammation de l'articulation cubito-radiale, dont les conséquences se sont étendues quelques c.m. en bas, où les deux os ne forment qu'une seule masse.

δ. ARTICULATIONS DE LA MAIN.

585. 1. Avant-bras d'un sujet jeune encore, qui avait eu une arthrocace des articulations carpiennes, guérie avec anchylose; après une destruction partielle les os sont amincis, ce qui donne au carpe une dimension minime; le cubitus est courbé. Les os du métacarpe et les phalanges des doigts sont émaciés et difformes; le second métacarpien est courbé; il n'en reste qu'un tronçon.

586. 2. Articulation de la main droite avec une cheirarthrocace, guérie avec une demi-luxation du métacarpe en arrière; le métacarpe est fléchi en angle vers la face palmaire; les doigts se réunissent à lui en angle obtus, ouvert à la face dorsale de la main.

587. 3. Os de l'avant-bras et du métacarpe après une cheirarthrocace très étendue, qui a détruit tous les os carpiens, dont il ne reste que quelques vestiges difformes.

588. 4. Main d'un jeune homme avec les suites d'une cheirarthrocace, dont on voit les résultats dans la nécrose des os et la destruction des ligaments à la face dorsale de l'articulation, où la peau a été enlevée. (En liqueur).

8. ARTICULATION COXO-FÉMORALE.

589. 1. Articulation coxo-fémorale d'un garçon de 13 ans; une inflammation suivie d'une carie superficielle s'est établie dans la tête du fémur, qui est dénudée de cartilage dans une grande étendue. La surface osseuse y est inégale par érosion; le reste du cartilage est miné et détaché de l'os. (En liqueur).

590. 2. Bassin d'un homme présentant une destruction très étendue de l'articulation coxo-fémorale droite; la cavité cotyloïde est agrandie, son bord est détruit, surtout au côté ant., le fond est inégal, carié et sur le point d'être percé; la tête est corrodée d'une carie périphérique qui a détruit une grande partie. La carie s'est étendue sur l'os iliaque; elle y est restée superficielle, excepté quelques canaux fistuleux dans l'épaisseur de l'os, dont un communique avec la cavité cotyloïde.

591. 3. Bassin et fémur avec une cavité d'abscès, située à la partie ant. de l'articulation coxo-fémorale droite; l'abscès a percé la membrane capsulaire et s'ouvrant dans l'articulation, il a causé une coxarthrocace secondaire. Le bassin est rétréci, oblique; la colonne vertébrale est scoliotique dans la région lombaire.

592. 4. Moitié droite du bassin avec les suites d'une inflammation carieuse, qui partant de l'articulation s'est étendue sur l'os iliaque; les surfaces articulaires sont cariées, inégales et difformes; elles se sont réunies immuablement; la surface ext. de l'os iliaque est tuméfiée avec des ostéophytes épineux; la surface int. est cariée, inégale.

593. 5. Moitié gauche du bassin d'une fille, dont l'articulation est détruite par une coxarthrocace; la cavité cotyloïde est devenue trop large, la surface est inégale, cariée et le fond est percé d'un trou d'un diamètre de 2 c.m.; la tête est amincie, superficiellement cariée et à demi expulsée de la cavité; elle s'est arrêtée sur le bord ant. et s'y est fixée immuablement; les os environnants portent les traces d'atrophie.

594. 6. Os iliaque droit d'une fille; l'articulation a été détruite par coxarthrocace, qui a percé le fond de la cavité cotyloïde d'un trou, long de 3½ et large de 25 m.m., par lequel le pus s'est épanché dans la cavité pelvienne.

595. 7. Partie de l'os iliaque avec le fémur; les deux os sont immuablement réunis à la suite d'une coxarthrocace. Une coupe verticale de l'articulation fait voir que toute trace de séparation a disparu, et qu'à l'intérieur les deux os ne font qu'une pièce.

596. 8. Moule en papier mâché d'un bassin difforme à la suite d'une coxarthrocace droite. Le fémur est anchylosé avec le bassin après

avoir été luxé en arrière; le fémur est dirigé en avant, faisant
un angle droit avec le tronc, le bassin est fortement oblique et
rétréci dans le diamètre oblique droit. (Le diamètre indiqué plus
haut par l'initiale *f*). Ce moule est de la main de FLEISCHMANN
à Neurenberg — v. PRAGER, *Vierteljahrschr.* DITTRICH, *Ueber
Becken-Misstaltung.* 1849. p. 104.

ζ. ARTICULATION DU GENOU.

597. 1. Articulation du genou gauche avec une affection carieuse superficielle des condyles du fémur et de la rotule, dont les surfaces
articulaires sont dénudées de cartilage en quelques endroits.

598. 2. Articulation du genou gauche avec une large destruction des parties articulaires, dont le rapport a été détruit entièrement; les
extrémités des os sont enflées et nécrosées, les ligaments ulcérés;
de là résulte une luxation des os, qui se sont placés dans une
direction angulaire; le péroné s'est déplacé très loin en haut; la
déformation est très grande.

599. 3. Rotule dont la face post. est corrodée par une carie superficielle.

600. 4. Préparation semblable.

601. 5. Préparation semblable; l'érosion carieuse se borne à la partie inf.

602. 6. Moule en plâtre d'un genou tuméfié — Tumeur blanche du genou —.

η. ARTICULATIONS DU PIED.

603. 1. Partie inf. de la jambe gauche présentant les suites d'une po-
darthrite, qui a détruit les surfaces articulaires du tibia et de
l'astragale. Les malléoles sont tuméfiés et couverts d'ostéophytes,
surtout l'intérieur. Les extrémités des deux os sont confondues
ensemble. L'inflammation avait été la suite d'une luxation incomplète du pied en avant, qu'on observe encore dans la préparation.
L'amputation de la jambe fut exécutée par le Chir. VAN HIERDEN.

604. 2. Partie inf. de la jambe gauche, qui présente les suites d'une pod-
arthrocace, qui a détruit une grande partie du calcané, dont il
ne reste presque rien que l'apophyse du talon et une partie de
la face articulaire pour l'astragale. La tête de ce dernier est corrodée et l'affection s'étend jusque sur le cuneiforme premier; le
cuboide, le premier metatarsien et les doigts manquent. — De
la vente de SANDIFORT.

605. 3. Os du tarse d'un Cheval, dont l'extrémité est difforme après une
inflammation de l'articulation tarso-metatarsienne. L'extrémité de
l'os est cariée et hérissée d'ostéophytes épineux.

θ. ARTHRITE SÈCHE — ATROPHIE EXUBÉRANTE —.

Nous réunissons dans ce groupe des affections, qui ont passé pour la plupart sous la catégorie générale d'arthrocaces, et qui n'étaient connues plus spécialement que pour ce qui regarde l'articulation coxo-fémorale, où elles étaient indiquées par le nom trop vague de *malum coxae senile*. Cependant cette affection n'est ni une maladie exclusive de la vieillesse, ni de l'articulation coxo-fémorale. Elle se rencontre dans tous les âges et dans toutes les articulations, seulement elle est beaucoup plus fréquente dans celle du fémur, que partout ailleurs. Quoiqu'elle ne puisse être regardée que comme une sorte d'inflammation, elle présente assez de particularités dans ses conséquences anatomiques, pour former un groupe spécial.

606. 1.
à à
619. 14.
Squelette en pièces d'un homme, qui était affecté d'une maladie, qui s'étendait sur tout le système osseux, dont nous n'avons pu trouver l'histoire, mais dont les suites sont très curieuses. Les os cylindriques sont petits et courbés, comme après le rhachitisme et les surfaces articulaires sont toutes plus ou moins affectées d'une dégénération, qui les a rendues difformes, qui a changé le cartilage en une substance dure, eburnée et qui a rendu les cavités articulaires moins spatieuses et les têtes aplaties.

1. Crâne de ce sujet, petit et rond; les condyles de l'occiput sont aplatis, même enfoncés, à surface inégale, sans être cariées pourtant.

2. Les vertèbres, légères, à surfaces inégales, ayant peu de hauteur; elles sont réunies en grand nombre par une formation osseuse à la face ant. des corps et par une anchylose véritable des apophyses obliques. Toutes les vert. cerv. avec les 4 supérieures thorac. ne forment qu'un corps; les autres sont séparées ou bien réunies deux à deux; les faces articulaires sont difformes, agrandies et creusées, souvent à bords redressés. Les faces articulaires des côtes sont changées de la même manière.

3. Clavicule droite, difforme à son extrémité ant.

4. Omoplate gauche, remarquable par la dégénération de l'apophyse articulaire.

5. Deux humérus, courbés, la tête de l'un est changée en une large surface difforme et couverte d'une écorce dure, mais trouée de petites ouvertures, du reste eburnée, située à la face ant. de l'os; de l'autre la tête manque; les extrémités inf. de ces os présentent des changements analogues, les fosses au-dessus de l'apophyse cubitale sont très petites; les apophyses difformes.

6-7. Ulna et radius très courts. En raison de leur longueur leurs extrémités articulaires, surtout la supérieure du cubitus, sont très développées. On y remarque les mêmes dégénérations.

23

8. Os iliaques, la fosse cotyloide est très grande, à surface raboteuse et dure.

9-10. Deux fémurs à cols déprimés; les têtes ont la forme ordinaire de champignons, leur surface est aplatie, trouée; celle du fémur droit présente un sillon très ample et assez profond, qui le parcourt verticalement; les surfaces articulaires inf. présentent le même changement de cartilage.

11-12. Deux tibia's, dont les extrémités articulaires offrent la même dégénération.

13-14. Deux péronés, beaucoup plus longs que les tibia's; ils participent à la dégénération des extrémités articulaires, mais en moindre dégré.

620. 15. Omoplate droite, dont la face art. est couverte d'une couche dure comme l'ivoire, trouée en quelques endroits seulement.

621. 16. Omoplate gauche, dont la face art. présente les mêmes changements dans ses deux tiers post.; le bord de la surface est tuméfiée et agrandie.

622. 17. Omoplate droite avec un changement analogue des extrémités de l'acromion et de l'apophyse coracoidée; cette dernière est tuméfiée à son bout, qui s'est couvert d'une face articulaire située dans la même courbure que celle de l'apophyse glénoïdale.

623. 18. Omoplate gauche, dont la surface art. est creusée et très profonde par le redressement de ses bords; la surface est inégale.

624. 19. Clavicule appartenant au N°. précédent; ses extrémités sont tuméfiées et les cartilages présentent le même changement.

625. 20.
626. 21. } Clavicules avec des changements analogues.

627. 22. Humérus et radius, dont les surfaces art. correspondantes sont aplaties, recourbées en arrière, avec des bords enflés et inégaux et à surface polie et dure comme l'ivoire.

628. 23. Radius avec les mêmes changements; les surfaces art. sont moins polies et dures.

629. 24. } Articulations du coude, qui présentent les mêmes dégénéra-
630. 25. } tions dans les extrémités des os que les N°s. précédents.

631. 26. Articulation du coude dans laquelle les extrémités des os sont tellement difformes, à bords relevés et courbés, qui s'embrassent mutuellement, que les mouvements en sont extrêmement bornés. Les surfaces art., pour autant qu'on peut les voir, sont très dures et polies.

632. 27. Articulation du genou droit, dont la surface présente une modi-

fication morbide du cartilage, resorbé en partie, ce qui lui donne l'aspect troué d'un crible ; au bord de la rotule il y a de petits corps cartilagineux, probablement formés dans les plis de la membrane synoviale, et adhérents maintenant à la surface cartilagineuse. (En liqueur).

633. 28. Articulation du genou gauche, séchée, le cartilage présente les mêmes changements, surtout à la face post. de la rotule et sur le condyle ext. du fémur, où le cartilage est éburné, poli et troué ; la face cartilagineuse est bordée par une nouvelle formation osseuse, recourbée en dehors, qui s'élève au-dessus de la surface de l'os. — Ces deux genoux sont de la même personne, une femme dont l'âge n'a pas été notée.

634. 29. Fémur dont la face articulaire inf. présente les premiers indices de la même métamorphose au-dessus du condyle ext.

Les préparations suivantes se rapportent toutes à cette même maladie, comme elle se montre dans l'articulation coxo-fémorale. C'est donc ici plus spécialement le *malum coxae senile*. Elles sont rangées autant que possible selon les progrès que la métamorphose anatomique fait dans le cours de la maladie. Quand on voudrait y appliquer la division de la maladie en 4 périodes distinctes, les Nos. 30 à 41 reviendraient à la première ; les Nos. 42 à 47 représenteraient la seconde, les Nos. 48 à 51 la troisième et les suivantes jusqu'au N°. 55 la quatrième période. Il va sans dire que cette distinction ne laisse pas d'être un peu arbitraire et qu'une telle classification donne toujours lieu à de justes remarques, parceque les périodes de la maladie ne sont pas limitées avec précision. Aussi ne nous sommes nous pas liés strictement à cette division, mais nous avons tâché de suivre la maladie autant que possible dans ses progrès enchaînés.

635. 30. Os iliaque et fémur gauches. Le cartilage de la tête est en partie détruite, en partie changée en une substance très dure et polie. Par conséquent la substance spongieuse de l'os est à découvert dans quelques endroits, en d'autres on voit une sorte d'ivoire, trouée de petites ouvertures. Le bord de la tête est entourée d'une nouvelle formation spongieuse et à demi nécrosée. Dans la cavité cotyloide on voit le même changement du cartilage, mais peu étendu encore ; les bords de la cavité s'élèvent plus haut qu'à l'ordinaire par une formation osseuse nouvelle, qui représente comme une ossification de la lèvre cartilagineuse.

636. 31. Os de l'articulation droite avec le même changement, qui n'est pas plus développé encore ; la tête est dénudée pour la plupart ; la métamorphose éburnée est peu étendue ; la cavité cotyloide

présente un commencement du mal; ses bords ne sont pas élevés, la cavité par conséquent n'est pas profonde.

637. 32. Os iliaque droit, dont la cavité cotyloïde présente les suites d'une résorption, qui a détruit une grande partie du cartilage, la fosse est élargie; le fond est inégal, réticulaire; l'éburnéation ne fait que commencer.

638. 33. Os iliaque gauche, dont la cavité cotyloïde est atteinte des commencements du mal; elle est agrandie, le fond est raboteux et les bords sont hérissés d'ostéophytes irréguliers.

639. 34. Bassin de femme très ample, à crêtes iliaques recourbées en dedans, les deux têtes fémorales à demi sorties des cavités cotyloïdes, présentent une absorption de cartilage très prononcée. Autour des endroits résorbés il y a des traces d'éburnéation; pour le reste la substance spongieuse est découverte; dans la tête du côté gauche elle commence à se couvrir d'une écorce plus dure, mais qui n'est pas encore polie.

640. 35. Bassin de femme avec un commencement du mal coxal au côté droit. La résorption du cartilage est peu étendue; elle se borne à la partie sup. de la cavité cotyloïde, où le cartilage est remplacé par une nouvelle substance osseuse; dans la tête du fémur la résorption est un peu plus étendue et le cartilage paraît être dans un état pathologique, dont l'étendue est limitée par une ligne de démarcation. Aux bords de la tête et de la cavité il y a quelques ostéophytes.

641. 36. Articulation coxo-fémorale (en liqueur), qui présente les indices de la maladie, par une surface articulaire très inégale, couverte par ci et là de villosités et de filaments; la tête est aplatie, sa circonférence agrandie par un bord d'ostéophytes.

642. 37. Os iliaque et fémur droits dans la première période du mal, qui se prononce dans les métamorphoses indiquées; la forme de la tête est un peu plus changée par les ostéophytes, qui la bordent et qui ont acquis un plus grand développement.

643. 38. Os iliaque et fémurs droits, dont l'articulation présente le mal coxal déjà plus développé; la tête est rendue plus difforme; par son aplatissement et les ostéophytes, qui la bordent, elle a quelque tendance à adopter la forme de champignon; son cartilage est résorbé, mais sans éburnéation de sa surface rendue inégale. La surface cotyloïde est réticulée par l'absorption; elle commence à prendre le poli.

644. 39. Partie sup. du fémur gauche, dont la tête est bordée d'un ostéophyte circulaire, qui a acquis un grand développement au côté

post. et int., où il représente un fragment de collet; la tête est agrandie et très difforme.

645. 40. Os iliaque droit, dont la cavité cotyloide est agrandie et très profonde, il y a quelques vestiges d'absorption du cartilage et un endurcissement de la surface osseuse au fond de la cavité. L'origine de cette métamorphose est douteuse.

646. 41. Os iliaque gauche, qui présente les changements décrits ci-dessus, comme signes de la première période du mal. Par la résorption très étendue et la déformation de la cavité cotyloide cette préparation semble indiquer le passage de la première période dans la deuxième, comme le font aussi les N°s. 37, 38 et 39.

647. 42. Bassin avec les fémurs d'une femme; les cavités cotyloides présentent les traces d'une absorption très étendue, ce qui fait qu'elles sont grandes, planes, à bords très peu élevés; l'éburnéation n'y est pas bien développée, se montrant seulement au côté gauche; le bord ant. et sup. de la cavité de ce côté se prolonge par une formation osseuse très dure, qui fait saillie sur la branche horizontale du pubis, et qui élargit la face articulaire de ce côté par un prolongement, finissant en une pcinte recourbée; la face articulaire de cet ostéophyte est polie et dure. Les têtes fémorales sont très difformes; celle du côté droit présente un commencement d'aplatissement, elle est dépourvue de cartilage; la gauche est beaucoup plus difforme, le col est atrophié et courbé, la tête est collée contre le corps par son bord sup., sa forme est aplatie et allongée en bas, où son bord s'éloigne du corps de l'os. Cette difformité appartient au deuxième dégré du mal.

648. 43. Bassin de femme avec les deux fémurs. Les articulations sont encore plus difformes que dans le N°. précédent; la cavité cotyloide droite est très plate; le bord relevé a disparu; de l'autre côté au contraire, le bord de la cavité est très élevé, comme si c'était la membrane capsulaire ossifiée, ce qui rend la cavité très profonde; l'éburnéation des surfaces est un peu plus avancée; les têtes fémorales sont très difformes, surtout la droite; l'aplatissement lui donne la forme de champignon avec recourbure de son bord en bas et en dedans, ce qui est le résultat d'un développement d'ostéophytes, qui environnent la tête. Cette difformité est bien près du troisième dégré de la maladie.

649. 44. Articulation coxo-fémorale gauche. La tête du fémur est difforme; son cartilage est dégénéré et en partie résorbé. Un anneau osseux s'élève sur le bord de la cavité cotyloide, qui en est rendue très profonde sans avoir gagné en largeur, ce qui fait qu'on ne peut sortir la tête fém. de la cavité sans quelque difficulté.

Préparations semblables. Dans ces pièces la tête du fémur est allongée au lieu d'être aplatie; mais les ostéophytes environnants et la perte du cartilage, remplacé par une sorte d'émail, les font rentrer dans le rubrique de l'arthrite sèche. Dans les Nos. 45 et 46 on rencontre la même disposition des faces articulaires, mentionnée au No. 44.

650. 45
651. 46.
652. 47.

653 48. Squélette d'une vieille femme, dans lequel les deux articulations coxo-fémorales sont atteintes du mal dans son troisième dégré; l'extrémité gauche semble être raccourcie à la suite de l'excavation de l'acetabulum dans sa paroi sup.; l'os iliaque gauche est porté plus haut et la colonne vertébrale est légèrement scoliotique à convexité gauche.

654. 49. Bassin dont les deux articulations présentent la même métamorphose. Du côté droit l'ossification au bord de la cavité cotyloide est telle, qu'un anneau osseux environne la tête et la retient captive dans la cavité articulaire. C'est surtout au côté sup. que cet ostéophyte a acquis une grande étendue; l'os iliaque de ce côté s'est redressé et rend le bassin oblique. De l'autre côté le mal est moins avancé; la fosse articulaire y est très ample, la tête fémorale agrandie et difforme. La résorption du cartilage et l'éburnéation de la surface osseuse s'y trouvent dans une étendue irrégulière au bord sup. de la tête.

655. 50. Fémur gauche, dont la tête est très difforme, bordée d'ostéophytes qui l'agrandissent d'une manière considérable. La forme de la tête n'est pas aplatie.

656. 51. Tête du fémur gauche, qui présente la figure alongée (No. 44 et 46) au plus haut dégré; son bord est environné d'ostéophytes et la face sup. très agrandie a une dureté et un poli, dont on ne peut méconnaître l'origine.

657. 52. Bassin d'une femme, dans lequel les deux articulations sont tellement difformes, que la cavité cotyloide entoure la tête du fémur, toute grossie et irrégulière qu'elle soit, d'un anneau osseux très solide et raboteux à l'extérieur. Le fond de la cavité présente, surtout au côté gauche, une éburnéation assez développée.

658. 53. Bassin de femme très ample, dont les deux articulations coxo-fémorales sont atteintes de la même affection; les cavités cotyloides et les têtes fémorales sont moins difformes que dans le No. précédent; mais ce qui est le plus remarquable dans ce spéc., c'est l'éburnéation de la surface articulaire, qui est plus avancée.

659. 54. Os iliaque et fémur droits, dont l'articulation présente le plus haut dégré de déformation; la cavité articulaire n'est qu'une fosse peu profonde en général, alongée en haut et en avant,

ayant la plus grande profondeur dans sa partie inf.; la surface
est dure, percée de trous innombrables. La tête fémorale est
aplatie, alongée dans la même direction que la cavité glénoidale,
presque sans aucune trace de col. En essayant les faces articulaires on voit que même dans leur difformité elles s'accordent
parfaitement ensemble, mais que le tronc doit avoir été porté
très obliquement, se renversant à droite et en avant.

660. 55. Os iliaque et fémur gauches; la cavité cotyloide est changée en
une fosse peu profonde, dont le bord relevé est interrompu du
côté gauche, où la surface se continue dans une facette triangulaire, inégale, qui s'étend jusqu'à la marge ant. de l'os iliaque;
la tête est aplatie et petite, le col très court; au côté inf. du
col il y a une surface irrégulière, élevée au-dessus du niveau
de l'os, qui se continue sur la face médiane du fémur et corres-
pond à la facette triangulaire de l'os iliaque, que nous venons
de mentionner. Quand on réunit les deux os en coaptant leurs
faces correspondantes, on voit que le fémur doit avoir été étendu
immuablement, faisant un angle droit avec le tronc. La branche
horizontale du pubis paraît enfoncée à la hauteur de l'articulation.

661. 56. Bassin très oblique, dont les deux articulations coxo-fémorales
sont profondément altérées. Au côté gauche, où le fémur manque. la cavité est très grande, munie d'un bord osseux de nouvelle formation; le cartilage paraît être peu changé; de l'autre
côté une masse osseuse de nouvelle formation entoure l'articulation entière comme d'une capsule osseuse; à l'extérieur elle
est hérissée d'ostéophytes pointus. Le fémur est en adduction
exagérée et entièrement immobile. Le bassin est obliquement
rétréci, dans la première dimension oblique (d'arrière et de droite
en avant et à gauche). L'origine du mal reste douteuse; peut-
être il y a-t-il eu une complication avec rammollissement des
os, dont pourrait dépendre l'obliquité du bassin, qui se montre
même dans la position des branches horizontales des pubis, qui
sont comme réfoulées dans la synchondrose pubienne, la droite
en bas, la gauche en haut.

7. ANCHYLOSE.

662. 1. Crâne, dont la mâchoire inférieure est rendue immobile par une
anchylose de l'articulation droite. Les surfaces articulaires sont
agrandies jusqu'au double de leur largeur ordinaire, parceque
l'articulation s'est étendue en avant et touche l'apophyse coro-
noide, de manière à réduire l'incision semilunaire à une fente
perpendiculaire. Les dents sont disloquées par la forte pression,
qu'elles ont subie.

663. 2. Anchylose complète de la mâchoire inf.; des deux côtés. Les surfaces articulaires ne présentent qu'un indice peu apparent de leur séparation normale; elles sont un peu plus grandes qu'à l'ordinaire.

664. 3. Crâne avec une anchylose totale de l'articulation occipito-atlantique. L'atlas est attaché à l'occipital par toute sa circonférence. De l'arc postérieur il ne reste qu'un indice avec une fente presqu'imperceptible entre lui et l'occipital du côté gauche. L'atlas est fortement déprimé vers le trou occipital, les surfaces articulaires inférieures tournées en arrière, regardent le canal des vertèbres. Le trou intertransversal a persisté du côté droit, de l'autre où la fusion des parties est la plus intime, il manque. — v. la description de ce crâne ED. SANDIFORT, *Eccercit. anat.* Lugd. Bat. II. p. 4. Tab. II. fig. 2.

665. 4. Crâne avec une anchylose entre l'occipital et l'atlas, qui se borne aux articulations; les arcs de l'atlas n'y participent pas, séparées de l'occipital par des fentes assez considérables. Les cavités cotyloides des os des tempes présentent une largeur abnormale et sont difformes (probablement la suite d'une arthrite chronique — Arthritis sicca —). v. SANDIFORT, l. c. I. p. 4. Tab. fig. 1.

666. 5. Anchylose entre l'os occipital et l'atlas, entre toutes les vertèbres cervicales et les deux vertèbres thoraciques sup. Les vertèbres sont soudées ensemble par les articulations obliques et les arcs; les corps sont séparés entr'eux par des fentes, indiquant les places qu'occupèrent les cartilages intervertébraux. — v. SANDIFORT, l. c. IV. p. 45. Tab. IV. fig. 1, 2. V. fig. 1.

667. 6. Crâne avec les six vertèbres cervicales supérieures, réunies entr'elles d'une manière immuable par l'anchylose de leurs articulations. Les corps vertébraux ne forment qu'une seule masse osseuse, interrompue en haut par une excavation recouverte en partie par l'arc ant. de l'atlas; l'arc post. est déprimé, laissant une grande ouverture entre lui et l'occipital. La difformité me paraît être la suite d'une spondylarthrite cervicale, qui a détruit entièrement le corps de l'épistrophé et réuni les autres par des ostéophytes. — Acheté à la vente de SANDIFORT.

668. 7. Crâne qui présente une anchylose complète entre l'atlas et l'os occipital. Les deux arcs de l'atlas sont restés libres, ses apophyses encore distinctes; à l'arc post. il manque un morceau, brisé sans doute par la préparation ou plus tard.

669. 8. Os occipital avec la première vertèbre cervicale, qui lui est immuablement attachée par une anchylose de son articulation du côté gauche; la partie latérale de l'atlas est unie à l'occipital au-dessous de l'apophyse jugulaire.

670. 9. Vertèbres cervicales deuxième et troisième, unies entr'elles par une anchylose tant des corps vertébraux que des articulations obliques.

671. 10. Anchylose des apophyses obliques droites de la deuxième et troisième vertèbre cervicale.

672. 11. Les deux dernières vertèbres cervicales et la première thoracique avec les côtes sup. Le corps de la dernière vertèbre cervicale est complètement soudé à celui de la première thoracique; les capitules des côtes sont également unies aux corps des vertèbres par une véritable anchylose.

673. 12. Les six vertèbres cervicales inf. avec toutes les vertèbres thoraciques, unies entr'elles par l'anchylose des corps et des apophyses articulaires; les arcs sont soudés ensemble. La masse osseuse inflexible, que les os forment, est fortement courbée à convexité post., ce qui constitue peut-être la cause de l'anchylose.

674. 13. Partie de la colonne vertébrale composée des sept vertèbres thoraciques inf. et des trois vertèbres lombaires sup.; elle est courbée à convexité post. comme cela se fait dans la vieillesse. Les corps des vertèbres sont immuablement réunis entr'eux par l'ossification du ligament longitudinal ant., qui forme des saillies osseuses très prononcées au niveau des articulations. La partie thoracique est séparée de la partie lombaire, mais apparemment par une lésion méchanique après la mort.

675. 14. Partie de la colonne vertébrale pareillement dégénérée.

676. 15. Anchylose des vertèbres thoraciques par l'ossification du ligament longitudinal antérieur.

677. 16. Anchylose des vertèbres thoraciques. — Ces deux spécimens sont venus au Musée de la vente de SANDIFORT.

678. 17. Partie de la colonne vertébrale formée par les neuf vertèbres thoraciques inf. et les quatre premières des lombes, dont les corps sont unis par l'ossification du ligament longitudinal ant., qui forme des tubérosités osseuses fort prononcées; les articulations des apophyses obliques sont également anchylosées.

679. 18. Vertèbres lombaires et sacrales, dont les apophyses épineuses sont réunies dans une seule masse osseuse par l'ossification des ligaments inter-épineux et surépineux.

680. 19. Vertèbres lombaires, courbées latéralement par une déviation scoliotique. Du côté concave de la courbure les corps vertébraux sont anchylosés. Les corps sont divisés par une section frontale dans une partie ant. et post., pour faire voir leur applatissement vers la concavité de la courbure.

681. 20. ⎫ Préparations semblables des vertèbres lombaires et de la der-
682. 21. ⎭ nière vertèbre thoracique, à laquelle on voit la dernière côte unie par l'anchylose de son articulation.

683. 22. Six vertèbres thoraciques réunies par l'ossification du ligament longitudinal ant.

684. 23. Manubrium de l'os sternal avec la première côte gauche; par l'ossification de son cartilage et l'anchylose de son articulation, la côte est attachée indissolublement au sternum.

685. 24. Anchylose de la première côte des deux côtés avec le sternum.

686. 25. Préparation semblable.

687. 26. Cinq vertèbres thoraciques avec les côtes; les corps des vertèbres sont unis tant entr'eux qu'avec les capitules des côtes par l'ossification de l'appareil ligamenteux. Du côté gauche il y a deux côtes, qui présentent les traces d'une fracture guérie.

688. 27. Os sternal avec les côtes, dont les cartilages sont changés en substance osseuse et anchylosés avec le sternum. L'apophyse ensiforme est pareillement ossifiée et bifurquée à son extrémité.

689. 28. Préparation semblable, où l'apophyse ensiforme est ossifiée et percée de deux trous.

690. 29. Sternum très large, dont les parties sont entièrement réunies en un seul corps; dans les cartilages costaux on apperçoit des points d'ossification. La largeur du sternum dans sa partie sup. est de 8 c.m., dans sa partie moyenne de 5 c.m., dans sa partie inf. d'environ 6 c.m. Le manubrium est uni au corps de l'os dans un angle obtus, ce qui fait que le sternum dans cette partie est dirigé en avant.

691. 30.
à à
699. 38.
Neuf specimens de réunion osseuse entre les trois parties du sternum avec ossification de l'apophyse ensiforme. Les os ainsi changés sont pour la plupart très longs. Deux ou trois d'entr'eux sont fortement courbés à convexité ant. Un d'eux (N°. 34) est percé entre les faces articulaires pour la troisième et la quatrième paire des côtes par un trou circulaire, qui représente un petit canal allant de dehors en dedans et en haut; son diamètre est de 5 à 8 m.m.

700. 39. Anchylose des trois dernières vertèbres lombaires entr'elles et avec l'os sacral par l'ossification du lig. longitudinal ant.

701. 40. Anchylose de la dernière vertèbre lombaire avec l'os sacral, et des vertèbres coccygiennes entr'elles.

702. 41. Anchylose de la dernière vertèbre lombaire avec l'os sacral, par l'apophyse transversaire gauche.

703. 42. Anchylose de la dernière vertèbre lombaire avec l'os sacral.

704. 43. Anchylose de l'os sacral avec le coccys.

705. 44. Anchylose de l'os sacral avec la première vertèbre coccygienne.

706. 45. Anchylose de l'articulation ilio-sacrale droite, divisée par une coupe transversale. L'anchylose s'étend sur toute la surface ar-

ticulaire, il ne reste qu'une petite fente, bordée de deux écorces de substance osseuse compacte dans la partie sup., comme dernier vestige de la cavité articulaire; plus en bas cette fente a disparu entièrement, les deux os n'y forment qu'une seule masse.

707. 46. Anchylose incomplète de la symphyse ilio-sacrale gauche; la réunion s'est faite justement à la hauteur de la ligne ilio-pectinée, elle s'étend de haut en bas environ deux centimètres.

708. 47. Anchylose de l'articulation ilio-sacrale gauche, par l'ossification des ligaments; la réunion s'étend sur tout le bord ant. des faces articulaires.

709. 48. Anchylose de la synchondrose ilio-sacrale droite par l'ossification des ligaments ant.; la partie sup. de la symphyse est convertie en tubérosité osseuse; une ossification des ligaments, semblable à celle-ci, se voit au sacrum, couvrant la ligne qui indique la synostose entre la première et la deuxième vertèbre sacrale.

710. 49.
710*. 49*. } Deux préparations semblables à la précédente.

711. 50. Bassin d'un homme, dans lequel on rencontre une anchylose des deux synchondroses ilio-sacrales et une anchylose de l'os coccygis. Les anchyloses ilio-sacrales sont très incomplètes, provenant de l'ossification de quelques ligaments — Líg. ilio-sacral. sup. au côté droit —.

712. 51. Bassin d'un homme, dans lequel l'articulation ilio-sacrale des deux côtés est anchylosée; l'anchylose est plus étendue que dans le spécimen précédent; mais elle se borne également au bord ant. de la synchondrose, parcequ'elle dépend d'une ossification de ligaments.

713. 52. Bassin d'un homme avec le même changement pathologique; les ligaments sup., dont l'ossification est la cause de l'anchylose, forment comme un pont qui, passant sur le bord articulaire, s'étend de l'ilion au sacrum.

714. 53. Bassin d'un homme semblable aux deux précédents; les os sont très poreux, couverts par-ci et par-là d'ostéophytes, qui se montrent surtout dans le voisinage de la cavité cotyloide, qui elle même est fort large.

715. 54. Bassin d'une femme, dans lequel toutes les synchondroses sont anchylosées. Les synchondroses ilio-sacrales ont disparu sans laisser de traces, sans inégalité qui pourrait indiquer une ossification de ligaments; le bassin est comme fait d'une pièce. Par une coupe horizontale la partie sup. du pubis est séparée de la partie inf., pour faire voir la manière dont la fusion des parties s'est faite; on y voit encore un petit reste de la cavité articu-

laire en forme de fente; la substance osseuse qui l'entoure est uniformément spongieuse, il n'y a plus rien qui ressemble au cartilage.

716. 55. Bassin d'un homme dans lequel on aperçoit une anchylose de la partie sup. et post. de l'articulation pubienne, où l'ossification de l'appareil ligamenteux a formé une grande masse osseuse, qui forme comme un capuchon, rejeté en arrière sur la symphyse. Les cartilages s'étant perdus, il y a une large fente entres les os du pubis. L'articulation ilio-sacrale droite est pareillement anchylosée, celle du côté gauche est libre.

717. 56. Bassin d'une femme, dans lequel il y a une anchylose complète de l'articulation pubienne, causée par une dégénération des parties osseuses et cartilagineuses, dont la nature est probablement syphilitique, comme les ostéophytes, dont la surface des os est sémée, semblent indiquer. De la fente articulaire il n'y a plus qu'une trace du côté post.

718. 57. Bassin avec une anchylose totale de la symphyse sacro-iliaque des deux côtés. Du côté droit il reste une fente à la partie sup. de la synchondrose.

719. 58. Bassin d'un homme avec une anchylose des deux symphyses ilio-sacrales par l'ossification des ligaments sup.

720. 59. Préparation semblable à la précédente.

721. 60. Bassin de femme avec une anchylose presque totale des deux synchondroses ilio-sacrales; le bassin est très fort et pesant, les os sont d'une épaisseur extraordinaire, à surface inégale, à rebords tuméfiés et semés d'ostéophytes. Affection probablement syphilitique.

722. 61. Bassin d'homme avec une anchylose presque totale des synchondroses ilio-sacrales des deux côtés par ossification des ligaments.

723. 62. Bassin de femme avec une anchylose de la symphyse ilio-sacrale des deux côtés, produits par l'ossification des ligaments. L'os est divisé par une coupe presque verticale, qui a ouvert une petite cavité en forme de fente, qui s'étend entre les deux faces articulaires, jusqu'aux bords de l'articulation. — Dans ces sortes d'anchylose, qui se distinguent à l'extérieur par une surface inégale, plus ou moins élevée en tubérosités, ce ne sont ainsi que les ligaments ossifiés qui constituent l'union immuable des os; les surfaces articulaires n'y prennent part en aucune manière. Les autres, où les os qui se touchent dans la symphyse, se sont confondus en une seule masse (v. le N°. 54); sont plus rares et se distinguent par une surface unie, sans tumeur ou tubérosités osseuses ou autres indices de ligaments ossifiés. Il va sans dire que ces deux manières d'anchyloses peuvent se combiner.

724. 63. Extrémité sup. gauche, dans laquelle se rencontre une anchylose de l'articulation cubitale ; l'avant bras est fléchi à angle droit, les parties articulaires sont réunies en une seule masse, superficiellement nécrosée et poreuse.

725. 64. Specimen semblable de l'extrémité sup. droite. Au dehors les apophyses articulaires sont très distinctes ; au dedans les os sont confondus en une seule masse. La coupe, qui divise l'articulation ainsi dégénérée, fait voir que la fusion est très avancée, les contours des os ne se dessinant plus que par une ligne de substance osseuse un peu moins spongieuse que le reste, dernière trace de l'écorce.

726. 65. Os du bras droit avec une anchylose de l'articulation cubitale ; les os sont réunis en angle obtus, la surface glénoïdale n'a pas disparu, d'une cavité articulaire il y a quelque reste, puisque la réunion des os s'est faite par l'ossification des ligaments qui entourent l'articulation. — Ce changement est la suite d'une olenarthrite.

727. 66. Humérus et cubitus du côté droit, anchylosés ensemble en angle obtus.

728. 67. Os du bras gauche avec anchylose cubitale, la surface présente des indices non douteux d'une ossification de ligaments, de plus on voit des ostéophytes s'élever sur l'extrémité articulaire de l'humérus et passer de lui sur l'apophyse olécrane.

729. 68. Extrémité inf. de l'humérus, tuméfiée, couverte d'ostéophytes, difforme à cause d'une position abnormale du condyle ext., qui laisse entre lui et le corps de l'os une gouttière très profonde, recouverte en partie par une épine osseuse ; l'extrémité sup. du cubitus, qui lui adhère inséparablement par tout son contour est également tuméfiée. — Le condyle int. de l'humérus manque. Ces changements de l'articulation sont les suites d'une fracture, qui s'est étendue dans la partie sup. de l'humérus, jusqu'à pénétrer dans la cavité glénoïdale avec séparation des condyles.

730. 69. Anchylose entre l'extrémité inf. du radius, les os du carpe et trois os métacarpiens. L'union est parfaitement immobile, dépendant à ce qui paraît, de l'ossification des ligaments.

731. 70. Anchylose entre les os de l'avant-bras, du carpe et du métacarpe. La main se trouve en flexion dorsale ; les os du carpe sont déplacés vers la face palmaire, où ils forment de petites proéminences, surtout l'os naviculaire, le grand os et l'os pisi-

forme. — Il y a eu ici probablement une luxation non réduite, suivie d'inflammation et d'anchylose.

732. 71. Anchylose des articulations carpiennes et de la métacarpienne du petit doigt.

733. 72. Radius uni par anchylose aux os carpiens, avec anchylose des quatre os métacarpiens latéraux. Les surfaces dorsale et palmaire des os du carpe sont couvertes d'une masse osseuse, provenant sans doute de l'ossification des ligaments. L'articulation de l'os métacarpien deuxième avec la première phalange du doigt est également anchylosée par l'ossification des ligaments.

733*. 72*. Os métacarpien avec la première phalange du doigt anchylosés ensemble par une formation osseuse, qui entoure l'articulation à la suite d'une inflammation articulaire.

733. 72**.** Doigt indicateur avec les parties molles séchées. L'articulation entre la première et la deuxième phalange est anchylosée par suite de l'inflammation dite panaritium.

734. 73. Partie de bassin avec anchylose de l'articulation coxo-fémorale, produite par une inflammation des surfaces articulaires. La tête du fémur est réunie par toute sa surface à la cavité cotyloïde, et ne forme avec elle qu'une seule masse, comme il est évident par l'aspect d'une coupe verticale, qui ne présente qu'un seul os spongieux, bordé en haut par l'écorce osseuse de l'os des îles, en bas par l'écorce du col du fémur; la surface ext. est inégale par la présence d'ostéophytes.

735. 74. Anchylose de l'articulation coxo-fémorale d'un homme. La tête du fémur est soudée contre la partie sup. de la cavité cotyloïde, qui est considérablement agrandie, le col du fémur est attaché au bord ant. de la cavité par une masse osseuse. La partie inf. de la cavité, que ne peut remplir la tête amincie et refoulée en haut, est largement béante; des ostéophytes en garnissent le fond. Conséquence d'une fracture de la partie sup. du fémur, compliquée peut-être d'une luxation incomplète. Dans le corps du fémur on voit encore les traces d'une fracture oblique, guérie avec difformité.

736. 75. Anchylose de l'articulation coxo-fémorale droite. Vue a l'extérieur la tête du fémur ne forme qu'une pièce avec l'os des îles; à l'intérieur on voit que les écorces osseuses réunies des deux os renferment une cavité très étendue et simple, remplie imparfaitement d'une substance spongieuse; toute trace de séparation entre les deux os a disparu.

737. 76. Fémur et tibia, anchylosés dans le genou. L'anchylose s'est faite

uniquement par le condyle int. et sans difformité; le condyle
ext. est libre. Les os sont très longs et forment un angle obtus.

738. 77. Préparation assez semblable à la précédente; l'anchylose s'étend
sur les deux condyles; la rotule est confondue avec le fémur; sur
la surface de la section il n'y a point de trace de la séparation
des os.

739. 78. Anchylose de l'articulation du genou avec la rotule, produite
par une dégénération carieuse; les os sont fléchis à angle droit.

740. 79. Fémur et tibia anchylosés par une masse osseuse, qui enveloppe
l'articulation de tous côtés, s'étendant sur la rotule, qui ne forme
qu'une petite éminence. Les os sont unis en angle aigu.

741. 80. Fémur et tibia unis par une matière osseuse, qui soude le condyle interne à la face correspondante de la tête du tibia; le condyle externe ne participe qu'imparfaitement à cette coalition;
la rotule est unie au fémur. La jambe est étendue.

742. 81. Extrémité inf. gauche, dans laquelle il y a une anchylose du
genou, une fracture de la partie inf. du tibia et du péroné, guérie
avec déplacement de fragments et difformité et une anchylose
entre le tibia et l'astragale. Les anchyloses portent les marques
d'une ostite carieuse.

743. 82. Anchylose du genou, s'étendant sur les deux condyles du fémur.
De la cavité articulaire il n'y a plus qu'un étroit canal antéro-
post.; la rotule est soudée au fémur. La jambe est fléchie à
angle droit.

744. 83. Os du genou, fléchis à angle droit. La face post. du condyle
externe est unie par une masse osseuse peu volumineuse à la
face correspondante de la tête du tibia. Dans la fosse poplitée
cette réunion osseuse s'étend jusqu'au condyle interne. La face
inf. du condyle externe (dans la flexion face ant.) est soudée à
la moitié sup. de la face post. de la rotule. Ces diverses soudures
se sont faites par une lame osseuse intermédiaire fort mince.

745. 84. Anchylose entre la partie sup. du tibia et du péroné du côté
droit. L'union s'est faite par une substance osseuse qui ne
s'étend que fort peu au delà de l'articulation. Les deux os sont
exfoliés, le péroné est courbé et le malléole externe carié.

746. 85. Anchylose semblable du côté gauche.

747. 86. Anchylose des mêmes os, qui sont courbés à la suite d'une affection rhachitique et superficiellement cariés à leurs extrémités.

748. 87. Tibia et péroné de la jambe droite anchylosés dans leur partie
inf. par une lame osseuse, qui s'étend entre les deux os dans
une longueur de 6 c.m. environ; la face ant. des os est tuméfiée à la même hauteur, jusqu'à effacer tout indice de séparation;

au-dessous de sa tête le péroné porte une exostose en forme de crochet, dont la pointe est dirigée en bas.

749. 88. Préparation semblable; la masse osseuse entre les deux os a une moindre étendue que dans le spécimen précédent et ne s'étend pas jusqu'au bord articulaire.

750. 89. Anchylose des mêmes parties avec tuméfaction et difformité des extrémités inf. des deux os. Le péroné est courbé vers le tibia; les malléoles sont tuméfiés, couverts d'une nouvelle substance osseuse. Toute la dégénération est la suite d'une fracture.

751. 90. Anchylose entre le tibia et le péroné à leur extrémité sup. La partie sup. du tibia est difforme, colossale, couverte d'ostéophytes; la tête est déprimée au-dessous du niveau de la tête du péroné, sa face articulaire regarde en avant et en dedans.

752. 91. Tibia et péroné anchylosés entr'eux et avec l'astragale et le calcanéum. L'extrémité inf. des os de la jambe ainsi que les deux os du tarse sont profondément cariés; dans le malléole ext. il y a une caverne, l'interne manque absolument, les os sont tuméfiés et couverts d'ostéophytes.

753. 92. Réunion osseuse, difforme au plus haut dégré, entre le tibia, l'astragale et le calcanéum. La partie inf. du tibia présente les traces d'une fracture guérie avec déplacement d'esquilles; à l'une d'elles adhère solidement le malléole ext., seule partie du péroné qui se trouve dans la préparation, le reste en étant séparé à ce qui paraît par la fracture.

754. 93. Anchylose des os du tarse avec le tibia et le péroné. La région malléolaire forme une masse osseuse énorme, où se perdent les extrémités des os de la jambe; à la partie inf. de cette masse est fortement soudé le calcanéum, qui n'en est libre que par sa face ant. et inf.; la tête de l'astragale se dessine sur la surface ant. de la masse osseuse, au-dessus de lui il y a un trou assez large, qui conduit dans une cavité spatieuse, qui pénètre dans le tibia à une hauteur de presque 6 c.m. On ne saurait méconnaître ici les conséquences d'une inflammation des parties articulaires avec destruction carieuses des os. — v. E. SANDIFORT, *Mus. Anat.* Vol. I. Tab. XCV. fig. 1, 2, 3, 4 avec la description. Tom. I, p. 217.

755. 94. Anchylose des os du tarse et du métatarse entr'eux et avec les deux os de la jambe, produite par une ossification des ligaments, le premier os métatarsien seul est resté libre.

756. 95. Préparation semblable, l'anchylose du métatarse ne s'étend que sur deux de ses os. Les parties anchylosées portent les traces d'une destruction carieuse.

757. 96. Trois vertèbres thoraciques du Cheval, unies entr'elles par l'ossification du ligament longitudinal ant. Les deux postérieures sont de plus véritablement anchylosées dans les articulations des apophyses obliques. L'ossification de ces dernières s'étend encore entre les apophyses épineuses par la formation d'une lame osseuse, qui les unit de manière à ne laisser libres que les pointes.

758. 97. Trois vertèbres thoraciques du Cheval, unies entr'elles d'une manière semblable que dans la préparation précédente; le ligament ant. est moins régulièrement ossifié. Du côté des arcs des vertèbres une substance osseuse a englouti les apophyses articulaires et s'est étendue entre les apophyses épineuses, les réunissant dans une lame osseuse, plus ou moins échancrée entre les pointes des épines. Les os sont atteints de carie, qui les a corrodés superficiellement; les apophyses transversaires ont été pleinement détruites.

759. 98. Cinq vertèbres lombaires du Cheval, unies ensemble du côté ant. par des masses osseuses irrégulières, qui à gauche s'étendent du corps de la première vertèbre à la deuxième et de celle-ci à la troisième, à droite de la troisième vertèbre à la quatrième, la ligne médiane restant libre; la cinquième vertèbre est unie à la quatrième par une lame osseuse, qui s'est formée entre les apophyses transversaires. Des articulations obliques il n'y a que celles entre la troisième et la quatrième vertèbre, qui sont anchylosées, les autres, quoique leurs surfaces soient très serrées, présentent des indices évidents de la séparation des faces articulaires.

760. 99. Trois vertèbres thoraciques du Cheval, anchylosées par la formation d'ostéophytes sur les corps et sur les arcs. Ceux qui unissent les corps entr'eux ont une disposition très remarquable. Du bord ant. et latéral d'une vertèbre s'élève un ostéophyte en forme de crochet, à surface lisse et courbée, qui regarde le corps de la vertèbre voisine. Celle-ci porte une exostose peu élevée près de son bord post., qui se joignant à la précédente, forme avec elle une sorte d'articulation, par laquelle les os sont unis d'une manière mobile. Des quatre pseudarthroses ainsi formées, une seule est immobile par la fusion des surfaces correspondantes. Les articulations obliques, quoique hérissées de pointes osseuses, ne laissent pas d'avoir conservé quelque mobilité. Les apophyses épineuses sont couvertes d'ostéophytes.

761. 100. Bassin d'un Cheval, dont la symphyse pubienne est anchylosée par une ossification, qui unit les surfaces articulaires presque dans toute leur étendue.

762. 101. Doigt d'un Cheval, dont les deux phalanges supérieures sont anchylosées; les bords de l'articulation sont couverts d'ostéophytes très volumineux.

763. 102. Préparation semblable à la précédente; les os sont divisés par une coupe longitudinale; à l'intérieur il n'y a plus aucune trace de la séparation des deux os.

764. 103. Os du pied ant. du Cheval. Les deux phalanges post. sont couvertes d'ostéophytes, qui se continuant de l'une à l'autre, entourent l'articulation d'un anneau osseux et empêchent tout mouvement.

CARTILAGES COSTAUX OSSIFIÉS.

765. 1*. Deux côtes, dont les cartilages sont ossifiés.

766. 2*. Trois côtes, dont les cartilages ont subi le même changement.

767. 3*. Cartilage costal ossifié, dans lequel on aperçoit encore le noyau cartilagineux.

Dans ces diverses préparations il est très évident, que l'ossification du cartilage s'est fait à sa surface, que la partie modifiée entoure une partie centrale non changée; cette dernière se desséchant ou étant résorbée peu à peu, il ne reste du cartilage primitif qu'une coque dure et vide, souvent entr'ouverte. Ce qu'on nomme vulgairement ossification n'est dans ce cas qu'une incrustation calcaire, qui forme une masse ostéoïde. — v. J. L. DUSSEAU, *Verh. over het beenweefsel en verbeeningen*, bl. 126 etc.

768. 4*. Deux côtes, réunies ensemble par une substance osseuse, formée entre les cols (deux exemplaires).

769. 5*. Cinq côtes réunies ensemble dans une grande étendue, après avoir été longtemps comprimées à cause d'une déviation scoliotique de la colonne vertébrale.

8. LUXATIONS ET LEURS CONSÉQUENCES.

770. 1. Partie cervicale de la colonne vertébrale d'un homme pendu. La première vertèbre est luxée, comme cela arrive ordinairement par la force, que les bourreaux exercent sur le cou de leurs patients; la partie droite de l'atlas est dirigée en haut, la partie gauche en bas; par là les faces articulaires droites des deux vertèbres se sont éloignées l'une de l'autre, celle de l'atlas déviant en avant; elles ne se sont pas tout-à-fait quittées. Le résultat de cette déviation de la première vertèbre sur la capacité du canal vertébral est presque nul; il n'en est pas beaucoup rétréci et la moëlle épinière à ce qui paraît, n'a pu être comprimée. Tout ce qui se fait dans l'exécution pour obtenir ce

résultat est ainsi peine perdue et ne sert qu'à rendre l'affaire plus hideuse.

771. 2. Omoplate avec la clavicule du côté gauche avec les suites d'une luxation de l'humérus dans la fosse subscapulaire, non réduite. Sur la face ant. de l'omoplate et couvrant la partie sup. de sa marge latérale, il s'est fait une surface plane et très étendue (de haut en bas 6½ c.m., d'avant en arrière 5 c.m.), qui commence à se polir çà et là; un reste de la face glénoïdale se trouve à l'extrémité sup. et post. de cette nouvelle surface. La tête de l'humérus, qui par sa déviation avait été la cause de cette nouvelle face articulaire, s'y était parfaitement adaptée, pour constituer une nouvelle articulation. L'humérus manque

772. 3. Préparation semblable du côté droit (avec l'humérus). La nouvelle face articulaire est située dans la même région, mais plus haut que dans le N°. précédent, s'élevant au-dessus de la marge sup. de l'os et se continuant sur la face inf. de l'apophyse coracoïde, qui a reçu le même poli, qu'on remarque sur la nouvelle formation osseuse. La tête est aplatie, mais sa circonférence est agrandie. La difformité des parties voisines et une esquille, attachée à la membrane capsulaire, fait soupçonner, qu'il y a eu ici complication de la luxation avec une fracture. Les annotations historiques manquent.

773. 4. Os du bras gauche, où la tête de l'humérus présente une difformité très grande; elle est aplatie, à surface très dure et polie et entourée d'un cercle osseux de nouvelle formation. Cette tête difforme avec les tubercules et la partie sup. du corps de l'humérus sont profondément creusées au dedans. Cette métamorphose est la suite d'une luxation, qui n'a pas été réduite. Indépendemment de cela l'humérus et les os de l'avant-bras sont entièrement anchylosés par synostose.

774. 5. Moule en plâtre de l'épaule d'une femme, difforme par une luxation post. de l'humérus non réduite.

775. 6. Os du bras droit d'une femme, qui eut le coude luxé. Les os ne furent pas remis et les extrémités articulaires, hors du contact accoutumé, subirent des changements notables. L'extrémité de l'humérus est aplatie, la face articulaire pour le radius est agrandie; les bords de la surface articulaire sont recourbés; les fosses ant. sont tout-à fait évanouies, celle pour l'olécranon persiste. La tête du radius est aplati à sa face ant., qui s'adapte à la surface correspondante de l'humérus, quand l'avant-bras est fléchi, ce qui a dû être l'attitude permanente du membre. La surface sémilunaire du cubitus a acquis une plus grande étendue en avant, pour embrasser la rotule de l'humérus dans la flexion.

24*

Les deux os de l'avant-bras sont courbés assez fortement. — La cause de la luxation, qui nous est restée inconnue, doit avoir été assez violente, parcequ'en dehors de cette lésion on voit encore une fracture de la clavicule tout près de son extrémité scapulaire. La clavicule s'est portée en arrière et s'est appuyée sur la partie post. de l'apophyse coracoïde, où elle a contracté des adhésions.

776. 7. Squélette d'une vieille femme avec une luxation non réduite du fémur gauche, dont la tête s'est placée près du bord de l'échancrure ischiatique; elle est atrophiée et difforme. Une fosse peu profonde s'est faite sur l'os iliaque. La cavité cotyloïde est triangulaire et rétrécie. Tout le bassin paraît trop haut de ce côté. — v. W. VROLIK, *Tabulae ad illustrandam embryogenesin.* Tab. LXXXVI, fig. 2 et 3.

777. 8. Bassin de femme avec une luxation non réduite du fémur gauche, la tête s'est placée au côté post. et sup. de la fosse cotyloïde; celle-ci est contractée et triangulaire; la membrane capsulaire la couvre, la tête est un peu aplatie, elle s'est formée une face articulaire avec un rebord sup. assez saillant.

778. 9. Bassin de femme avec une luxation du fémur gauche. De la cavité cotyloïde il ne reste qu'une facette triangulaire, qui paraît être remplie d'une nouvelle masse et recouverte de la membrane capsulaire, que la tête du fémur a entraîné dans sa luxation; celle-ci, appuyée en haut et en arrière contre la face post. de l'os iliaque, est encore enveloppée de la capsule; il ne s'est pas encore formé une nouvelle face articulaire; peut-être que la présence de la membrane capsulaire, située entre la tête fémorale et l'os des îles, l'a empêché.

779. 10. Bassin avec le fémur gauche luxé; la cavité cotyloïde a presqu'entièrement disparu; il n'en reste qu'une fosse peu profonde et irrégulière; une nouvelle face articulaire est située en haut près du bord ant. de l'os iliaque; elle s'élève peu au-dessus de son niveau. La tête est amincie, elle présente à son contour sup. un sillon profond, formé probablement par l'action du m. grand fessier. Ce qui est remarquable dans cette pièce, est l'influence de la luxation sur la forme du bassin. L'os iliaque du côté de la lésion s'est redressé, affectant une position trop verticale.

780. 11. Bassin de femme avec le fémur gauche luxé en haut et en arrière; la tête se trouve près du bord ant. de l'os iliaque à la hauteur de l'épine ant. et inf. Elle a commencé à s'y former une surface articulaire, qui n'est pas encore bien avancée; plus bas, directement en arrière de la cavité normale, il y a une facette articulaire, maintenant vide, mais qui indique le chemin,

que la tête a parcouru, avant que d'arriver à la place actuelle-
ment occupée. La luxation a été d'abord en arrière et de cette
position primitive la tête s'est déplacée ultérieurement en avant
et en haut. De la cavité cotyloïde il ne reste presqu'aucun vestige; la tête est à demi résorbée, à face aplatie; il y a un sillon qui la parcourt, comme dans le N°. précédent.

781. 12. Bassin très ample d'une femme, dont le fémur droit a été luxé;
la cavité cotyloïde est contractée et triangulaire; une fosse très
superficielle et large (6 c.m. en toutes ses dimensions) tient lieu
d'acétabulum, indiquant que la tête a joui d'une grande mobilité dans sa place anomale et ne s'est pas assez fixée, pour former une cavité plus circonscrite. Le fémur luxé manque.

782. 13. Bassin d'homme avec les indices d'une luxation du fémur droit
la cavité cotyloïde est petite, à marges épaissies et de forme
triangulaire; près du bord ant. et sup. de l'échancrure ischiatique il y a une fosse ovalaire, qui indique la place, qu'occupait la tête du fémur luxé; cette fosse est peu profonde, sans
rebords. Le fémur manque.

783. 14. Bassin de femme, dont le fémur gauche est luxé directement en
arrière; il ne s'y est pas encore formé une nouvelle fosse articulaire, mais la tête est fixée près du bord ant. de l'échancrure
ischiatique, un peu au-dessus de l'épine; elle est environnée de
la membrane capsulaire épaissie, mais elle est très atrophiée;
il n'en reste qu'un tronçon difforme, la cavité cotyloïde a subi
les changements ordinaires.

784. 15. Bassin avec les deux fémurs séparés; le gauche a été luxé; la
tête est atrophiée, il n'en reste qu'un fragment aplati et même
concave, qui s'élève au bout du col. La fosse cotyloïde est régulièrement triangulaire. Près du bord ant. et sup. de l'échancrure ischiatique il y a une cavité très peu profonde, indiquant
la position abnormale de la tête du fémur. — v. W. Vrolik,
Tabulae etc. T. LXXXIII, fig. 4, 5, 6, 7 et 8.

785. 16. Bassin de femme, dont le fémur gauche est luxé; la tête est placée en arrière de l'acétabulum et un peu au-dessus de lui; elle
y a formé une fosse peu profonde encore, où elle est retenue par
la membrane capsulaire, qu'elle a entraîné dans son déplacement;
la cavité cotyloïde s'est rétrécie et la tête fémorale commence à
perdre en volume. Au côté de la luxation l'os iliaque affecte
une position plus verticale qu'au côté opposé.

786. 17. Bassin de femme sans les fémurs; il présente au côté gauche les
indices d'une ancienne luxation fémorale; la cavité cotyloïde y
est irrégulière, assez profonde encore mais triangulaire; en ar-

rière d'elle il y a une fosse très étendue mais superficielle, dont les bords sont un peu relevés, et dont la surface présente les traces d'une éburnéation partielle, comme après une atrophie exubérante.

787. 18. Bassin de femme avec une ancienne luxation du côté droit; la tête du fémur s'est placée justement en arrière de la cavité cotyloïde, où elle s'est fixée au moyen de la membrane capsulaire, qui l'entoure; une nouvelle fosse articulaire y a été faite; la tête est aplatie et présente les mêmes changements, qu'on observe dans la première période du mal coxal. La fosse cotyloïde primitive s'est rétrécie.

788. 19. Bassin d'une femme adulte avec les deux fémurs séparés. Au côté droit il y a eu luxation du fémur, qui s'est placé au-dessus de la cavité, près de l'épine ant. et inf. de l'os iliaque; on y voit encore une petite fosse ovalaire; la cavité cotyloïde est triangulaire. De la tête du fémur il ne reste presque rien. Au côté gauche les faces articulaires présentent les changements du malum coxae, par l'aplatissement de la tête, le peu de profondeur de la cavité cotyloïde et la surface dure et polie. Les os iliaques ont une position trop verticale; le sacrum est long; on y compte 6 vertèbres. — v. W. VROLIK, *Tabulæ etc.* T. LXXXV, fig. 1, 2, 3 et 4.

789. 20. Os iliaque droit avec le fémur, qui présentent les suites d'une luxation ancienne; il y a une fosse irrégulière, située sur l'isthme iliaque, entre l'échancrure ischiatique et l'épine iliaque ant. et inf.; elle semble communiquer avec la cavité cotyloïde rétrécie, par une échancrure dans le bord sup. de celle-ci. La tête du fémur est aplatie et pourvue du sillon, que nous venons d'attribuer à l'action du m. grand fessier.

790. 21. Partie gauche du bassin avec le fémur, qui a été luxé; une fosse très spatieuse, ovalaire et assez profonde s'est formée au-dessus et en arrière de l'acétabulum, qui est comme comprimé d'arrière en avant; la surface de cette fosse nouvelle est éburnée et polie; la tête est aplatie, à surface polie et dure, son bord est entouré d'ostéophytes, qui font penser ici à une complication avec le mal coxal.

791. 22. Os iliaque gauche avec le fémur, portant les conséquences d'une luxation. Au-dessus et en arrière de la cavité cotyloïde, qui a subi les changements ordinaires, il s'est formé une nouvelle cavité osseuse, régulière, très ample et d'une profondeur presque normale. La tête du fémur est très difforme, aplatie et munie d'un sillon très profond, en arrière de ce sillon la tête est tout-à-fait déprimée et ne forme qu'une marge saillante sur le col.

792. 23. Os iliaque gauche avec le fémur, qui a été luxé; la cavité cotyloïde est changée en une fosse peu profonde et triangulaire; au-dessus d'elle on voit une légère dépression, résultant de la position anomale de la tête du fémur après la luxation. La tête est atrophiée et aplatie.

793. 24. Os iliaque droit avec le fémur luxé. Au-dessus de l'échancrure ischiatique il s'est formé une fosse ovalaire assez profonde, sans bord relevé, dans laquelle la tête a logé. Que cette fosse résulte d'un enfoncement circonscrit de l'os dans la cavité pelvienne, se voit à la face int., où il y a une bosse ronde, qui répond à la fosse mentionnée. La tête du fémur est tout-à-fait atrophiée, il n'en reste presque rien. Tout le fémur est grêle et léger.

794. 25. Os iliaque gauche avec le fémur, qui a été luxé; la cavité cotyloïde a presque tout-à-fait disparu; de son bord post., qui touche à une face articulaire nouvelle, elle commence à se remplir d'une masse osseuse, qui s'étend de ce bord vers le milieu. La nouvelle fosse est très ample mais peu profonde; sa surface, ainsi que celle de la tête aplatie, présente une éburnéation comme après l'arthrite sèche.

795. 26. Os iliaque gauche dont la cavité cotyloïde présente une étendue plus grande qu'à l'ordinaire; elle a perdu en même temps sa profondeur, changée en une fosse superficielle et très grande; probablement par suite d'une luxation incomplète, dans laquelle la tête s'est posée sur le bord post. de l'acétabulum.

796. 27. Préparation semblable.

797. 28. Os iliaque droit, qui présente à la suite d'une luxation du fémur une fosse peu profonde, ovalaire dans la direction antéro-post., au-dessus de l'échancrure ischiatique. Cette fosse forme une très petite bosse du côté int. de l'os.

798. 29. Os iliaque droit, dans lequel il s'est formé une nouvelle fosse articulaire sur l'isthme de l'os, la fosse est circulaire et représente assez bien un acétabulum peu profond.

799. 30. Moitié droite du bassin après une ancienne luxation, compliquée apparemment de fracture; la cavité cotyloïde, triangulaire comme de coutume, est bordée en haut et en arrière d'une tumeur osseuse très considérable; au-dessus de celle-ci une dépression peu prononcée doit indiquer la place, qu'occupait la tête du fémur, une esquille isolée se trouve encore dans un fragment de la membrane capsulaire.

800. 31. ⎰ Deux fémurs, dont les têtes sont atrophiées et irrégulièrement
801. 32. ⎱ sillonnées à la suite d'une luxation.

802. 33. Fémur, dont la tête présente les conséquences d'une luxation compliquée d'arthrite sèche.

803. 34. Fémur droit, dont la tête est aplatie à la suite d'une luxation; il en reste le bord sup. qui s'élève encore au-dessus du col; en bas la surface se perd insensiblement vers le corps du fémur, comme un disque situé obliquement contre le col. Au-dessous de cette partie déclive de la tête on voit une fosse assez prononcée sur la face int. du corps fémoral, apparemment le résultat de la friction de cet os contre une partie de la paroi latérale du bassin.

804. 35. Moule en papier mâché d'un bassin de femme oblique à la suite d'une luxation du fémur gauche. La cavité cotyloïde a subi les changements ordinaires; auprès de son bord sup. et post. une nouvelle face articulaire s'est faite par le contact de la tête luxée. Cette surface n'est pas creusée, elle est de forme allongée et s'élève au-dessus du niveau environnant. La tête est atrophiée, inégale. La cause de la luxation était une inflammation carieuse précédente. Depuis la femme était morte de péritonite puerpérale. Le bassin se trouve dans le Musée de ROSSHIRT à Erlangen.

805. 36. Articulation du genou droit, dans laquelle il y a une luxation latérale incomplète des os de la jambe. L'articulation fait une prominence très grande au côté interne, parceque le condyle int. du fémur, qui est déplacé et rendu libre de la facette articulaire du tibia, a été embrassé par une expansion de la tête du tibia, qui s'étend plus qu'à l'ordinaire vers le côté int. et y est creusé par une fosse profonde pour contenir le condyle du fémur. Le condyle externe ne présente qu'un rapport très borné avec la tête du tibia. La rotule est située vis-à-vis du condyle fémoral ext. et y trouve sa facette articulaire.

806. 37. Articulation du genou avec une luxation des os de la jambe en arrière; l'articulation est fléchie à angle droit, toute la face articulaire du fémur qui est atrophiée, se trouve libre; les bords post. des condyles sont encore en rapport avec le tibia; celui-ci également atrophié, est placé en arrière et s'est tourné sur son axe, de sorte que le péroné est situé directement en arrière.

807. 38. Préparation semblable; le déplacement des os n'est pas si grand, mais la luxation est néamoins complète; la membrane capsulaire est déchirée; le condyle int. l'a percé et est mis à découvert; la rotule est située contre le condyle ext. du fémur.

808. 39. Fémur avec les os de la jambe luxés incomplètement dans le genou; le membre est fléchi à angle droit; les os sont anchylosés; apparemment la suite d'une gonarthrocace.

809. 40. Pied gauche avec une luxation des os de la jambe en avant sur
le pied et une luxation complète de l'astragale, qui a été ex-
pulsé totalement de son articulation et se montre libre sur le
dos du pied. — Les muscles et les tendons sont séchés sur les
os; ceux du m. extenseur long des orteils passe au-dessous de
la tête luxée de l'astragale.

LUXATIONS CONGÉNITALES.

810. 41. Squélette d'une vieille femme, dont les deux fémurs sont hors
des articulations; il n'y point de cavités cotyloïdes, seulement
on voit de petites fosses irrégulières à leur place. Les têtes fémorales atrophiées se trouvent au bord des échancrures ischiatiques et parfaitement libres; celle du côté gauche est située un
peu plus haut que l'autre. Le tronc est scoliotique. La main
droite est fléchie en arrière. — De la vente de SANDIFORT.

811. 42. Squélette d'une femme adulte avec les deux fémurs luxés. Les
cavités cotyloïdes sont petites et triangulaires; les têtes fémorales, peu atrophiées, se sont formées de nouvelles cavités cotyloïdes au bord sup. et post. des cavités normales; le bassin est
incliné dans un dégré extraordinaire.

812. 43. Squélette d'une femme adulte avec une luxation du fémur gauche en arrière et en haut; le déplacement est très grand, la
tête s'étant élevée au-dessus de l'échancrure ischiatique; la cavité cotyloïde est couverte de la membrane capsulaire, que la
tête a entraîné en haut et qui empêche de voir, s'il y a une
nouvelle fosse articulaire; le bassin est difforme du côté de la
luxation. La branche montante de l'ischion présente les traces
d'une fracture guérie, ce qui fait penser à une cause traumatique
de la luxation, quoiqu'elle soit notée comme congénitale.

813. 44. Bassin avec les extrémités inf. d'un enfant de 7 mois, dont le
fémur gauche est luxé et déplacé en haut. — v. W. VROLIK,
Tabulae etc. T. LXXXIV, fig. 1 et 2.

814. 45. Moitié droite du bassin d'une fille de 8 ans, qui avait été boi-
teuse dès sa naissance; la tête du fémur ne se trouve pas dans
la cavité cotyloïde, qui est trop peu profonde et remplie d'une
matière jaune (tissu cellulaire hypertrophié). — v. W. VROLIK,
dans l'ouvrage cité. Tab. LXXXVI, fig. 1.

815. 46. Bassin de femme avec une luxation double, congénitale; les cavités cotyloïdes, imparfaitement formées, n'ont presque pas laissé
de traces; de nouvelles facettes articulaires se sont faites. Du
côté droit la tête se trouve en haut et en arrière, où la nouvelle articulation présente les phénomènes connus; du côté gauche elle s'est posée près du bord ant. de l'os iliaque et s'est

réuni avec elle par une masse osseuse, de sorte qu'elle a contracté une anchylose à sa place abnormale.

816. 47. Bassin de femme avec les deux fémurs luxés; les cavités cotyloïdes, primitivement peu développées, ont presque disparu; les têtes un peu atrophiées se sont formées de nouvelles fosses articulaires, qui ont acquis un certain développement, surtout au côté gauche.

817. 48. Bassin de femme avec les deux fémurs luxés; les cavités cotyloïdes sont peu développées et peu profondes, non triangulaires; les nouvelles facettes articulaires sont très-imparfaites. — v. W. VROLIK, *dans l'ouvrage cité.* Tab. LXXXV, fig. 5, 6, 7, 8 et 9.

818. 49. Bassin d'une fille de 17 ans, avec les deux fémurs luxés; il n'y a point de vestiges de nouvelles fosses articulaires; des normales il ne se trouve plus que deux fossettes peu profondes; les têtes fémorales n'y ont jamais été contenues. Au côté gauche la tête est dégagée de la membrane capsulaire, qui l'entourait comme une bourse, la tête est atrophiée, le col déprimé; dans la section verticale on voit, que le noyau osseux, qui constitue le sommet de la tête, distinctement visible encore, ne forme qu'une mince lame osseuse, couvrant la tête comme un petit bonnet. — v. W. VROLIK, *l'ouvr. cité.* T. LXXXIV, fig. 3, 4, 5 et 6.

819. 50. Articulation coxo-fémorale, avec une difformité de la tête et du col du fémur, qui sont déprimés; la tête est très aplatie comme un champignon et déclive en bas et en dedans. De cette difformité résultait une claudication sans luxation du fémur.

820. 51. Os iliaque droit avec le fémur d'un jeune homme de 20 ans, botteux dès sa naissance. Il n'y a pas de luxation congénitale; mais le col du fémur et la tête sont déprimés et atrophiés, apparemment à la suite d'un rammollissement primitif. De la vente de SANDIFORT, qui avait reçu cette préparation de PALETTA. — v. *Musaeum anatomicum.* Vol. I, p. 285. Tab. 77, fig. 1 et 2.

a⁴. APPENDICE.

AFFECTIONS DES ORGANES DU MOUVEMENT.

821. 1. Partie du muscle demi-tendineux, qui présente quatre petites plaques osseuses, ovales, situées dans le tissu celluleux. Pour la structure micr. — v. J. L. DUSSEAU, *Over het beenweefsel enz.* bl. 158.

822. 2. Petits corps ovoïdes, aplatis, de nature fibreuse et d'une consistence cartilagineuse, trouvés en grand nombre dans un ganglion — peesknoop, — tumeur, formée par la dilatation d'une gaîne d'un tendon. Ces corpuscules sans structure spéciale sont

formés par une sorte de précipitation dans le contenu liquide de la tumeur.

823. 3. Concréments calcaires, trouvés dans l'articulation du coude d'un homme très robuste, exécuté pour meurtre, dont le crâne est conservé sous B. 66. Ces deux concréments sont ovoïdes; l'un est jaune et à surface lisse, l'autre est blanc et mûriforme.

824. 4. Concrément calcaire, formé dans une ulcération arthritique, située sur l'articulation du gros orteil gauche d'un homme souffrant de podagra. Ce concrément s'était accru jusqu'aux dimensions, qu'il présente maintenant, pendant un espace de 10 ans.

825. 5. Concrément calcaire d'une couleur jaune, formé dans un homme arthritique. Quant à la place qu'il occupait et le temps qu'il a mis à se développer, on n'en a rien annoté.

---

b. MALADIES DU SYSTÈME NERVEUX.

1. CERVEAU, MOELLE ÉPINIÈRE ET LEURS TÉGUMENTS.

826. 1. Hémisphère du cerveau, qui présente vers son milieu un endroit, où la substance cérébrale est absorbée, formant une petite caverne, dont les parois ne sont pas lisses, mais couvertes d'une nouvelle formation, dont la nature ne peut plus être constatée. Peut-être est ce un ancien foyer apoplectique.

827. 2. Tumeur globuleuse à surface un peu lobulée et couverte d'une membrane propre; trouvée dans l'épaisseur du cerveau.

828. 3. Partie du cerveau d'une femme adulte, qui était aveugle de l'oeil gauche. Le globe de l'oeil, pendant au nerf optique, est conservé dans la préparation; tous les deux sont également émaciés et amincis. Le chiasme est aussi très mince.

829. 4. Partie du cerveau d'un homme aveugle de l'oeil gauche. On y voit le chiasme des nerfs optiques. Ceux-ci sont au delà de la décussation du même calibre; en deçà de ce point il paraît même que le gauche est plus fort que le droit.

829*. 4*. Crâne de l'homme, dont il est fait mention au N°. 4. L'orbite gauche est rétrécie et le trou optique de ce côté plus petit que l'autre, ce qui fait présumer que le nerf, d'un volume normal près du chiasme, a été atrophié plus en avant. (v. les yeux, b. 3. N°. 1).

830. 5. Partie du cerveau d'un garçon de 14 ans, aveugle des deux yeux, dont le squélette, atteint de rammollissement rhachitique, est conservé sous D. a. 3. N°. 11. Les nerfs optiques sont très minces comme aussi leur chiasme, et cette atrophie rélative s'est

étendue même sur les couches des nerfs optiques, qu'on voit dans la préparation moins élevées et plus aplaties qu'à l'ordinaire. Les corps quadrujumeaux ont leur volume normal.

831. 6. Partie du cerveau d'un homme adulte, aveugle de l'oeil gauche. Le nerf optique de ce côté se montre près du chiasme beaucoup plus grêle que l'autre.

831*. 6*. Crâne appartenant au N°. 6.

832. 7. Partie du cerveau d'un homme adulte, où l'on voit le nerf optique gauche aminci et rendu moins volumineux que l'autre. L'homme était aveugle de l'oeil de ce côté (voyez 3. N°. 4).

832*. 7*. Crâne appartenant au N°. 7. On n'y voit aucun changement, ni dans l'orbite, ni dans le trou optique.

833. 8. Partie du cerveau présentant le même changement dans le nerf optique gauche, dont la cause n'a pas été notée.

834. 9. Moitié gauche du crâne d'une femme adulte. Dans la faux près de son insertion il y a çà et là des points ossifiés.

835. 10. Crâne d'homme, qui présente des points d'ossification nombreux dans la dure-mère, qui adhère fortement au crâne. Il ne paraît pas que ces changements avaient eu une influence prononcée sur la santé. — De la vente de van Dam.

836. 11. Partie de la dure-mère, parsémée de points ossifiés, formant des épines pointues. Prise du cadavre d'une femme suicide.

837. 12. Formations osseuses dans la dure-mère près de la faux, d'un homme exécuté pour meurtre (van Rooyen v. le crâne B. 78).

838. 13. Partie du cerveau avec la dure-mère, qui est attachée fortement à sa surface en plusieurs endroits. — Du même meurtrier v. R.

839. 14. Partie de la dure-mère avec la faux, couverte d'une formation osseuse très développée.

840. 15. Partie de la dure-mère présentant quelques ossifications épineuses, distribuées le long de la faux. — Du cadavre d'une femme adulte, adonnée aux boissons spiritueuses et morte d'apoplexie. La préparation porte encore les traces de l'hyperaemie des téguments du cerveau.

841. 16. Deux fragments de la dure-mère, avec des formations calcaires de diverse grandeur.

842. 17. Membrane arachnoïdienne cérébrale avec des concrétions calcaires, du cadavre de A. Dyks, compagnon de meurtre de van Rooyen, et dont le crâne est conservé sous le N°. B. 77.

843. 18. Partie inf. de la moëlle épinière d'un homme, qui était épileptique. La membrane arachnoïdienne présente un grand nombre

de plaques dures, comme cartilagineuses ou calcaires. — Don du Prof. Schroeder van der Kolk.

844. 19. Hydatides, trouvées dans le cerveau d'une fille, qui avait souffert pendant trois ans d'attaques répétées, qui indiquaient une lésion profonde du système cérébral. Les hydatides sont au nombre de neuf, dont une de la grosseur d'un poing d'enfant. La nature de ces formations (animale ou non) reste douteuse.

ANIMAUX.

845. 20. Cerveau d'un Mouton, dont l'hémisphère gauche présente dans son lobe ant. une cavité très spatieuse, à parois lisses, dans laquelle s'est développé un Coenure cérébral. Le cyste de l'animal a été ôté, pour bien faire voir la cavité dans le cerveau; il est séparément conservé dans la même fiole.

845*. 20*. Voûte du crâne du même animal, aminci au niveau de la tumeur du cerveau et percé de quelques trous. Cette atrophie est probablement le résultat de la pression, qu'exerçait l'organe tuméfié.

846. 21. Partie du cerveau d'un Cheval, aveugle de l'oeil droit, dans lequel il y a une véritable décussation des nerfs optiques. L'atrophie du nerf optique droit se continue au delà de la décussation, mais au côté opposé, d'où il résulte, que le nerf optique gauche provient de la couche optique droite et le nerf de l'oeil droit de la couche gauche. (Cette préparation s'est égarée).

2. NERFS.

847. 1. Petites tumeurs du nerf crural (Neuromes) d'une vieille femme. Elles étaient distribuées sur toute la face ant. de la cuisse. (Séchées et collées sur un morceau de papier).

3. ORGANE DE LA VUE.

848. 1. Les deux yeux de l'homme, dont une partie du cerveau et le crâne ont été conservés sous I. nº. 4 et 4*. Le patient était aveugle de l'oeil gauche à la suite d'une ophthalmie par brûlure. L'oeil est émacié et dépourvu de cornée. L'insertion des muscles ne présente rien d'anomal. L'oeil droit est normal. — v. G. Vrolik, *Mémoires etc.*

849. 2. Partie de la peau de la face avec les yeux, qui sont couverts d'une couche pseudomembraneuse assez épaisse; suite d'une ophthalmie très intense. Les globes des yeux sont remplis d'une matière grumeuse.

850. 3. Globe de l'oeil d'une vieille femme, qui avait eu un cataracte,

dont elle avait été guérie quelques années avant sa mort par la dépression, exécutée par Mr. Büchner. Après sa mort, ouvrant le globe de l'oeil, on trouva une masse de formation nouvelle, représentant un nouveau crystallin. — v. T. Büchner, *Waarn. van eene ontbinding der crystalvochten enz.* Amsterdam 1801.

851. 4. Globe de l'oeil gauche de l'homme, dont une partie du cerveau et le crâne sont conservés sous l. n°. 7 et 7*. A la suite d'une longue cécité de cet oeil, le globe est atrophié et changé en une petite tumeur ronde, où il est impossible de reconnaître les parties de l'oeil normal.

852. 5. Partie ant. du globe de l'oeil avec un staphylome de la cornée, amputée par Mr. A. van Hierden, Chir. à Amsterdam.

853. 6. } Deux préparations semblables, amputées par Mr. Caron de
854. 7. } Villard.

855. 8. Globe de l'oeil d'une vieille femme, dans lequel la rétine a subi une induration avec ossification.

856. 9. Crystallin du même oeil qui a subi un changement analogue.

857. 10. Les deux yeux d'un même individu. La membrane hyaloïde, qui est normale dans l'un, a subi dans l'autre une métamorphose à-peu-près semblable à celle des deux N°° précédents. — v. pour l'examen microscopique de ces trois N°°. J. L. Dusseau, *Over het beenweefsel en verbeeningen van zachte deelen,* bl. 194 en v.

858. 11. Crâne d'un homme, qui avait été aveugle de l'oeil gauche; la cavité orbitaire de ce côté est visiblement rétrécie; sa paroi sup. en particulier se montre déprimée.

859. 12. Crâne d'une femme, qui présente le même changement dans l'orbite droite, dans un plus haut dégré; conséquence de la même cause.

860. 13. Crâne de la femme, dont l'oeil dégénéré a livré les préparations N°. 8 et 9, citées ci-dessus; l'orbite droite, qui avait contenu l'oeil aveugle, est rétrécie.

861. 14. Crâne d'un vieillard septuagénaire, dont l'orbite droite présente le même changement, après qu'il avait été aveugle de ce côté à la suite de la petite vérole. — Don de Mr. Thyssen.

862. 15. Moule en plâtre de la face d'une femme, qui avait eu une tumeur médullaire de l'oeil gauche, qui avait étendu ses dévastations sur une grande partie de la joue, qui est couverte d'une surface ulcérative inégale, d'une dimension de 9 c.m., dans laquelle l'oeil s'est entièrement perdu.

863. 16. Moule en plâtre de la face d'une femme avec une tumeur médullaire non encore ulcérative, qui couvre l'oeil gauche.

ANIMAUX.

864. 17. Les deux globes des yeux du Diable de mer — Lophius piscatorius —, dont l'un avengle et diminué en volume.

865. 18. Strongylus armatus, formé en bon nombre dans l'oeil d'un cheval.

4. ORGANE DE L'ODORAT.

866. 1. Moitié droite du crâne d'un homme, qui a perdu la plus grande partie de la cloison cartilagineuse du nez, qui est percée d'un trou ovalaire d'une longueur de 4 c.m., et par lequel une partie de la cloison osseuse est également entamée.

ANIMAUX.

867. 2. Corpuscules de la forme et de la grosseur d'une fève, formés en grand nombre par un épaississement des matières muqueuses dans les choanes post. d'un vieux Cheval javanais.

5. PEAU, ORGANE DU TOUCHER.

868. 1. Pied d'un homme, dont la peau présente la dégénération dite Éléphantiasis.

869. 2. Partie de la peau du pied d'une femme avec une dégénération pareille à celle du N°. précédent.

870. 3. Partie de la peau du bras avec une tumeur, résultant d'une hypertrophie du corium — Natte — Wen.

871. 4. Épiderme desquamé, épaissi et présentant une nature écailleuse, d'un homme, qui souffrait d'une maladie de la peau, qu'on a nommé lèpre.

872. 5. Partie de l'épiderme détachée de la peau d'une femme, qui souffrait longtemps d'une desquamation pareille, s'étendant sur tout le corps. L'épiderme est mince et pellucide.

873. 6. Amas de sébum de la peau, épaissi et séché, qui formait une excrescence cornée sur le bras d'un jeune homme. L'individu portait de semblables excrescences répandues sur tout le corps.

874. 7. Amas de cheveux noirs et longs, inextringuiblement entrelacés et réunis en masses plus ou moins grandes par une matière glutineuse — Plica polonica —.

875. 8. Partie de la peau de l'épaule d'un homme, qui avait été marqué au fer rouge. Il s'est formé un épiderme nouveau sur l'endroit marqué; il est visiblement ridé, mais l'empreinte s'est perdue totalement.

876. 9. Os d'un doigt avec un ongle difforme et recourbé.

877. 10. Excroissance en forme de corne recourbée, formée sur la peau
de la cuisse, extirpée par Mr. PEKELHARING.

ANIMAUX.

878. 11. Larves d'insectes, trouvées sous la peau d'un Taureau des Indes — Bos Zebu —.

879. 12. Cysticercus cellulosae de la couche subcutanée d'un Mouton.

---

c. MALADIES DU SYSTÈME DE LA CIRCULATION

1. COEUR.

880. 1. Coeur avec le péricarde après une inflammation de celui-ci. Le
péricarde est épaissi, couvert à l'intérieur d'une couche pseudomembraneuse, qu'on peut voir dans la préparation, toute la
membrane étant réfléchie en haut.

881. 2. Coeur d'un homme adulte, dont la surface est intimement unie
avec le péricarde à la suite d'une inflammation de ce dernier.
La surface ext. du péricarde est couverte de pseudomembranes
très développées. Par une formation analogue, les parties sup.
des poumons, hépatisées, sont unies au coeur. Elles sont conservées dans la préparation, comme aussi les glandes bronchiales,
tuméfiées et infiltrées d'une substance crétacée.

882. 3. Coeur d'un homme adulte, qui montre les suites d'une péricardite moins développée. La surface ext. du coeur et l'int. du péricarde sont couvertes de pseudomembranes villeuses (*cor villo-
sum*), qui se continuent de l'une surface à l'autre, sans les unir
aussi fortement que dans le N°. 2, comme on peut voir dans la
préparation, qui présente le péricarde, détaché en partie du coeur
et réfléchi en haut.

883. 4. Coeur d'homme adulte (séché), qui présente une dégénération
calcaire de la valvule atrio-ventriculaire gauche, qui est difforme
dans presque toute son étendue.

884. 5. Coeur d'un vieillard, qui souffrait de hydrothorax dans le dernier temps de sa vie. Il y a une dégénération calcaire très étendue dans les artères coronaires. L'aorte, dont une grande partie
est conservée dans la préparation, se montre couverte de plaques calcaires nombreuses et très étendues.

885. 6. Coeur d'une vieille femme de 99 ans avec les commencements
d'une dégénération calcaire de la valvule atrio-ventriculaire gauche.

886. 7. Coeur d'une femme de 58 ans, hypertrophique, surtout dans sa moitié gauche. Le ventricule gauche ouvert, montre une capacité plus grande qu'à l'ordinaire, les valvules sont très développées; mais les parois de la cavité sont plutôt minces qu'épaissies (Hypertrophie excentrique). Le crâne de cette femme est conservé à cause de sa forme abnormale. B. 99.

887. 8. Coeur d'un homme adulte, avec des polypes fibrineux très forts.

ANIMAUX.

888. 9. Coeur d'un Singe Bonnet-Chinoi — Simia sinica —, avec les conséquences d'une péricardite, qui a rendu le coeur villeux et y a fait adhérer le péricarde, qui en a été détaché artificiellement, pour faire voir les pseudomembranes, qui réunissent les deux surfaces.

889. 10. Coeur d'un Cochon, avec l'aorte, qui présente une rupture tout près de son origine, au côté concave. Le sang répandu dans le péricarde a fait un coagulum sur le coeur et est conservé avec la préparation, dans laquelle un morceau de plume indique la rupture dans l'artère.

890. 11. Filaria bispinosa DIESING, trouvé dans le péricarde d'un Python — Python bivittatus —.

2. ARTÈRES.

891. 1. Coeur avec le commencement de l'aorte d'une femme. Immédiatement au delà des valvules sémilunaires l'aorte est dilatée dans toute sa circonférence. Cette dilatation s'accroît si rapidement, qu'un sac aneurysmatique s'est formé avant que l'aorte ait quitté le péricarde. La paroi de l'artère ayant été percée dans la partie dilatée, le sang s'est épanché dans le péricarde, ce qui a entraîné une mort subite. Dans la convexité de l'arc aortique près de l'origine de l'artère innominée, l'aorte est aussi distendue, mais à moindre dégré. Enfin dans le péricarde l'artère offre un vestige de dilatation, qui pourtant n'a pas eu le temps de se développer.

892. 2. Coeur avec l'aorte d'un homme adulte. L'artère montre une tumeur aneurysmatique dans son arc, formée par une dilatation de la paroi ant. du vaisseau, s'étendant de l'origine de l'artère innominée jusqu'au delà de celle de la carotide gauche. Cette tumeur a amené une résorption des côtes par sa pression et ses pulsations. Dans le deuxième espace intercostal agrandi par cette résorption, la tumeur était visible et ses pulsations pouvaient être suivies à l'oeil sous la peau. Une effusion de sang dans la cavité thoracique, par suite de la rupture de l'aneurysme, a mis fin à la vie.

893. 3. Partie de l'artère aorte d'une femme, présentant une dilatation circonscrite (*Aneurysma verum partiale*) un peu au delà de son arc. Les parois de l'artère y sont épaissies, mais il n'y a point de sang coagulé dans la tumeur. Les vaisseaux lymphatiques du péritoine de cette femme étaient aussi dilatés.

894. 4. Partie de la colonne vertébrale avec les côtes et l'artère aorte thoracique descendante; la paroi post. du vaisseau, qui regarde la colonne vertébrale, est dégénérée dans une tumeur globuleuse, qui s'étend des deux côtés, tandis qu'une partie de la paroi ant. de l'artère non changée passe entre les deux moitiés de la tumeur. La dilatation commence à 2 c.m. environ au-dessous de l'origine de l'art. sousclavière gauche et s'étend dans un espace de 6 à 7 c.m. Les corps de deux vertèbres, qui avaient été soumis à l'influence de la pulsation de l'aneurysme sont résorbés superficiellement. — Des concréments calcaires ont été trouvés dans les plexus des nerfs vagues.

895. 5. Aneurysme de l'artère aorte abdominale, formé par l'épanchement du sang dans les tissus environnants, qui ont formé un sac aneurysmatique (*Aneurysma spurium*), dont on voit encore les débris. Ce sac s'était réuni par agglutination à la partie post. de l'estomac et les parois amincies et distendues avaient fini par céder à l'impulsion du sang, dont il était résulté une ouverture de communication et l'effusion du sang dans l'estomac. Aussi la mort était subite par une haematemèse abondante.

896. 6. Tumeur aneurysmatique énorme de l'artère crurale droite. Le sac aneurysmatique a été fait par la rupture des parois de l'artère et l'épanchement du sang dans les tissus environnants. Dans la paroi interne (médiane) de l'artère on apperçoit une ouverture de communication assez petite. Du côté ext. (latéral) la paroi de l'artère est saine et ne participe pas à la dilatation, de sorte que vue à l'extérieur, l'artère semble être située à côté de la tumeur. A cause de l'énorme distension des parois celles-ci ont été percées d'une petite ouverture, par laquelle le sang s'est répandu parmi les parties environnantes, ce qui a amené la gangrène de l'extrémité et entraîné la mort après trois semaines.

897. 7. Aneurysme vrai de l'artère poplitée. Le sac a été ouvert pour faire voir, qu'il est le résultat d'une dilatation de l'ensemble du vaisseau, formant un sac intermédiaire dans lequel aboutissent la partie sup. et inf. de l'artère. — v. W. VROLIK, *de mutato vas. decursu etc.*

898. 8. Dilatation générale de l'artère aorte thoracique abdominale avec

déhiscence de ses parois — Aneurysma dissecans —, par laquelle
elles sont divisées sur une grande étendue en deux couches bien
distinctes. Que cette déhiscence se fait dans l'épaisseur de la
membrane musculaire est connu, mais ne paraît pas très évident
en cette préparation. Tout près de l'arc aortique la couche interne (tunique interne et musculaire) est déchirée en travers.
Il ne paraît pas que la couche ext. (tunique ext. et partie de
la musculaire) soit percée. Les annotations manquent.

899. 9. Coeur et système artériel d'une vieille femme avec une déposition calcaire très étendue. La partie sup. de l'aorte ne présente
que peu de plaques distribuées à grandes distances. En bas elles
se multiplient, surtout dans les art. iliaques, dont l'une, séchée,
en est tout-à-fait remplie.

900. 10. Arc aortique, quelque peu dilaté et parsemé à l'intérieur de petites plaques calcaires, qui ont percé la tunique int. Tout près
de l'artère sousclavière gauche, il y a une dilatation circonscrite,
commencement d'un aneurysme.

901. 11. Arc de l'artère aorte avec des dépôts calcaires globuleux, qui
ont percé la tunique int. du vaisseau.

902. 12. Artère aorte avec l'origine de ses principaux rameaux, tout parsemée de dépositions calcaires; du cadavre d'une vieille femme
de 99 ans, dont le coeur est conservé sous D. e. 1. Nᵒ. 6.

903. 13. Arc aortique avec quelques plaques calcaires.

904. 14. Partie inf. de l'aorte avec les artères iliaques comm., dont les
parois contiennent des plaques calcaires assez nombreuses, qui
forment un anneau solide près de la bifurcation de l'aorte.

905. 15. Préparation semblable avec une déposition calcaire encore plus
abondante.

906. 16. Artère aorte avec l'origine de ses rameaux, présentant des plaques calcaires peu nombreuses, mais très grandes. Du cadavre
d'une femme, qui avait souffert d'un rammollissement du système osseux.

907. 17. Partie inf. de l'aorte avec les art. iliaques comm., parsemées de
plaques calcaires.

908. 18. Fragment d'artère du troisième rang, tellement couvert de plaques, qu'il représente un tube calcaire.

3. VEINES.

909. 1. Veine porte avec des plaques calcaires dans ses parois.

4. GLANDES LYMPHATIQUES ET GLANDES DITES DU SYSTÈME SANGUIN.

910. 1. Glandes lymphatiques du cou tuméfiées et endurcies d'une femme, qui fut atteinte de manie à la suite d'un amour méconnu. Les poumons étaient remplis de tubercules. — v. le crâne B 56.

911. 2. Partie du mésentère d'un homme nègre, remplie de glandes lymphatiques tuméfiées et endurcies, qui forment une masse globuleuse très grande, qui est unie par conglutination avec le pancréas et une partie de l'intestin, qui ne participent pas à la dégénération.

912. 3. Partie du mésentère séché avec des glandes tuméfiées et infiltrées de sels calcaires, qui ont détruit tout vestige de la structure glanduleuse et les ont transformées en des amas crétacés de la grosseur d'une chique.

913. 4. Préparation semblable. Les glandes ont subi une métamorphose analogue. Du cadavre d'une femme morte de phthisie tuberculeuse des poumons.

914. 5. Partie de la trachée-artère près de sa bifurcation, avec des glandes bronchiales tuméfiées et infiltrées d'une substance calcaire.

915. 6. Glande thyréoïde indurée d'un homme.

916. 7. Fragment osseux trouvé dans la glande thyréoïde d'une femme.

917. 8. Râte, dont la tunique fibreuse présente un épaississement considérable et une induration à-peu-près cartilagineuse.

918. 9. Râte, dont la tunique fibreuse présente des points circonscrits, indurés par une déposition calcaire, qui simule l'ossification.

919. 10. Préparation semblable. — L'examen microscopique a fait reconnaître, qu'il n'y a pas ici une véritable ossification, mais seulement une incrustation calcaire. — v. J. L. Dusseau, *Verh. over het Beenc. en Verbeeningen, etc.*, cité ci-dessus p. 145.

920. 11. Râte atrophique d'une femme de 99 ans, dont le système vasculaire est conservé en partie sous les Nos. D. c. 1. 6 et 2. 12. La râte présente des points incrustés comme les Nos. précédents.

921. 12. Râte d'un homme, dont la surface ext. est couverte en partie par une plaque calcaire d'une grande étendue.

922. 13. Râte tuméfiée d'une malade, qui avait longtemps souffert de fièvre intermittente; elle est atteinte d'ulcération.

923. 14. Râte, qui présente dans sa face concave des incisions, qui sont comme un indice d'une division abnormale en lobules.

ANIMAUX.

924. 15. Râte d'un jeune Orang-outan fém., parsemée de tubercules superficiels.

925. 16. Râte d'un Patas à queue courte — Simia rhesus —, couverte de tubercules, indurés par une déposition calcaire.

---

d. MALADIES DU SYSTÈME DE LA RESPIRATION.

1. LARYNX.

926. 1. Cartilage thyréoïde d'un vieillard, totalement ossifié.

927. 2. Larynx avec une partie de la trachée-artère et la langue. La surface int. du larynx présente une ulcération, dont le fond est inégal, couvert de villosités. Cette ulcération, qui a détruit l'épiglotte, a été notée comme tuberculeuse; d'un homme de 62 ans.

928. 3. Larynx avec une végétation très étendue sur la surface int. (*Epithelioma*), qui s'étend sur l'épiglotte. La surface est villeuse, inégale par l'ulcération.

929. 4. Exsudation pseudomembraneuse, expectorée dans une inflammation croupeuse de la trachée-artère par une jeune femme. Elle présente des ramifications, qui répondent à celles des bronches.

930. 5. Pseudomembranes et concréments muqueux, expectorés dans une inflammation chronique des bronches.

2. POUMONS.

931. 1. Deux segments de poumon, infiltrés de tubercules. Les vais-
932. 2. seaux sont injectés. Tous les deux de la vente de C. C. van der Hoek, 1840.

933. 3. Segments de poumon, dont la surface est parsemée de tubercules. Une déposition pareille se trouvait dans le foie.

934. 4. Segment de poumon, dans lequel il y a des tubercules et une grande caverne, immédiatement sous l'enveloppe pleurale. Les vaisseaux injectés en rouge et en bleu.

935. 5. Segment de poumon injecté et séché, dont la surface pleurale est parsemée de petites tumeurs dures, qu'on a nommées points ossifiés, probablement des tubercules crétacés.

936. 6. Segment de poumon, dont la face pleurale est couverte de pareilles dépositions.

937. 7. Lame calcaire, trouvée dans le thorax d'un homme, qui avait

souffert d'une pleurite exsudative et d'un empyème conséquent. Cette plaque, formée par une précipitation du liquide, amassé dans la cavité thoracique, s'était modélée sur la surface du poumon, sans y adhérer beaucoup.

938. 8. Fragments calcaires, évacués avec les flumes, par une femme, qui souffrait apparemment d'une phthisie pulmonaire très chronique. De son histoire rien n'est annoté, si ce n'est qu'elle est morte de cachexie.

939. 9. Fragments osseux expectorés avec les flumes.

ANIMAUX.

940. 10. Poumons d'un Patas à queue courte — Simia rhesus — parsemés de tubercules.

941. 11. Segment de poumon d'un Macaque — M. speciosus — pareillement affecté.

942. 12. Partie du péricarde et du pleura d'une Lionne, parsemée d'exsudations tuberculeuses. — Don de la Soc Zoöl.

943. 13. Vers cystiques, formés dans les poumons d'un singe — Cercopithecus cynomolgus —. Ils appartiennent à la famille des Cysticerci et se trouvaient aussi dans toutes les cavités séreuses et dans le tissu celluleux intermusculaire.

944. 14. Strongylus inflexus, formés dans les bronches du Marsouin — Delphinus phocaena —.

945. 15. Préparation semblable.

946. 16. Poumon du Marsouin. — Dans les bronches on voit le Strongylus inflexus en grand nombre. Le même ver se rencontrait aussi dans les vaisseaux pulmonaires du même animal. — v. W. VROLIK, *Waarneming enz.* dans *Bijdr. tot de Natuurk.* Dl. I. p. 77.

947. 17. Poumon du Marsouin, pareillement rempli du même ver. En outre l'organe paraît être affecté de tuberculose.

948. 18. Vers formés dans les poumons d'un Devin — Boa constrictor —.

949. 19. Cécrops Latreillie, des branches du Môle — Orthagoryscus mola —.

---

e. MALADIES DU SYSTÈME DE LA DIGESTION

1. CAVITÉ BUCCALE, GLANDES SALIVAIRES ETC.

950. 1. Collection de dents malades, cariées, difformes, entourées d'une déposition calcaire etc.

951. 2. Concréments salivaires (deux) d'un homme, qui les portait pendant une année dans la paroi gauche de la bouche (le conduit Stenonien dilaté) et les évacua à la fin sans douleur. Le plus grand est long de 3 et large de 2 c.m.; l'autre est de la grosseur d'une petite fève.

ANIMAUX.

952. 3. Partie d'une défense d'Éléphant, difforme et cariée.

953. 4. Partie d'une défense d'Éléphant, atteinte d'une affection semblable.

954. 5. Partie d'une défense d'Éléphant, dans laquelle se montre une fissure, qui pénètre jusque dans la cavité, où elle est couverte d'une masse d'ivoire très grande et irrégulière, qui réunit les deux bords de la plaie.

955. 6. Tumeur formée dans une défense d'Éléphant.

956. 7. Deux morceaux d'une défense d'Éléphant, divisés par la scie, qui a passé par une balle de fer, insérée dans l'ivoire et faisant comme un corps avec elle. Dans l'une des deux pièces on voit une tumeur éburnée dans une cavité centrale de la dent; il y a des traces de nécrose à l'entour. — v. G. VROLIK, *Aanm. over het ontstaan van uitwassen in de slagtanden van Elephanten, ten gevolge van ingeschoten kogels. Tijdschr. v. Wis- en Natuurk. Wetensch.* Dl. I. Amst. 1848.

957. 8. Deux segments en forme de disques, d'une défense d'Éléphant, qui contiennent une balle de cuivre dans une petite cavité centrale.

958. 9. Fragment d'une défense d'Éléphant avec une balle de fer, libre dans une petite cavité.

959. 10. } Deux morceaux d'ivoire avec une balle de cuivre, qui a résidé
960. 11. } dans une petite cavité, qu'on rencontre dans les fragments de la défense.

961. 12. Concrément calcaire, formé à la première dent molaire d'un vieux Cheval. — Don de Mr. DEKKER.

962. 13. Concrément salivaire d'un Cheval javanais — Equus ferox indicus — très dur, long de 6 c m. Il est douteux si ce concrément s'est formé dans le conduit salivaire, ou bien dans le gosier.

963. 14. Concrément salivaire, formé sous la langue d'un Taureau.

964. 15. Petits concréments, trouvés dans la glande parotide d'un Cheval.

2. ESTOMAC.

965. 1. Estomac d'une femme, qui mourut inopinément environ 3 semaines après ses couches; jusqu'au jour de sa mort elle paraissait parfaitement rétablie et n'offrait aucun symptôme de maladie.

Elle était sur le point de quitter l'hôpital où elle était accouchée. Déjà elle avait fait une course en ville et le lendemain après avoir déjeûné, elle mourut subitement. On voit dans l'estomac près de sa petite courbure une large déchirure, par laquelle le contenu s'était répandu dans l'abdomen. La surface int. est noire, comme carbonisée.

966. 2. Estomac d'une femme, qui présente un trou ovale, à bords arrondis, non corrodés, dans sa paroi post. près de la petite courbure, suite d'une ulcération. (*Ulcus perforans*).

967. 3. Estomac d'une femme, qui présente dans sa partie pylorique une tuméfaction et ulcération carcinomateuses. La malade était morte d'inanition. Le coeur et les vaisseaux étaient vides de sang. — Les vaisseaux sont injectés.

968. 4. Estomac d'une femme, tourné le dedans en dehors, pour faire voir une ulcération carcinomateuse des dimensions de 10 et de 6 c.m. environ, qui occupe la surface int. près de la cardie. Durant sa maladie cette femme souffrait de cardialgies violentes et rendait tout ce qu'elle avait pris peu de temps après.

969. 5. Estomac d'une femme, ouvert par une incision longitudinale, pour faire voir une induration scirrheuse qui occupe la surface int. près du pylorus. Le pancréas et les glandes environnantes sont pareillement affectées et conglutinées avec l'estomac.

970. 6. Estomac ouvert comme le précédent; sa surface int. est affectée d'une induration scirrheuse, qui s'étend vers le pylorus. La cavité de l'estomac est rétrécie par la tuméfaction et la contraction des parois, qui paraissent être atteintes de la dégénération, qu'on nomme carcinome colloïde.

971. 7. Estomac dont la partie pylorique est tuméfiée et scirrheuse; les glandes lymphatiques environnantes sont pareillement indurées.

972. 8. Estomac d'un vieillard septuagénaire avec une dégénération carcinomateuse, occupant la petite courbure.

973. 9. Estomac avec une grande ulcération carcinomateuse. L'origine est inconnue.

3. TUBE INTESTINAL.

α AFFECTIONS PATHOLOGIQUES DU TUBE.

974. 1. Partie de l'intestin grêle d'une femme avec son mesentère, parsemé de petits tubercules.

975. 2. Partie de l'intestin grêle d'un garçon mort de choléra asiatique; l'intestin est ouvert; on voit les plaques de Peyer et les glandes solitaires tuméfiées et devenues très distinctes. Des tra-

ces d'ulcération ne se rencontrent pas. — v. W. VROLIK, *Berigten betreffende de Asiat. Chol. IVᵉ St.*

976. 3. Partie de l'intestin grêle d'un homme mort de diarrhée. Les glandes solitaires sont tuméfiées sans ulcérations; les vaisseaux injectés en rouge et en bleu.

977. 4. Partie du colon d'un malade, mort de typhus abdominal, qui présente des plaques de Peyer ulcérées dans une grande étendue.

978. 5. Partie du colon avec une dégénération carcinomateuse très large.

979. 6. Partie considérable de la membrane muqueuse de l'intestin droit sphacélée et évacuée par une femme en couches, qui avait souffert d'une gastro-entérite avec des diarrhées violentes. Quelque temps avant cela elle avait eu une colique des peintres très acute. Après l'évacuation de la membrane sphacélée la malade se rétablit.

980. 7. Partie de l'intestin grêle avec une intussusception.

981. 8. Sac herniaire d'une hernie inguinale congénitale. Au bout inf. du sac on voit le testicule atrophié et dans le sac une partie de l'intestin ouverte.

982. 9. Grande hernie inguinale ext., descendue dans le scrotum. Les couches superficielles sont ouvertes pour faire voir la surface ext. du sac herniaire.

983. 10.

984. 11. | Préparations semblables.

985. 12.

986. 13. Hernie inguinale du cadavre d'un homme, qui la portait depuis longtemps. La hernie contient l'épiploon entouré d'une pseudo-membrane, qui l'étrangle et forme une anse, par laquelle l'extrémité de l'épiploon fait saillie.

987. 14. Hernie inguinale descendue dans le scrotum et formée par l'épiploon. Au-dessus de la hernie, dans la tunique vaginale il y a une cavité, qui pendant la vie était remplie de liquide (*Hydrocèle*).

988. 15. Partie inf. du tronc d'un foetus, dans lequel les canaux inguinaux sont restés ouverts et contenaient des intestins, qui sont enlevés. Les canaux sont indiqués par des morceaux de plume.

989. 16. Intestin colon d'un homme, qui a séjourné dans une hernie inguinale gauche. La surface int. du sac herniaire adhère à l'intestin.

990. 17. Partie de la paroi abdominale avec un morceau de l'épiploon, qui s'est frayé un chemin dans l'ombilic et y a fait une tumeur herniaire. Par la résection de la peau et des couches sousjacentes on peut se convaincre, qu'il n'existe pas de sac herniaire proprement dit.

991. 18. Partie de la paroi abdominale avec une hernie de l'épiploon passant un peu au-dessous de l'ombilic.

992. 19. Partie de la paroi abdominale avec une hernie ombilicale de l'épiploon. Ce qui est remarquable dans cette préparation, c'est l'extrême largeur de la ligne blanche (4 c.m.) et sa ténuité. Elle présente quelques ouvertures déchirées.

993. 20. Masse de pseudomembranes, formées dans l'intestin d'une femme, qui en évacuait périodiquement.

994. 21. Masse pseudomembraneuse évacuée per anum par une fille. — Don de Mr. THIJSSEN.

995. 22. Partie de l'intestin grêle avec une intussusception.

ANIMAUX.

996. 23. Oesophage du Brochet — Esox lucius —, percé par deux crochets. l'un avait été avalé 14 jours avant qu'on le prit. Cette fois l'animal avait rompu la ficelle et s'était enfui; par le second crochet il fut pris, de sorte qu'avec une plaie très grave et un corps étranger dans l'oesophage, l'animal a vécu deux semaines.

997. 24. Partie de l'intestin grêle d'un Cochon, avec deux intussusceptions assez étendues. L'animal était mort de convulsions épileptiques. Selon toute apparence les intussusceptions se sont développées dans ces accès convulsifs.

β VERS INTESTINAUX.

998. 1. Botryocephalus latus et Taenia solium, pour la démonstration des points distinctifs de leur forme ext. Ces deux vers s'étaient développés ensemble dans le tube intestinal d'une fille de 14 ans au Cap de Bonne Espérance, et furent évacués par l'emploi du Cort. rad. pun. gran. — Don de M. HORSTOK.

999. 2. Taenia solium avec la tête attachée sur une petite planche.

1000. 3. Ver intestinal de la même espèce, formé dans un habitant du Cap de Bonne Espérance. — Don de Mr. HORSTOK.

1001. 4. Botryocephalus latus d'une grande longueur, mais peu large.

1002. 5. Exemplaire de la même espèce, très fin.

1003. 6. Exemplaire semblable.

1004. 7. Ascaris lumbricoides, dont le tégument ext. est crevé et a laissé passer les ovaires et les intestins. — v. BREMSER. *Ueber lebenden Würmer im lebend. Menschen.* Wien 1819, Taf. I. f. 13. Cette figure offre beaucoup de ressemblance avec la préparation indiquée ici.

1005. 8. Vers intestinaux évacués par vomissement par une fille. Ils présentent quelque conformité avec le Distoma hepaticum.

ANIMAUX.

1006. 9. Taenia lata des intestins d'un Ours blanc. De la Soc. Zoöl.

1007. 10. Taenia perfoliata GOEDSEN, de l'intestin coecum et colon d'un Cheval.

1008. 11. Taenia d'une autre espèce, qui se distingue de la précédente par un col allongé et rétréci vers la tête. Du coecum d'un Cheval.

1009. 12. Deux exemplaires de Taenia d'une largeur très différente, dont
1010. 13. l'espèce est douteuse. L'un des deux (12) présente une extrémité ant. très affilée. L'origine est inconnue.

1011. 14. Taenia solium, dont l'origine est inconnue.

1012. 15. Taenia perfoliata du Cheval.

1013. 16. Taenia plicata du Cheval.

1014. 17. Exemplaire plus petit de la même espèce.

1015. 18. Taenia d'un Ours blanc.

1016. 19. Dibothicum microcephalus des intestins grêles du Môle.

1017. 20. Solenophorus megacephalus CRKPLIN, des intestins du Python bivittatus.

1018. 21. Filaria des intestins du même.

1019. 22. Estomac du Toucan — Rhamphastus nigricans — dans lequel il y a des vers très fins, probablement des Spiroptères.

1020. 23. Quatrième estomac du Musc de Java; les follicules sont remplis de Filaria's.

1021. 24. Filaria's de l'Ours blanc, évacués avec les faeces.

1022. 25. Vers (Filaria?), formés dans les intestins du Python Mollurus.

1023. 26. Filaria des intestins du Lion.

1024. 27. Ascaris lumbricoides des intestins grêles d'un Cheval.

1025. 28. Ascaris lumbricoides des intestins d'un Orang, jeune fém.

1026. 29. Partie de l'intestin grêle d'un Cheval, remplie d'ascarides, qui l'ont percée de plusieurs trous spatieux.

1027. 30. Ascarides lumbricoides d'un Ours brun des Alpes. — v. DEKKER, *Repertorium*.

1028. 31. Ascaris anoura DUJARDIN; des Intestins du Python bivittatus.

1029. 32. Ascaris lumbricoides d'un Cheval, ouvert pour faire voir les intestins et les ovaires.

1030. 33. Ascaris de l'intestin du Python bivittatus.

1031. 34. Ascaris marginatus du Chien.

1032. 35. Strongylus filaria des intestins d'un Mouton.

1033. 36. Vers intestinaux de l'estomac d'un Phoque commun, vieux mâle.

1034. 37. | Larves d'Oestris, dont l'origine est douteuse, soit du Cheval,
1035. 38. | soit de la Brebis.

1036. 39. Partie de l'estomac d'un Cheval, couverte d'une multitude
d'Oestris equi.

1037. 40 |
        | Préparations semblables.
1038. 41. |

1039. 42. Partie de l'estomac d'une Balénoptère — Balaenoptera rostrata —
couverte d'une multitude d'Echinorhynchus, qui ont percé la
membrane muqueuse.

    γ CONCRÉMENTS INTESTINAUX.

    ANIMAUX.

1040. 1. Concrétion de poils (*Aegagropile*) de la grosseur d'un poigt d'homme
très fort, formée dans l'estomac d'un Boeuf, la surface est rugueuse, hérissée de poils bruns et blancs. L'intérieur de la masse
est plus compact. Ces concrétions se forment par la conglutination des poils, que les animaux introduisent dans l'estomac
en se léchant le corps.

1041. 2. Concrétion semblable plus petite, dont la surface est moins rugueuse et la masse plus compacte.

1042. 3. Concrétion semblable à surface grise et dure, où les poils sont
incrustés et forment un ensemble très compact. La boule est
creuse, formée par une croûte résistante et une masse grumeuse
au dedans.

1043. 4. Concrétion semblable plus compacte encore. La surface, de couleur grise, présente un aspect comme si les poils avaient été
rasés.

1044. 5. Aegagropile d'un Veau, très grande (diam. de 11 c.m.), à surface jaune et spongieuse ; elle à l'air comme si les poils y sont
mêlés d'une poudre très fine.

1045. 6. Concrément semblable très compact, d'une couleur brune foncée.

1046. 7. Concrément semblable ovoïde, où le noir est entremêlé de jaune.

1047. 8. Aegagropile globuleuse d'un jaune cendré, à surface très dure
et lisse, où toute trace de poils a disparu par l'incrustation.

1048. 9. Concrétion assez semblable à la précédente ; la surface est tuberculeuse, tâchetée en rouge et noir.

1049. 10. Aegagropile plus petite, mais quant à la surface lisse semblable
aux deux précédentes. Elle est coupée en deux moitiés, pour

faire voir comment la croûte dure cache un noyau, composé de poils entrelacés.

1050. 11. Aegagropile volumineuse, dont la croûte parfaitement lisse a reçu un poli, qui ne ferait pas soupçonner l'origine connue.

1051. 12. Concrément semblable d'une Vache.

1052. 13. Concrément plus petit, couvert d'une couche dure, brune, tirant un peu sur le roux, assez semblable à la surface d'une boule de fer fondu.

1053. 14. Aegagropile d'une Gazelle — Antilope Dorcas — à surface inégale, verruqueuse, sans trace de poils. On reconnaît la composition int. en arrachant un petit fragment, qui reste suspendu à des poils.

1054. 15. Aegagropile très grande, à surface inégale, qui présente des coins saillants et des verrues très prononcées, de l'estomac d'une Giraffe.

1055. 16. Concrément intestinal calcaire d'un Cheval du Japon. Sa forme est globuleuse, sa grandeur énorme (diam. de 15 à 16 c.m.). A l'état frais il avait un poids de 5 kilog. Sa structure consiste en couches concentriques; vers le centre une partie a pu être enlevée après la division du concrément en deux moitiés. Au centre on voit trois petits corps tuberculeux, beaucoup plus durs que le reste, formés eux-mêmes de couches concentriques, dont la couleur plus foncée se dessine nettement sur le blanc mat du concrément.

1056. 17. Fragment d'un concrément semblable beaucoup plus petit; la superposition de lames concentriques y est reconnaissable; la surface est lisse.

1057. 18. Concrément ovalaire de l'estomac d'un Cheval, coupé en deux moitiés. Sa composition est semblable à celle du N°. 15; il y a une cavité centrale, d'où le noyau a disparu; il est long de 5½, large de 4 c.m. Le même Cheval avait jusqu'à 25 concréments semblables dans l'estomac.

1058. 19. Concrément globuleux crétacé très dur, formé de couches concentriques très minces, trouvé dans le colon d'un Cheval.

1059. 20. Concrément semblable du colon d'un Cheval, moins dur et poli que le précédent. Il y a un petit morceau de fer dans le centre.

1060. 21. Fragment d'un clou trouvé dans le colon d'un Cheval, à demi incrusté d'une matière calcaire. Ces trois derniers N°s. don de Mr. Dekker.

1061. 22. Concrément intestinal, dont l'origine est inconnue; il a la grosseur d'un poigt d'enfant. A la périphérie il y a quelques conches concentriques calcaires; vers le centre la composition est radiaire; la couleur est verte, tirant sur le brun; la surface de la coupe est crystalline; tout indique qu'il y entre beaucoup de substances biliaires dans sa composition.

1062. 23. Concrément intestinal assez grand, d'un brun très foncé et luisant à l'extérieur, d'un brun rougeâtre à l'intérieur. Il a été indiqué par une note manuscrite, jointe au spéc., comme une aegagropile orientale très ambre. Son goût est en effet amer, mais rien n'indique sa composition de poils; au contraire sa substance est friable et se laisse réduire aisément en une poudre brune, très fine.

1063. 24. Concrément calcaire, de forme ovale, aplatie et de la grandeur d'un oeuf de pigeon, creux à l'intérieur, où l'on voit les restes d'un noyau friable, de couleur rouge brune.

1064. 25. Concréments calcaires, connus sous le nom de *Lapis bezoar occidentalis*, qu'on dit provenir de l'estomac du Lama ou de la Vicogne.

1065. 26. Concrément, dit *Lapis bezoar occ.*, très grand, ellipsoïde, d'une longueur de 9, avec une largeur de 7 c.m.

1066. 27. Concrément semblable, un peu plus petit mais très lourd, de couleur jaune pâle.

1067. 28. Concrément semblable plus petit encore.

1068. 29. Concrément de la même nature, à surface polie, marbrée en vert; une partie superficielle ayant été enlevée, on voit que la périphérie est composée de couches très minces.

1069. 30. Concrément intestinal, dit *Lapis bezoar orientalis*, qu'on dit provenir de l'estomac de plusieurs espèces d'Antilope. Ce concrément est courbé dans la forme d'une fève, à surface polie et luisante, d'un brun verdâtre.

1070. 31. Concrément semblable, mais plus petit.

1071. 32. Deux pierres, dites *Bezoars orientales*. De l'une on a enlevé une partie pour faire voir sa composition de couches concentriques très serrées.

1072. 33. Concrément globuleux à surface lisse, d'un brun verdâtre, dit *Lapis del Goa*; il a la grosseur d'un oeuf de poule.

1073. 34. Concrément semblable un peu plus petit, de la même couleur.

1074. 35. Deux fragments d'un concrément semblable.

1075. 36. Concrément ovoïde, représentant parfaitement quant à la grandeur et à la forme, un oeuf de poule bien développé; sa surface est luisante, verte et dorée.

1076. 37. Concrément semblable de la grosseur d'un oeuf de pigeon; la
surface est tachetée en dorure sur un fond olivâtre.

1077. 38. Concrément semblable, qui ne porte que quelques petites taches
de dorures sur un fond presque noir.

1078. 39. Petit concrément brun clair, nommé *Pedra del porco*, qu'on dit
venir du Cochon de Malacca. Cette pierre de la grandeur d'une
noix de muscat, est prise dans des bandelettes de fer et suspendue à une petite chaîne. On y a ajouté la note suivante:

Lapis hystricis Malaciensis — Hystricitis — Portugeesch: Pedra del
Porco d'Espinha; Maleisch: Culiga Landa; Chineesch: Ho-ti-schoo; Hol-
landsch: Steen uit de gal van het IJzervarken van Malacca.

De gemeene Varkenssteenen, ook Pedra del porco genoemd, in 't Maleisch: Mestica del schoo, beter Mestica babi, zijn, hoezeer varkenssteenen, niet die van 't IJzervarken van Malacca, niet de ware beroemde
Pedra del Porco. Cf. RUMPHIUS, *Amboinsche Rariteitskamer*, p. 297. Ge-
schenk van kapitein FREYKENIUS 3 Nov. 1789.

On reconnaît à cette note le temps, où l'on attribuait à ces sortes de
concréments de grandes vertus médicales. Quant à notre Pedra del
porco, ayant passé de main en main pendant son existence presqu'octo-
génaire, il était parvenu dans les miens, je ne sais plus comment et
j'en ai fait don à Mr. VROLIK. Maintenant je le range avec les lapides
Bezoars et del Goa, avec qui il a quelque affinité, quoique ce soit évidemment un concrément biliaire.

4. CAVITÉ ABDOMINALE. PÉRITOINE ET SES APPENDICES.

1079. 1. Partie du péritoine couverte de petites ulcérations tuberculeuses, du cadavre d'une femme, qui avait de pareilles ulcérations
dans les intestins. — v. ci-dessus S. N°. 1.

1080. 2. Mésentère avec une tumeur énorme cystoïde, à loculaments séparés, qui étaient remplis de liquide. Les artères étaient incrustées. A cause de la tuméfaction du ventre, la femme ne pouvait
se mouvoir librement et se trouvait spécialement empêché à
couper les ongles des pieds, qui ont été trouvés dans le cadavre très difformes. — v. C. c l. N°. 21.

ANIMAUX.

1081. 3. Fragment du péritoine parsemé de tubercules, de l'Ours jongleur — Ursus labiatus —.

1082. 4. Épiploon avec une partie de l'estomac du même, couverts d'une
épaisse couche de graisse.

1083. 5. Echinococcus de l'épiploon du Gnou — Antilope gnu —, mâl.

1084. 6. Echinococcus trouvés libres dans la cavité abdominale de l'Entelle — Semnopithecus entellus —.

1085. 7. Entozoës cystiques de l'Épiploon de l'Élan — Cervus alces —.

1086. 8. Echinococcus de la cavité abdominale d'un Cerf — Cervus russa —.

1087. 9. Echinococcus de la cavité abdominale d'un Bélier — Ovis aries —.

1088. 10. Préparation semblable.

1089. 11. Entozoës cystiques du mésentère de l'Antilope adax.

1090. 12. Filaria de la cavité abdominale du Coaita noir — Ateles ater —.

5. PANCRÉAS.

1091. 1. Pancréas dans une dégénération carcinomateuse médullaire.

6. FOIE.

1092. 1. Foie d'une femme scoliotique, comprimé et rendu trop petit. Les cartilages des côtes ont fait des impressions dans la surface sup. du foie. Un sillon très profond, suite d'une atrophie partielle à cause de la pression, sépare une partie du viscère au côté droit et inf.

1093. 2. Partie du foie, qui renferme des dépôts médullaires.

1094. 3. Partie du foie d'un homme sexagénaire, avec une cavité ouverte et vidée, très grande et à parois épaissies Il paraît que cette cavité est le résultat d'un abscès tuberculeux, quoiqu'on ait inscrit la préparation comme un fungus médullaire. L'histoire manque.

1095. 4. Partie du foie avec la vésicule biliaire distendue, à parois épaissies et contenant quelques calculs. Un de ces derniers en s'insinuant dans le conduit cystique, l'a obturé et a fait obstacle au passage de la bile, ce qui a causé la dilatation de la vésicule par une sécrétion muqueuse. — v. W. VROLIK, *Berigten betreffende de Asiat. Cholera*. 4e et 5e St.

1096. 5. Vésicule du fiel avec le conduit cholédoque. La vésicule est ouverte pour faire voir, qu'elle contient quelques calculs blancs et libres. Un d'eux s'est introduit dans le col de la vésicule et a parfaitement fermé le conduit cystique, jusqu'à ne laisser passer rien du tout; la vésicule s'est dilatée par l'amas de sécrétion de sa prope membrane muqueuse.

1097. 6. Vésicule du fiel à parois épaissies, contenant un grand calcul, qu'on aperçoit par une ouverture faite par une incision.

1098. 7. Duodénum avec la vésicule biliaire et ses conduits excréteurs; la vésicule contient plusieurs calculs.

1099. 8. Vésicule du fiel distendue et contenant plusieurs calculs biliaires.

1100. 9. Vésicule du fiel contenant un grand nombre de petits calculs; vers le fond de la vésicule il y a une place contractée, qui la coupe en deux parties. L'orifice de communication entre les deux compartiments paraît être très petite, car les plus petits calculs ne peuvent passer de l'un à l'autre.

1101. 10. Vésicule du fiel dilatée et contenant un calcul globuleux, blanc, à surface mûriforme.

1102. 11. Vésicule du fiel dilatée et contenant un grand nombre de calculs.

1103. 12. Préparation semblable; la vésicule est beaucoup plus petite.

1104. 13. Préparation semblable.

1105. 14. Préparation semblable; la vésicule est ouverte, elle contient 6 calculs très blancs et de forme angulaire.

1106. 15. Préparation semblable; la vésicule n'est pas ouverte.

1107. 16. Vésicule du fiel, contenant un grand nombre de petits calculs.

1108. 17. Partie du duodénum avec la vésicule biliaire et ses conduits excréteurs; la vésicule est remplie de calculs et elle s'est fortement contractée autour d'eux, jusqu'à ne laisser aucun espace libre. Le conduit cholédoque est visiblement dilaté; la cause n'en est pas évidente, serait-ce l'empêchement qui se trouve dans la vésicule? Le conduit hépatique n'est pas conservé; sans doute il aura été dilaté également, la bile trouvant un obstacle dans la vésicule, qui paraît avoir été exclue de la circulation du fiel.

1109. 18. Vésicule du fiel contenant quelques petits calculs blancs, autour desquels elle s'est contractée si fortement, qu'elle n'a qu'une longueur de 4 c.m.

1110. 19. Vésicule du fiel remplie de petits calculs grumeux et conglutinés ensemble, de sorte qu'ayant été séchés avec la vésicule, ils forment une masse cohérente.

1111. 20. Calcul biliaire oblong, pyriforme, répétant assez fidèlement la forme de la vésicule, long de 10 et large de 4 c.m. en sa partie obtuse, de couleur brun foncé.

1112. 21. Quatre calculs, trouvés dans la vésicule biliaire d'une vieille négresse, ils ont la grosseur de chiques, leur forme est anguleuse, la couleur grise.

1113. 22. Calcul biliaire ovoïde, de couleur gris foncé.

1114. 23. Calcul biliaire de couleur brun noirâtre et de forme ellipsoïde.

1115. 24. Calcul biliaire mûriforme d'un jaune de cire.

1116. 25. Petit calcul biliaire mûriforme, de couleur blanc mat.

1117. 26. Deux calculs biliaires mûriformes, de couleur jaune et à facettes aplaties.

1118. 27. Trois calculs biliaires de forme anguleuse et de couleur brune.

1119. 28. Calcul biliaire oblong à surface noire. La couche ext. tombe par fragments et découvre une surface mûriforme et jaune.

1120. 29. Cinq petits calculs biliaires anguleux, de couleur brun-clair.

1121. 30. Calcul globuleux mûriforme, de couleur jaune-brun.

1122. 31. Calculs biliaires, évacués au nombre de 16 par la défécation, après des douleurs spasmodiques fort intenses dans la région hypochondriaque droite, par une femme qui n'avait offert aucun symptôme d'ictérus. Ils sont blancs avec une teinte rosacée et de forme anguleuse, à surface polie.

1123. 32. Dix calculs biliaires, de grosseur différente, globuleuses, à facettes aplaties; ils ont une couleur de perle très belle, et sont composés d'adipocera.

1124. 33. Six calculs de la grosseur de petits pois, d'une couleur blanche tirant sur le jaune et à surface mûriforme.

1125. 34. Collection de 75 calculs biliaires, de grosseur différente, mais n'excédant pas la grandeur de petites chiques, de diverses formes et de couleur blanche, trouvés dans la vésicule du fiel d'une femme de 30 ans.

1126. 35. Calculs trouvés ensemble au nombre de 47, de diverses grandeurs, anguleux de forme et de couleur marbrée en rouge, blanc et noir.

1127. 36. Petits calculs biliaires de couleur noire.

1128. 37. Deux calculs noirs et de forme anguleuse.

1129. 38. Deux petits calculs, de forme irrégulière et de couleur jaune.

1130. 39. Amas de petits calculs, conglutinés ensemble par une matière biliaire noire, qui les a incrustés. De la vésicule d'une femme qui avait souffert d'ictérus.

1131. 40. Grumosités trouvées dans la vésicule du fiel d'une femme.

1132. 41. Petit calcul biliaire de couleur jaune-orange, évacué avec une matière pituiteuse par l'anus.

1133. 42. Deux calculs biliaires de la grosseur de grandes chiques avec quelques autres plus petits, de couleur gris-clair.

1134. 43. Calcul ovoïde, mûriforme, avec un grand nombre de petits fragments; la couleur est blanche et brune. Ces couleurs sont répandues sur les fragments, de manière à faire soupçonner un calcul brisé, qui était blanc au dehors avec un centre brun.

1135. 44. Calcul ovoïde, mûriforme, de la grosseur d'un noix de muscat, trouvé dans le col de la vésicule d'une femme âgée, morte de hydrothorax et d'ascite. Un autre calcul plus petit, anguleux et d'un noir luisant, se trouvait dans le corps de la vésicule. Le foie était très petit, mais il n'y avait point eu de symptômes ictériques.

1136. 45. Petits calculs d'un jaune blanc et de forme anguleuse, trouvés en grand nombre dans la vésicule biliaire d'une femme. Ils ont l'air de petits cailloux.

1137. 46. Calcul biliaire, évacué per anum par un homme bien portant de 60 ans; au dedans la structure est rayonnée et la surface de la section est luisante et blanche, la forme est ovoide, la longueur de 1 c.m. environ.

1137*. 46*. Crystaux de choléstéarine, produit de l'analyse du calcul N°. 46.

ANIMAUX.

1138. 47. Foie d'un Papion des bois — Simia leucophaea — avec des tumeurs cystiques, dont deux sont ouvertes. — Du contenu il n'y a rien annoté. Don de la Soc. Zoöl. N. A. M.

1139. 48. Partie du foie d'un Maimon — Simia nemestrina — avec de grandes tumeurs cystiques.

1140. 49. Foie d'une Vierge de Numidie — Ardea virgo —, couvert de tubercules crétacés.

1141. 50. Echinococcus du foie d'un Boeuf.

1142. 51. Distoma hepaticum du foie d'un Bélier — Ovis aries —.

1143. 52. Distoma hepaticum du foie d'un Mouton.

1144. 53. Distoma hepaticum, dont l'origine est inconnue.

1145. 54. Calcul biliaire globuleux, crétacé, incrusté d'une matière biliaire d'un vert-noir, trouvé dans le conduit hépatique d'une Vache.

I. MALADIES DU SYSTÈME URO-POËTIQUE.

1. REINS.

1146. 1. Rein d'un homme, dont les calices sont dilatés et forment des tumeurs cystiques d'une grande étendue. La vessie urinaire était aussi malade. — v. 2. N°. 2.

1147. 2. Rein d'un homme, qui présente une dilatation remarquable du bassin rénal, par suite d'une accumulation de l'urine, qui paraît avoir trouvé un obstacle pour se rendre dans la vessie. L'obstacle consiste en une pseudomembrane, qui s'était formée dans une inflammation précédente. Cette membrane a obturé l'orifice de l'urétère, de manière à ne permettre le passage de l'urine que très difficilement; de là l'accumulation au-dessus de ce point et la distension du bassin.

1148. 3. Deux reins, dont l'un présente une pareille dilatation du bassin, à la suite d'une compression de l'urétère de ce côté.

1149. 4. Deux reins d'un homme; l'un est émacié dans sa partie inf., l'autre atrophié généralement. Les bassins et les urétères n'offrent rien d'anomal; les vaisseaux qui correspondent aux parties atrophiées, sont contractés, ce qui constitue peut-être la cause de l'atrophie; peut-être aussi en est-ce la conséquence.

1150. 5. Rein qui présente une grande dilatation à cause de l'accumulation de l'urine, qui a changé l'organe en un sac à divers compartiments, séparés par des cloisons intermédiaires, comme on peut voir par l'incision du rein. Cette accumulation d'urine dépendait d'un calcul, situé dans le bassin rénal, qui empêchait le passage. Par la distension du rein et de son bassin le calcul paraît avoir été soulevé de temps en temps, ce qui rendait le passage libre; mais dès que la cavité était vidée, le calcul descendait de nouveau dans le bassin et refermait l'ouverture de l'urétère.

1151. 6. Rein gauche d'un homme adulte, dilaté fortement par la présence de calculs rénaux, qui remplissaient tout-à-fait les calices distendus. Les calculs sont conservés sous le N°. 6*.

1152. 7. Amas de petits calculs marbrés en noir et blanc, trouvés dans les reins.

1153. 8. Rein gauche, petit, divisé en lobes, retenu en quelque sorte à son état de développement fœtal, quoique d'une femme âgée de 79 ans. Dans ce même individu les restes de la condition fœtale se rencontraient en divers organes. L'estomac avait une direction verticale avec sa grande courbure à gauche, la petite à droite; la rate était divisée en lobes, le rein droit était plus grand que le gauche et situé plus bas qu'à l'ordinaire dans la fosse iliaque, le colon transversal descendait premièrement en forme d'arc et se relevait ensuite en angle aigu vers le hypochondre gauche. Le foie présentait la forme et le volume du foie de l'embryon.

ANIMAUX.

1154. 9. Rein d'un Cochon domestique, dilaté au plus haut dégré et transformé en un simple réservoir sacciforme, long de 33 c.m.

1155. 10. Calcul crétacé, de forme récourbée, trouvé dans le bassin rénal gauche d'un Cheval de 8 ans, qui n'avait offert aucun signe de maladie.

1156. 11. Calcul de la forme d'un stalactite, trouvé dans le bassin rénal d'un Cheval de 1½ ans, couvert d'une matière pulpeuse jaune. — Ces deux Nos derniers sont donnés au Musée par Mr. le méd. vétérinaire DEKKER.

1157. 12. Calcul rénal d'un Cheval. La présence du calcul n'avait été indiqué par aucun symptôme pendant la vie de l'animal. — Don de Mr. VAN HIERDEN.

2. VESSIE URINAIRE.

1158. 1. Partie de la vessie, suspendue de manière qu'elle tourne sa surface int. en avant. Cette surface est sinueuse, comme celle des ventricules du coeur, suite d'une hypertrophie partielle. La muqueuse forme des enfoncements entre des lignes saillantes, qui offrent quelques ressemblance avec les trabécules du coeur.

1159. 2. Vessie séchée, qui présente dans un plus grand dévelopment, ce que le N°. précédent fait voir dans ses commencements. Les enfoncements, dont nous venons de parler, ont augmenté considérablement; ils ont percé les parois de l'intestin, de sorte qu'ils font saillie au dehors. — Du même cadavre que les reins signés 1. N°. 1.

1160. 3. Vessie et verge d'un jeune homme de 16 ans. A l'âge de 12 ans, le garçon avait eu le malheur de tomber sur des pointes de fer, qui lui firent deux plaies très profondes dans le périné, une desquelles pénétrait jusque dans la vessie, tandis que par l'autre toute l'urèthre se trouvait déchirée. Par un traitement convenable, une catetre étant mise à demeure dans la vessie, les deux plaies se cicatrisaient et l'urèthre fut tellement guérie, que l'évacuation de l'urine se faisait par elle sans inconvénient, quoiqu'il était incontestable, que du moins en partie le canal ne répondait plus à la véritable urèthre, mais était de formation nouvelle. Quelque temps plus tard la plaie se rouvrit dans le périné, elle évacuait de l'urine avec quelques petits calculs. Cet état durait ainsi jusqu'à la mort du malade, qui avait évacué alors par la même voie treize calculs. Par l'autopsie on reconnut que l'urine, ne se déchargeant pas tout-à-fait par le nouveau canal uréthrique et la plaie de la vessie n'étant pas entièrement fermée, le liquide s'était infiltré autour du col de la vessie, qu'il y avait fait un nouveau chemin, aboutissant dans la véritable urèthre, là où elle ne faisait plus partie de la voie urinaire actuelle, d'où il avait percé la peau de la région périnéale. On voit que les parois de la vessie sont dégénérées et épaissies et qu'elle contient trois calculs, dont un très grand. La verge est peu développée.

1161. 4. Vessie urinaire très distendue de la femme phthisique et maniaque, dont les glandes lymphatiques cervicales sont conservées sous. D. c. 4. N°. 1.

1162. 5. Vessie d'un garçon, ouverte par une incision perpendiculaire, pour faire voir la cicatrice d'une cystotomie à côté du caput gallinaginis.

1163. 6. Ascarides — Ascaris lumbricoides — évacuées avec l'urine par un garçon. — v. A. Roy, *Verh. n. h. K. N. Inst.*

1164. 7. Calcul urinaire très grand, dont une partie est brisée en fragments. Il fut extrait de la vessie d'un homme par la cystotomie et le malade survécut. A l'état frais il pésait un livre et une once. Ce calcul, qui est long de 11 et large de presque 9 c.m., est pris dans un double cercle de fer suspendu à une petite chaîne. Sur le cercle on lit une inscription pour commémorer le fait de la délivrance du malade et la date de sa mort.

1165. 8. Calcul très grand, à surface inégale, mûriforme, long de 9 c.m., ovoïde, avec un étranglement, qui le divise vers un tiers de sa longueur.

1166. 9. Calcul vésical très grand, de forme ellipsoïde, un peu aplati, long de 8½ c.m., large de 6¼; il est pris dans les anses d'un ruban, dont on l'a entouré, afin de le suspendre en trophée.

1167. 10. Calcul très grand et ovoïde, à surface lisse, d'un jaune verdâtre, à l'intérieur d'un jaune rosacé; un fragment détaché fait voir qu'il consiste en couches concentriques; une inscription porte que ce calcul fut trouvé dans la vessie de Mr. F. B., décédé 20 Avril 1774. Il paraissait attaché à la paroi de la vessie.

1168. 11. Calcul vésical à surface mûriforme, d'un brun foncé. Ce calcul, long de 7 c.m. est divisé par une coupe longitudinale, sur laquelle on voit, qu'il a un centre de la même forme, distinctement séparé des couches superficielles.

1169. 12. Calcul ovoïde, trouvé dans la vessie, à surface jaune cendrée, long de 8, large de 6 c.m. Avec lui se trouvaient encore quelques calculs plus petits dans la vessie.

1170. 13. Calcul ovoïde, long de 7 c.m., extrait de la vessie, à la Haye en 1763.

1171. 14. Calcul ellipsoïde (6¼ et 5 c.m.) à surface chagrinée, d'un brun foncé.

1172. 15. Calcul vésical, de forme globuleuse, mais hérissé de pointes saillantes très irrégulières, extrait par la cystotomie d'un homme,
qui mourut le 9e jour après l'opération.

1173. 16. Calcul ovalaire (7 et 5 c.m.) irrégulier, de couleur grise.

1174. 17. Deux calculs, de couleur jaune cendré, à surface chagrinée, extraits par la cystotomie; l'un des deux est ovalaire, l'autre plus
globuleux; ce dernier a une face concave, dans laquelle la surface convexe de l'autre était reçue, les deux étaient solidement
réunis de la sorte; un troisième calcul, qui se trouvait dans la
vessie, était cunéiforme et adhérant aux deux autres.

1175. 18. Calcul urinaire extrait de la vessie après la mort et coupé longitudinalement; il consiste en deux parties très distinctes, un
noyau et une périphérie, qui se laissent aisément séparer; tous
les deux sont formés par des couches concentriques très minces.

1176. 19. Calcul ovalaire; les couches périphériques sont enlevées en partie, pour faire voir la structure lamelleuse du calcul.

1177. 20. Calcul ellipsoïde, jaune, à surface inégale, extrait par la cystotomie par le célèbre DENYS à Leiden, en 1735.

1178. 21. Calcul ovalaire, divisé en deux moitiés, extrait de la vessie
d'un garçon de 8 ans par la cystotomie, exécutée par le Chir.
SCHOUTEN à Rotterdam.

1179. 22. Calcul de forme ovalaire, de couleur blanche et de structure
crétacée, extrait par la cystotomie en 1736, après une tenta-
tive non réussie de la même opération l'année précédente,
comme il paraît par un document écrit par le malade lui-même,
homme de 52 ans.

1180. 23. Deux calculs d'un jaune cendré, de forme très irrégulière, dont
l'un pesait 8 drachmes, l'autre 2 dr. et 12 grains.

1181. 24. Deux calculs, dont l'un de la forme d'une petite fève, l'autre
pointu et courbé dans son milieu; la structure est irrégulière,
crétacée.

1182. 25. Calcul ovalaire et aplati, pesant 4 drachmes et 27 grains.

1183. 26. Calcul irrégulièrement globuleux, pesant 4 drachmes.

1184. 27. Deux calculs mûriformes, couverts de petits tubercules, le
plus grand pesait 11, l'autre 2 dr.

1185. 28. Calcul à surface brune, chagrinée, divisé en deux moitiés; la
structure de la périphérie est concentrique et solide, la partie
moyenne est radiée et spongieuse, un petit corps central ovoïde
est solide comme la périphérie.

1186. 29. Calcul ovalaire crétacé, de structure concentrique, extrait par
la cystotomie; le malade mourut le 8me jour après l'opération,

1187. 30. Quatre petits calculs, à facettes aplaties par la friction.

1188. 31. Calcul crétacé brisé en plusieurs fragments.

1189. 32. Calcul ovalaire, crétacé, de couleur blanche.

1190. 33. Calcul ovalaire très dur, de couleur brun foncé, pesant 7 dr.

1191. 34. Calcul crétacé, à surfaces aplaties, avec quelques calculs plus petits et des fragments.

1192. 35. Calcul globuleux, mûriforme, couvert de grands tubercules, la couleur est d'un brun clair.

1193. 36. Petit calcul ovoïde, extrait de l'urèthre.

1194. 37. Calcul plus petit encore, évacué avec l'urine par un garçon de 12 ans.

1195. 38. Petits calculs évacués avec l'urine.

1196. 39. Préparation semblable.

1197. 40. Masse crystalline noirâtre, produit de l'évaporation de l'urine d'un malade, souffrant de diabetes mellitus.

1198. 41. Moule en plâtre d'un calcul vésical ovoïde et aplati, de substance crétacée.

1199. 42. Moule en plâtre d'un calcul ovoïde plus grand, de la même structure.

1200. 43. Moule en plâtre d'un calcul mûriforme, de couleur brune.

1201. 44. Figure dessinée en sépia d'un calcul trouvé dans la vessie.

ANIMAUX.

1202. 45. Calcul vésical crétacé, de la forme d'une plaque ovoïde, trouvé dans la vessie d'un Cochon domestique. — Don de Mr. HERMSEN.

---

g. MALADIES DU SYSTÈME GÉNITAL FÉMININ.

1. ORGANES GÉNITAUX EXTERNES.

1203. 1. Parties génitales d'une femme, dans lesquelles une ulcération, dont la nature n'est pas évidente, a détruit une partie du vagin et du rectum, de manière que ces deux cavités confluent en une sorte de cloaque.

1204. 2. Parties génitales ext. Le clitoris et l'entrée du vagin sont couverts de condylomes très développés.

1205. 3. Parties génitales ext., qui offrent de pareilles végétations, dont
la nature est apparemment syphilitique.

1206. 4. Clitoris tuméfié et difforme par le développement d'excrescences condylomateuses, qui le couvrent.

1207. 5. Vagin prolabé, formant une tumeur ovoïde, faisant saillie entre
les grandes lèvres, écartées et distendues par la tumeur. L'utérus est en partie entraîné dans la chûte du vagin.

2. MATRICE.

1208. 1. Utérus ouvert, distendu par une tumeur fibreuse énorme, qui
a été divisée par l'incision.

1209. 2. Utérus ouvert du côté ant., pour faire voir une tumeur fibreuse,
formée dans la paroi post. et qui fait saillie dans la cavité.

1210. 3. Utérus avec une petite tumeur fibreuse, pétiolée, sur la surface ext.

1211. 4. Utérus avec une tumeur fibreuse, de la grosseur d'un oeuf de
pigeon, dans sa paroi; la surface ext. de la matrice est couverte de pseudo-membranes.

1212. 5. Utérus avec une petite tumeur globuleuse, formée dans sa paroi ant.; la structure paraît être fibreuse, mais assez molle.

1213. 6. Matrice avec une tumeur très grande, ovoïde, pétiolée, dépendant librement du col, où le pédoncule s'implante en forme de
polype fibreux.

1214. 7. Utérus ouvert du côté ant., pour faire voir une petite tumeur
fibreuse, occupant la paroi post.

1215. 8. Tumeur énorme, formée dans l'abdomen, sur la surface ext. de
la matrice, dans une fille de 19 ans; la surface est tubéreuse,
la coupe présente une structure aréolaire, formée par de larges
bandes fibreuses, qui s'entrelacent et entourent de petites cavités rondes. En quelques endroits la tumeur est incrustée de
sels calcaires.

1216. 9. Utérus d'une vieille femme de 71 ans, dans la paroi duquel on
observe plusieurs tumeurs fibreuses, dont l'une qui fait saillie
dans la cavité, est incrustée et convertie en quelque sorte en
une masse calcaire. Le vagin est très étroit.

1217. 10. Utérus séché, contenant dans ses parois une formation calcaire
(incrustation de quelques tumeurs fibreuses), qui l'entoure plus
qu'à moitié. La cavité n'est pas rétrécie; le col est libre; la
tumeur incrustée a une dimension de 7 c.m.

1218. 11. Organes urinaires et génitaux d'une femme, morte subitement
à la suite d'une métrorrhagie. La partie inf. de la matrice est

atteinte d'une ulcération syphilitique; la vessie urinaire est épaissie, et les urétères sont tellement comprimés, que l'urine, ne s'écoulant que difficilement, s'est accumulé au-dessus de l'obstacle et a distendu les bassins rénaux.

1219. 12. Utérus détruit en grande partie par une ulcération carcinomateuse, qui a même percé la vessie urinaire, sans pénétrer dans le rectum, quoique ce soit justement la partie post. de la matrice, qui a le plus souffert.

1220. 13. Utérus avec le vagin et la vessie, atteints d'une ulcération carcinomateuse.

1221. 14. Utérus gravement attaqué par une dégénération carcinomateuse de sa paroi post.

1222. 15. Utérus dont la partie inf. est détruite par une ulcération carcinomateuse, qui a pénétré dans le canal de l'urèthre et a ouvert une communication abnormale entre ces deux viscères.

1223. 16. Matrice de forme abnormale, globuleuse, à parois épaissies, la surface ext. couverte de pseudo-membranes, le col avec l'orifice tuméfié et dans un rammollissement fongueux.

1224. 17. Matrice ouverte, du cadavre d'une femme morte de péritonite puerpérale; l'organe est encore dilaté et présente des exsudations villeuses à sa surface int.

1225. 18. Matrice ouverte par une incision longitudinale; la face int. est rugueuse, couverte de pseudo-membranes villeuses, suite d'une endométrite, apparemment puerpérale. (Les annotations manquent à cet égard).

1226. 19. Utérus ouvert par une incision longitudinale, pour faire voir une masse pseudo-membraneuse, qui le remplit. Cette masse est le produit d'une inflammation de la surface int., excitée par la présence d'un coagulum sanguin, qui s'est formé du sang retenu dans la matrice après l'accouchement.

1227. 20. Préparation semblable, dans laquelle le coagulum est plus volumineux. On voit dans ces deux préparations combien la matrice peut être distendue, à cause de la présence de ce sang coagulé, ce qui explique la grosseur du ventre, qui s'observe assez souvent, pendant un certain temps après les couches.

1228. 21. Coagulations de sang trouvées dans l'utérus, dont il vient d'être question (N°. 20); elles sont très cohérentes, polypeuses; une d'elles a la forme d'une fève.

1229. 22. Parties génitales d'une vieille femme présentant une chûte incomplète de la matrice avec inversion du vagin, une tumeur fibreuse dans l'utérus et une tumeur très grande dans l'ovaire droit,

1230. 23. Utérus entraîné dans une chûte incomplète.

1231. 24. Matrice et vessie urinaire. Celle-ci est ouverte pour faire voir
qu'elle est très dilatée, la matrice est pliée en deux avec le
fond dirigé en avant (anteversio uteri), probablement à la suite
de la distension de la vessie.

1232. 25. Utérus tuméfié et distendu par la présence d'un placenta retenu, après que la femme avait mis au monde un enfant; peu de
jours après la femme mourut sans être délivrée des secondines.

1233. 26. Utérus, qui présente une large plaie transversale par une rupture de sa paroi ant. pendant l'accouchement.

1234. 27. Utérus, dont la partie inf. de la paroi post. fut déchirée dans
un accouchement difficile. Il s'ensuivit une haemorrhagie fou-
droyante, dans laquelle la femme succomba subitement.

1235. 28. Utérus déchiré dans la partie inf. droite de sa paroi post., dans
une version difficile. L'haemorrhagie, qui s'ensuivit, mit fin à
la vie, comme dans le cas précédent.

1236. 29. Utérus déchiré pendant l'accouchement dans sa partie inf., avec
le résultat inévitable de la mort de la femme. L'utérus est
ouvert par une coupe longitudinale.

1237. 30. Utérus d'une femme, qui au terme de sa première gravidité se
soumit à la section caesarienne, nécessaire à cause de la petitesse de son bassin. L'opération fut suivie d'un plein succès;
la mère et l'enfant survécurent. La seconde fois la femme étant
grosse, l'opération dût être répétée. Cette fois le succès fit défaut, la mère mourut le deuxième jour après l'opération. Dans
la matrice on voit la plaie de la seconde opération, béante dans
les parois non contractées et la cicatrice de la première opération, mince et membraneuse.

1238. 31. Masse très grande de hydatides, formées dans la matrice d'une
femme par une dégénération des membranes ovulaires. La femme
se croyait enceinte et accoucha heureusement de cette tumeur
hydatideuse, qui pesait 6¼ livres.

1239. 32. Préparation semblable.

1240. 33. Préparation semblable; la masse est plus petite.

1241. 34. Placenta incrusté de sels calcaires; l'histoire est inconnue.

ANIMAUX.

1242. 35. Utérus oblique et plié d'un Macaque — Cercopith. cynomol
gus —.

S. APPENDICES UTÉRINES.

1243. 1. Utérus avec ses appendices; l'ovaire droit est très petit; le gauche manque totalement; le tube de ce côté est fermé et sans fimbres; l'utérus est incliné en avant, sa partie vaginale présente des polypes muqueux.

1244. 2. Utérus avec ses appendices. L'ovaire droit est changé en un sac, rempli de serum (hydrops ovarii).

1245. 3. Préparation semblable.

1246. 4. Utérus et ses appendices d'une vieille femme de 99 ans. Les deux ovaires présentent la même métamorphose. — v. de cette femme sous les N⁰ˢ. D. c. 1. 6; 2. 12 et 4. 11.

1247. 5. Ovaire réduit à l'état d'une vessie membraneuse, qui était remplie de liquide (séché).

1248. 6. Préparation semblable; le sac, qui a acquis des dimensions énormes, présente des strangulations, qui le divisent à l'extérieur en 3 ou 4 parties, et qui font présumer, qu'il y a eu des cloisons à l'intérieur (séché).

1249. 7. Utérus et ses appendices; l'ovaire gauche forme une tumeur globuleuse, qui paraît consister en une masse adipeuse, entremêlée de poils.

1250. 8. Préparation semblable, une masse adipeuse avec une multitude de poils remplit les deux ovaires.

1251. 9. Utérus et ses appendices d'une vieille femme vierge; les ovaires atrophiés donnent naissance à une multitude de poils, qui paraissent naître de leur surface ext., les ovaires n'étant pas ouverts.

1252. 10. Utérus ouvert et ses appendices. Dans la paroi de la matrice on voit de petites tumeurs fibreuses, et les tubes sont distendus par hydropisie.

1253. 11. Utérus et ses appendices montrant une hydropisie très développée du tube droit.

1254. 12. Préparation semblable.

1255. 13. Utérus séché avec ses appendices, sur lesquelles on voit plusieurs petites tumeurs fibreuses, incrustées d'une matière calcaire.

ANIMAUX.

1256. 14. Oviduct d'une Autruche, dans un état morbide.

4. GLANDE MAMMAIRE.

1257. 1. Sein tuméfié et dégénéré par un néoplasme carcinomateux, amputé par Mr. LEEFKENS. —. v. *Weekbl. v. Geneesk.* II. 1852.

1258. 2. Sein dans une dégénération scirrheuse, amputé.

1259. 3. Sein, pareillement affecté, amputé par Mr. VAN DER HOUT, divisé en deux parties par une incision longitudinale.

1260. 4. Sein dans la même dégénération, amputé.

1261. 5. Sein, dont l'affection carcinomateuse a donné lieu à une destruction ulcérative. Les côtes adhérentes à la tumeur sont conservées dans la préparation; leur surface int. est parsémée de petites tumeurs d'une nature semblable.

---

h. MALADIES DU SYSTÈME GÉNITAL MASCULIN.

1262. 1. Organes génitaux d'un homme, qui a subi la castration du côté droit, à cause d'une dégénération du testicule.

1263. 2. Testicule avec sa tunique vaginale, distendue par hydropisie; la tumeur a été ouverte; on voit que la tunique est considérablement épaissie.

1264. 3. Tunique vaginale du testicule, épaissie, distendue et parsémée d'incrustations (séché).

---

i. GANGRÈNE DES EXTRÉMITÉS ET TUMEURS.

1265. 1. Partie des extrémités inf., amputées à cause d'une gangrène des pieds. La ligne de démarcation se voit un peu au-dessus des malléoles.

1266. 2. Pied d'une vieille femme, dont les orteils sont sphacélés; une large bande gangréneuse s'étend sur tout le pied.

1267. 3. Pied mutilé par la gangrène des vieillards (*Gangraena senilis*).

1268. 4. Tumeur carcinomateuse médullaire, formée sur le muscle gastrocnemius d'une femme. — Don de Mr. BEUMER. La tumeur a acquis un volume énorme, elle a percé la peau et présente une large surface médullaire, ressemblant à celle d'un choux-fleur.

1269. 5. Cadavre d'un enfant, dont le bras gauche est enflé par une dégénération médullaire des parties molles; la peau n'est pas percée. La tête de l'enfant est couverte de tinea. La mère attribuait la maladie de l'enfant a trois chûtes, qu'elle avait faites pendant sa grossesse.

1270. 6. Tumeur médullaire du pied droit, située sur le dos du pied, près de son bord ext. et immédiatement derrière les orteils. Tout le pied est du reste enflé.

1271. 7. Moule en plâtre d'un pied tuméfié, qui présente beaucoup de ressemblance avec le spéc. précédent, seulement la figure représente le pied gauche.

1272. 8. Tumeur énorme du bras, de nature carcinomateuse, ayant eu son origine dans l'os du bras. L'aspect fait penser à un carcinome alvéolaire. Le spéc. a été noté dans le temps sous le nom de *Osteo-meliceris.*

1273. 9. Figure en plâtre de la tête d'un homme avec une tumeur médullaire dans la région parotidée gauche, s'étendant jusque dans la nuque.

1274. 10. Figure en plâtre d'une tumeur haematode fongueuse à la cuisse droite d'une femme, dont l'os fémur est conservé sous D. a. III. 30.

1275. 11. Tumeur fibreuse exstirpée du bras d'une femme.

1276. 12. Tumeur lipomateuse très grande, exstirpée de la région glutée d'un homme; la surface est tubéreuse, indiquant que la tumeur est comme une réunion de plusieurs autres plus petites.

1277. 13. Tumeur cystique exstirpée de la même région chez une femme adulte. Le cyste, après avoir été vidé, est rembourré et séché; il a la forme d'un rein, mais un plus grand volume.

1278. 14. Tumeur cystique formée sur la rotule (*Hygroma cysticum patellare*).

1279. 15. Masses fibrineuses trouvées dans une tumeur cystique.

1280. 16. Tumeur globuleuse, dure, spongieuse, plus grosse que le poigt, formée par incrustation, soit d'une tumeur fibreuse, soit dans un liquide. L'origine est inconnue, mais il paraît qu'on l'a trouvée dans la cavité pelvienne.

1281. 17. Tumeur semblable à la précédente, mais moins grande.

1282. 18. Tumeur semblable, plus compacte et noire. — Ces tumeurs ont la plus grande ressemblance avec des stalactites, de sorte que sans la plus grande attention on pourrait aisément s'y méprendre. Pour faire la comparaison on y a ajouté un fragment de stalactite, signé. D. i. 18*.

ANIMAUX.

1283. 19. Grande tumeur cystique, dont les parois sont incrustées de sels calcaires, formée sur le métacarpe d'une Vache.

1284. 20. Substance fibrineuse, formant une membrane cohérente, trouvée dans la tumeur précédente.

1285. 21. Masses fibrineuses assez solides, trouvées dans la cavité abdominale d'une vieille Poule stérile.

E. PARTIE TÉRATOLOGIQUE.

E. PARTIE TÉRATOLOGIQUE.

Les descriptions détaillées, où nous renvoyons dans cette partie, se trouvent dans l'ouvrage de Mr. W. VROLIK, *De menschelijke vrucht*, Amsterdam, F. MULLER 1849; les planches citées sans autre indication dans GUILL. VROLIK, *Tabulae ad illustrandum embryogenesin etc.* Amstel. LONDONCK 1849. Ouvrage couronné du prix Monthyon.

a. DÉVELOPPEMENT INCOMPLET DES PAROIS DU CORPS.

1. ECTOPIE COMPLÈTE DES INTESTINS THORACIQUES ET ABDOMINAUX.

1. 1. Enfant nouveau né du sexe féminin avec une ectopie complète des intestins et une courbure du tronc en arrière, qui fait approcher les talons de l'occiput. — v. Pl. XXI, XXII et XXIII.

2. 2. Squélette d'un enfant né avec le même vice. La colonne vertébrale est courbée et la moitié droite de la paroi thoracique est défectueuse. Les rudiments des côtes de ce côté n'atteignent pas le sternum. Pl. XXIV, fig. 4.

3. 3. Enfant nouveau-né avec une ectopie semblable.

4. 4. Enfant nouveau-né masc., avec une ectopie des viscères abdominaux et une autre du coeur, séparées entr'elles par une mince partie des téguments ext. — Don de Mr. SCHOEVERS.

ANIMAUX.

5. 5. Squélette d'un Veau nouveau-né mâle, offrant une ectopie complète des viscères abdominaux et thoraciques. La colonne vertébrale est fléchie à convexité ant. Le bassin est ouvert en bas.

6. 6. Coeur de ce Veau-monstre, pour faire voir le trou ovale et le canal artériel de Botal.

7. 7. Organes uro-génitaux et intestin droit du même.

8. 8. Estomac du même.

9. 9. Intestin borgne (Coecum) du même.

10. 10. Poumons du même. Celui du côté droit est peu développé. — Don de Mr. Numan.

2. ECTOPIE DES VISCÈRES ABDOMINAUX.

11. 1. Ovule avec un embryon de 6 semaines, présentant les traces d'une ectopie des viscères abdominaux.

12. 2. Foetus, qui présente des vices de conformation très compliqués, qui dépendent tous d'un développement retardé: une ectopie des viscères abdominaux, qui se trouvent à nu, hors de l'abdomen, acranie, astomie etc. Pl. XXVI.

13. 3. Enfant masc. avec une ectopie des viscères de l'abdomen, contenus dans un sac formé par le péritoine, qui fut déchiré pendant l'accouchement. La colonne vertébrale est courbée; les pieds sont tournés en dedans (*Pieds-bots vari*). La verge est hypospadique, le scrotum divisé. — Don de Mr. Zelvelder.

14. 4. Enfant nouveau-né fém. avec une ectopie des viscères abdominaux, compliquée d'une cloaque et de spina bifida. —

15. 5. Enfant nouveau-né fém. L'ectopie est compliquée d'acranie et de division de la face. — Don de Mr. Daams.

16. 6. Enfant nouveau-né. L'ectopie est compliquée d'une cloaque. — Don de Mr. van der Haagen.

17. 7. Squélette d'un enfant nouveau-né fém., qui avait l'ectopie compliquée d'atrésie de l'anus et d'un développement incomplet des organes génitaux et du bassin. — Don de Mr. de Witt Hamer.

18. 8. Enfant nouveau-né, dans lequel on rencontre une ectopie, dont les viscères sont contenus dans un sac, auquel adhère le cordon ombilical très court; en outre il y a une cloaque et une tumeur au côté gauche du dos, dont la nature n'est pas très évidente. — Don de Mr. Dehlinger.

ANIMAUX.

19. 9. Squélette très difforme d'un Agneau nouveau-né avec une ectopie des viscères abdominaux.

20. 10. Squélette non moins difforme d'un Veau avec le même vice.

21. 11. Préparation semblable.

3. HERNIE OMBILICALE CONGÉNITALE.

Trois préparations d'embryons de 6 semaines et un peu au delà,
22. 1. dans lesquels l'anse intestinal est encore situé dans une gaine
23. 2. du cordon ombilical, pour démontrer que cette situation normale
24. 3. à cette époque, devient l'origine de la hernie ombilicale, quand elle persiste.

25. 4. Enfant nouveau-né fém., avec une hernie ombilicale, dont le sac
est formé par une double membrane, l'extérieure appartenant à
l'amnion, l'intérieure fournie par le péritoine. Pl. XXVIII. Le
placenta est conservé sous 4*.

26. 5. Enfant nouveau né avec une hernie congénitale de l'ombilic. Le
sac herniaire est fermé; le cordon ombilical se trouve à son côté
droit. Tous les enfants de la mère (au nombre de 8) étaient nés
avec le même vice. Conf. *De mensch. Vr.* I. 352.

27. 6. Enfant nouveau-né masc. avec le même vice. Le sac est fermé;
le cordon ombilical se trouve au côté gauche.

28. 7. Préparation semblable.

29. 8. Foetus de 6 mois masc., avec une hernie ombilicale, dont le sac
est ouvert. L'oreille du côté droit est peu développée, le méat
auditif ext. est fermé. La main de ce côté est difforme (main bot),
n'ayant que 4 doigts. L'extrémité inf. gauche est mal développée,
se terminant en un doigt solitaire.

30. 9. Enfant nouveau-né masc. avec une hernie congénitale de l'ombilic.

31. 10. Préparation semblable. Le sac est ouvert; l'amnion est réfléchi
autour du tronc comme une ceinture.

32. 11. Sac herniaire amputé et ouvert. On y voit que les intestins grêles et le gros intestin se terminent avec des orifices séparés.

33. 12. Enfant nouveau-né fém. La hernie ombilicale, qui est très grande,
est compliquée d'acranie et de hernie cérébrale. Pl. XLV.

34. 13. Enfant nouveau né masc. avec une hernie congénitale de l'ombilic,
compliquée d'un anus contre nature. — Don de Mr. L. LEHMANN,
v. *Verh. van het Gen. ter bevordering van Gen. en Heelk. te Amsterdam*, N. R. Dl. II. 159.

4. ECTOPIE DE LA VESSIE URINAIRE — *VESICA INVERSA* —.

35. 1. Enfant nouveau-né, dans lequel la partie inf. de la paroi abdominale et la partie ant. de la vessie sont imparfaitement développées. Pl. XXXII et GER. VROLIK, *Mém. sur quelques sujets int.
d'anatomie et de physiol.*

36. 2. Partie de la peau abdominale avec la vessie incomplète de cet
enfant.

37. 3. Partie inf. du tronc avec les extrémités inf. d'un enfant nouveau-
né masc., qui présente le même vice. Le pied droit est recourbé
et ne possède que 4 orteils.

38. 4. Moule en plâtre de la partie inf. de la paroi abdominale d'un
jeune homme avec une inversion de la vessie.

39. 5. Moule en plâtre de la partie inf. de la paroi abdominale d'un

homme, qui avait la même difformité, nommé UXEM. v. *De mensch.*
Vr. I. 420.

40. 6. Moule en plâtre du bassin d'un homme, qui avait le même vice;
les os pubiens écartés laissent le bassin ouvert du côté ant.

41. 7. Moule en plâtre d'une pareille difformité de la vessie et de la
paroi abdominale d'un homme, nommé ASSUNO.

42. 8. Moule en plâtre de la partie inf. de la paroi abdominale, qui présente le même vice, d'un garçon de $1\frac{1}{2}$ ans. Pl XXX.

43. 9. Bassin de ce même garçon, mort à l'âge de 6 ans. Les os pubiens sont éloignés l'un de l'autre; l'espace est rempli par une
membrane ligamenteuse.

44. 10. Calculs de la vessie et des urétères de ce même garçon.

45. 11. Figure en cire d'un épispadié.

5. ECTOPIE DES VISCÈRES THORACIQUES.

46. 1. Enfant du sexe masc., qui présente une ectopie du coeur, compliquée d'un développement incomplet de cet organe et d'une hernie cérébrale avec division de la face. Pl. XXVII. De la vente
STIPRIAAN LUISCIUS.

Le moindre dégré de la division des parois thoraciques se montre dans la formation incomplète du sternum, dont les parties primitives ne se sont pas entièrement
réunies.

47. 2. Sternum, qui présente dans sa partie inf. un trou oblong, dont
les diamètres sont de $1\frac{1}{2}$ et de 1 c.m.

48. 3. Sternum, qui présente une fente dans la partie inf. du corps.
Cette fente, transverse dans sa partie sup., pénètre du côté droit
jusqu'au milieu de l'os et se dirige ensuite perpendiculairement
en bas, de sorte qu'un morceau quadrilatère oblong est séparé du
corps de l'os; la réunion se fait par une substance cartilagineuse.
Le sternum est oblique.

49. 4. Sternum dont la largeur démésurée accuse un développement retardé de la paroi ant. du thorax. La largeur de l'os est de 7 à 8
c.m, le manubrium est réuni au corps de l'os en angle obtus, ce
qui fait proéminer cette partie du thorax. Les cartilages des côtes présentent des traces d'ossification.

50. 5. Sternum développé obliquement, le manubrium déviant à droite,
parce que sa partie gauche ne s'est pas développée, de sorte que
son bord gauche se trouve dans la même ligne que celui du corps.

ANIMAUX.

51. 6. Partie du thorax d'un Bélier nouveau-né — Ovis arietis — avec
une ectopie du coeur.

6. ACRANIE.

Type I. Le cerveau manque; la base du crâne est à nu.

52. 1. Enfant nouveau-né fém. avec la forme indiquée d'acranie. Pl. XL. fig. 1 et 2.

53. 2. Crâne d'un enfant nouveau-né, dont la base est découverte par le développement imparfait de la voûte et le manque du cerveau. Pl. XLII. fig. 1 et 2.

54. 3. Partie sup. de la tête de cet enfant, dans laquelle on voit la peau avec une masse adhérente, qui simule le cerveau.

55. 4. Squélette d'un enfant nouveau-né fém., affecté d'acranie et de spina bifida. La position de la squame de l'occipital et des pièces, qui représentent les os pariétaux, est très remarquable, parce qu'elles proéminent latéralement comme des ailes. Pl. XLII fig. 3 et 4.

56. 5. Embryon de deux mois environ avec acranie, qui démontre que ce vice de conformation peut être primitif. — v. *De mensch. Vrucht.* I. 494.

57. 6. Moitié de la tête d'un enfant nouveau-né avec le même dégré d'acranie. La moëlle allongée se termine dans la membrane, qui couvre la base du crâne.

58. 7. L'autre moitié de la même tête.

59. 8. Squélette d'un enfant nouveau-né, dans lequel l'acranie est compliquée d'un redoublement incomplet de la face et de spina bifida. — Don de Mr. DELBAERE à Schiedam.

60. 9. Pli cutané, qui tient lieu de paupière, pour recouvrir la troisième orbite, qui se trouve dans la face, du même.

61. 10. Langue, larynx, trachée-artère, poumons et coeur du même.

Type II. Masse spongieuse, située sur la base nue du crâne.

62. 11. Enfant nouveau-né masc., dans lequel ce deuxième type de l'acranie se fait connaître par un sac déchiré, dont les lambeaux dépendent de la base du crâne. Pl. XL. fig. 3 et 4.

63. 12. Squélette d'un enfant nouveau né masc. avec acranie et spina bifida. Pl. LII. fig. 2 et 3. — Don de Mr. VAN EPEN.

64. 13. Glande thymus, coeur et poumons de cet enfant.

65. 14. Reins de cet enfant sans glandes surrénales.

66. 15. Estomac et tube intestinal grêle avec un diverticle très grand, du même.

67. 16. Intestin coecum et colon du même.

68. 17. Partie inf. de l'artère aorte et ses rameaux, du même, pour faire voir qu'il n'y a qu'une seule art. ombilicale.

69. 18. Enfant nouveau-né masc., dans lequel on remarque cette variété de l'acranie, qui a été nommée Anencéphalie par Mr. Geoffroy St. Hilaire. Le vice est compliqué d'une spina bifida totale. Pl. XLI. fig. 2 et 3.

70. 19. Enfant nouveau-né fém. avec une pareille difformité.

71. 20. Squélette d'un enfant nouveau-né fém., qui présente le plus haut dégré d'Anencéphalie. Pl. XLIII. fig. 1 et 2.

72. 21. Reins de cet enfant avec des rudiments de glandes surrénales.

73. 22. Enfant masc. avec la même variété d'acranie, compliquée d'une spina bifida incomplète, se bornant à la partie inf. de l'épine.

74. 23. Squélette d'un enfant nouveau-né, dans lequel le deuxième type d'acranie était compliqué d'une hernie diaphragmatique —

75. 24. Enfant nouveau-né fém., dont l'acranie s'étend en arrière jusque dans la nuque, tandis que l'os frontal est mieux développé.

76. 24*. Spécimen semblable.

77. 25. Enfant nouveau-né fém. avec le même vice; le cou est peu développé.

78. 26. Enfant nouveau-né masc. Le sommet de la tête est formé par une masse spongieuse qui tient lieu de cerveau, couverte d'une peau chevelue. Le cou est distinct.

79. 27. Moule en plâtre de la tête d'un enfant avec acranie. — v. Sandifort, *Verh. v. de 1ᵉ Kl. K. N. Inst.* Dl. VI. bl. 251.

80. 28. ⎱ Enfant nouveau-né anencéphale, divisé en deux moitiés latéra-
81. 29. ⎰ les. — Don de Mr. van Halen, à Roermond.

82. 30. Moitié de la tête d'un enfant nouveau-né avec acranie, dans le deux. type. — Don de Mr. Lehmann, *Ned. Weekbl. v. Geneesk.* 1854. bl. 285.

83. 31. Autre moitié de la tête du même.

Type III. La base du crâne n'est dénudée qu'en partie. Une tumeur spongieuse la couvre, remplaçant le cerveau.

84. 32. Partie sup. d'un foetus, qui représente le troisième type de l'acranie par un développement plus avancé du cerveau, où l'on distingue deux hémisphères; le cou est distinctement visible.

85. 33. Enfant nouveau-né masc.; le corps très développé, est surmonté par une tumeur, qui présente la forme ext. presque normale du cerveau. Pl. XLI. fig. 4.

86. 34. Squélette d'un enfant nouveau-né masc. Dans le crâne la squame de l'os occipital forme une lame verticale, qui est unie en angle droit avec la base du crâne. Des os frontaux il n'existe que la partie orbitale; les os pariétaux manquent, de sorte que les parois latérales du crâne sont formées par les squames temporales.

87. 35. Squelette d'un enfant fém., dont le crâne plus parfait présente des os pariétaux, qui s'unissent en avant avec les os frontaux, en arrière avec l'occipital. Pl. XLII, fig. 7 et 8.

88. 36. Masse spongieuse couverte de la peau et unie à la moëlle allongée, du même enfant. Pl. XL, fig. 5.

89. 37. Reins du même enfant, sans glandes surrénales.

90. 38. Crâne d'un enfant nouveau-né, présentant la même difformité. — Don de Mr. BOOM. — v. W. VROLIK, *Beschr. van eenige zeldz. misgeboorten.*

91. 39. Tête d'un enfant nouveau-né avec une acranie du même type. La tête est divisée par une coupe verticale.

92. 40. Enfant nouveau né très développé, né de parents robustes, avec une acranie, qui forme le passage du type troisième au quatrième. Le sommet de la tête est aplati et couvert de la peau chevelue. Derrière la voûte du crâne les lobes post. du cerveau font saillie, couverts de la dure-mère, constituant une sorte de hernie cérébrale. — Don de Mr. LIPPE.

93. 41. Enfant nouveau-né avec acranie. — Don de Mr. HOLLANDERS. Pl. XLI, fig. 1.

94. 42. Crâne d'un enfant nouveau-né, fermé en arrière, mais ouvert au sommet. Pl. XLII, fig. 5 et 6.

95. 43. Foetus anencéphalique avec ectopie des viscères abdominaux et les extrémités tordues. — Don de Mr. LANDMAN.

> *Type IV.* Le crâne est plus complet, mais aplati; il reste une ouverture, par laquelle le cerveau fait hernie — Hernie cérébrale —.

96. 44. Enfant fém.; le crâne présente une hernie cérébrale occipitale, pour la plupart couverte de la peau chevelue. — Don de Mr. VAN DER SANDE, à Anvers. Pl. XLIII, fig. 3.

97. 45. Enfant nouveau-né fém. avec une hernie occipitale du cerveau. Le crâne est déprimé, couvert de cheveux, la face proéminente.

98. 46. Crâne d'un enfant nouveau-né. Le crâne est fermé au haut par la réunion des os frontaux et pariétaux; la voûte n'est pas convexe, mais présente au sommet une dépression transversale. En arrière il y a un arc osseux, analogue à l'arc post. des vertèbres, formé par la squame occipitale.

99. 47. Enfant nouveau-né fém., avec une hernie cérébrale déchirée.

100. 48. Embryon de 4 à 5 mois, qui présente dans la partie sup. du crâne les vestiges d'une hydro-encephalocèle déchirée. — Don de Mr. LA FAILLE. Le vice est compliqué de hernie ombilicale et de spina bifida.

101. 49. Tumeur d'une hernie cérébrale, d'un enfant nouveau-né. — v. *De mensch. Vrucht*. I. 479.

102. 50. Squélette d'un enfant nouveau-né fém., qui présente avec une acranie dans le quatrième type, des difformités très singulières du thorax et des extrémités. Pl. XLV. Don de Mr. L. LEHMANN.

103. 51. Organes sexuels et uro-poétiques du même enfant.

104. 52. Poumons du même. Le poumon droit est comprimé par une hernie diaphragmatique, qui se combinait avec l'acranie.

105. 53. Coeur du même, rempli de cire.

106. 54. Estomac du même.

107. 55. Coecum du même.

108. 56. Moitié gauche de la tête d'un enfant nouveau-né, fortement aplatie et allongée en arrière, où la substance cérébrale fait hernie. La distance de la voûte du crâne jusqu'à sa base, au point où celle-ci s'unit à la colonne vertébrale, ne surpasse pas $1\frac{1}{2}$ c m.

109. 57. Crâne d'un enfant nouveau-né fém., qui avait une grande hernie cérébrale. Par la dissection on s'est convaincu, que les lobes post du cerveau, très bien développés, faisaient saillie par le trou occipital, qui présente une largeur démésurée, à cause du développement incomplet de l'os occipital, de sorte que le trou s'étend jusqu'à la marge post. des os pariétaux; les deux os frontaux, qui n'ont point de partie voûtée, forment un plan incliné des deux côtés, qui se continue en arrière dans les os pariétaux. De la squame occipitale il n'y a que deux fragments, qui de l'angle pariétal s'étendent latéralement, ayant une forme triangulaire, et entourent comme nous venons de le dire, un trou occipital énorme; les squames temporales sont peu développées; l'arc post. de l'atlas n'est pas fermé, il laisse un espace ouvert de presque 2 c.m. Dans le cadavre il y avait un sac, qui se continuait du sommet de la tête en arrière, couvert de la peau, qui était épaisse et couverte de cheveux du côté ant., mince, pellucide et sans cheveux en arrière; il y avait une fluctuation peu évidente dans le sac. La circonférence de la tête avec le sac montait à 0,420. Après que la peau fut disséquée, on vit les lobes post. des hémisphères du cerveau, passant par le trou occipital et couverts d'un liquide sanguinolent. La dure-mère avec la tente du cervelet, les hémisphères du cervelet avec la moelle allongée étaient distinctement visibles. Le reste du cerveau, c. à. d.: les lobes ant. des hémisphères, étaient contenus dans la cavité rétrécie du crâne. La glande pituitaire était grande. Tout l'encéphale était riche en vaisseaux sanguins. Les lobes post., formés par les circonvolutions cérébrales du premier et

du deuxième ordre, se continuent dans la hernie sous la forme
de deux sacs remplis d'un liquide séreux. — Tout le corps était
bien développé et n'offrait rien d'anomal, excepté le manque de
glandes surrénales.

110. 58. Foetus de 4 mois du sexe masc., qui présente une hernie cérébrale et spina bifida. — Don de Mr. HOLM.

ANIMAUX.

111. 59. Chien nouveau-né, dont la tête est mal développée; la face étant
trop large et trop courte; la voûte du crâne n'est pas entièrement formée; une tumeur cérébrale, sans tégument de la peau,
est visible à la partie ant. du crâne; s'étendant jusqu'à la racine du nez entre les deux yeux. Cette acranie appartient au
deuxième type.

7. SPINA BIFIDA ET HYDRORHACHIS.

112. 1. Enfant nouveau-né masc., portant une tumeur dans la région
lombaire, qui dépend d'une lacune dans les arcs post. de l'épine
et d'un amas de sérosité dans les membranes de la moelle épinière.

113. 2. Enfant nouveau-né, où le même vice de conformation se trouve
compliqué de hydrocéphalie.

114. 3. Enfant nouveau-né fém. avec spina bifida.

115. 4. Colonne vertébrale avec le bassin d'un enfant nouveau-né. Les
arcs des dernières vert. thor. et de toutes les vert. lombaires
et sacrales sont restés ouverts.

116. 5. Colonne vertébrale, qui présente une fente dans les arcs des vert.
lombaires.

117. 6. Partie inf. de la colonne vertébrale d'un enfant nouveau-né,
souffrant de hydropisie rhachidienne. Le mal était compliqué de
hydrocéphalie. — v. E. b. 2. 13, — et de pieds vari. — v. E. d. 4. 2.

118. 7. Colonne vertébrale d'un enfant nouveau-né, qui présente une
division des arcs — spina bifida —.

ANIMAUX.

119. 8. Partie post. d'un Veau, dans laquelle la région lombaire de la
colonne vert. est fendue. Les extrémités sont réfléchies en haut.

120. 9. Moëlle épinière du même, interrompue dans la partie ouverte
du canal vertébral; de sorte que la partie sup. y termine, tandis que la partie inf. semble provenir de la tumeur, formée par
les téguments de la moelle.

121. 10. Cerveau du même, dont les hémisphères sont assymmétriques.

8. BEC DE LIÈVRE ET DIVISION DU PALAIS.

122. 1. Foetus de 2 mois avec un bec de lièvre simple au côté droit, une division du palais et une hernie ombilicale.

123. 2. Foetus de $2\frac{1}{2}$ mois, dont la face est fendue au côté droit, depuis l'angle de la bouche jusqu'à l'angle médian de l'oeil. Un fil membraneux, autour duquel le cordon ombilical est entortillé, s'étend du front au placenta. La mère avait mis au monde jusqu'à trois fois un enfant atteint du même vice. Pl. XX, fig 3.

124. 3. Foetus de 7 mois, dans lequel un bec de lièvre double est compliqué de hernie ombilicale, d'un raccourcissement des extrémités sup., de mains bots, où manquent les pouces et dont les deux premiers doigts sont coalisés.

125. 4. Tête d'un enfant, mort peu de temps après la naissance, avec un bec de lièvre double et division du palais. Pl. XXXI, fig. 2.

126. 5. Enfant nouveau-né, dans lequel un bec de lièvre double; la fissure s'étend des deux côtés jusque dans l'orbite. Le nez, très enflé, occupe la partie moyenne de la fente; il y a en même temps microphthalmie et acranie.

127. 6. Crâne d'un enfant nouveau-né avec un bec de lièvre double et division du palais. Un os Wormien s'étend entre les os frontaux, depuis la racine du nez jusqu'au sommet du crâne. Pl. XXXI, fig. 3 et 4.

128. 7. Crâne d'un enfant nouveau-né avec un bec de lièvre et division du palais.

129. 8. Crâne d'un enfant nouveau-né avec un bec de lièvre simple et division du palais. — Don de Mr. Broers à Medemblik. — v. W. Vrolik, *Beschrijv. van eenige zeldzame misgeboorten.* L'enfant présentait plusieurs vices de conformation, compliquant le bec de lièvre.

130. 9. Hernie ombilicale du même.

131. 10. Oreille, imparfaitement développée, lèvres et langue du même.

132. 11. Ossicules de l'ouie, imparfaitement développées du côté gauche, du même.

133. 12. Préparation semblable du côté droit, du même.

134. 13. Enfant nouveau-né masc. microphthalmique, avec un bec de lièvre simple et hernie ombilicale.

135. 14. Enfant nouveau-né masc., avec un bec de lièvre simple et microphthalmie. Le nez est dépourvu de narines ext. L'oreille droite est petite et difforme, la main droite est tournée en dedans. De plus, hernie ombilicale.

136. 15. Crâne d'un enfant nouveau-né avec bec de lièvre simple du côté gauche et division du palais. Pl. XXXI. fig. 5.

137. 16. Enfant nouveau-né, dans lequel un bec de lièvre simple du côté droit est compliqué de division du palais et de hernie ombilicale.

138. 17. Enfant nouveau-né, présentant les mêmes vices. Le bec de lièvre occupe le côté gauche. Les mains et les pieds sont tournés en dedans. La main gauche n'a que 4 doigts, auxquels se joint pour la main droite un rudiment de pouce.

139. 18. Tête d'un enfant nouveau-né avec bec de lièvre simple gauche et division du palais.

140. 19. Partie inf. de la tête d'un enfant avec un bec de lièvre simple gauche.

141. 20. Crâne d'un enfant nouveau-né avec le même vice, compliqué de division du palais. Pl. XXXI, fig. 9.

142. 21. Squélette d'un enfant nouveau-né avec les mêmes vices. Le bec de lièvre est du côté droit.

143. 22. Partie du crâne d'un enfant nouveau-né avec les mêmes vices. Pl. XXXI, fig. 8.

144. 23. Crâne d'un homme adulte avec un bec de lièvre simple du côté gauche et division du palais. Pl. XXXI, fig. 10.

145. 24. Crâne d'un enfant nouveau-né, dans lequel le palais osseux présente une fente dans sa partie post., sans trace de bec de lièvre.

146. 25. Enfant nouveau-né masc. affecté d'un bec de lièvre simple, microphthalmie et hernie ombilicale.

147. 26. Partie faciale de la tête d'un homme adulte, dans laquelle la partie post. du palais osseux, le voile du palais et la luette sont fendus, sans bec de lièvre.

ANIMAUX.

148. 27. Crâne d'un Chien nouveau-né mâle, avec un bec de lièvre double. Le crâne est ouvert, pour faire voir que les nerfs olfacteurs sont présents.

149. 28. Foetus d'un Chien avec un bec de lièvre double et division du palais. Entre les os nasaux et les maxillaires sup il y a des deux côtés un rudiment d'un os intermaxillaire.

150. 29. Petit Chat avec un bec de lièvre double et les extrémités ant. difformes.

151. 30. Petit Chien avec un bec de lièvre simple droit et division du palais.

152. 31. Crâne d'un petit Chien avec un bec de lièvre simple du côté
gauche et division du palais. — Don de Mr. HAGEMAN.

153. 32. Petit Chien, dans lequel le bec est fendu et le nez apparaît
comme double. Les nerfs olfacteurs sont très gros et les lobes
ant. du cerveau sont très larges.

154. 33. Pastor sinensis, qui présente dans la mâchoire sup. de chaque
côté une fente, qui provient des narines.

---

b. DÉVELOPPEMENT INCOMPLET
DE LA TÊTE.

1. ACÉPHALIE.

Type I. Tout le corps n'est qu'une masse globuleuse, sans tête
et sans extrémités.

155. 1. Corps acéphalique, globuleux, mis au monde immédiatement après
la naissance d'une fille bien formée. La masse est divisée par
une incision longitudinale. Pl. XLVI, fig. 1, 2, 3 et G. VROLIK,
Mém. sur quelques sujets intéressants d'anat. et de phys. Amst. 1822.

ANIMAUX.

156. 2. Corps acéphalique d'un Veau, formé dans une même grossesse
avec un fœtus bien développé. Le corps est couvert d'une peau
épaisse, sous laquelle il y a une substance spongieuse. En bas
le corps se continue dans un tube cylindrique, formé par les
téguments communs. Les rudiments des intestins sont peu reconnaissables. Toute la masse est riche en vaisseaux sanguins.
Pl. XLVI, fig. 4 et 5.

157. 3. Veau acéphalique né ensemble avec un autre bien formé. Les
vaisseaux sont injectés et le corps est divisé ensuite en deux
parties latérales. On y reconnaît des pièces osseuses difformes,
rudiments d'extrémités; les nerfs paraissent manquer tout-à-fait.
v. W. VROLIK, *Versl. en meded. der 1e Kt. v. h. K. N. Inst.* Dl. X,
bl. 61.

Type II. A la masse globuleuse apparaissent des rudiments d'extrémités.

158. 4. Corps acéphalique, mis au monde dans le 8me mois de la première grossesse d'une femme, qui peu de temps après donna naissance à un enfant du sexe fém., faible mais bien fait. Pl. XLVII,
fig. 1, 2, 3, 4 et G. VROLIK, *Mémoires etc.*

Type IV. Le corps représente un tronc mal développé, consistant en la partie hypogastrique. La tête, le thorax et les extrémités sup. manquent. Les extrémités inf. et les organes sexuels sont présents.

159. 5. Corps acéphalique du 4me type, mis au monde avec un enfant bien conformé, conservé avec lui dans le même verre.

160. 6. Acéphalus, né en même temps avec un frère jumeau bien constitué. On aperçoit les organes sexuels ext., le scrotum est vide. Le pied gauche n'a que 3 doigts, le pied droit en possède 4, mais le quatrième est réuni au troisième.

161. 7. Jumeaux masc., dont l'un est acéphalique. On a dit que la mère, non mariée, âgée de 19 ans, fut atteinte d'une terreur violente dans le troisième mois de la grossesse.

162. 8. Enfant acéphalique, né en même temps avec un autre enfant mal développé. L'acéphalique ressemble à celui, qu'a décrit A. Bonn, Pl. XLVII, fig. 7 et 8. — Don de Mr. Zelvelder.

163. 9. Enfant acéphalique masc.

Type VI. Le corps, destitué de tête, présente une partie thoracique et abdominale, les extrémités sup. et inf. ne manquent pas tout-à-fait.

164. 10. Acéphale masc. Le thorax est très convexe, le corps se termine en haut par une marge arrondie très large. Au dessous de ce bord on voit un sillon, dans lequel se montre une papille comme un rudiment de tête. Pl. LII, fig. 1.

165. 11. Acéphale, l'abdomen ouvert. L'oesophage commence par un sac borgne, le tube intestinal est complet et pourvu d'un coecum; l'intestin droit se termine par un sac borgne; il y a deux reins avec des urétères, qui finissent en tubes fermés; les testicules sont dans l'abdomen. Au lieu d'organes génitaux ext. il y a une papille pétiolée.

166. 12. Acéphale masc., mis au monde avec un enfant bien fait. Pl. L, fig. 1 et 2. — Don de M. de Lang.

167. 13. Acéphale masc., né avec un enfant bien fait. — Don de Mr. J. D. van den Heuvel.

ANIMAUX.

168. 14. Agneau nouveau né acéphalique. Le tronc est complet, muni de 4 extrémités. Entre les deux extrémités ant. il y a une éminence conique, vestige d'une tête. La queue manque. Il y a une hernie ombilicale, atrésie de l'anus et des organes sexuels; il y a des vestiges de mammelles et des plis cutanés indiquant le sexe fém. — Don de Mr. de Born.

Type VIII. Le corps et les extrémités sont bien développés; il y a un cou sans tête, qui porte des oreilles coalisées ensemble.

ANIMAUX.

169. 15. Mouton nouveau-né, appartenant à cette espèce d'acéphalie, que Mr. Gurlt a nommé *perocephalus aprosopus.* Les deux oreilles se réunissent au-dessus du cou.

170. 16. Rudiment de crâne de cet Agneau, formé des os occipital, pariétaux et des temporaux imparfaits. Un petit arc osseux tient lieu de la partie tympanique, derrière lequel se trouvent les ossicules de l'ouïe incomplètes. A cet arc osseux commence l'oesophage.

171. 17. Tube intestinal bien développé du même. — Ce spécimen pourrait être rangé dans l'astomie aussi bien qu'ici. Pl. LVIII, fig. 14, 15 et 16.

2. HYDROCÉPHALIE.

172. 1. Embryon de deux mois environ avec une hydrencéphalocèle dans la nuque.

173. 2. Embryon de quatre mois présentant le même vice.

174. 3. Enfant nouveau-né avec une hydrocéphalie à son début.

175. 4. Enfant nouveau-né fém., dans lequel l'hydrocéphalie est compliquée de hydrorhachis.

176. 5. Enfant nouveau-né fém. avec hydrocéphalie et talipomanus droite.

177. 6. Enfant nouveau-né avec hydrocéphalie et spina bifida lombaire. l'enfant fut mis au monde après la perforation du crâne. Quelques fragments osseux détachés par l'opération sont conservés.

178. 7. Tête d'un enfant nouveau-né, dilatée par hydrocéphalie ext. Le sac formé par la dure mère et rempli de sérosité a été ouvert, pour faire voir le cerveau qui en forme la base.

179. 8. Enfant nouveau-né masc. difforme par hydrocéphalie: le tronc est très court, le cou peu distinct, les extrémités sont peu développées. — De tels enfants sont décrits par M.M. Soemmering et Otto. Ce dernier attribue la condition vicieuse du corps au rhachitisme. Il est pourtant probable qu'on doit accuser plutôt un développement empêché. —v. W. Vrolik, *De mensch. Vr.* II. 168.

180. 9. Enfant nouveau-né du sexe fémin. qui porte en soi des traces d'un rhachitisme congénital; les os des extrémités sont courbés et la tête est enflée par hydrocéphalie.

181. 10. Tégument cutané de la tête, rempli de cire, d'un enfant nouveau-né masc., atteint de hydrocéphalie. Le sommet de la tête se prolonge en éminence conique, les parois latérales sont bombées.

182. 11. Squélette du même enfant. — v. pour la forme ext. Pl. XXXV, pour le crâne et le cerveau Pl. XXXVI, fig. 2 et 3.

183. 12. Squélette d'un enfant nouveau-né difforme par hydrocéphalie et spina bifida, Pl. XXXIX. fig. 1 et 2.

184. 13. Crâne d'un enfant nouveau-né hydrocéphalique. Les os du crâne sont séparés par de larges intervalles membraneux, dans lesquels se trouvent plusieurs points d'ossification isolés.

185. 14. Crâne d'un enfant nouveau-né avec le même vice de conformation. Dans les os pariétaux et l'occipital il y a des points non ossifiés. L'individu avait aussi une épine fendue. — v. E. a. 7. 6.

186. 15. Crâne d'un enfant nouveau-né, fortement dilaté par hydrocéphalie.

187. 16. Crâne d'un enfant de 5 à 6 mois, dont les fontanelles ant. et post. sont très larges par hydrocéphalie. La direction des orbites est verticale. Dans la fontanelle post. on voit plusieurs points d'ossification, dont quelques uns de forme radiaire, tendant à se réunir aux corps des os du crâne.

188. 17. Crâne d'un enfant de 7 à 8 mois, dilaté par la même cause. Dans les os pariétaux il y a plusieurs lacunes non ossifiées, contenant des points d'ossification isolés. Pl. XXXVII. fig. 7.

189. 18. Crâne d'un enfant de 8 ans avec la même difformité. La partie ant. du crâne est voûtée bien avant au-dessus de la face, qui a son développement normal. Les tubérosités frontales sont très éminentes. Pl. XXXVII. fig. 6.

190. 19. Crâne d'un garçon hydrocéphalique. La sérosité était contenue dans les ventricules latéraux du cerveau; le cervelet était induré. Le cerveau lui-même était rammolli, au point de ne pouvoir être examiné exactement. — Don de Mr. van Halen à Roermond.

191. 20. Crâne d'un jeune homme hydrocéphalique de 20 ans. Les os du crâne sont réunis. — v. G. Vrolik, *Bedenkingen over het inw. Waterhoofd. N. Verh. der 1e Kl. v. h. K. N. Inst.* Dl. VIII. 1840. Pl. XXXVI. fig. 4.

192. 21. Crâne d'un homme adulte, dilaté par hydropisie des ventricules cérébraux, surtout du côté droit. Le crâne en est rendu oblique. La glande pituitaire était très grande.

193. 22. Crâne d'un homme adulte, hydrocéphalique, très élevé en avant et en arrière.

194. 23. Crâne d'un homme hydrocéphalique, mort à l'âge de 32 ans. La sérosité s'était accumulée dans tous les ventricules du cerveau, de sorte que la tête a acquis des dimensions gigantesques. Pl. XXXVIII.

195. 24. Crâne d'un homme adulte hydrocéphalique; l'occiput proémine particulièrement. Un intervalle reste ouvert entre les os pariétaux et l'occipital, il est rempli d'os Wormiens. Pl. XXXVII. fig. 5.

196. 25. Squélette d'un homme — maître d'école —, mort à l'âge de 60 ans. L'hydrocéphalie qui a dilaté fortement le crâne, est compliquée de scoliose dans la région thoracique de l'épine. Il y a des pseudo-fractures dans les côtes et dans l'omoplate. Tous les ventricules du cerveau étaient distendus par le liquide. Les facultés intellectuelles étaient très bien développées. Dans sa jeunesse le sujet avait été rhachitique.

197. 26. Crâne d'un homme adulte, remarquable par sa forme alongée et aplatie de haut en bas. L'occiput est fortement bombé en forme d'une bosse, dont le point le plus éminent se trouve immédiatement au-dessous de la suture lambdoïde. De là l'os occipital se dirige en avant et en bas en plan incliné, qui se continue jusqu'à la ligne semicirculaire post.; de là il se dirige directement en avant et forme un plan tout-à-fait horizontal et même déprimé, jusqu'au grand trou occipital. La cause de cette difformité est sans doute une hydrocéphalie, qui a existé dans le jeune âge, car l'os occipital est comme luxé des os pariétaux, et dans la suture lambdoïde il y a une rangée d'os Wormiens d'une étendue remarquable, comme si la suture était double d'un bout à l'autre.

198. 27. Crâne d'une vieille femme, qui présente une difformité analogue de l'occiput, mais en moindre dégré.

199. 28. Crâne d'une fille idiote, morte par asphyxie, à la suite de la respiration de vapeurs carboniques. Dans l'hémisphère gauche du cerveau les cornes moyenne et post. du ventricule latéral étaient dilatées par un amas de liquide. Cette expansion se prononce dans le crâne par un développement excessif des fosses moyenne et post. du côté gauche.

200. 29. Crâne d'un enfant nouveau-né, dont les orbites sont fortement déprimées de haut en bas; l'ouverture forme une fente transversale, les paupières étaient tout-à-fait closes. La cause de la difformité est apparemment une expansion du cerveau par hydropisie, qui a refoulé en bas la voûte des orbites.

201. 30. Squélette d'un enfant nouveau-né avec les traces très évidentes de rhachitisme, qui a tellement retardé le développement du crâne, que tous les os sont formés par d'innombrables os Wormiens. Les fontanelles sont grandes et la squame occipitale fait saillie, ce qui donne quelque ressemblance avec le crâne précédent. Le thorax est mal développé et tous les os cylindriques présentent des fractures congénitales.

ANIMAUX.

202. 31. Crâne d'un Cheval nouveau-né, dilaté par hydrocéphalie. Les parties latérales des os pariétaux et frontaux manquent, tandis que ces os sont bien développés au sommet du crâne. Les intervalles sont remplis d'une substance membraneuse.

203. 32. Crâne d'un Veau hydrocéphalique. La fontanelle ant. est dilatée. Les os du crâne sont complets et très épais.

204. 33. Chien nouveau-né, dans lequel on rencontre l'hydrocéphalie avec difformité de la face et adhésion abnormale de l'amnion.

3. CYCLOPIE.

205. 1. Enfant nouveau-né du sexe fémin., cyclope, appartenant au premier type de ce vice. Les paupières des deux yeux sont confondus en deux plis cutanés, qui ne cachent pas le moindre vestige de globe oculaire; seulement une boule de tissu cellulaire avec quelques fibres musculaires tient lieu de cet organe. Il n'y a pas non plus de rudiment de nez ext. Pl. LIII, fig. 1.

206. 2. Crâne de cet enfant. Pl. LIII, fig. 2.

207. 3. Enfant nouveau-né cyclope au même dégré que le précédent, mais qui diffère de celui-là par la présence d'un nez ext. sous la forme d'une trompe. Pl. LIII, fig. 8.

208. 4. Crâne de cet enfant. Pl. LIII, fig. 11.

209. 5. Crâne d'un enfant nouveau-né cyclope. — Don de Mr. PEKELHARING. Pl. LIII, fig. 3.

210. 6. Cerveau et globe de l'oeil du même. Pl. LIII, fig. 6.

211. 7. Crâne d'un enfant nouveau-né, dans lequel on reconnaît le premier dégré de cyclopie.

212. 8. Crâne d'un enfant nouveau-né, affecté de cette forme particulière de cyclopie, que Mr. GEOFFROY ST. HILAIRE a nommé *Cebocephalie*. — v. F. I. J. SCHMIDT, *Ontleedk. onderzoek van eene misv. mensch. Vrucht. Verh. van het Gen. ter bev. van Genees- en Heelk. te Amsterdam*, 1858, bl. 138.

213. 9. Langue et larynx de cet enfant.

ANIMAUX.

214. 10. Cochon domestique cyclope, appartenant au type deuxième, ayant un oeil unique, sans nez ou trompe. Pl. LV, fig. 1.

215. 11. Crâne du même. Pl. LV, fig. 4 et 5.

216. 12. Cerveau du même. Pl. LV, fig. 2.

217. 13. Tête et cou d'un Agneau nouveau-né fém. cyclope et astome. — Don de Mr. DE BOER.

218. 14. Cerveau et globe de l'oeil du même.

219. 15. Crâne du même.

220. 16. Agneau nouveau-né cyclope au deuxième dégré. La trompe manque. — Don de Mr. van der Boon.

221. 17. Crâne d'un Bélier nouveau-né, cyclope, appartenant au type troisième. Pl. LVI, fig. 7.

222. 18. Cerveau du même, où il n'y a point de nerfs olfacteurs. Pl. LVI, fig. 8 et 9.

223. 19. Globe de l'oeil, simple à l'extérieur, composé à l'intérieur de deux corps hyaloïdes avec deux corps lenticulaires. La rétine pénètre entre les deux corps vitreux. Pl. LVI, fig. 10.

224. 20. Foetus d'un Cochon domestique, cyclope au troisième dégré. L'oeil est simple à l'extérieur, double à l'intérieur. Une trompe est située au-dessus de lui; les paupières décrivent une figure quinquangulaire autour du bulbe.

225. 21. Foetus d'un Chat, cyclope, appartenant au type troisième, avec un oeil simple à l'extérieur, double à l'intérieur et une trompe au-dessus de lui.

226. 22. Tête d'un Agneau nouveau-né, cyclope au troisième dégré.

227. 23. Agneau nouveau-né, cyclope au troisième dégré. L'animal était le produit de la même grossesse, que l'agneau cyclope au deuxième dégré, conservé sous le N°. 16.

228. 24. Crâne d'un Agneau cyclope et astome mâle. Le globe de l'oeil est simple; il n'y a point de trompe. Le bulbe est couvert d'une paupière sup. simple; la paupière inf. est formée par la réunion de deux paupières en angle aigu, dans lequel le caroncule lacrymal se fait voir. La face ne présente aucune trace de narines. La lèvre sup. se termine en une appendice papillaire, qui cache l'ouverture de la bouche. Dans celle-ci apparaît le palais osseux, couvert de la muqueuse. Les muscles temporaux et masséter sont très développés. La langue manque. Au lieu des hémisphères du cerveau il n'y a qu'un sac simple, implanté au milieu d'une pétiole dans une masse globuleuse, qui tient lieu de pédoncules, de corps striés et de couches des nerfs optiques. De ce lobe globuleux, au devant du pont de Varole, proviennent les nerfs oculo-moteurs, et derrière le pont apparaissent les nerfs de la sixième paire. La moelle allongée est très volumineuse et large; les nerfs olfacteurs manquent, comme aussi les n. hypoglosses. Le nerf optique est simple. Tout ceci fut trouvé par l'examen de la tête non squélettée. Dans le crâne l'os frontal est simple; il y a deux pariétaux avec deux os Wor-

miens interpariétaux ; les parties de l'occipital sont encore séparées. Vers l'orbite unique l'os frontal se divise en deux parties, qui sont liées ensemble par une substance membraneuse; il n'y a point de vestige d'os ethmoïde; les apophyses ensiformes se confondent en une lame osseuse simple, dans laquelle il y a un trou optique. Au dessous de l'orbite les deux os lacrymaux se réunissent dans une seule pièce, qui présente un sommet très affilé. Cet os lacrymal composé, les os jugaux et les maxillaires sup. forment une surface plate et étroite à la tête. Il n'y a point d'os intermaxillaire. La mâchoire inf. forme un arc osseux court, portant les apophyses conoïdes, mais dépourvu de dents. En arrière de la mâchoire les bulles tympaniques se réunissent pour former un arc second, derrière le premier.

229. 25. Agneau cyclope, dont la tête vient d'être décrite.

230. 26. Foetus de Cochon domestique, cyclope au quatrième dégré; l'oeil gauche enflé (hydrophthalmos). Les globes des yeux sont séparés entr'eux et couverts de paupières séparées. Au-dessus d'eux il y a une trompe.

231. 27. Crâne de ce Cyclope.

232. 28. Cerveau du même. Pl. LVII, fig. 1 à 6.

233. 29 Agneau né cyclope au cinquième dégré, dans lequel la trompe est dirigée en bas, à cause d'un tube osseux, qui y pénètre, formé par les apophyses nasales des os max. sup. avec les rudiments d'os nasaux. Ce spéc. marque le passage de la cyclopie à l'état normal. — Don de Mr. WESTERMAN. Pl. LV, fig. 7, 8, 9.

234. 30. Crâne du même.

235. 31. Cerveau du même.

236. 32. Globes des yeux du même, qui, séparés en avant, se confondent en arrière. Le nerf optique simple pénètre dans les deux globes.

237. 33. Estomac du même.

238. 34. Partie du tube intestinal avec le coecum du même.

239. 35. Cochon domestique cyclope au cinquième dégré; les yeux non réunis sont situés à peu de distance l'un de l'autre; il y a une trompe au-dessus d'eux. Pl. LVIII, fig. 6.

240. 36. Crâne d'un foetus de Cochon cyclope.

241. 37. Crâne d'un foetus de Bélier cyclope. Le développement de la mâchoire inf. est relativement très grande; elle émine fortement sur la face; sa partie post., près des angles, est creuse.

42. 38. Crâne d'un Agneau cyclope; les os séparés.

243. 39. Peau de la face du même. — De la vente VAN DAM.

244. 40. Foetus d'un Cochon domestique cyclope; les yeux sont distincts à l'extérieur, les globes se touchent. Sur la lève sup. s'élève une trompe. La langue proémine.

4. ASTOMIE OU MONOTIE.

245. 1. Crâne d'un enfant nouveau-né à mâchoire inf. trop courte et difforme. v. pour l'enfant Pl. LX, fig. 4, pour le crâne Pl. LXI, fig. 1 et 2.

246. 2. Extrémités inf. du même enfant, munies de six orteils.

247. et 248. 3. 4. Extrémités sup. du même, dans lesquelles il y a six doigts avec un pouce, tous situés dans une série continue et formant un arc très peu courbé.

249. 5. Reins, testicules et vessie urinaire du même. Les testicules étaient contenus dans la cavité abdominale; les bassins rénaux et les urétères étaient distendus par l'accumulation de l'urine jusqu'au volume des intestins grêles. Pl. LX, fig. 5.

250. 6. Organes génitaux ext. masc. difformes et imperviables du même.

251. 7. Crâne d'un homme adulte, dont la mâchoire inf. trop courte, est comme retirée en arrière. Pl. LX, fig. 1, 2 et 3.

252. 8. Crâne d'un enfant de 11 ans, à face très aplatie, presque déprimée; les os nasaux manquent et sont remplacés par une petite pièce osseuse triangulaire, qui ne fait point saillie. Les apophyses nasales des os maxillaires sup. sont peu développées. La mâchoire inf. fait saillie en avant. Pl. LXI, fig. 5.

ANIMAUX.

253. 9. Foetus de Cochon domestique cyclope au quatrième dégré et en même temps astome par l'absence de mâchoire inf. Quoique les yeux soient séparés par un intervalle convenable, la trompe qui tient lieu de nez, n'est pas située entr'eux, mais se trouve plus haut sur la face; ce qui prouve que le nez n'est pas refoulé en haut sous la forme d'une trompe, parce qu'il ne peut trouver de place entre les yeux rapprochés, comme le disait TIEDEMANN, mais que la cause doit être cherchée ailleurs dans le développement défectueux de la face. Pl. LVIII, fig. 6.

254. 10. Agneau nouveau-né, cyclope au quatrième dégré, avec acranie et astomie; il y a un nez très petit au-dessus des yeux très rapprochés; l'oreille droite manque. Pl. LVIII. fig. 12 et 13.

255. 11. Cochon domestique nouveau-né astome, cyclope et anencéphale.

356. 12. Peau empaillée de la tête d'un Bélier nouveau-né astome. Pl.

LIX. fig. 1 et 2, et G. VROLIK, *N. Verh. der* 1e *Kl. K. N. Inst.* 1827. bl. 187.

257. 13. Crâne du même. Pl. LIX. fig. 3 et 4.

258. 14. Peau empaillée de la tête d'un Bélier nouveau-né, astome en moindre dégré; la mâchoire sup. et le palais osseux sont mieux développés; la peau de l'extrémité ant. du museau est fendue. L'individu était de la même mère que celui, dont il a été question sous le N°. 12 Pl. LIX. fig. 6 et 7.

259. 15. Crâne du même. Pl. LIX. fig. 9 et 10.

260. 16. Rudiment de langue du même avec le frein de la langue et la membrane muqueuse, qui tapisse la cavité de la bouche. Pl. LIX. fig. 8.

261. 17. Crâne d'un Cheval nouveau-né, dont la partie faciale est difforme, parce que la partie ant. des os du nez, l'os intermaxillaire gauche et la partie ant. de l'os intermaxillaire droit sont détournés vers le côté gauche; la partie post. de l'os intermaxillaire gauche est unie au maxillaire sup. droit; en outre l'os nasal droit est fendu dans sa partie ant.

262. 18. Les deux lèvres appartenant au N°. précédent.

263. 19. Crâne d'un Veau, dont la face est difforme, fléchie vers le côté droit, trop court et avec une mâchoire inf. proéminente et dirigée en haut. Il y a en même temps division du palais; l'oeil gauche manque, ce qui fait que ce côté du crâne est mal développé. L'os frontal y est trop large et se confond avec l'os nasal, qui lui même est réuni à l'intermaxillaire gauche, de sorte que ces trois os semblent former une seule pièce. L'os lacrymal de ce côté est réduit à un petit noyau osseux; une véritable orbite manque; elle est remplacée par un trou, qu'on observe dans l'os zygomatique. L'os pariétal est représenté par un noyau osseux de peu d'étendue. — Don de Mr. VERHUELL, qui avait reçu la tête de Surinam.

264. 20. Peau de la tête du même, prise de la région, où aurait dû être l'oeil gauche qui manque, mais qui est indiqué par un tubercule cutané, sous la forme d'une verrue.

265. 21. Tumeur de la peau, qui s'élevait sur la tête de ce même veau.

266. 22. Crâne d'un poussin de Poule ordinaire, dont le bec est trop court et difforme.

267. 23. Crâne d'un Brochet — Esox lucius —, à mâchoire inf. imparfaite et courte, à front très convexe et à museau tronqué. La mâchoire inf. proémine fortement et porte des dents de forme normale. Pl. LXI. fig. 6.

5. DÉVELOPPEMENT INCOMPLET DES OREILLES.

268. 1. Tête d'un enfant nouveau-né du sexe masc., dont les deux oreilles sont imparfaites et les méats auditifs ext. fermés.

269. 2. Oreille gauche imparfaite, sans lobule, d'un enfant nouveau-né.

---

c. ANOMALIES DU TRONC.

1. DIFFORMITÉ DU TRONC AVEC ACÉPHALIE.

270. 1. Moule en plâtre d'un enfant nouveau-né acéphale, sireniforme, dont la difformité s'étend sur la tête et les extrémités sup., qui ne sont pas reconnaissables comme parties distinctes du corps, sur le tronc et les extrémités inf., qui sont peu développés et difformes. Dans la partie sup. du corps il y a des indices de yeux, d'oreilles, de nez et de bouche; ces parties cependant ne sont que faiblement ébauchées. Les téguments ext. sont tuméfiés et comme élevés en bulles. Les cuisses sont confondues en une seule masse; les jambes au-dessous du genou sont distinctes. Le pied droit a 5 orteils, dont un porte deux phalanges terminales, munies d'ongles. Le pied gauche est très incomplet, terminé par un seul orteil en forme de crochet.

271. 2. Peau du même, tendue sur un moule de plâtre, de sorte que la forme ext. est dûment conservée.

272. 3. Squelette du même. Les os de la tête sont très incomplets; le crâne est formé pour la plus grande partie par les membranes primordiales; les os frontaux laissent une grande distance entr'eux. D'un nez il n'y a pas un vestige; seulement une large ouverture au-dessus de la mâchoire sup., qui communique immédiatement avec la cavité crânienne. Les orbites sont comme deux poches osseuses dont l'ouverture regarde en haut, la voûte étant tellement déprimée, qu'elle forme la paroi post. Le thorax est ouvert en avant, par le développement incomplet des côtes et du sternum. La jambe gauche est formée par le tibia seul; du péroné il n'y a qu'un rudiment recourbé en crochet. Immédiatement au tibia se joignent les os d'un seul orteil. Le pied droit est un pied-bot au plus haut degré; il y a cinq os métatarsiens; le troisième donne naissance à des phalanges surnuméraires, dont la phalange terminale seule était distincte sous la peau.

273. 4. Cerveau du même.

274. 5. Coeur du même, formé par un ventricule et une oreillette. Dans le cordon ombilical il n'y avait qu'une seule artère avec la veine.

275. 6. Langue du même, assez bien développée, avec un rudiment de larynx, qui se termine dans une trachée-artère borgne.

276. 7. Anse intestinale du même, qui commence et finit par une partie borgne. Dans le même verre sont conservés les reins rudimentaires sans uretères et la vessie urinaire. — Ce monstre a été donné au Musée par Mr. HOLLANDERS, Chir. à Amsterdam.

ANIMAUX.

277. 8. Monstre très imparfait, mis au monde avec un Veau bien développé. On n'aperçoit qu'une tête rudimentaire sans tronc et sans extrémités. De la tête il n'y a même qu'une seule partie bien développée, c'est la langue. Du reste il n'y a que la peau, qui soit bien formée. Toutes les autres parties font défaut. Pl. LXII. fig. 4, 5 et 6. — Don de Mr. WESTERMAN.

2. DIFFORMITÉ DU TRONC AVEC UNE TÊTE PLUS OU MOINS PARFAITE.

ANIMAUX.

278. 1. Moule en plâtre d'un Veau pericorme — Otterkalf —, couvert de la peau de l'animal. On y remarque un développement incomplet de la face, ce qui fait que la mâchoire inf. et la langue proéminent d'une manière anomale.

279. 2. Squélette de ce même animal, dans lequel on observe une brièveté extraordinaire du tronc avec le thorax fortement dilaté. Dans la tête les os du nez sont courts et larges, se cachant sous le front éminent. Les os maxillaires sup. et intermaxillaires sont courts et larges, ce qui rend la face courte et comprimée avec une dilatation remarquable des narines. L'occiput est dirigé en haut et la mâchoire inf, qui se développe indépendamment de la face, fait saillie au devant de celle-ci. Les os des extrémités sont courts, mais très forts.

280. 3. Coeur et poumons du même. Dans le coeur le trou ovale est ouvert.

281. 4. Estomac du même, peu développé, dont les compartiments sont ouverts, pour faire voir qu'ils ne communiquent pas entr'eux.

282. 5. Intestin borgne du même, long et étroit.

283. 6. Crâne d'un Veau difforme, semblable au précédent, ouvert. La dissection a fait voir que les hémisphères du cerveau étaient dilatées par une légère hydrocephalie. Ces deux derniers spéc. sont un don de Mr. NUMAN.

284. 7. Crâne d'un Veau péricorme.

285. 8. Squélette d'un Veau, incomplètement développé. — v. *De mensch Vrucht*. II. 142.

286. 9. Coeur et système vasculaire, rempli de cire, du même. Le tronc abdominal de la veine cave post. manque, il est remplacé par la v. azygos. L'artère pulmonaire s'ouvre par un large conduit artériel dans le tronc de l'aorte descendente, qui est entouré d'un anneau musculaire, formé par le diaphragme imparfait.

287. 10. Tube intestinal du même. L'intestin droit se termine par un sac à-peu-près borgne, étendu par le méconium; un conduit très étroit, partant de ce sac, s'ouvre dans l'urèthre. — Indice de cloaque.

288. 11. Téguments ext. de la région périnéale du même. Le scrotum est petit et vide.

289. 12. Vessie urinaire, ouverte avec l'urèthre, dans laquelle s'ouvre le canal provenant de l'intestin droit, du même.

290. 13. Reins du même Veau, confondus en une seule masse. Ce Veaumonstre était né à la campagne de Drakenburg, de Mr. G. VROLIK.

291. 14. Squélette d'un Cochon domestique, variété Japonnaise. Le squélette est très imparfait. La colonne vertébrale est trop courte, ce qui fait que l'intestin droit et les organes génitaux s'ouvrent sur le dos. — v. W. VROLIK, *Berigt. van de werkz. der 1ᵉ Kl. K. N. Instit.*

292. 15. Matrice du même, dont l'une des cornes est trop courte et tronquée.

293. 16. Squélette d'un Veau, dans lequel la partie lombaire, le bassin et les extrémités post. sont imparfaitement développés. Les parties molles étaient semblables à celles du N°. 8. Le sexe est féminin. — De la vente SANDIFORT.

294. 17. Veau avec une scoliose congénitale et des extrémités tordues.

3. ATRÉSIE DE L'ANUS ET CLOAQUE.

295. 1. Squélette d'un enfant masc., né avec une difformité de la colonne vertébrale et des extrémités inf., avec une atrésie de l'anus et une communication anomale entre l'intestin droit et l'urèthre. Pl. XXXI. fig 2. — Don de Mr. KRIEGER SCHMIDT.

296. 2. Intestin droit avec les organes uro-génitaux de cet enfant, qui a vécu quinze semaines. Pl. XXXI. fig. 3.

297. 3. Vessie urinaire et intestin droit d'un enfant nouveau-né masc. avec atrésie de l'anus. La vessie était dilatée par l'urine et les matières fécales, qui y étaient accumulées. Dans le fond de la vessie on voit une petite ouverture, qui conduit dans l'intestin droit.

298. 4. Corne gauche de la matrice d'un enfant nouveau-né; la corne droite ainsi que les organes génitaux ext. et l'anus, manque. La vessie urinaire et le rectum s'ouvrent dans le vagin. De la vente C. C. van der Hoek. 1840.

299. 5. Région hypogastrique d'un enfant difforme. Les organes génitaux ext. manquent; il n'y a qu'une éminence papillaire, située dans un pli cutané. L'anus est fermé; l'intestin droit se termine par un sac borgne, appuyé sur la matrice; celle-ci, divisée en deux cornes, possède une cloison complète. L'urétère du rein gauche se termine par une extrémité borgne au-dessus de la corne gauche de la matrice. Par l'urine accumulée, le rein de ce côté est étendu comme un sac et a perdu sa texture normale. L'urétère droit s'insère dans la vessie; le rein de ce côté est normal. La matrice communique avec la vessie par une ouverture dans les parois qui se touchent. Pl. XC. fig. 1 et 2.

300. 6. Bassin d'une fille nouveau-née avec atrésie de l'anus, division de la matrice en deux cornes, qui ne s'unissent même pas dans un corps commun. La vulve forme une cloaque, dans laquelle s'épanchaient l'urine et les fécalités. — Don de Mr. la Cave.

301. 7. Ileum et coecum de cet enfant.

302. 8. Intestin droit d'un enfant nouveau-né, avec une atrésie de l'anus; un pli cutané indique la place, où l'anus devrait être. Le sac borgne du rectum est situé au-dessus de l'anus fermé. — Don de Mr. van Hierden. Pl. LXXXIX. fig. 5.

303. 9. Spécimen d'une atrésie de l'anus en plus haut dégré. Le tube intestinal finit dans la partie sup. du bassin et de son extrémité un cordon membraneux s'étend vers la place, que devrait occuper l'anus. Ce spéc. qui a fait partie ci-devant du Musée Bosscha, fut décrit par Mr. la Cave, *Verh. van het genootsch. ter bevord. der Genees- en Heelk.* 1841, p. 85. Pl. LXXXIX. fig. 6.

304. 10. Intestin droit, dont l'extrémité inf. est fermée, d'un enfant nouveau-né. — Don de Mr. la Cave.

4. DÉVELOPPEMENT ANOMAL DE LA PEAU.

305. 1. Enfant nouveau-né, affecté d'une ichthyose congénitale, qui s'étend sur tout le corps. Partout où la peau n'est pas fendue, elle est dure comme du pergament, d'une couleur jaune-cendrée. Dans ses nombreuses fissures elle présente un fond mou, de couleur rouge. L'enfant, né d'une mère bien portante, ne vécut que trois heures. — v. G. Vrolik, *Arch. v. Geneesk.* uitgegeven door J. P. Heye, Dl. I. bl. 527. et Pl. XCII. fig. 2, 3, 4, 5.

306. 2. Enfant masc. atteint d'une ichthyose congénitale. — Don de Mr. WERKHOVEN.

5. DÉVELOPPEMENT ANOMAL DU DIAPHRAGME.

307. 1. Enfant nouveau-né fém., qui présente une hernie diaphragmatique congénitale dans la moitié droite du thorax. La partie droite du diaphragme n'est pas formée, de sorte que l'estomac, les intestins grêles et une partie du lobe droit du foie sont situés dans le thorax et ont refoulé les poumons avec le coeur vers le côté gauche. Une partie du diaphragme, qui a été formée, est étendue en travers sur le foie et y a creusé un sillon profond, qui divise l'organe en deux moitiés, dont l'une est située dans le thorax, l'autre dans l'abdomen.

6. DÉVELOPPEMENT ANOMAL DU COEUR.

308. 1. Coeur d'un militaire, qui présente une large ouverture dans la cloison des ventricules. — v. C. GORÉE, *Ned. Weekbl. v. Geneesk.*

309. 2. Coeur d'un enfant, qui avait souffert des symptomes de la maladie dite: morbus coeruleus. — Dans le coeur ouvert on voit que le trou ovale ne s'est point fermé.

310. 3. Coeur d'un homme adulte, qui présente la même anomalité, sans qu'on sache, qu'il ait offert les mêmes symptomes pendant sa vie. Il était mort de phthisie pulmonaire; le coeur est très petit (séché).

7. DÉVELOPPEMENT ANOMAL DU TUBE INTESTINAL.

311. 1. Oesophage et trachée-artère d'un enfant, qui n'a vécu que 5 jours. Il ne pouvait rien avaler; tout ce qu'il prit, fut rejeté avec des mucosités et entremêlé de bulles d'air. — Un peu au-dessus de l'origine des bronches, l'oesophage se termine en sac borgne; un peu plus bas il renaît pour s'ouvrir bientôt dans l'estomac. Le sac borgne de la partie sup. communique par une ouverture ovale avec la trachée-artère. La séparation entre l'oesophage et la trachée-artère, qui se développent d'un canal primordial simple, n'a eu lieu qu'imparfaitement. Pl. XCVIII, fig. 2, 3.

312. 2. Passage des intestins grêles dans le gros intestin, sans intermédiaire de coecum; de l'appendice vermiculaire il n'y a qu'un indice.

8. DÉVELOPPEMENT ANOMAL DES ORGANES GÉNITAUX.

313. 1. Testicule gauche, dont le canal déférent se termine en sac borgne.

314. 2. Partie inf. de la vessie urinaire avec la glande prostatique et

la vésicule séminale droite, du même; la vésicule gauche manque. — v. H. Bosscha, *de vesic. semin. defectu etc. Lsidae* 1813.

315. 3. Matrice d'un enfant, où manquent l'ovaire et le tube d'un côté. Pl. LXXXIX. fig. 8.

HERMAPHRODITISME ET HYPOSPADIÉ.

316. 4. Enfant nouveau-né, atteint de plusieurs vices de conformation. Les testicules sont cachés dans l'abdomen; les canaux déférents se réunissent à une sorte d'utérus. Les parties génitales ext. sont remplacées par deux plis cutanés, entre lesquels il y a deux autres plus petits, qui entourent une petite ouverture, qui semble conduire dans un espace, se terminant en cul de sac. L'estomac est situé verticalement, le sac borgne se tourne à droite; la rate, divisée en deux lobes, lui adhère. L'épiploon forme un sac fermé. Les reins, très grands, sont divisés en lobes, les urétères sont très étroits; la vessie urinaire n'est pas dilatée, quoique l'urèthre soit parfaitement fermée, ce qui s'explique par la présence d'un urachus ouvert. — Quelques années avant la naissance de cet enfant la mère avait mis au monde un autre, qui était difforme de la même manière. — Don de Mr Hollanders, v. H. Matthes, *de vitiata genitalium genesi etc.* Amstel. 1836.

317. 5. Organes génitaux ext. d'un homme hypospadié, nommé Hilletje Koster. Il y a en lui un hermaphroditisme complet. Pl. XCIV et XCV. fig. 1.

318. 6. Organes génitaux int. du même.

319. 7. Bassin du même.

320. 8 Verge hypospadiée d'un homme adulte.

321. 9. Préparation semblable d'un enfant nouveau-né.

322. 10. Enfant nouveau-né hypospadié. — Dans les deux mains le doigt auriculaire est double; dans les pieds les phalanges des trois orteils du côté médian sont réunis.

323. 11. Figure en cire des organes génitaux d'un homme hypospadié.

324. 12 Préparation semblable.

325. 13. Figure en cire d'un homme avec le même vice, nommé Derrier. v. *De mensch. Frucht.* II. 368 et 380.

ANIMAUX.

326. 14. Clitoris trop grand d'un Veau fém. hermaphrodite, qu'on nomme vulgairement *Kween.* Il y a une matrice petite, mais de forme normale.

9. DÉVELOPPEMENT ANOMAL DE L'OEUF.

327. 1. Ovule avec un embryon de 3 semaines, couvert d'un tégument

membraneux, très serré; au-dessous de cette membrane il n'y a pas une peau normale, mais les organes se trouvent à découvert quand on l'enlève. L'amnios est présent.

ANIMAUX.

328. 2. Oeuf pétiolé d'une Poule, suspendu à un tube cylindrique.

329. 3. Deux oeufs de Poule, unis ensemble par un tube cylindrique.

330. 4. Oeufs difformes d'une Poule du Japon — Gallus japonica —.

331. 5. Lithopaedion d'une Vache, porté 4 ans. Pl. XXIII, fig. 4.

332. 6. Préparation semblable, plus petite.

333. 7. Préparation semblable, le foetus est déjà bien développé.

334. 8. Préparation semblable.

10. DÉVELOPPEMENT ANOMAL DES ORGANES UROPOÉTIQUES.

335. 1. Rein d'un homme adulte, formé par la fusion des deux reins, qui se réunissent ensemble par leur bout inf. et présentent la forme d'un fer à cheval.

d. ANOMALIES DES EXTRÉMITÉS.

1. MONOPODIE.

336. 1. Squélette d'un enfant nouveau né, où l'extrémité inf. droite manque. Pl. LXIII et LXIV. — Don de Mr. L. LEHMANN.

337. 2. Intestin droit, terminé en sac borgne, moitié de la matrice, rein gauche, dont l'urétère finit à la surface de l'utérus en extrémité borgne, et rudiment d'un rein droit sans urétère, du même.

338. 3. Foie du même enfant.

339. 4. Coeur avec l'aorte, terminée en artère ombilicale, du même.

340. 5. Estomac du même.

341. 6. Intestin coecum du même.

2. SYMPODIE.

342. 1. Moule en plâtre d'un enfant nouveau-né avec sympodie. La partie sup. du corps est bien développée, mais en bas il se termine en une appendice caudiforme, dans laquelle les cuisses sont confondues en une seule masse. Il y a une jambe unique et un seul pied, qui porte 4 orteils, dont les deux extérieurs représentent les gros orteils des deux pieds; entre ceux-là il y a les deux autres. — Don de Mr. S. HOLM.

343. 2. Coeur et vaisseaux sanguins injectés, du même. De l'aorte il
provient une seule art. ombilicale, qui semble être une conti-
nuation du tronc aortique. Au delà de la naissance de cette artère, l'aorte se continue vers sa bifurcation. Les art. iliaques int.
ne donnent pas naissance à des art. ombilicales.

344. 3. Rein ouvert, glande surrénale et organes génitaux fém., du même.

345. 4. Partie des intestins grêles du même; l'intestin coecum et le colon se terminent par une extrémité borgne.

346. 5. Squélette de cet enfant.

347. 6. Moule en plâtre d'un enfant nouveau-né, dont la partie inf. se
termine en une appendice triangulaire, de la manière propre à
la sympodie.

348. 7. Squélette du même. Pl. LXV, fig. 1 et 2. — Don de Mr. BAART
DE LA FAILLE

349. 8. Squélette d'un enfant avec un léger dégré de Sympodie. L'abdomen était tellement enflé par une accumulation de sérosité,
qu'il fallut l'évacuer par une ponction avant de pouvoir terminer l'accouchement. La partie sup. du corps est bien développée, excepté que la tête est oblique de gauche à droite et que
les côtes inf. sont dirigées en dehors par la pression, qu'excer-
çait le liquide, amassé dans l'abdomen. Les organes génitaux
ext. sont indiqués par une petite papille; de l'anus il n'y a pas
de vestige. Les extrémités inf. sont fortement dirigées en dehors
et tellement tournées sur leur axe, que le dos du pied regarde
en arrière, la plante en avant. Pl. LXXI, fig. 4. — Don de
Mr. BLYTZ.

350. 9. Intestin coecum, colon et rectum, avec la vessie urinaire, la matrice et les reins de cet enfant. L'intestin droit, dilaté en sac
volumineux, le vagin et l'urèthre se terminent par des extrémités borgnes, situées à côté les unes des autres. L'appendice vermiculaire est peu développée.

ANIMAUX.

351. 10. Cochon nouveau-né avec sympodie. La partie ant. du corps est
bien développée, la partie post. se termine en une appendice en
forme de queue, dans laquelle les deux extrémités, quoique distinctes, sont situées l'une contre l'autre, enveloppées d'un tégument commun, formé par la peau. C'est un spéc. d'Uromèle véritable. — Don de Mr. CL. MULDER.

3. DÉVELOPPEMENT IMPARFAIT DES EXTRÉMITÉS.

352. 1. Moule en plâtre d'un enfant nouveau-né, dans lequel les extré-

mités sup. et inf. manquent, qui ne sont indiquées que par de petites éminences, qui en forment les rudiments.

353. 2. Enfant nouveau-né masc., qui présente avec une atrésie de l'anus une condition imparfaite des extrémités. Dans l'extrémité sup. droite la main est immédiatement unie à l'humérus et ne possède que deux doigts; l'extrémité sup. gauche est bien développée, mais elle présente une fracture congénitale de l'humérus. L'extrémité inf. droite est très imparfaite, le pied n'a que deux orteils, la gauche en compte 4, du reste elle est parfaitement développée.

354. 3. Enfant nouveau-né masc. phoco-mèle. Les bras et les avant-bras ne sont que rudimentaires, les mains parfaites. Les extrémités inf. sont plus courtes que d'ordinaire. Pl. LXXVI, fig. 4. — Don de Mr. KRIEGER SCHUMER.

355. 4. Enfant nouveau-né fém., dont l'extrémité inf. droite présente cette anomalie, que le pied, qui n'a que 4 orteils, est immédiatement fixé à la hanche. En outre l'enfant a une hernie ombilicale. Pl. LXXVI, fig. 3.

356. 5. Squélette d'un enfant nouveau-né; les deux os de l'avant-bras gauche se terminent en pointes obtuses, comme on les voit d'ordinaire après l'amputation. Il est douteux, si cette condition de l'extrémité est la conséquence d'un développement vicieux ou bien d'une amputation spontanée. v. *De mensch*, *Vr.* II, 175 et Pl. LXXVI, fig. 6 et XX, fig. 4 et 5.

357. 6. Peau de l'extrémité gauche, du même, rembourrée, pour représenter la forme du membre, qui finit en pointe obtuse, assez semblable à la cicatrice d'une amputation.

358. 7. Les deux extrémités sup. d'un enfant nouveau-né. Dans la main droite le doigt du milieu, mince et comme émacié, se cache entre l'index et l'annulaire. Dans la main gauche le pouce est tronqué et semble formé par le seul os métacarpien; dans son extrémité il y a une petite fosse avec un trou. L'index est gros, avec deux phalanges et une pareille fosse et une ouverture à son bout; puis il y a deux rudiments de doigts, qui ont la forme de verrues. Pl. LXXVI, fig. 7 et 8.

359. 8. Extrémité sup. et inf. gauche d'un enfant nouveau-né. Dans la première le petit doigt est difforme, l'annulaire très court. L'extrémité inf. porte un pied bot varus.

360. 9. Enfant nouveau-né fém., dont les deux avant-bras se terminent par un doigt unique. Du reste le corps est bien développé. Pl. LXXVI, fig. 5.

361. 10. Moule en plâtre du pied droit d'un homme, dont le deuxième

doigt est tuméfié, présentant un développement gigantesque, et réuni au troisième.

362. 11. Os de l'avant-bras et de la main des deux extrémités d'une femme de 57 ans. Dans la main droite il y a 4 os carpiens et 3 métacarpiens; celui du milieu porte deux doigts, coalisés à la base de la première phalange, celui du côté ulnaire est très mince et petit. A la main gauche il y a un seul os carpien et deux du métacarpe, celui du côté ulnaire porte un doigt complet, l'autre un doigt, dont la première phalange porte, par-dessus les deux suivantes une phalange extraordinaire, phalange à ongle et dirigée vers le côté radial. — v. MEURSINGE, *Gedl. onderz. eener aangeb. misv. der beide handen. Verh. v. h. Gen. ter bev. van Genees- en Heelkunde.* Amst. 1858, bl. 197.

363. 12. Enfant nouveau-né masc., dont les doigts, tant des pieds que des mains, sont unis ensemble. Les bouts des extrémités ressemblent à des cônes tronqués, qui portent des ongles longs et larges. — Don de Mr. L. LEHMANN.

ANIMAUX.

364. 13. Bassin avec les deux extrémités post. d'un fœtus d'Agneau, avec les pieds développés imparfaitement et courbés avec le dos en dehors; les articulations ilio-fémorales et tibio-tarsiennes sont mal formées.

365. 14. Chien nouveau-né; l'extrémité ant. gauche n'est que rudimentaire; la droite manque tout à fait; les extrémités post. sont bien développées.

366. 15. Grenouilles avec des extrémités tronquées. (Peut-être à cause d'une lésion traumatique).

367. 16. Pied ant. d'un Veau, qui ne possède qu'un doigt.

368. 17. Pied ant. d'un Mouton, avec un doigt unique, pourvu d'un ongle alongé et courbé.

369. 18. Bassin avec les extrémités post. d'un Macaque — Cercopithecus cynomolgus —. Dans la gauche il n'y a que le seul gros orteil — v. *De mensch. Pr.* II. 177. Don de Mr. WESTERMAN.

370. 19. Jeune Colombe, dont l'aile gauche est mal développée.

371. 20. Peau empaillée d'un Veau nouveau-né, à extrémités tronquées, de sorte qu'il n'y a ni pieds de devant ni d'arrière. Il y a en même temps hernie ombilicale et atrésie de l'anus. Pl. LXXVIII et LXXIX. — Don de Mr. LANDMAN à Helvoirt.

372. 21. Squelette du même.

373. 22. Langue du même, large et courte.

374. 23. Rein petit et contracté du même, avec une petite glande surrénale.

375. 24. Rein de l'autre côté, du même, séché et divisé en deux parties, pour faire voir sa structure anomale, présentant des loculaments en forme d'alvéoles.

376. 25. Testicule du même, très petit, qui se trouvait dans l'abdomen.

377. 26. Partie inf. du tube intestinal du même. Le rectum se termine en sac borgne, d'où part un petit canal, qui s'ouvre dans l'urachus. Celui-ci a son ouverture dans la région pubienne.

378. 27. Coeur du même Veau, injecté et divisé par une section transversale. Il était situé en dehors de la poitrine à cause d'ectopie. Il n'a qu'un ventricule et deux oreillettes, la droite très ample, la gauche beaucoup plus petite. Du ventricule sort une artère aorte simple, qui donne naissance à une art. pulmonaire. Le ventricule possède une trace de cloison très imparfaite, qui divise la cavité en deux; la plus petite pourrait se nommer ventricule gauche. Les valvules tricuspidaires et sémilunaires sont très imparfaites. Les deux oreillettes communiquent entr'elles par un trou ovale ouvert.

379. 28. Agneau nouveau-né avec des extrémités tronquées et ectopie cervicale du coeur, semblable au N°. précédent.

380. 29. Squélette d'un Veau, dont les extrémités sont très imparfaites; les deux ant. ne portent qu'un doigt. L'extrémité post. gauche est fléchie d'une manière irrégulière; le métatarse est imparfait. De la vente de SANDIFORT.

381. 30. Bassin d'un Veau, auquel a manqué, dès la formation primitive, l'extrémité gauche; la cavité cotyloïde existe en rudiment. L'extrémité droite au contraire est fortement développée.

382. 31. Squélette d'un Chat, dont l'extrémité ant. gauche manque à l'exception d'une omoplate et d'une clavicule.

4. DIFFORMITÉ DES MAINS ET DES PIEDS.
PIEDS ET MAINS BOTS.

383. 1. Deux extrémités inf. d'un enfant nouveau-né avec pieds vari.

384. 2. Préparation semblable d'un enfant avec spina bifida (E a VII, 6).

385. 3. Extrémité inf. gauche, pareillement difforme.

386. 4. Squélette de l'extrémité droite, pareillement difforme, du même individu.

387. 5. Pied droit varus d'un homme adulte. Pl. LXXX, fig. 5.

388. 6. Os isolés d'un pied gauche varus d'un homme adulte. Pl. LXXX fig. 6. 8, 10, 12, 14, 15 et 16.

389. 7. Moule en plâtre d'un pied équin d'un jeune homme. Pl. LXXXI, fig. 8.

390. 8. Moule en plâtre d'un pied difforme, varus au premier dégré, d'un garçon.

391. 9. Extrémité gauche difforme d'un enfant nouveau-né, avec hernie cérébrale.

392 10. Enfant nouveau-né fém., dans lequel les deux extrémités inf. sont difformes et tellement réfléchies en arrière, qu'elles offrent quelque rapprochement à la sympodie.

393. 11. Enfant nouveau-né très développé avec des pieds bots vari.

394. 12 Squélette de l'extrémité inf. droite d'un jeune homme avec un pied varus. Pl. LXXX, fig. 4.

395. 13. Extrémité inf. droite avec le même vice en moindre dégré.

396. 14. Pied gauche d'un jeune homme avec un pied bot talus (hakvoet).

397. 15. Moule en plâtre d'un pied varus gauche d'un homme adulte. Le pied se pose entièrement sur le côté latéral, il est très court et le gros orteil est difforme et refoulé vers la face ant. de la jambe.

398 16. Os de l'extrémité sup. droite d'un enfant nouveau-né avec une main difforme, talipo-manus.

399 17. Préparation semblable de l'extrémité sup. gauche. Il n'y a qu'un seul os de l'avant-bras (le radius manque) avec 4 doigts. Ces deux spéc. sont un don de Mr. Swaagman. v. *Verh. van het Genootsch. ter bev. der Genees- en Heelk.* 1857, bl. 139.

e. ANOMALIES PAR REDOUBLEMENT ET AUGMENTATION DE PARTIES — MONSTRA DUPLICIA —.

1. FOETUS IN FOETU.

400. 1. Enfant nouveau-né fém., qui porte, attaché à la région glutée près de l'anus, un sac, contenant à ce qui paraît les rudiments d'un autre foetus.

401. 2. Bassin d'une fille de $1\frac{1}{4}$ ans, à la base duquel se trouve une tumeur, contenant les rudiments très imparfaits, il est vrai, d'un autre foetus. Pl. C, fig. 2, 3 et 4. — Don de Mr. S. Holm.

402. 3. Enfant nouveau-né, qui porte un sac, attaché à la joue gauche, contenant les rudiments d'un foetus. v. G. Vrolik, *N. Verh. d.*

1e *Kl. K. Ned. Inst.* III. bl. 211 et E. A. W. Himly, Meckel's *Arch.* 1832, p. 397.

403. 4. Enfant nouveau-né masc., au périné duquel une tumeur s'est développée, couverte de la peau. La tumeur contenait une grande quantité d'un liquide sanguinolent. Elle était au reste de nature médullaire, les rudiments d'un fœtus ne s'y trouvent pas.

404. 5. Tumeur extirpée des fesses d'un enfant né-mort, par Mr. Berghuis à Kampen. — Il est douteux si les deux spéc. derniers peuvent paraître ici autrement que pour la comparaison.

2. HÉTÉRADELPHIE.

405. 1. Moule d'un jeune homme Chinois, nommé Aué, hétéradelphe. De la région épigastrique un autre tronc, beaucoup plus petit, provient avec 4 extrémités. v. W. Vrolik, *Over dubbele misgeb. N. Verh. d.* 1e *Kl. K. N. Inst.* Dl. IX, bl. 41.

ANIMAUX.

406. 2. Squélette d'un Agneau nouveau-né hétéradelphe. A son extrémité ant. gauche s'unit une troisième extrémité, qui consiste en une omoplate impartaite, un os humérus, un os de l'avant-bras simple et des os du carpe et du métacarpe à demi redoublés. Cette extrémité n'atteint pas le sol, mais est réfléchie en haut vers le dos.

407. 3. Chien nouveau-né hétéradelphe.

408. 4. Chat hétéradelphe. Pl. XCIX, fig. 8.

409. 5. Poussin hétéradelphe. — Don de Mr. van der Molen.

410. 6. Bassin avec les extrémités post. d'une Poule. De son os ischion naît une extrémité superflue. — Don de Mr. Westerman.

411. 7. Coq hétéradelphe.

412. 8. Poussin hétéradelphe.

413. 9. Canard hétéradelphe avec 4 extrémités post.

414. 10. Coq hétéradelphe avec 3 extrémités post.

415. 11. Pièces osseuses, trouvées dans un amas d'adiposité dans le bassin d'un Canard, formant une espèce de hétéradelphe.

416. 12. Coq hétéradelphe.

417. 13. Extrémités ant. coalisées d'un Ruminant, qui étaient probablement situées sur le dos de l'animal. L'origine est inconnue.

418. 14. Grenouille verte — Rana esculenta — hétéradelphe. Il y a une extrémité post. superflue, redoublée en partie.

419. 15. Squélette d'un Coq hétéradelphe, au bassin duquel se trouve une troisième extrémité post.

420. 16. Trois intestins borgnes et une ouverture anale superflue et borgne du même.

421. 17. Coq hétéradelphe avec deux extrémités post. superflues.

422. 18. Prép. semblable; il n'y a qu'une extrémité superflue.

423. 19. Chat hétéradelphe, qui présente deux extrémités ant. et deux post. superflues, qui naissent de la surface ant. du corps. — Ressemblance avec le Chinois AMÉ.

424. 20. Poussin, à l'abdomen duquel se trouvent deux extrémités post. superflues — Don de Mr. von BAUMHAUER.

425. 21. Squélette d'un Veau nouveau-né hétéradelphe, qui porte deux extrémités ant. superflues, attachées au côté gauche du dos.

2. REDOUBLEMENT DU CÔTÉ ANTÉRIEUR DU CORPS.

426. 1. Embryon de 4 à 5 mois, qui présente un redoublement, de sorte que les deux corps se réunissent par leur surface ant. — Don de Mr. HABERMEHL.

427. 2. Squélettes de jumeaux, unis ensemble du côté ant. Les squélettes sont réunies par une articulation entre les extrémités inf. des corps des deux os sternaux, au-dessus des appendices xyphoïdes, dont les pointes sont dirigées latéralement. — Il y a quelque ressemblance avec les jumeaux Siamois. v. W. VROLIK, *Verh. over dubbele misgeb.* et Pl. XCVIII, fig. 4, 5 et 6.

428. 3. Les deux foies de ce monstre, réunis ensemble.

429. 4. Coeur du côté droit, du même. L'aorte montante forme un anneau, qui laisse passer la trachée-artère et l'oesophage.

430. 5. Les deux tubes intestinaux entièrement séparés, du même.

431. 6. Redoublement du côté ant. du corps, dans un enfant nouveau-né, fortement développé.

432. 7. Même vice de conformation dans un enfant nouveau-né, compliqué d'ectopie des viscères abdominaux et de cloaque. — Don de Mr. WIJKING.

433. 8. Squélette d'un enfant mâle, à corps double. Les deux corps sont situés vis-à-vis et réunis par la partie ant. des deux thorax, qui ne font qu'une cavité. Les côtes droites de l'un se réunissent avec très peu de courbure aux côtes gauches de l'autre, par le moyen d'un sternum cartilagineux, formé par la fusion des deux moitiés correspondantes des deux sternums; de l'autre côté la réunion se fait de la même manière. Ces deux sternums, ainsi composés, forment un arc, se réunissant en haut par les deux manubriums, qui forment une sorte de coupole au-dessus du thorax.

434. 9. Les intestins du même; les vaisseaux injectés en cire.

4. REDOUBLEMENT DU CÔTÉ LATÉRAL DU CORPS.

435. 1 Foetus à corps double de 7 mois environ, du sexe masc. Les deux corps s'unissent par le coté latéral ; ils sont munis de 8 extrémités.

436. 2. Monstre à corps double, du sexe masc. L'union est latérale ; mais les deux corps sont inégaux en développement, l'un surpassant l'autre de beaucoup en grandeur ; il y a 8 extrémités.

437. 3. Monstre double du sexe fém. L'union des deux corps se fait latéralement, mais le redoublement est moins parfait. Entre les deux têtes et les deux cous on voit émiuer une extrémité, formée il est vrai par deux bras, mais qui sont confondus en un seul corps, qui porte deux mains libres. Il y a 4 extrémités inf. Notez que la mère, femme débile et de petite taille, mit au monde ce monstre sans aucun secours de l'art.

438. 4. Squélette d'un enfant, qui présente à-peu-près le même vice de conformation. Il y a deux têtes et deux troncs. Il n'y a qu'une extrémité sup. superflue, mais elle contient les rudiments de deux. Les deux os des hanches se confondent du côté post. du bassin, ce qui fait que cette paroi pelvienne est commune aux deux corps. Dans cette partie du bassin il y a une cavité cotyloïde commune avec un os fémoral superflu, qui fait partie d'une troisième extrémité inf. incomplète. v. *De mensch. Vrucht* II, 453. — Don de Mr. WEISZ.

439. 5. Coeur de cet enfant à double corps.

440. 6. Deux estomacs du même avec deux tubes intestinaux, qui se réunissent en bas en un intestin grêle commun, auquel adhère un seul intestin coecum, qui donne naissance à un colon simple.

441. 7. Reins, vessie urinaire et intestin droit prolabé du même. L'un des reins possède deux urétères, dont un s'ouvre dans une seconde vessie rudimentaire. Il y a encore un rudiment d'un troisième rein, dont l'urétère très dilaté s'ouvre pareillement dans cette vessie rudimentaire.

442. 8. Enfant nouveau-né fém., dans lequel le redoublement est moins complet, ne s'étendant point au de là de la tête, de sorte qu'il y a un seul corps avec deux têtes parfaitement séparées. L'enfant naquit à Zutphen en 1845.

443. 9 Enfant fém. à deux têtes, appartenant au dixième groupe du redoublement latéral, selon Mr. W. VROLIK, dans lequel on remarque un passage graduel à la condition normale. Le contour de la tête est simple, quoiqu'elle soit formée par les rudiments de deux têtes. Il y a 4 yeux, dont les deux du milieu sont si-

tués tout près l'un de l'autre, sans être confondus. Le nez et la bouche sont doubles. Pl. XCIX, fig. 7. De la vente van Dam.

444. 10. Enfant nouveau-né fém. à deux corps et une tête, avec redoublement incomplet du visage (Janiceps, Serres). Il y a 4 extrémités sup. et 4 inf. La surface ant. de la tête est simple, mais très large, les oreilles sont obliquement dirigées en avant. A la surface post. il y a deux oreilles très rapprochées l'une de l'autre, au point de se confondre. Pl. XCVI, XCVII et XCVIII. La peau est remplie artificiellement après que le squélette et les viscères ont été ôtés.

445. 11. Squélette du même.

446. 12. Coeurs du même.

447. 13. Estomac divisé en deux parties, avec deux rates, un intestin duodénum simple et deux foies, du même.

448. 14. Organes génitaux fém. intérieurs doubles, du même, consistant en deux matrices bicornes, avec les reins et les vessies urinaires.

449. 15. Langue et larynx ant. bien développés, avec les post., qui sont incomplets, du même.

450. 16. Intestin grêle simple et colon double du même.

451. 17. Janiceps complet.

452. 18. Squélette d'un enfant masc. double, né à Arnhem en 1862. — Don de Mr. Thyssen.

453. 19. Les deux coeurs avec les vaisseaux du même.

454. 20. Les deux estomacs, les intestins grêles doubles et l'intestin gros simple de cet enfant.

ANIMAUX.

455. 21. Squélette d'un monstre à corps double, avec une tête, incomplètement double (janiceps) d'une Chèvre — Capra hircus —. v. *De mensch. Vr.* II. 489. Don de Mr. van der Molen.

456. 22. Estomac du même.

457. 23. Coeurs du même.

458. 24. Cerveau, cervelet et moëlle épinière du même.

459. 25. Langues, larynx et os hyoïde du même (séchés).

460. 26. Moule de la tête couverte de la peau, du même.

461. 27. Squélette d'un monstre à corps double, à tête de Janus, d'un Agneau nouveau-né.

462. 28. Agneau nouveau né à corps double, et à tête simple, cyclope. — v. W. Vrolik, *Verh. over dubb. misg. N. Verh. de la Kl. K. N. Inst.* Dl. IX. bl. 158.

463. 29. Langues et os hyoïdes avec un larynx double et un pharynx simple du même.

464. 30. Deux coeurs et deux poumons du même.

465. 31. Estomac du même simple, mais laissant discerner deux parties primordiales. On y a ajouté les gros intestins des deux corps, qui se terminent en haut par des extrémités borgnes. L'intestin duodénum finit pareillement par un bout fermé.

466. 32. Les deux foies du même.

467. 33. Crâne du même, simple du côté ant. et cyclope, double du côté post., avec les deux colonnes vertébrales.

468. 34. Lapin nouveau-né à corps double avec une seule tête.

469. 35. Cochon — Sus larvatus — à corps double avec une tête. — Des Indes Orientales.

470. 36. Foetus monocéphale, à corps double, d'un Chat. Il y a deux mâchoires inf. et deux langues.

471. 37. Foetus d'un Chat à corps double, avec une seule tête.

472. 38. Monstre à deux corps avec une seule tête, d'un Poussin.

473. 39. Spécimen semblable.

474. 40. Janiceps nouveau-né de l'Agouti — Cavia aguti —. Les oreilles latérales sont situées l'une contre l'autre et tiennent lieu d'un second visage.

475. 41. Monstre à deux corps et une seule tête avec acranie, d'un Cochon. — Don de Mr. WIJKING.

476. 42. Janiceps d'un poussin de Poule. Les deux corps portent une seule tête, incomplètement double.

477. 43. Monstre à deux corps avec une seule tête d'un Chat.

478. 44. Squélette d'un Veau (Karabou de Java), à corps simple avec deux cous et deux têtes. — Don de Mr. WASSINK.

479. 45. Chèvre à corps simple, muni de deux têtes. — Don de Mr. DRESSELHUYS.

480. 46. Vertèbres cervicales d'un Veau, qui avait deux têtes, se réunissant dans la région occipitale avec un cou simple. Dans les vertèbres on voit le commencement d'une division en deux parties latérales. — Don de Mr. SCHOLTEN.

481. 47. Coeur du même Veau. Pl. XCIX. fig. 2.

482. 48. Deux langues, larynx et trachée-artères, qui se confondent en une seule, du même.

483. 49. Agneau à deux têtes.

484. 50. Crâne d'un Veau à deux têtes, appartenant au 10e groupe de

redoublement, dans lequel le corps est simple et où les deux têtes, réunies du côté post., sont situées sur un cou simple.

485. 51. Les deux langues avec un larynx simple, du même. Pl. XCIX. fig. 6.

486. 52. Oreilles du même, réunies du côté post., où les têtes se touchent l'une l'autre.

487. 53. Coeur du même. Pl. XCIX. fig. 1.

488. 54. Crâne d'un Veau à double tête, consistant en deux crânes, qui se réunissent en arrière.

489. 55. Chat à deux têtes.

490. 56. Exemplaire semblable.

491. 57. Chat à deux têtes réunies ensemble.

492. 58. Chat à double tête; les deux têtes se confondent en arrière.

493. 59. Chat à double tête. — Don de Mr. SCHEERENBERG.

494. 60. Chat à deux têtes, qui sont réunies ensemble en avant et au milieu, en arrière elles sont imparfaitement développées (Acranie).

495. 61. Chat nouveau-né à corps double avec une seule tête, munie de deux faces. Dans l'une les yeux sont difformes et très rapprochés l'un de l'autre; au-dessous d'eux il y a un rudiment de nez; au-dessous de ce rudiment les oreilles s'unissent ensemble; la mâchoire inf. manque. Dans l'autre visage on ne voit que des oreilles imparfaites.

496. 62. Chat nouveau-né à double tête.

497. 63. Spécimen semblable.

498. 64. Poussin à deux têtes.

499. 65. Poussin à double tête; les deux têtes sont confondues ensemble; les becs sont distincts.

500. 66. Jeune Colombe avec deux têtes et deux cous distincts.

501. 67. Petit de Colombe avec deux têtes, réunies en une seule; les becs sont distincts.

502. 68. Jeune Vipère — Coluber natrix —. A côté de la tête, qui constitue l'un des deux bouts du corps, il y a une autre, située sur un cou court, mais distinct, qui se détache de l'autre à angle aigu. La bête a vécu quelques semaines, les deux têtes se mouvaient séparément. — De la campagne de Drakenburg.

503. 69. Tortue à deux têtes, situées sur deux cous distincts, qui se montrent l'une à côté de l'autre, sous le bouclier dorsal. — Don de Mr. WESTERMAN.

3. REDOUBLEMENT D'ORGANES ET NOMBRE ANOMAL
DE LEURS PARTIES.

504. 1. Squélette d'un enfant nouveau-né, dans lequel on voit quelques
côtes séparées en deux par une fissure longitudinale et unies au
sternum par un double cartilage. Chaque vertèbre qui s'articule
avec une telle côte, présente un rudiment d'une vertèbre accessoire.

505. 2. Trois côtes, bifurquées à leur extrémité sternale.

506. 3. Côte bifurquée à son extrémité sternale. L'espace formé par la
fissure, est remplie par une membrane, qui contient des fibres
du muscle intercostal.

507. 4. Côte, dont le cartilage présente une fissure.

508. 5. Tronc d'une femme, dans lequel il y a 7 vertébres cervicales,
13 vert. thoraciques et 5 lombaires; à l'augmentation des vert.
thoraciques répond une augmentation de côtes, dont il y a 13
de chaque côté.

509. 6. Tronc de femme, où l'on voit 13 côtes du côté gauche, parceque
la première est double. La côte accessoire s'articule avec la
dernière vert. cervicale; à son extrémité ant. elle se confond avec
la 1re côte véritable, avant de se réunir au sternum. Du côté
droit il n'y a qu'un rudiment de cette côte surnuméraire par un
développement très grand de l'apophyse transversaire de la dernière vert. cervicale, qui se recourbe en avant.

510. 7. Tronc, dans lequel on compte 6 vert. lombaires et 11 vert. thoraciques, parceque la douzième n'est pas articulée avec une côte.
Le nombre des côtes par conséquent est de onze; mais un rudiment de côte, qui n'atteint par le sternum, est situé au-dessus
de la première, provenant de la 7me vert. cervicale.

511. 8. Tronc d'une jeune femme, qui présente une pièce osseuse, en
forme de côte rudimentaire, articulée avec la 7me vert. cervicale.
Cette pièce osseuse est un développement ultérieur de la partie
ant. de l'apophyse transversaire. Le trou intertransversaire est
situé entr'elle et la partie post. de l'apophyse.

512. 9. Tronc bien développé d'un homme, qui possède 11 vert. thoraciques et 6 vert. lombaires. La cause de cette anomalie se trouve
dans le nombre des côtes, dont il n'y a que 11 de chaque côté.

513. 10. Os sacrum formé par 6 pièces vertébrales.

514. 11. Préparation semblable.

515. 12. Os sacrum formé par 4 pièces vertébrales.

516. 13. Préparation semblable.

517. 14. Enfant nouveau-né masc., dont la main gauche porte deux pouces, entièrement séparés.

518. 15. Enfant nouveau-né masc. avec une multiplication des doigts et des orteils. A la main droite il y a deux pouces, dont l'un est situé à côté de l'index; le doigt du milieu est très large et bifurqué à son extrémité en deux phalanges terminales. Le pied du même côté présente un gros orteil excessivement large à sa base et se bifurquant en deux orteils vers son bout libre. A la main gauche il y a six doigts, dont un seul présente la position propre au pouce; le pied gauche a la même anomalie des orteils que celui du côté droit.

519. 16. Main droite d'un enfant nouveau-né cyclope, dont le petit doigt porte deux phalanges terminales, situées l'une à côté de l'autre et couvertes d'ongles, constituant une sorte de bifurcation du doigt.

520. 17. Main droite, séchée avec les parties molles; le pouce porte deux phalanges terminales bien développées et munies d'ongles bien formés.

521. 18. Pied gauche avec un petit orteil double. L'os métatarsien est simple, mais il porte deux doigts; l'extérieur, qui est accessoire, consiste en deux phalanges, dont la seconde a la forme particulière d'une phalange terminale; l'autre, déviant du côté du quatrième orteil, consiste également en deux phalanges, mais la phalange terminale paraît être formée par deux phalanges confondues ou anchylosées ensemble.

522. 19. Moule en plâtre d'une main bien faite, mais excessivement grande, mesurant de l'articulation du poignet jusqu'au bout du doigt moyen 23 c.m. L'originel, qui est une main d'un Japonnais, se trouve à Leyden.

523. 20. Moule en plâtre d'un pied long et difforme, présentant les rudiments de 6 orteils monstrueux et réunis en partie ensemble.

524. 21. Rein avec un bassin double. Le hilus présente deux incisures, dans lesquelles les bassins sont situés. Les urétères qui en partent, se réunissent bientôt.

525. 22. Rein très développé d'une femme, qui est formé par la fusion de deux reins avec deux urétères, qui se réunissent à grande distance de leur origine.

526. 23. Rein d'un enfant nouveau-né, présentant les traces de la réunion de deux reins, avec deux urétères. — Don de Mr. HOLLANDERS.

527. 24. Organes génitaux fém. extérieurs et intérieurs, dans lesquels il y a un redoublement incomplet de la matrice, s'étendant sur la portion vaginale, qui est double, avec deux orifices extérieurs. Le vagin est divisé en deux moitiés par une cloison incomplète.

528. 25. Mamelle avec deux papilles.

529. 26. Langue d'un enfant nouveau-né, bifurquée à son bout.

ANIMAUX.

530. 27. Crâne difforme d'un Veau. Le palais osseux est divisé; les os du nez laissent un large intervalle entr'eux, rempli par des cartilages difformes et tortus. A la base de l'os sphénoïdal il y a un tubercule osseux, auquel adhérait un tubercule cartilagineux, qui est conservé dans la préparation suivante. Le bout de la mâchoire inf. est bifurquée; dans chacune des moitiés il y a 4 incisives, dirigées en dehors.

531. 28. Langue du même, bifurquée à son bout. A la base de la langue se voit le tubercule cartilagineux, qui adhérait à l'os sphénoïdal. Une partie de la peau, munie de poils, revêt la surface inf. de la langue, jusqu'à ce tubercule, qui en occupe la base.

532. 29. Extrémité ant. gauche d'un Veau, avec redoublement complet de la main.

533. 30. Extrémité ant. gauche d'un Cochon, avec redoublement des orteils.

534. 31. Extrémité ant. gauche d'un Cochon, avec redoublement des orteils vrais.

535. 32. Pied d'un Cochon, avec redoublement des orteils faux.

536. 33. Organes de la circulation doubles d'un Veau à deux têtes; il y avait deux colonnes vertébrales, se réunissant dans la région lombaire.

537. 34. Tête d'un Coq ordinaire, portant deux crêtes.

538. 35. Cinq Chats nouveau nés, dont les cordons ombilicaux sont réunis et tellement entortillés, qu'ils semblent former une seule masse.

539. 36. Astérie à six rayons.

APPENDICE.

CORPS D'ANIMAUX EN ENTIER, CONSERVÉS EN LIQUEUR.

1. ANIMAUX MAMMIFÈRES.

1. 1. Cercopithecus cynomolgus — jeune.
2. 2. Lemur spectrum.
3. 3. Cephalotes Peronii, Chauve-souris cephalote — Amboina.
4. 4. Pachysoma tithacheilum, — Roussette mammilèvre.
5. 5. Vampirus spectrum, Vampire.
6. 6. Erinaceus Europaeus albus — Hérisson blanc.
7. 7. Echimus anomala — Rat épineux — la queue coupée.
8. 8. Sciurus flavus, Écureuil blanc.
9. 9. Cavia capybara, jeune.
10. 10. Bradypus tridactylus — Ai —.
11. 11. Myrmecophaga didactyla — Fourmilier à deux doigts —, la langue tirée.
12. 12. Foetus de Sanglier — Sus scrofa fera —.

2. OISEAUX.

13. 1. Pélecan nouveau-né.
14. 2. Corvus cyanurus.

3. REPTILES.

LACERTIENS.
15. 1. Téjus monitor — Sauvegarde —, 2 ex.
16. 2. Téjus murinus. — Surinam.
17. 3. Tupinambis bivittatus.

18. 4. Téjus ameiva, 2 ex.

19. 5. Agama colonorum.

20. 6. Agama atra.

21. 7. Agama superciliosa.

22. 8. Agama aculeata.

23. 9. Galeotes gutturosa.

24. 10. Draco lineatus.

25. 11. Iguana sapidissima, 2 ex.

26. 12. Polychrus marmoratus, 3 ex.

27. 13. Anolis auratus.

28. 14. Gekko guttatus, 2 ex.

29. 15. Gekko vittatus.

30. 16. Gekko laevis.

31. 17. Scincus sepiformis.

32. 18. Scincus multifasciatus.

33. 19. Scincus carinatus.

34. 20. Scincus brachypus.

35. 21. Scincus........ (?).

36. 22. Varanus argus.

37. 23. Varanus elegans.

38. 24. Uromastyx azureus, 2 ex.

SAURIENS.

39. 25 Crocodilus longirostris.

40. 26. Crocodilus palpebrosus — Caiman à paupières osseuses —, 2 ex.

41. 27. Crocodilus sclerops — Caiman à lunettes —.

42. 28. Deux foetus de Crocodile.

OPHIDIENS. — SERPENTS.

43. 29. Anguis fragilis.

44. 30. Amphisbaena fuliginosa et maculata, 2 ex.

45. 31. Typhlops lumbricalis, 2 ex.

46. 32. Tortrix scytale.

47. 33. Tortrix rufa.

48. 34. Tortrix maculata.

49. 35. Boa constrictor.

50. 36. Boa murina. Anaconde. — Surinam.

51. 37. Boa hortulana. — Boa brodé —. Surinam, 2 ex.

52. 38. Boa conchria. — Boa porte-anneaux —. Surinam, 2 ex.

53. 39. Herpetodryas lineatus.

54. 40. Herpetodryas carinatus. — Surinam, 2 ex.

55. 41. Herpetodryas Olfersii. — Surinam.

56. 42. Coluber Aesculapii.

57. 43. Coluber variabilis. — Couleuvre noire et blanche —, Surinam.

58. 44. Coluber Kowos. — Java, 2 ex.

59. 45 Dryoiphis prasina. — Coul. des poireaux —, Java.

60. 46. Coluber melanura. — Java.

61. 47. Coluber radiatus. — Java.

62. 48. Coluber petalarius.

63. 49. Dipsas dendrophila, 2 ex.

64. 50. Dipsas annulata. — Surinam.

65. 51. Dipsas Catesbyi. — Surinam.

66. 52. Dipsas Weigelii.

67. 53. Natrix nebulatus.

68. 54. Natrix angulatus.

69. 55. Natrix annulatus.

70. 56. Natrix stolatus.

71. 57. Natrix coerulescens.

72. 58. Natrix lineatus.

73. 59. Coronella rufescens. — Cap de Bonne Espérance.

74. 60. Coronella venustissima.

75. 61. Coronella Merremii, 2 ex.

76. 62. Coronella laevis.

77. 63. Coronella rhombeata. — Cap de Bonne Espérance.

78. 64. Coronella reginae. — Surinam.

79. 65. Homalopsis angulata.

80. 66. Homalopsis monalis.

81. 67. Homalopsis buccata.

82. 68. Homalopsis plicatilis. — Surinam, 2 ex.

83. 69. Homalopsis Schneiderii.

84. 70. Homalopsis aër.

85. 71. Homalopsis aër et Coronella octolineata, mis ensemble.

86. 72. Dendrophis picta, 2 ex.

87. 73. Dendrophis ornata.

88. 74. Tropinodotus natrix. — Java.

89. 75. Tropinodotus vittatus — Tr. rubané —, 2 ex.

90. 76. Tropinodotus subminiatus — Tr. à cou rouge —. Java.

91. 77. Xenodon severus.

92. 78. Xenodon aeneus.

93. 79. Dyunus aeneus.

94. 80. Calamaria.

95. 81. Calamaria arctiventris — C. à ventre etroit — Cap de Bonne
   Espérance.

96. 82. Calamaria (?).

97. 83. Bachyorros Nutilii (?).

98. 84. Lycodon audax. — Surinam.

99. 85. Lycodon clelia. — Surinam.

100. 86. Lycodon petalarius. — Surinam, 3 ex.

101. 87. Bongarus semifasciatus — B. à demi-anneaux —. Java.

102. 88. Bongarus annularis. — Surinam.

103. 89. Hydrophis schistosa. — Hyd. ardoisé.

104. 90. Hydrophis gracilis.

105. 91. Hydrophis pelamis. — Java, 2 ex.

106. 92. Hydrophis pelamoides.

107. 93. Crotalus horridus. — Surinam.

108. 94. Crotalus atricaudatus.

109. 95. Trigonocephalus atrox.

110. 96. Naja haemachates. — Cap de Bonne Espérance.

111. 97. Elaps coralinus. — Surinam, 2 ex.

112. 98. Elaps hygiaoa.

113. 99. Natrix virulissimus.

114. 100. Natrix cobella.

115. 101. Coronella cobella.

116. 102. Vipera berus, 3 ex.

117. 103. Caecilia tentaculata, 2 ex.

BRATRACIENS.

118. 104. Rana punctata.

119. 105. Hyla nebulosa.

120. 106. Calamita rubra, 4 ex.

121. 107. Calamita intermixta.

122. 108. Lacerta salamandra.

123. 109. Salamandra maculata.

124. 110. Salamandra atra.

125. 111. Salamandra maxima.

126. 112. Salamandra......?

127. 113. Siren pisciformis.

128. 114. Lepidosiren annectens.

129. 115. Proteus anguineus, 2 ex.

4. POISSONS.

130. 1. Amphioxus lanceolatus. — Italië. — Don de Mr. F. MULLER.

131. 2. Amphioxus lanceolatus. — Kattegat. — Don de Mr. RETZIUS.

132. 3. Petromyzon máximus. — Grande Lamproye.

133. 4. Myxine glutinosa, 2 ex. — Don de Mr. RETZIUS.

134. 5. Squalus......(?)

135. 6. Squalus pristis. — Poisson à Scie —.

136. 7. Squalus zygaena. — Le marteau —.

137. 8. Ostracion triqueter. — Coffre triangulaire —.

138. 9. Ostracion triqueter. — Variété de couleur plus foncée —.

139. 10. Sygnathus Hippocampus. — Cheval de mer —.

140. 11. Exocetus volitans.

141. 12. Cyprinus brama — Brème —.

142. 13. Platystacus cotylophorus.

143. 14. Cyclopterus lumpus.

144. 15. Echeneis remora.

145. 16. Gymnotus electricus.

146. 17. Lophius histrio.

5. INVERTÉBRÉS.

147. 1. Loligo sagitta.

148. 2. Loligo Banksii.

149. 3. Loligo......(?), 3 ex.

150. 4. Thetys leporina.

151. 5. Aplysia camelus.

152. 6. Dolabella Rumphii.

153. 7. Turbo sarmaticus.

154. 8. Haliotes tuberculata.

155. 9. Solen vagina. — Don de Mr. SCHEEPMAKER.

156. 10. Ascidia microcosmus.

157. 11. Pyrosoma.

158. 12. Amphitrite auricoma.
159. 13. Tubes calcaires séchés du même.
160. 14. Aphrodite aculeata.
161. 15. Pontobdella muricata.
162. 16. Cancer Bernhardi.
163. 17. Squilla mantis.
164. 18. Holothuria........?
165. 19. Holothuria frondosa.
166. 20. Synapta digitata.
167. 21. Actinia carcinopodes, Orro.
168. 22. Physalia pelagica.
169. 23. Plumatella cristata.

MUSÉE VROLIK.

CATALOGUE

DE LA

COLLECTION D'ANATOMIE

HUMAINE, COMPARÉE ET PATHOLOGIQUE

DE

M.M. GER. ET W. VROLIK,

PROFESSEURS A L'ATHENÉE ILLUSTRE D'AMSTERDAM,

PAR

J. L. DUSSEAU,

D. M. ET DIRECTEUR DU MUSÉE DE L'ÉCOLE CLINIQUE D'AMSTERDAM.

AMSTERDAM.
1865.

www.ingramcontent.com/pod-product-compliance
Lightning Source LLC
LaVergne TN
LVHW021927060726
842528LV00001B/105